中国技能大赛——全国医药行业职业技能竞赛教材
全国职业教育医药类规划教材

中药调剂技术

ZHONGYAO TIAOJI JISHU

中国医药教育协会职业技术教育委员会　组织编写
管金发　杜明华　主编

U0201741

化学工业出版社
·北京·

本教材是中国技能大赛——全国医药行业职业技能竞赛教材，由中国医药教育协会职业技术教育委员会组织编写。本书是中药调剂员实用技能培训教材，由医药经营企业专家和职业院校专业教师合作开发。内容以《中药调剂员国家职业工种技能标准》为依据，以能力为本位，概括了中药调剂员必备的知识与技能。

本教材按照中药调剂员实际工作过程及岗位技能要求进行编写，理论联系实际，突出实用技能。适用于中药调剂员技能竞赛培训、职业院校中药类专业的技能教学、医院及药店中药岗位员工的培训，也可作为中药调剂员职业工种技能鉴定培训教材。

图书在版编目（CIP）数据

中药调剂技术/中国医药教育协会职业技术教育委员会组织编写；管金发，杜明华主编. —北京：化学工业出版社，2020.1（2024.6重印）
中国技能大赛——全国医药行业职业技能竞赛教材
全国职业教育医药类规划教材
ISBN 978-7-122-35894-3

Ⅰ.①中… Ⅱ.①中…②管…③杜… Ⅲ.①中药制剂学-高等职业教育-教材 Ⅳ.①R283

中国版本图书馆 CIP 数据核字（2019）第 297716 号

责任编辑：陈燕杰　张　蕾　　　　　　　装帧设计：王晓宇
责任校对：王素芹

出版发行：化学工业出版社（北京市东城区青年湖南街 13 号　邮政编码 100011）
印　　刷：三河市航远印刷有限公司
装　　订：三河市宇新装订厂
787mm×1092mm　1/16　印张 20½　字数 530 千字　2024 年 6 月北京第 1 版第 6 次印刷

购书咨询：010-64518888　　　　　　　　售后服务：010-64518899
网　　址：http://www.cip.com.cn
凡购买本书，如有缺损质量问题，本社销售中心负责调换。

定　　价：48.00 元

中国医药教育协会职业技术教育委员会
第三届常务理事单位名单

主　任　蒋忠元　上海医药职工大学
副主任
　　　　曲壮凯　辽宁医药职业学院
　　　　朱照静　重庆医药高等专科学校
　　　　阳　欢　江西省医药技师学院
　　　　李光勇　河南医药技师学院
　　　　吴昌标　福建生物工程职业技术学院
　　　　张　晖　山东药品食品职业学院
　　　　张炳烛　河北化工医药职业技术学院
　　　　葛　虹　广东食品药品职业学院
　　　　徐小萍　上海健康医学院医学影像学院
　　　　龚　谦　长江职业学院
　　　　彭　莺　深圳技师学院生物学院
　　　　韩忠培　浙江医药高等专科学校
秘书长　王冬丽　上海市医药学校

常务理事单位
　　　　河南通量电子科技有限公司
　　　　四川省食品药品学校
　　　　广州市医药职业学校
　　　　江苏省连云港中医药高等职业技术学校
　　　　辽宁医药职业学院
　　　　江苏省常州技师学院
　　　　重庆医药高等专科学校

广东省食品药品职业技术学校

天津现代职业技术学院

江西省医药技师学院

江西省医药学校

河南医药技师学院

山东医药技师学院

上海驭风文化传播有限公司

广东岭南职业技术学院

福建生物工程职业技术学院

上海市中药行业职业技能培训中心

山东药品食品职业学院

河北化工医药职业技术学院

湖南食品药品职业学院

山西药科职业学院

上海医药(集团)有限公司

广东食品药品职业学院

北京奥鹏远程教育中心有限公司

河南应用技术职业学院

江苏省徐州医药高等职业学校

上海健康医学院医学影像学院

汕头中医药技工学校

长江职业学院

深圳技师学院生物学院

杭州第一技师学院

浙江医药高等专科学校

河南应用技术职业学院医药学院

南京药育智能科技有限公司

本书编写人员

主　编　　管金发　杜明华

编写人员

管金发　（杭州胡庆余堂国药号有限公司）

杜明华　（江苏省徐州医药高等职业学校）

宗晓萍　（杭州轻工技师学院）

蒋小莉　（杭州第一技师学院）

车　勇　（山东医药技师学院）

杨艳娟　（云南新兴职业学院）

赵　华　（辽宁医药职业学院）

李林岚　（湖南食品药品职业学院）

朱忠华　（长江职业学院）

黄　沐　（汕头中医药技工学校）

何雪莲　（四川省食品药品学校）

孙彤伟　（上海市医药学校）

谢　明　（福建生物工程职业技术学院）

谈利红　（重庆医药高等专科学校）

罗玲英　（江西省医药技师学院）

孙立艳　（天津生物工程职业技术学院）

张　敏　（河南医药技师学院）

段华琴　（江苏省常州技师学院）

序

近年来，国务院先后发布了《关于推行终身职业技能培训制度的意见》和《国家职业教育改革实施方案》，对新时期开展职业教育和职业培训提出了新的指导思想和具体任务，把职业教育培训摆在国家改革创新和经济社会发展中更加突出的位置。在两个文件中，都把开展技能竞赛、职业资格制度和职业技能等级制度（"1＋X"制度试点）作为职业院校学生、企业员工强化工匠精神和职业素质培育，坚持产教融合、校企合作、知行合一、德技并修的重要举措。

中国技能大赛——全国医药行业职业技能竞赛经国家人力资源和社会保障部批准，已由中国医药教育协会连续举办五届，历时十年，对医药行业技能水平提升发挥了重要作用。此外，"1＋X"制度的推进，使医药行业技能等级培训、评价，在原有职业资格制度基础上做得更加深入，将引起医药职业院校更大的关注和期待。为适应医药行业技术发展职业技能竞赛、"1＋X"制度试点改革的需要，中国医药教育协会决定由中国医药教育协会职业技术教育委员会组织对《药品购销技术》《中药调剂技术》和《医药物流管理技术》竞赛培训教材进行编写，就研究组织教材编写的活动形成了几大特点。

1. 教材内容基于《中华人民共和国职业分类大典》（2015 年版）的职业（工种）定义、技能竞赛大纲，体现和满足医药商品购销员、中药调剂员和医药商品储运员三个工种的国家职业资格要求、范围和深度与职业标准、中国技能大赛竞赛大纲相适应。因此其实践性、应用性较强，突破了传统教材以理论知识为主的局限，突出了职业技能特点。

2. 教材突出实践导向，以岗位实际要求为出发点，以职业能力和职业素养培养为核心，整合相应的知识点、技能点，实现工作与学习的统一，理论与实践的统一，专业能力、方法能力和社会能力的统一；在内容选取上适应企业岗位需求，突出实用性和针对性；教材为书网融合教材，即纸质教材与数字教学资源有机融合，增加学习趣味性。

3. 教材注重产教融合，采用企业与院校双主编，将行业中现行的新技术、新规范、新标准融入到教材内容中，实现校企合作、工学结合的"无缝对接"。

4. 实行主审制，每本教材均邀请专业领域内企业专家担任主审，确保教材内容准确性。

本套教材紧扣药品流通领域职业需求，以实用技术为主，产教深度融合，可作为学校相关专业教学用书，也可用于药品流通领域企业在职员工培训、日常学习。教材将会听取各方面的意见，及时修订并开发新教材以促进其与时俱进、臻于完善。

愿使用本套教材的每位师生收获丰硕！愿我国医药事业不断发展！

中国医药教育协会职业技术教育委员会

2020 年 1 月

前　言

　　本教材是中国技能大赛——全国医药行业职业技能竞赛教材，由中国医药教育协会职业技术教育委员会组织编写。《中药调剂技术》是中药调剂员实用技能培训教材。为突出实用适用，教材由医药经营企业专家和职业院校专业教师合作开发。以《中药调剂员国家职业工种技能标准》为依据，以能力为本位，概括了中药调剂员必备的知识与技能。

　　全书从结构上共分为上、下两篇，共十二章。上篇为基础知识，介绍的内容和编者情况为：第一章中医基础知识（宗晓萍）；第二章中药学（第1～6节蒋小莉；第7～14节，车勇；第15～21节，杨艳娟）；第三章中成药（第1、2、4～11节，罗玲英；第3、12～21节，孙立艳）。下篇为中药调剂工作技能，包括：第四章中药鉴别（第1～2节，赵华；第3～7节，朱忠华；第8～11节，李林岚）；第五章中药检测（黄沐）；第六章中药调剂（杜明华）；第七章中药的煎煮与服用方法（何雪莲）；第八章中药临方制剂（孙彤伟）；第九章中药临方炮制（谢明）；第十章中药的储藏与养护（谈利红）；第十一章常见病辨证论治（第1节，段华琴；第2～5节，张敏）；第十二章药学服务（管金发）。

　　本教材按照中药调剂员实际工作过程及岗位技能要求进行编写，理论联系实际，突出实用技能。适用于中药调剂员技能竞赛培训、职业院校中药类专业的技能教学、医院及药店中药岗位员工的培训，也可用于中药调剂员职业工种技能鉴定培训教材。

　　本教材采用"文字内容＋数字技术"的呈现方式。对于仅靠文字表述，不易学习掌握的知识和技能点（如中药的鉴别特征、鉴别方法等；临方制剂、临方炮制操作方法等），采用视频等现代多媒体技术呈现，使之形象直观，通俗易懂。充分利用现代数字技术，改变了教材的传统形式，具有鲜明的特色。本教材支持手机扫码。手机扫描书中的二维码，即可在手机上呈现相关多媒体内容。

　　由于时间仓促和水平所限，疏漏或不当之处在所难免，恳请广大读者提出宝贵意见和建议，以便修正提高。

主编
2020 年 1 月

CONTENTS

目录

上篇
中药调剂基础知识

CONTENTS

目录

下篇
中药调剂工作技能

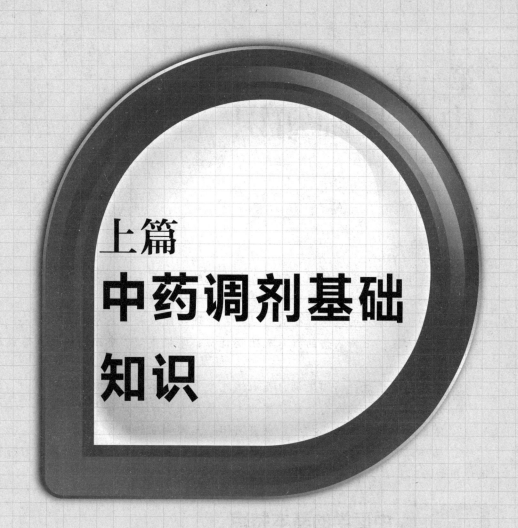

上篇

中药调剂基础知识

第一章
中医基础知识

学习目标

1. 掌握中医学的基本特点；阴阳五行学说的概念及基本内容；
2. 掌握五脏、六腑、奇恒之腑的共同及各自的生理功能；
3. 掌握气血津液的概念、生成、运行、生理功能及相互关系；
4. 掌握六淫、七情内伤的概念及致病特征；掌握痰饮、瘀血的概念、形成原因及其致病特点；
5. 掌握邪正盛衰、阴阳失调、气血津液失常等基本病机的概念及内容；
6. 掌握八纲辨证的概念、各证候的主要临床表现及辨证要点；
7. 掌握治病求本、扶正祛邪、调整阴阳、三因制宜的概念及其运用；
8. 熟悉五脏与形体、官窍、情志和五液的生理联系；熟悉阴阳和五行的特性及在中医学中的应用；熟悉发病的基本原理。

第一节　中医学的基本特点

中医学的基本特点主要有两个：一是整体观念；二是辨证论治。

一、整体观念

所谓整体观念，是指人体自身完整性和内外环境统一性的思想。主要体现在两个方面。

（一）人体是一个有机整体

机体整体统一性的形成，是以五脏为中心，配合六腑、五官、九窍等，通过经络系统的作用有机地联系起来，并且通过精、气、血、津液的作用来实现的。这种五脏一体观充分体现了人体内部各组织器官并不是孤立的，而是相互关联的有机统一整体。

在生理上，人体各脏腑组织器官是相互联系，相互制约的；在病理上，亦相互影响。所以中医在分析病变的病理机制时，首先着眼于整体，着眼于局部病变所引起的整体病理反应，把局部病理变化和整体病理反应统一起来。

（二）人与自然环境的统一性

中医认为，自然界的各种事物都存在于一个大环境中，遵循着共同的自然规律。人与天地万物密切接触，息息相通。自然界的各种变化如季节、昼夜、气候、地理环境等，都会影响人的生理和心理。人应该按照自然规律调养身心，才能在自然界里健康生存，这就叫"天人相应"。如果人违反自然规律，或自然界变化超过人的适应能力，出现天人不相应的情形，人就会患病。

（三）人与社会环境的统一性

人是社会的组成部分，是最社会化的动物，社会环境对人体的身心健康具有较大影响。社会进步，生产力提高，人们衣食住行日益改善；社会安定，人们安居乐业，心情舒畅，身心健康。但若社会动乱，人们流离失所，饥饱失常，则人体抵抗力下降，易患疾病。

二、辨证论治

（一）症、证、病的概念

症，即症状，是疾病的个别表面现象。简单来说，就是疾病的临床表现。一般是患者能自我感觉到的异常感觉或某些病态改变，如头痛、恶心、咳嗽等。能被医生觉察到的客观表现则称为体征，如舌苔、脉象等。

证，又称证候，是指机体在疾病发展过程中某一阶段的病理概括。它包括了病因、病位、病性以及邪正关系，如风寒表证等，反映了疾病在某一阶段的病理变化的本质。

病，即疾病，是指具有特定的致病因素、发病形式、病机、发病规律的一种病理全过程。可出现一定的症状和体征，如感冒、中风等。

症、证、病三者既有联系又有区别。症只是疾病的个别表面现象，证反映了疾病某个阶段的本质变化，病则反映了病理变化的全部过程。一病可见多症，一病可具有多个证，一证可见于多个病。

（二）辨证和论治的概念及其关系

所谓辨证，就是将四诊（望、闻、问、切）所收集的资料、症状和体征，通过分析、综合，辨清疾病的原因、性质、部位，以及邪正之间的关系，概括、判断为某种性质的证。所谓论治，又称施治，就是根据辨证的结果，确定相应的治疗原则和方法。辨证是决定治疗的前提和依据，论治是治疗疾病的手段和方法。

（三）病治异同

1. 同病异治

是指同一种疾病，由于发病的时间、地区以及患者机体的反应性不同，或处于不同的发展阶段，所表现的证不同，治法也不同。如感冒，有风寒表证和风热表证，治法宜分别采用祛风散寒之法和祛风清热之法。

2. 异病同治

是指不同的疾病，在其发展过程中，由于出现了相同的病机，因而采用相同的治法。如脱肛、胃下垂、子宫脱垂等，虽是不同的病，但如果均表现为中气下陷证，宜采用相同的益气升提之法。

第二节 阴阳五行学说

一、阴阳学说

（一）阴阳的概念及属性

阴阳，是对自然界相互关联的某些事物和现象对立双方的概括。阴阳最初的含义是比较朴素的，指日光的向背，即向日者为阳，背日者为阴。后引申表示方位的上下、气候的寒暖等。

阴阳学说认为，自然界的一切事物或现象，都可以概括为阴阳。此为阴阳属性的普遍性。一般来说，凡是具有温热的、上升的、运动的、轻浮的、明亮的等事物和现象都属于"阳"。相反，凡是具有寒凉的、下降的、相对静止的、沉重的、晦暗的等事物和现象都属于"阴"。

阴阳的属性并不是绝对的，而是相对的。这种相对性，主要表现在两个方面。第一，在一定条件下，阴和阳之间可以相互转化。比如四季的更替，夏天阳热至极，即转化为秋之阴凉；冬天寒冷至极，即转化为春之温暖。第二，事物具有无限可分性。例如，昼为阳，夜为阴，而白天的上午与下午相对而言，上午为阳中之阳，下午为阳中之阴；夜晚的前半夜为阴中之阴，后半夜为阴中之阳。

（二）阴阳的相互关系

1. 阴阳的对立制约

是指自然界一切事物或现象，都存在着相互对立、相互制约的阴阳两个方面。如上与下、天与地、动与静、明与暗、寒与热、水与火等。阴阳既可代表相互对立的不同事物，又可分析一个事物内部相互对立的两个方面。

如果阴阳双方的制约力正常，达到一种动态平衡，即阴阳平衡，则阴阳两方面都能正常存在。如在正常生理状态下，人体功能有兴奋（阳）和抑制（阴）两个对立过程，二者始终处于相互对立、相互制约的动态平衡之中，人体生理功能正常，即"阴平阳秘，精神乃治"（《素问·生气通天论》）。

阴阳双方的相互制约既不可太过，也不可不及。否则，阴阳的动态平衡遭到破坏，即阴阳失调。在人体则是疾病的发生，如《素问·阴阳应象大论》所说："阴胜则阳病，阳胜则阴病"。

人体之所以能进行正常的生命活动，就是阴阳相互制约、相互消长取得统一的结果。

2. 阴阳的互根互用

是指对立的阴阳双方具有相互依存和相互为用的关系。阴阳双方任何一方都不能脱离另一方而单独存在。如寒为阴，热为阳，没有寒就无所谓热，同样的没有热就无所谓寒。阴阳的互根互用，是阴阳转化的内在根据。

3. 阴阳的消长平衡

是指相互对立的阴阳双方始终在数量上处于不断运动变化之中，从而维持相对动态平衡的关系。阴阳消长的基本形式为：阴消阳长和阳消阴长。如四季气候的变化，从冬至春及夏，气候从寒冷渐转暖变热，即是阴消阳长的过程；由夏至秋及冬，气候由热渐转凉变寒，即是阳消阴长的过程。阴阳的消长稳定在一定范围内即为平衡，这种平衡是在一定限度、一定时间内的消长中求得平衡。所以说消长是绝对的，平衡是相对的。

4. 阴阳的相互转化

是指对立的阴阳双方，在一定的条件下，各自向其相反的方向转化的关系。《素问·阴阳应象大论》中"寒极生热，热极生寒""重阴必阳，重阳必阴"，这里的"极""重"就是条件。如果说阴阳的消长是量变的过程，那么阴阳转化即是质变的过程。

总之，阴阳的对立制约，互根互用，消长平衡和相互转化，并不是孤立的、静止不变的，而是相互联系、相互影响的。

（三）阴阳学说在中医药学中的应用

1. 用于疾病的诊断

中医学认为，人体的正常生理活动是阴阳两方面保持对立统一的协调关系的结果。由于阴阳的偏胜偏衰是疾病过程中的总纲，所以病证虽然复杂，临床表现千变万化，但都可用阴或阳来概括分析。

（1）在诊法方面，运用望、闻、问、切四诊来搜集临床资料，常用阴阳学说来分析症状和体征。如望诊以色泽分阴阳，鲜明者为阳，晦暗者为阴；闻诊以声音分阴阳，高亢洪亮者为阳，低微无力者为阴。

（2）在辨证方面，阴、阳、表、里、寒、热、虚、实为八纲，而阴阳是八纲辨证的总纲，热、实、表为阳证，寒、虚、里为阴证。辨证中，首先要区分阴阳，才能抓住疾病的本质。

2. 用于疾病的治疗

由于疾病发生的根本原因是阴阳失调，所以调整阴阳，补其不足，泻其有余，恢复阴阳的相对平衡，就是治疗的原则。

（1）确定治疗原则 阴阳偏胜和阴阳偏衰是阴阳失调的基本病机。阴阳偏胜的治疗原则是"损其有余""实则泻之"。阳胜则阴病，阳胜则热；阴胜则阳病，阴胜则寒。在调整阴阳偏胜时，若其相对一方没有虚损时，可采用"损其有余"的方法，即"实则泻之"。阳胜则热为实热证，宜用寒凉药物制其阳，即"热者寒之"。阴胜则寒为实寒证，宜用温热药物制其阴，即"寒者热之"。

阴阳偏衰包括阴偏衰和阳偏衰，治疗原则是"补其不足""虚则补之"。阴偏衰即阴虚，阴虚不能制阳而致阳亢者，为虚热证，用补阴的治则。须用"壮水之主，以制阳光"的方法，即用滋阴壮水之法，以抑制阳亢火盛，即为"阳病治阴"。阳偏衰即阳虚，阳虚不能制阴而致阴盛者，为虚热证，用补阳的治则。须用"益火之源，以消阴翳"的方法，即用扶阳益火之法，以消退阴盛，即为"阴病治阳"。

对阴阳偏衰的治疗，张景岳根据阴阳互根互用的原理，提出了"阴中求阳，阳中求阴"的治法。阳虚证应用补阳药物时，须佐用补阴药；阴虚证应用补阴药物时，须佐用补阳药。

（2）归纳药物的性能 中药的性能，主要是由其气（性）、味、升降浮沉和有毒无毒来决定的，而药物的气、味、升降浮沉又可用阴阳来归纳。

① 药性：又称"四气"，即寒、热、温、凉。寒凉属阴，温热属阳。

② 五味：即辛、甘、酸、苦、咸。辛、甘、淡（习惯上认为淡为甘之余味）属阳，酸、苦、咸属阴。

③ 升降浮沉：一般的，具有升阳发表、涌吐、开窍等功效的药物，其性升浮，为阳；具有泻下、重镇安神、降逆等功效的药物，其性沉降，为阴。

二、五行学说

（一）五行的概念及特性

1. 五行的概念

五行是指木、火、土、金、水五种物质的运动变化。古人认为世界上的一切事物，都是由木、火、土、金、水五种基本物质的运动变化而生成的。利用这五种物质的抽象概念来归类事物，并说明一切事物之间相互滋生、相互制约的运动规律，就是五行学说。

2. 五行的特性

五行的特性，是古人在长期的生活和生产实践中，对木、火、土、金、水五种的朴素认识的基础上，进行抽象而逐渐形成的理论概念。五行的特性是：

"木曰曲直"："曲直"是指木的生长具有能曲能伸的特性，引申为具有生长、升发、条达舒畅等特性的事物或现象，都可归属于"木"。

"火曰炎上"："炎上"是指火具有发热、向上的特性，引申为具有温热、升腾性能的事物或现象，均可归属于"火"。

"土爰稼穑"："稼穑"是指农作物的播种和收获，引申为具有生化、承载、受纳性能的事物或现象，皆归属于"土"。

"金曰从革"："从革"是指改革，引申为具有清洁、肃降、收敛等性能的事物或现象，均可归属于"金"。

"水曰润下"："润下"，是指水具有滋润、向下的特性，引申为具有寒凉、滋润、向下等性能的事物或现象，均可归属于"水"。

（二）事物的五行归类

古人根据五行的特性（表1-2-1），对各种事物进行归类。五行归类的方法主要有取象比类法和推演络绎法。

表 1-2-1 事物五行属性归类表

五行	五脏	五官	五志	五体	五色	五季	五方	五味
木	肝（胆）	目	怒	筋	青	春	东	酸
火	心（小肠）	舌	喜	脉	赤	夏	南	苦
土	脾（胃）	口	思	肉	黄	长夏	中	甘
金	肺（大肠）	鼻	悲	皮毛	白	秋	西	辛
水	肾（膀胱）	耳	恐	骨	黑	冬	北	咸

（三）五行的相互关系

1. 五行相生

五行相生是指五行之间具有相互滋生和促进的关系。五行相生的次序是：木生火，火生土，土生金，金生水，水生木。

在相生关系中，任何一行都有"生我"和"我生"两方面的关系。《难经》比喻为"母"与"子"的关系，即"生我"者为"母"，"我生"者为"子"。所以五行相生关系又称为"母子关系"。以木行为例，木能生火，则木为火之母；水能生木，则木为水之子。

2. 五行相克

相克即相互制约、克制的意思。五行相克指五行之间存在着相互制约、相互克制的关系。五行相克的次序是：木克土，土克水，水克火，火克金，金克木。

在相克的关系中，任何一行都有"克我""我克"两方面的关系。《黄帝内经》称之为"所胜"与"所不胜"。即"克我"者为"所不胜"，"我克"者为"所胜"。以木为例，"克我"者金，则金为木之"所不胜"，"我克"者土，则土为木之"所胜"。

3. 五行的相乘相侮

相乘相侮，实际上是异常情况下的相克现象。

（1）相乘规律 乘，即以强凌弱之意。相乘指五行中某一行对其所胜的一行过度克制。引起相乘的原因有"太过"与"不及"两方面。如当木过强时，克土太过，称为"木乘土"；当土本身不足，而木不过于强盛时，就使得克制关系相对过剩，称为"土虚木乘"。五行之间相乘的次序与相克同。

（2）相侮规律 相侮是指五行中的某"一行"过于强盛，使原来克它的一行，不仅不能去制约它，反而被它所克制，即反克，又称反侮。如金克木，但在木过于强盛时，不仅不受金的克制，反对金进行反侮。另外，当由于金本身虚弱，不能对木进行克制，反受木的反侮，称为"金虚木侮"。五行之间相侮的次序与相克相反。

（四）五行学说在中医学中的应用

1. 说明五脏病变的相互影响

五脏在生理上相互联系，在病理上也相互影响，本脏之病可以传至他脏，他脏之病也可以传至本脏，这种病理上的相互影响称之为传变。从五行学说来说明五脏病变的传变，主要有相生关系的传变和相克关系的传变。

（1）相生关系传变 包括"母病及子"和"子病犯母"两个方面。

① 母病及子：是指疾病的传变，从母脏传及子脏。如肾属水，肝属木，五行中水生木，肾为母脏，肝为子脏。若由于肾阴虚不能滋养肝木，而致肝阳上亢的"水不涵木"证，即是"母病及子"。

② 子病犯母：又称"子盗母气"。是指疾病的传变，从子脏传及母脏。如心火亢盛而致肝火炽盛，心属火，肝属木，木能生火。肝为母脏，心为子脏，其病由心及肝，即是"子病犯母"。

（2）相克关系传变：包括相乘和相侮。

① 相乘：是相克太过为病。如肝属木，脾（胃）属土，木能克土，木气有余，相克太过，其病由肝传脾（胃），称"木旺乘土"。

② 相侮：又称反侮。是反向克制致病。例如：肝属木，肺属金，金能克木。若肝火亢盛，肺金不仅无力制约肝木，反遭肝火之反向克制，其病由肝传肺，称"木火刑金"。

2. 用于疾病的诊断

（1）确定脏腑病位 从本脏所主之色、味、脉来诊断本脏病。如面见青色，喜食酸味，脉弦，当为肝病。

（2）推断脏腑相兼病 从他脏所主之色来推测五脏疾病之传变。如脾虚患者，本当面黄，若见青色，则注意是木（肝）乘土（脾）。

（3）推断病变预后 从脉与色之间的生克关系判断病之预后。如肝病，面青，脉弦，色脉相符，为顺，预后良好；若面青，脉浮，则色脉不相符，见相克之脉，为逆，预后较差；

若面青，脉沉，色脉不相符，见相生之脉，为顺，预后良好。

3. 指导疾病治疗

（1）根据相生关系确定治则治法　基本治疗原则为"虚则补其母""实则泻其子"。虚则补其母，适用于母子关系失调的虚证；实则泻其子，适用于母子关系失调的实证。治疗方法主要如下。

① 滋水涵木法：即滋肾养肝法，通过滋肾阴以养肝阴，适用于肾阴亏虚，不能涵养肝木，而致肝阴不足，阴不制阳，肝阳偏亢之"水不涵木"证。

② 培土生金法：即健脾补肺法，通过培补脾气以助益肺气，适用于肺脾虚弱证。

③ 金水相生法：即滋养肺肾法，又称补肺滋肾法。通过肺肾同治以滋养肺肾之阴，适用于肺肾阴虚证。

④ 益火补土法：即温肾健脾法。通过温肾阳（火）以补脾（土）阳，适用于脾肾阳虚证。

火，在此是指命门之火，而非心火。益火，是指补益命门之火，即补益肾阳。

⑤ 肝火泻心法：即用清心火以治肝火旺，适用于心肝火旺证。

⑥ 心火泻胃法：即用泻胃火以治心火旺，适用于胃腑有热，熏蒸于心，神志不宁证。

（2）根据相克关系确定治则治法　治疗总则为"抑强""扶弱"。抑强，适用于相克太过引起的相乘和相侮；扶弱，适用于相克不及引起的相乘和相侮。治疗方法如下。

① 抑木扶土法：即疏肝健脾法，以疏肝、平肝，佐以健脾治疗肝旺脾虚证。

② 泻南补北法：泻心火、补肾水的治法，又称泻火补水法、滋阴降火法。适用于肾阴不足、心火偏亢、水火不济、心肾不交证。

③ 培土制水法：即健脾利水法，温运脾阳治疗水湿停聚，适用于脾虚不运，水湿泛滥而致的水肿胀满证。

④ 佐金平木法：即滋肺清肝法，滋养肺阴、清肃肺气以抑制肝木，适用于肺阴不足、肃降不及而致肝气升发太过的肝火犯肺证。

第三节　脏腑学说

脏腑是人体内脏的总称，包括：五脏、六腑和奇恒之腑。

五脏包括肝、心、脾、肺、肾，属实质性内脏，其共同的生理特点是化生和贮藏精气，"藏精气而不泻也，故满而不能实"。六腑包括胆、胃、小肠、大肠、膀胱、三焦，属空腔性内脏，其共同的生理特点是受盛和传化水谷，"传化物而不藏，故实而不能满也"。奇恒之腑包括脑、髓、骨、脉、胆、女子胞。奇恒之腑在形态上中空有腔，与腑相似，功能上贮藏精气与脏类似，与五脏和六腑又都有明显的区别，是腑非腑，是脏非脏，故另立一类，称之为奇恒之腑。

一、五脏的生理功能

（一）心

心位于胸腔偏左，膈膜之上，外有心包护卫。心主血脉，藏神志，为五脏六腑之大主、生命之主宰。心在志为喜，在体为脉，其华在面，开窍于舌，在液为汗，与夏气相通应。

1. 心主血脉

指心具有推动血液在脉中运行的作用。心主血脉的生理功能，必须具备三个条件：一是心气充足，心气是推动血液运行的动力；二是血液充盈，血液充盈于脉中，才能正常运行；三是脉管通利，脉为血之府，是血液运行的通道。

心主血脉功能正常与否，可以从面色、舌象、脉象和胸部的感觉等体现出来。心脏功能正常，脉象和缓有力，节律调匀，面色红润光泽。如心气不足，血液亏虚，见面色无华、脉象细弱无力等。若脉道不利，则血液不畅，甚则发生气血瘀滞，血脉受阻，而见面色灰暗，唇舌青紫，心前区憋闷和刺痛，脉象促、结、代等。

2. 心主神志

又称心主神明、心藏神，是指心具有主宰生命活动和主宰人的精神、意识、思维活动的功能。神的含义有广义和狭义之分。广义的神是指整个人体生命活动的外在表现，如整个人体的形象以及面色、眼神、言语、肢体活动等。狭义的神是指人们的精神、意识、思维活动。由于心具有主血脉和主神志的作用，故称心为"五脏六腑之大主""心为君主之官"。

[附] 心包络。心包络，简称心包，是心脏外面的包膜，为心脏的外围组织。心包具有保护心脏，代心受邪的作用。外邪侵袭于心时，首先侵犯心包络，故曰"诸邪之在于心者，皆在于心之包络"（《灵枢·邪客》）。

（二）肺

肺位于胸腔，左右各一，在膈膜之上，是五脏六腑中位置最高者，故称"华盖"。由于肺叶娇嫩，不耐邪侵，又称"娇脏"。肺在志为悲，在体合皮，其华在毛，开窍于鼻，在液为涕，与秋气相通应。

1. 肺主气，司呼吸

是指肺具有主呼吸之气和主一身之气的作用。肺为体内外气体交换的场所。肺吸入自然界的清气，呼出体内的浊气，吐故纳新，促进气的生成，从而保证了人体新陈代谢的正常进行。自然界的清气和水谷精气在肺内结合，积聚于胸中的气海，称之为宗气。宗气贯通心脉，以行气血而布散全身。

2. 肺主宣发和肃降

（1）肺主宣发，是指肺气具有向上、向外、宣发和发散之意。包括三方面：一是呼出体内浊气；二是将脾胃运化的水谷精微和津液布散周身，外达体表；三是宣发卫气，调节汗孔开合。

（2）肺主肃降，是指肺气具有向下的通降和肃清呼吸道异物的功能。包括三方面：一是吸入清气，向下布散，并由肾摄纳；二是将水谷精微和津液向下布散全身，并将代谢后的津液化为尿液，排出体外；三是清除呼吸道的异物和病邪。

肺的宣发和肃降在生理情况下，相互依存，相互制约。病理情况下，可见"肺气失宣"，出现鼻塞、恶寒、无汗、呼吸不畅等症状；"肺失肃降"，出现呼吸短促、喘息等症状。

3. 肺主通调水道

是指肺具有疏通和调节体内津液的输布、运行和排泄的功能。主要体现在以下两个方面。

（1）调节汗液排泄 肺气宣发，使水液迅速向上向外输布，布散到全身，又使经肺代谢后的水液，通过呼吸、皮肤汗孔蒸发而排出体外。

（2）促进水液下行 肺气肃降，使体内代谢后的水液不断地下行到肾，经肾和膀胱的气化作用，生成尿液而排出体外。

由于肺对水液代谢的功能，称"肺主行水"。肺居上焦，故又称"肺为水之上源"。若肺气宣降失常，失去行水的职能，水道不调，则可出现水液输布和排泄障碍，如痰饮、水肿等。

4. 肺朝百脉，主治节

肺朝百脉是指全身的血液都要经过百脉聚会于肺，经过肺的呼吸作用，进行体内外清浊之气的交换，然后再将富含清气的血液通过百脉输送到全身。肺主治节是指肺具有辅助心脏治理调节全身气、血、津液及脏腑生理功能的作用，因此称肺为"相傅之官"。

（三）脾

脾位于腹腔上部，膈膜下面。脾在志为思，在体为肉，主四肢，开窍于口，其华在唇，在液为涎，与长夏之气相通应。

1. 脾主运化

指脾具有将水谷化为精微，并将精微物质转输至全身各脏腑组织的功能。包括运化水谷和运化水液两个方面。

（1）运化水谷 水谷，泛指各种饮食物。脾运化水谷，是指脾对饮食物的消化吸收作用。五脏六腑维持正常生理活动所需要的水谷精微，都有赖于脾的运化作用。由于饮食水谷是人出生之后维持生命活动所必需的营养物质的主要来源，也是生成气血的物质基础。饮食水谷的运化则是由脾所主，所以说脾为"后天之本""气血生化之源"。

（2）运化水液 是指脾对水液的吸收和转输，调节人体水液代谢的作用。脾居中焦，为人体气机升降的枢纽。若脾运化水液的功能失常，即会产生水湿、痰饮等病理产物，甚则形成水肿。故曰："诸湿肿满，皆属于脾"（《素问·至真要大论》）。

2. 脾主统血

指脾具有统摄血液在经脉中运行，防止溢出脉外的功能。脾统血的主要机理，其实是气的固摄作用。因为，脾为气血生化之源，脾的运化功能健旺，则气血充盈，气能摄血，血液不会逸出脉外而导致出血。反之，脾的运化功能减退，气血生化无源，则气血虚亏，气的固摄作用减弱，导致出血。

3. 脾主升清

是指脾的生理功能特点以上升为主，包括升清和升举两方面。"升清"是指脾气具有将消化吸收的水谷精微上输心肺，通过心肺化生为气血，营养全身的功能。"升举"是指脾气具有升托内脏器官，使之维持位置相对恒定而不致下垂或游移的功能。

（四）肝

肝位于腹腔，横膈之下，右胁下而稍偏左。肝在志为怒，在体合筋，其华在爪，开窍于目，在液为泪，与四时之春相通应。

1. 肝主疏泄

肝主疏泄，是指肝具有疏通、畅达全身气机的作用。主要表现在五个方面。①调畅精神情志；②维持气血运行；③促进脾胃运化；④协助水液代谢；⑤调节生殖功能。

2. 肝主藏血

肝主藏血是指肝具有贮藏血液、调节血量和防止出血的功能。贮藏血液是指肝能贮藏一定量的血液，以备应急之用。故称肝为"血海"。肝所藏之血成为肝阴的组成部分，以制约肝阳，勿使过亢；调节血量是指肝具有调节分配人体各部分血量的作用。防止出血是指肝气具有防止出血的作用。

（五）肾

肾位于腰部，脊柱两侧，左右各一，故称腰为肾之府。肾在志为恐，在体为骨，主骨生髓，其华在发，开窍于耳及二阴，在液为唾，与冬气相通应。

1. 肾藏精，主生长发育与生殖

藏精，是指肾气具有闭藏的作用。肾所藏之精包括先天之精和后天之精。先天之精是指禀受于父母的生殖之精，是构成胚胎的原始物质。后天之精是指人出生以后，来源于饮食物，通过脾胃运化功能而生成的水谷精气。肾中所藏之精主要有两方面的作用：①促进生长发育和生殖；②调节人体的阴阳平衡。

2. 肾主水

肾主水是指肾中阳气的气化功能，对体内津液的输布和排泄，维持津液代谢平衡，起着重要的调节作用。

3. 肾主纳气

肾主纳气是指肾具有摄纳肺所吸入的清气，防止呼吸表浅的作用。人的呼吸功能，由肺所主，但必须依赖于肾的纳气作用，故有"肺为气之主，肾为气之根"之说。

二、六腑的生理功能

（一）胆

胆与肝相连，贮藏胆汁，胆汁清净、味苦，黄绿色。故胆有"中精之腑""清净之腑""中清之腑"之称。

胆的生理功能主要是两方面：一是贮藏和排泄胆汁，以助脾胃消化吸收饮食物；二是胆主决断，是指人对事物的判断和决定能力与胆有关。

（二）胃

胃位于膈下，上接食管，下通小肠。胃称为胃脘，分上、中、下三部：胃的上部为上脘（包括贲门部分）；下部为下脘（包括幽门部分）；上下脘之间为中脘。胃的生理功能主要是受纳和腐熟水谷，胃主通降。

1. 胃主受纳和腐熟水谷

胃主受纳是指胃具有接受和容纳饮食物的作用，故称胃为"太仓""水谷之海"。胃主腐熟水谷是指胃将受纳的饮食物消化为食糜的作用。

2. 胃主通降

胃主通降是指胃的生理活动特点以畅通下降为主。饮食物入胃，经过胃的腐熟，必须下行至小肠，再经过小肠的分清泌浊，其浊者下移于大肠，形成大便排出体外，这是由胃气通畅下行作用而完成的。所以"胃以降为顺"。

（三）小肠

小肠位于腹中，上端与胃相接处为幽门，下端与大肠相接处为阑门。小肠的生理功能主要有主受盛和化物；主泌别清浊。

1. 主受盛和化物

小肠的受盛和化物功能主要表现在两个方面：一是小肠接受了由胃腑下移而来的食糜，

起到容器的作用，即受盛作用；二指经胃初步消化的饮食物，在小肠内必须停留一定的时间，由小肠对其进一步消化和吸收，将水谷化为营养物质和糟粕，此即"化物"作用。

2. 主泌别清浊

泌别清浊，是指小肠将胃下降的食糜进一步消化的同时，随之进行分别（泌别）水谷精微和食物残渣的过程。并将水谷精微吸收，供养全身，将残渣糟粕传送至大肠。

（四）大肠

大肠位于腹腔，其上口在阑门处与小肠相接，其下端紧接肛门。大肠的主要生理功能是传导糟粕。大肠接受小肠下移的食物残渣，吸收其中的部分水分，形成粪便，排出体外。故大肠有"传导之腑""传导之官"之称。

（五）膀胱

膀胱位于下腹部，上与肾脏相通，下与尿道相连。膀胱的生理功能主要是储尿和排尿。尿为津液所化，津液在肾的气化作用下形成尿液，下输膀胱，尿液储存于膀胱，达到一定容量时，即从尿道排出体外。故膀胱有"州都之官"之称。

（六）三焦

三焦是上焦、中焦、下焦的合称，因与五脏无表里配合关系，又称"孤腑"。三焦的生理功能是通行元气和运行水液。

上焦包括心、肺，具有布散气血津液，充养全身的作用，像雾露弥漫般，故称"上焦如雾"。

中焦包括脾、胃，具有运化水谷，化生气血的作用，整个过程像酿酒一般，故称"中焦如沤"。

下焦包括小肠、大肠、肾和膀胱等脏腑，主分别清浊，排泄废物，像沟渠排水一般，故称"下焦如渎"。

三、奇恒之腑

奇恒之腑包括脑、髓、骨、脉、胆、女子胞。它们在形态上中空有腔似腑，但在功能上贮藏精气似脏，不与饮食物直接接触，故称"奇恒之腑"。共同的生理特点是贮藏精气，藏而不泻。本部分主要阐述脑和女子胞。

（一）脑

脑位居颅腔，由髓汇集而成，故称"脑为髓之海"。脑的生理功能主要体现在两方面。

1. 脑藏元神，主精神意识

元神由先天之精化生，藏于脑中，为生命之主宰。脑是生命活动的中枢，能主宰和调节人体的生理活动，如呼吸、心跳等。

人的思维、意识和情志活动及记忆力等，都由脑的功能活动所主管，故称"脑为元神之府"。脑是精神意识活动的枢纽，"灵机记性不在心在脑"（《医林改错》）。

2. 主感觉运动

眼、耳、口、鼻、舌为五窍，皆位于头面，与脑相通，人的视觉、听觉等感觉功能都归属于脑。

脑的功能隶属于五脏，但与心、肝、肾的关系更为密切，尤其是肾。因为心主神志，肝主疏泄而调畅情志活动，肾藏精，精生髓。

（二）女子胞

1. **女子胞的生理功能**

女子胞，又称胞宫、子宫、子脏、胞脏，位于小腹正中部，是女性的内生殖器官。女子胞的主要生理功能体现在两方面：一是主通行月经；二是孕育胎儿。

2. **影响女子胞功能的生理因素**

女子的月经来潮和孕育胎儿主要与以下三个方面的生理因素密切相关。

（1）肾中精气的作用　肾中精气充盛，即产生"天癸"，天癸是肾中精气充盛到一定程度所化生的精微物质，具有促进和维持生殖功能的作用。在天癸的作用下，女子的生殖器官发育成熟，始来月经；老年肾中精气亏虚，天癸随之减少，女子进入绝经期，丧失生殖功能。

（2）心、肝、脾三脏的作用　心主血，肝藏血、主疏泄而调节月经，脾生血统血。所以女子胞的生理功能与心、肝、脾三脏密切相关。

（3）冲、任二脉的作用　冲脉调节十二经气血，有"冲为血海"之称；任脉调节全身阴经，为"阴脉之海"，其与孕育胎儿密切相关，故称"任主胞胎"。

第四节　气血津液学说

一、气

中医学认为，气是构成人体和维持人体生命活动的最基本物质。气来源于先天和后天两方面。先天之气禀受于父母的生殖之精，依赖于肾中精气；后天之气来源于脾胃运化的水谷精微和肺吸入的自然界清气，有赖于脾胃和肺的生理功能。气的生理功能包括以下六个方面。

1. **推动作用**

气的推动作用，指气具有激发和推动作用。能激发和促进人体的生长发育；能激发和推动各脏腑、经络等组织器官的生理功能；能推动血液的运行和津液的输布和排泄等。

2. **温煦作用**

气的温煦作用是指气有温暖作用。气的运动是人体热量的来源。人体的体温相对恒定；各脏腑、经络等组织器官的生理活动；血和津液保持液态在体内运行，都需要在气的温煦作用下，才能正常维持或运行。

3. **防御作用**

气的防御作用是指气具有护卫肌表、抗御邪气入侵的作用。

4. **固摄作用**

气的固摄作用，指气对精、血、津液等物质具有防止其无故流失，以及维护脏腑器官各自位置相对恒定等作用。主要体现在四个方面：一是固摄血液在脉内运行；二是固摄汗液、尿液、唾液、胃液、肠液等正常物质的分泌与排泄；三是固摄男性精液；四是维持脏腑器官位置的相对恒定。

5. **营养作用**

气的营养作用，指气具有为机体脏腑功能活动提供营养物质的作用。

6. 气化作用

气化是指通过气的运动而产生的各种变化，具体是指精、气、血、津液各自的新陈代谢及相互转化。

二、血

血，即血液，是循行于脉中的富有营养的红色液态物质，是构成人体和维持人体生命活动的基本物质之一。脾胃化生的水谷精微是血液生成的最基本物质，故称脾胃为"气血生化之源"。

血的生理功能主要体现在两方面：一是营养滋润全身；二是血液是神志活动的物质基础。

三、津液

津液是人体一切正常水液的总称。一般清稀者为津，稠厚者为液。津液包括各脏腑组织的正常体液和正常的分泌物，如胃液、肠液、唾液、脑积液、泪等。也包括津液代谢产物中的尿、汗等。津液的生成、输布与排泄，是一个复杂的生理过程，涉及多个脏腑的一系列生理功能。

津液的功能主要有四：一是滋润濡养作用；二是化生血液；三是调节阴阳平衡；四是排泄代谢废物。

四、气血津液的相互关系

（一）气和血的关系

1. 气为血帅

气为血帅，即气在血液的生成、运行中具有统帅地位。

（1）气能生血。脾胃运化的水谷精气是生成血液的主要物质基础，故临床上治疗血虚病症，常配合应用补气的药物以提高疗效。

（2）气能行血。血液是液体，需要气的推动才能运行。故临床上在治疗血行失常的病证时，常配合应用补气、行气、降气等药物。如临床上治疗气滞血瘀证时，往往活血化瘀药配伍疏肝行气药。

（3）气能摄血。气能固摄血液在脉中运行而不逸出脉外，故临床上治疗由于气不摄血而导致的各种出血时，常用补气摄血法。

2. 血为气母

血为气母，是指血是气的载体，并给气以充分的营养。

（1）血能载气。是指血是气的载体，气必须依附于血而布达全身。故当血液大量流失时，常常会引起气脱，即气随血脱证，须用益气固脱来急救，同时还需配合止血补血之法。

（2）血能养气。血具有濡养作用，临床上治疗血虚而致的气血两虚证时，采用补血益气之法。

（二）气和津液的关系

1. 气对津液的关系

（1）气能生津。气是津液生成的动力，并依赖气的推动作用。

（2）气能行津。气是津液在体内正常输布运行的动力。津液代谢障碍常会出现水肿，治疗时宜用行气利水之法。

（3）气能摄津。气的固摄作用能防止体内津液无故大量流失，气通过对津液排泄的控制，维持体内津液量的相对恒定。

2. 津液对气的关系

（1）津能载气。津液是气运行的载体之一。

（2）津能化气。是指津液具有滋润脏腑的作用，从而化生气。

（三）血与津液的关系

血和津液均来源于脾胃运化的水谷精微，故有"津血同源"之说。二者生理上相互转化，病理上又相互影响。如大出血的患者不宜使用发汗的方法治疗，即"夺血者无汗"，反之亦然。

第五节　病因与病机

一、病因

病因是指引起疾病的原因，又称致病因素、病邪、邪气。导致疾病发生的原因主要有六淫、疠气、七情内伤等，中医探究病因的主要方法是辨症求因，即以临床表现为依据，通过分析病证的症状、体征来推求病因，为治疗用药提供依据。

（一）六淫

六淫，即风、寒、暑、湿、燥、火六种外感病邪的总称。风、寒、暑、湿、燥、火六种自然界气候变化称为"六气"。当气候变化异常，如太过或不及；非其时而有其气；或气候变化过于急骤等，都能导致疾病的发生，此时六气便称为"六淫"。另外，当人体正气不足，抵抗力下降时，六气亦能成为致病因素。

六淫为病，具有以下共同特点：一是季节性和地域性，即六淫致病多与季节气候，居处环境有关；二是相兼性，即六淫邪气既可单独侵袭人体而致病，又可两种以上同时侵犯人体而致病；三是转化性，即六淫在发病过程中，不仅可以互相影响，而且可以在一定的条件下相互转化；四是外感性，即六淫为病，多侵犯肌表，或从口鼻而入，或两者同时受邪。

1. 风邪的性质和致病特点

（1）风为阳邪，轻扬开泄，易袭阳位。风邪具有升发、向上、向外的特性。所以风邪致病，易伤人体上部、肌表等阳位。其性开泄，使肌肤腠理疏松，汗孔开而汗出。风邪为病，常出现头痛、汗出、恶风等症。

（2）风邪善行而数变。"善行"是指风邪致病有病位游移，行无定处的特性。如风疹发无定处，此起彼伏；行痹（风痹）四肢关节游走性疼痛等。"数变"，是指风邪致病具有变化无常和发病急骤的特性。如癫痫、中风猝然昏倒，不省人事等。一般都具有发病急、变化多、传变快等特征。

（3）风性主动。风邪致病，常出现肌肤颤动、肢体抽动、身体晃动或眩晕的感觉。故《素问·阴阳应象大论》说："风胜则动"。

（4）风为百病之长。风邪是六淫中的主要致病因素，常兼他邪而致病，为外邪致病的先导。寒、湿、燥、热诸邪，多依附风邪而侵犯人体，如风寒、风热、风湿等。

2. 寒邪的性质和致病特点

（1）寒为阴邪，易伤阳气。寒属阴，"阴盛则寒"表示寒为阴气盛的表现。因阴阳之间是相互对立的，故"阴胜则阳病"，所以寒邪为病，最易损伤人体阳气。如寒邪侵袭肌表，卫阳被遏，则出现恶寒、发热、无汗、鼻塞流涕等症；若寒中脾胃，则见脘腹冷痛、呕吐、腹泻等症；若寒中少阴，则见恶寒肢冷、下利清谷、小便清长、精神萎靡等症。

（2）寒性凝滞，主痛。"凝滞"是指凝结、阻滞不通。寒邪为病，阳气受损，气血阻滞不通，不通则痛。故寒邪为病，多见疼痛症状。若寒客肌表经络，可见头身肢体关节疼痛，如"寒痹"或"痛痹"等；寒中胃肠，则脘腹剧痛。

（3）寒性收引。"收引"，是指收缩牵引。寒邪侵袭人体，可使气机收敛，腠理闭塞，经络筋脉收缩而挛急。若寒邪侵袭肌表，见恶寒、发热、无汗等症；若寒客经络关节，见筋脉拘挛作痛、屈伸不利等症。

3. 暑邪的性质和致病特点

（1）暑为阳邪，其性炎热。暑为盛夏之火气，故暑邪伤人多表现出一系列阳热症状，如高热、心烦、面赤、烦躁等症。

（2）暑邪升散，扰神伤津耗气。"升"即暑邪具有升发特性，易上扰心神，侵犯头目，可见胸闷、头昏、目眩、面赤等症。"散"即暑邪可致腠理开泄而多汗，汗出过多，耗伤津液，则气随津脱，津气两伤，可见口渴尿少、气短乏力等症。

（3）暑多挟湿。暑季不仅气候炎热，而且常多雨而潮湿，空气中湿度增加。故暑邪为病，常挟湿侵犯人体。其临床特征，除发热、烦渴等暑热症状外，常兼见四肢困倦、胸闷呕恶、大便溏泄不爽等症。

4. 湿邪的性质和致病特点

（1）湿为阴邪，易阻滞气机，损伤阳气。湿性属水，故为阴邪。阴盛则阳病，湿邪入侵易损伤阳气，使脾阳不振，运化水湿功能减弱，致水湿停聚。湿留脏腑经络，阻遏气机。若湿邪困脾，则见泄泻、水肿、尿少等症；若湿阻中焦，则见脘痞腹胀、食欲不振等症；若湿阻下焦，则见小腹胀满、小便不畅等症。

（2）湿性重浊。"重"，是指沉重或重着，指症状具有沉重感，出现头重如裹、四肢沉重等症状，可见于"湿痹"或"着痹"等。"浊"，指分泌物和排泄物秽浊不清。若湿浊在上，则见面垢眵多；若湿浊下注，则见小便混浊、妇女白带过多等症。

（3）湿性黏滞。"黏"即黏腻，"滞"即停滞。湿性黏滞，主要体现在两方面。①是指症状的黏滞性，即排泄物和分泌物多滞涩不畅。如：痢疾大便排泄不爽。②是指病程的缠绵性，如湿疹、湿痹等反复发作，缠绵难愈。

（4）湿性趋下，易袭阴位。湿邪为病，多侵袭人体的下部。如水肿、湿疹等病以下肢较为多见。

5. 燥邪的性质和致病特点

（1）燥性干涩，易伤津液。燥邪为病，最易损伤人体津液，而出现各种干燥、涩滞的症状。如口鼻干燥、咽干口渴、皮肤干涩皲裂、尿少便干等。

（2）燥易伤肺。肺为娇脏，喜润而恶燥，肺主气而司呼吸，直接与自然界大气相通，开窍于鼻，而燥邪多从口鼻而入。故燥邪最易伤肺，影响肺之宣降，出现干咳少痰，或痰中带血，甚则喘息胸痛等症。

6. 火（热）邪的性质和致病特点

（1）火（热）为阳邪，其性炎上。"阳盛则热"，火（热）为阳邪，故火邪为病，发为实热性病症，可见恶热、烦渴、汗出、脉洪数等症。火性趋上，易侵害人体上部，尤以头面部多见，如目赤肿痛、咽喉肿痛、口舌生疮、牙龈肿痛等症。火热上炎而易扰心神，轻者可见心神不宁而心烦、失眠等症；重者扰乱心神，出现狂躁不安、神昏谵语等症。

（2）火易伤津耗气。火热之邪，最易迫津外泄，津伤阴亏，可见口渴喜冷饮、咽干舌燥、尿赤、便秘等症。气随津脱，可见体倦乏力、少气懒言等症。

（3）火易生风动血。热极生风，肝风内动，可见高热神昏、四肢抽搐、两目上视、角弓反张等症。火热入脉，加速血液运行，甚至迫血妄行而出现各种出血，如吐血、便血、尿血、衄血等。

（4）火易致疮痈。火热之邪入于血分，聚于局部，腐蚀血肉，则发为痈肿疮疡。"痈疽原是火毒生"。"火毒""热毒"是引起疮疡比较常见的原因，其临床表现以疮疡局部红肿热痛为特征。

（二）疠气

疠气是一类具有强烈传染性的病邪。可通过空气传染、口鼻侵入、饮食、蚊虫叮咬、皮肤接触等方式传染。疠气的致病特点：一是发病急骤、病情较重；二是传染性强，易于流行；三是一气一病，症状相似；四是病后多有免疫性。

（三）七情内伤

七情是指喜、怒、忧、思、悲、恐、惊七种情志变化。七情是人对客观事物的不同反映，在正常的活动范围内，一般不会使人致病。只有突然、强烈或长期持久的情志刺激，超过了人体的生理调节范围，使气机紊乱，脏腑损伤，阴阳失调，从而导致疾病的发生。由于七情是造成内伤病的主要致病因素之一，故又称"内伤七情"。七情的致病特点如下。

1. 直接伤及内脏

七情损伤相应之脏。不同的情志刺激可伤及不同的脏腑，如怒伤肝；喜伤心；思伤脾；悲伤肺；恐伤肾。七情过激虽可伤及五脏，但与心肝的关系尤为密切。心主神志，为五脏六腑之大主，故七情内伤首先影响心神。肝主疏泄，调畅气机，故气机紊乱又是情志病发病机制的关键。

2. 影响脏腑气机

怒则气上：过怒使肝气上逆，血随气升，可见头胀痛、面红目赤、呕血、昏厥等症。

喜则气缓：正常情况下，喜能缓和紧张情绪，使心情舒畅。但是过喜伤心，使心气涣散，神志失常，出现乏力、注意力不集中，乃至心悸、失神，甚至狂乱等症。

悲则气消：悲哀过度，肺气消耗，可见意志消沉、精神不振、气短胸闷、乏力懒言等症。

恐则气下：恐惧过度，则肾气不固，气陷于下，可见二便失禁、遗精等症。

惊则气乱：惊与恐虽同为肾志，但对气机的影响不同。突然受惊，则心气紊乱，可见惊悸不安、神志错乱等症。

思则气结：思虑太过，导致脾气郁结，出现精神萎靡、不思饮食、腹胀纳呆、便溏等症。

3. 七情变化影响病情

情绪积极乐观开朗，有利于疾病康复；情绪消沉、悲观，异常波动，可加重病情。

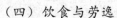

（四）饮食与劳逸

1. 饮食不节

饥饱失常、饮食不洁、饮食偏嗜，均可导致脏腑功能失常，引发疾病。

2. 劳逸损伤

过劳，包括：劳力过度、劳神过度、房事过度；过逸，包括体力过逸和脑力过逸，均可影响人体气血津液运行及脏腑功能，影响健康，导致疾病。

（五）痰饮

痰饮是机体水液代谢障碍所形成的病理产物。稠浊者为痰，清稀者为饮。痰饮有有形和无形之分。有形之痰是指视之可见，闻之有声的实质性的痰浊和水饮而言，如咳嗽吐痰、喉中痰鸣。无形之痰是只见其症，不见其形，如眩晕、癫狂等。痰饮的致病特点是：①阻滞气机运行；②影响水液代谢；③易于蒙蔽心神；④致病广泛，变幻多端。

（六）瘀血

瘀血是血液运行障碍、停滞所形成的病理产物。瘀血的形成，主要有两方面原因：一是由于气虚、气滞、血寒、血热等因素，导致血行不畅而形成瘀血；二是由于各种内外伤、气虚失摄或血热妄行等因素造成出血，积于体内而形成瘀血。瘀血的致病特点主要有：疼痛、肿块、出血、发绀等。

二、病机

病机，指疾病发生、发展及其变化的机理。中医学认为，疾病的发生、发展和变化，与患病机体的体质强弱和致病邪气的性质密切相关。疾病的发生过程，是机体处于病邪的侵袭和正气的抗侵袭之间的矛盾斗争过程。疾病的发生主要关系到邪气和正气两个方面，正气不足是发病的内在根据，邪气是导致发病的重要条件。环境因素、体质、精神状态以及遗传因素等都影响着正气的强弱。

（一）邪正盛衰

中医认为，一切疾病都是邪正斗争的过程，邪正盛衰，是指正气与邪气在斗争中所发生的盛衰变化。这不仅关系着疾病的发生、发展和转归，而且也影响着病证的虚实变化。所以，从一定意义上来说，许多疾病的发生发展及转归过程，就是邪正斗争及其盛衰变化的过程。"邪气"泛指各种致病因素；"正气"泛指人体防御疾病、抵抗疾病的能力。正气充足的人，身强体壮，正气不足的人，体质虚弱。

（二）阴阳失调

中医认为，一切疾病的本质都是阴阳失调。阴阳失调，是机体阴阳消长失去平衡的统称，是指机体在疾病过程中，由于各种致病因素的作用，导致机体的阴阳消长失去相对的平衡，所出现的阴阳偏胜、偏衰或阴不制阳、阳不制阴等病理变化。

1. 阴阳偏胜

阴或阳的偏盛，指人体阴阳双方中某一方的病理性亢盛状态，属"邪气盛则实"的实证。

（1）阴偏胜　阴偏胜是指机体在疾病过程中所出现的一种阴气偏盛，功能障碍或减退，产热不足，以及病理性代谢产物积聚的病理状态。其病机特点表现为阴盛而阳气未衰或虚损不甚的实寒证，多由感受寒湿、过食生冷而致。

"阴胜则寒"，说明阴偏胜即出现寒象，因阴是以寒、湿、静为特点。临床上常出现形寒、肢冷、舌淡、下利、脉迟等症状。"阴胜则阳病"，阴盛损伤人体阳气，而致阳气虚损。但实际在阴偏胜时，多同时伴有阳气不足，故难以明确区分为相对不足和绝对损伤。

（2）阳偏胜　阳偏胜是指机体在疾病过程中所出现的一种阳气偏盛或功能亢奋，代谢活动亢进，阳热过剩的病理状态。其病机特点表现为阳盛而阴未衰或虚亏不甚的实热证。多由感受阳邪或五志化火或邪郁化火或感受阴邪，从阳化热等而致。

"阳盛则热"，说明阳偏胜产生热象，因阳以热、动、燥为其特点。临床上常出现发热、烦躁、舌红苔黄、脉数等症状。"阳盛则阴病"，阳盛必损阴，但尚未达到阴虚的程度，仅是相对不足，故其病机为阳盛而阴未虚。若阴由相对不足转为绝对的虚损，阳盛与阴虚并存或只有阴虚而无阳盛，则病机便从实热转化为实热兼阴亏或阴虚内热。

2. 阴阳偏衰

阴或阳的偏衰，是指人体阴阳双方中的一方虚衰不足的病理状态，属"精气夺则虚"的虚证。

（1）阴偏衰　阴偏衰是指人体阴气不足，因而出现燥、热、升、动和化气太过等阳气偏亢的病理状态。其病机特点表现为阴不制阳、阳相对亢盛的"虚热证"。多由阳邪伤阴、五志过极化火或久病伤阴而致。临床上以肝肾阴虚为主，尤以肾阴虚最为重要。

阴虚则热，由于阴虚不能制阳，而形成阴虚内热、阴虚火旺和阴虚阳亢等多种表现，如五心烦热、骨蒸潮热、盗汗、咽干口燥、舌红少苔、脉细数无力等症。阴虚则热与阳盛则热的病机不同，其临床表现也有所区别：前者是虚而有热，后者是以热为主，虚象并不明显。因为肾阴为诸阴之本，故阴偏衰临床上以肺肾阴虚、肝肾阴虚为多见。

（2）阳偏衰　阳偏衰是指机体阳气虚损，功能减退或衰弱，代谢活动减退，机体反应性低下，阳热不足的病理状态。其病机特点表现为阳不制阴，阴相对偏盛的"虚寒证"。多由先天禀赋不足、后天失养或久病损伤阳气而致。

阳虚则寒，可见到面色㿠白、畏寒肢冷、舌淡、脉迟等寒象，但还有小便清长、下利清谷等虚象。所以，阳虚则寒与阴盛则寒，不仅在病机上有所区别，而且在临床表现方面也有所不同。

3. 阴阳互损

阴阳互损是指在阴或阳任何一方虚损的前提下，病变发展影响及相对的一方，进而形成阴阳两虚的病机。

（1）阴损及阳　是指由于阴精或阴气亏损，累及阳气生化不足或无所依附而耗散，从而在阴虚的基础上又导致阳虚，形成了以阴虚为主的阴阳两虚的病理状态。

（2）阳损及阴　是指由于阳气虚损，无阳则阴无以生，从而在阳虚的基础上又导致阴虚，形成了以阳虚为主的阴阳两虚的病理状态。

4. 阴阳格拒

阴阳格拒是指在阴阳偏盛的基础上，由于阴阳双方相互排斥而出现寒热真假病变的一类病机。主要是由于某些原因引起阴或阳的一方偏盛至极，而壅遏于内，将另一方排斥在外，迫使阴阳之间不相维系所致。

（1）阴盛格阳（真寒假热证）　是指阴寒过盛，阳气被格拒于外，逼迫阴阳之间不相维系，相互格拒出现内真寒外假热的一种病理变化。临床上除了有四肢厥逆、下利清谷、脉微细欲绝等阴寒过盛之症状外，又见不恶寒（但欲盖衣被）、面颊泛红等假热之象。

（2）阳盛格阴（真热假寒证） 是指邪热极盛，阳气被郁，深伏于里，不得外达四肢，而格阴于外的一种病理状态。其病机的本质属热，而临床症状有某些假寒之象，故又称真热假寒。如热性病发展到极期，即有阳热极盛之心胸烦热、口干舌燥、舌红等症状，又有四肢厥冷或畏寒等假寒之象。

5. 阴阳亡失

阴阳亡失是指机体的阴液或阳气突然大量地亡失，导致生命垂危的一种病理状态。

（1）亡阳 亡阳是指机体的阳气突然大量亡失，而致全身功能突然严重衰竭的一种病理状态。一般多由于邪盛，正不敌邪，阳气突然脱失所致，也可由于素体阳虚，疲劳过度等多种原因，或过用汗吐下法等所致。其临床表现多见大汗淋漓、面色苍白、四肢逆冷、精神萎靡、畏寒蜷卧、神情淡漠，甚则昏迷、脉微欲绝等一派阳气欲脱之象。

（2）亡阴 亡阴是指由于机体阴液发生突然性的大量消耗或丢失，而致全身功能严重衰竭的一种病理状态。一般多由于邪热炽盛，或邪热久留，煎熬阴液所致。也可由于其他因素大量耗损阴液而致亡阴，其临床表现多见大汗不止、汗热而黏、四肢温和、渴喜冷饮、烦躁不安、心悸气喘、体倦无力、精神烦躁或昏迷谵妄、脉细数无力等症。

（三）气血津液失常

1. 气失常

气的病变，包括气的生成不足或耗散太过而致气的不足、气的运行失常以及气的生理功能减退等。

（1）气虚 气虚是指元气不足或耗损，全身或某些脏腑功能衰退的病理变化。其临床表现为少气懒言、神疲乏力、头晕目眩、自汗、活动时诸证加剧、脉细软无力等症。

（2）气机失调 气机失调是指由于气的运动失常而引起的气滞、气逆、气陷、气闭、气脱等病理变化。

① 气滞，是指人体某一脏腑或部位气机阻滞运行不畅所表现出来的证候。其临床表现为胀闷，疼痛，嗳气，或矢气之后可减轻，并常与情志有关。

② 气逆，是指气机升降失常，脏腑之气上逆所表现的证候。气逆证常发生于肺、胃、肝，若肺气上逆，则见咳嗽、气喘等症；胃气上逆，则见嗳气呃逆、恶心呕吐等症；肝气上逆，则见头晕目眩、昏厥、吐血等症。

③ 气陷，是指气虚无力升举而反下陷的证候。临床常见头晕眼花、少气倦怠、久痢久泄、腹部有坠胀感、脱肛或子宫脱垂等症。

④ 气闭，是脏腑经络气机闭塞不通的一种病理变化。多由风寒湿热等邪深陷于脏腑或郁闭于经络所致。如心气内闭则神昏、谵语、癫狂等；膀胱气闭则小便不利；大肠气闭则大便秘结等。

⑤ 气脱，多由于正不敌邪，或正气久衰或因大出血、大汗等使气随血脱或气随津脱所致。

2. 血失常

血失常，主要表现为血液的生成不足或耗损太过，血液的运行失常，以及血液濡养功能减退等几个方面。

（1）血虚 血虚是指血的生成不足或血的濡养功能减退，脏腑百脉失养，表现出全身虚弱的证候。临床表现为体表肌肤黏膜组织呈现淡白以及全身虚弱的表现。以眩晕，面色不华，唇、舌、爪甲淡白无华为重要特征。

（2）血瘀　血瘀是指瘀血内阻，血行不畅的一种病理变化。瘀血阻滞在脏腑、经络等某一局部时，则发为疼痛，痛有定处，甚则可形成肿块。可伴见面目黧黑、肌肤甲错、唇舌紫暗以及瘀斑症。

（3）出血　出血是指血液溢出脉外的一种病理变化。

3. 津液代谢失常

津液代谢失常，是指津液的生成不足，或是输布失常、排泄障碍，以致津液在体内的运行缓慢，形成水液潴留、停积、泛滥等病理变化。

（1）津液不足　是指津液在数量上的亏少，进而导致内则脏腑，外而孔窍、皮毛，失其濡润滋养作用，因而产生一系列干燥失润的病理变化。临床常见口燥咽干、皮肤干枯无泽、小便短少、大便干结、舌红少津、脉细数等症。

（2）津液的输布和排泄障碍　津液的输布障碍，是指津液在体内环流迟缓，或在体内某一局部发生潴留，因而导致津液不化，水湿内生。导致津液输布障碍的原因很多，涉及肺的宣降、脾的运化和散精、肝的疏泄条达和三焦的水道是否通利等各个方面，但其中最主要的是脾的运化功能障碍。

津液的排泄障碍，是指津液转化为汗液和尿液的功能减退，而致水液潴留，上下溢于肌肤而为水肿。肺的宣发功能、肾的蒸腾气化功能均可引起水液潴留，但是肾的蒸腾气化则起着主宰排泄的作用。

第六节　八纲辨证

八纲，是指表、里、寒、热、虚、实、阴、阳八个辨证纲领。八纲辨证是通过四诊，对获得的资料进行综合分析，以探求疾病的性质、病变部位、正邪盛衰、疾病类别等情况的辨证方法。

一、表里辨证

表里辨证是辨别病位深浅、病势趋向的纲领。一般，病在皮毛、肌腠、经络为表，病在脏腑、骨髓为里。

1. 表证

表证是病位在机体浅表的证候。多为外感病初起阶段，表证具有起病急、病程短、病位浅和病情轻的特点。临床表现以发热恶寒，或恶风，舌苔薄白，脉浮为基本证候，常兼见头痛，四肢关节及全身肌肉酸痛、鼻塞流涕、咽喉痒痛、咳嗽等症状。

2. 里证

里证是病位深入脏腑、气血、骨髓等的证候。常见于外感病中、后期或内伤病。里证具有起病可急可缓，病情重，病程长的特点。临床表现以但热不寒或但寒不热，即恶寒发热只见其一，舌红苔黄或苔白厚腻，脉沉为主。

3. 表证与里证辨证的鉴别要点

表证与里证，主要从寒热、舌象、脉象 3 个方面进行鉴别（表 1-6-1）。

表1-6-1 表里辨证要点

辨证要点	表证	里证
寒热	发热恶寒并见	但热不寒或但寒不热
舌象	不明显	多有变化
脉象	多浮脉	多沉脉等

二、寒热辨证

寒热是辨别疾病性质的纲领。寒证是一组以寒象为主的症状；热证是一组以热象为主的症状。

1. 寒证

寒证是机体感受阴寒之邪，或阴盛、阳虚所表现的证候。临床表现常见恶寒、形寒肢冷、口淡不渴或喜热饮，面色白，腹痛喜暖，大便稀溏，小便清长；舌淡，苔白，脉迟或紧等症。以形寒肢冷、口淡不渴、舌淡苔白，脉迟或紧为主。

2. 热证

热证是机体感受火热之邪，或阴虚阳亢，人体的功能活动亢进所表现的证候。临床表现常见发热，或恶热喜冷，面红目赤，口舌干燥少津，口渴喜冷饮，烦躁不安，腹痛喜凉，大便燥结，小便短赤，舌红，苔黄，脉数；或骨蒸潮热，五心烦热，盗汗，舌尖红，脉细数等症。

3. 寒证和热证的鉴别要点

寒证和热证依据寒热、口渴与否、面色赤白、四肢的温凉、二便、舌象、脉象等辨别（表1-6-2）。

表1-6-2 寒热辨证要点

证别	寒热	口渴与否	面色	四肢	二便	舌象	脉象
寒证	恶寒喜热	不渴	白	冷	小便清长,大便稀溏	舌淡苔白	迟或紧
热证	恶热喜冷	口渴喜冷	红	热	小便短赤,大便燥结	舌红苔黄	数

三、虚实辨证

虚实是辨别邪正盛衰的纲领，反映病变过程中人体正气的强弱和致病邪气的盛衰。

1. 虚证

虚证是人体正气不足所表现的证候。虚证的形成原因主要有先天不足和后天失养两方面，以后天失养为主。如饮食失宜、七情内伤、劳逸过度或久病伤正等。虚证有阴虚、阳虚、气虚、血虚等多种证候，临床表现不一致，多以不足、松弛、衰退为基本特点，多见于慢性疾病或疾病的后期，病程较长。

2. 实证

实证是指邪气亢盛为主所表现的证候。实证的形成原因：一是外邪侵入人体；二是脏腑功能失调，导致痰饮、水湿、血瘀等病理产物停于体内。常见症状为高热、面红、烦躁、腹痛而拒按、大便秘结、小便不利、脉实有力等。

3. 虚证与实证的鉴别要点

虚证与实证，主要从病程的长短、面色、精神、二便、舌象、脉象等鉴别（表 1-6-3）。

表 1-6-3　虚实辨证要点

证别	病程	寒热	面色	形体	精神	声音	疼痛	大便	小便	舌象	脉象
虚证	长	形寒肢冷，五心烦热	淡白，颧红	消瘦	萎靡	声低息微	喜按	稀溏	清长	舌淡少苔	无力
实证	短	寒战壮热	红润，满面通红	壮实	尚可	声高气粗	拒按	秘结	不利	舌苔厚腻	有力

四、阴阳辨证

阴阳，是八纲的总纲，是辨证归类的最高纲领。

（一）阴证

凡符合"阴"的属性的证候，称为阴证。一般里证、虚证、寒证属于阴证。不同的疾病，临床表现不尽相同，以抑制、沉静、衰退、清冷、晦暗等虚寒表现及舌淡苔白，脉沉迟为主。

（二）阳证

凡符合"阳"的属性的证候，称为阳证。一般表证、实证、热证属于阳证。不同的疾病，临床表现不尽相同，以兴奋、躁动、亢进、明亮等实热表现及舌红苔黄，脉实数为主。

第七节　中医治则

治则是治疗疾病的法则，是用以指导治疗方法的总则。治则是在整体观和辨证论治理论指导之下，根据四诊（望、闻、问、切）所获得的资料，在对疾病进行全面的分析、综合与判断的基础上，而制订出来的对临床立法、处方、用药具有普遍指导意义的治疗规律。治法是在治则指导下制定的治疗疾病的具体方法，它从属于一定治疗原则。

一、治病求本

治病求本，是指寻找出致病的根本原因，并有针对性地进行治疗。体现了辨证论治的基本原则。"本"和"标"是一个相对概念，如对正邪而言，正是本，邪是标；对病因与症状而言，病因是本，症状是标。治病求本主要包括正治与反治、治标与治本两种情况。

（一）正治与反治

1. 正治

正治是逆其证候性质而治的一种治疗法则，又称"逆治"。"逆"是指采用方药的性质与疾病性质相反。适用于疾病的征象与本质相一致的病变。正治法主要包括寒者热之、热者寒之、虚者补之、实者泻之四种。

（1）寒者热之　"寒者热之"是指寒证出现寒象，用温热药治疗，即以热治寒。如表寒证用辛温解表药，里寒证用辛热温里药等。

（2）热者寒之　"热者寒之"是指热证出现热象，要用寒凉的药物治疗，即以寒治热。

如表热证用辛凉解表药，里热证用苦寒清热药等。

（3）虚者补之　"虚者补之"是指虚证见虚象，用补益的药物治疗。如阳虚证用补阳药；阴虚证用滋阴药等。

（4）实者泻之　"实者泻之"是指实证见实象，则用泻法治疗。如食积证用消食导滞药；血瘀证用活血化瘀药；虫积证用驱虫药等。

2. 反治

反治是顺从疾病假象而治的一种治疗法则，又称"从治"。"从"是指采用方药的性质顺从疾病的假象。适用于疾病的症状与本质相反的病变。反治法有热因热用、寒因寒用、塞因塞用、通因通用四种。

（1）热因热用　热因热用是指用热性药物治疗具有假热症状的病证之法。即以热治热。适用于真寒假热证，即阴寒内盛，格阳于外，形成内真寒外假热的证候。

（2）寒因寒用　寒因寒用是指用寒性药物治疗具有假寒症状的病证之法。即以寒治寒。适用于里热炽盛，阳盛格阴的真热假寒证。

（3）塞因塞用　塞因塞用是用补益药物治疗具有闭塞不通症状的病证之法，即以补开塞。适用于因虚而致闭塞不通的真虚假实证。

（4）通因通用　通因通用是用通利的药物治疗具有实性通泄症状的病证之法。即以通治通。适用于真实假虚证。

（二）治标与治本

1. 急则治其标

急则治其标，是指在某些情况下，标病甚急，成为疾病的主要矛盾，如不及时解决标病，有可能危及生命或影响本病的治疗，此时必须先治其标病，等病情缓解后，再从根本上治疗。如大失血患者，出血为标，出血之因为本，但其势危急，故常先止血治标，待血止后再治本。

2. 缓则治其本

缓则治其本，是指在病情缓和的情况下，一般要针对根本原因进行治疗。一般适用于慢性疾病，或急性病恢复期。如肺痨咳嗽，应滋养肺肾之阴治本，而不是止咳治标。

3. 标本同治

标本同治，是指在标本俱急或标本均不急的情况下，采用标本兼顾的治疗方法。如患者身热、腹胀满、大便干结、口渴等，此为邪热入里为标，阴液受伤为本，标本俱急，治当标本兼顾，可采用增液承气汤治之。泻下与滋阴同用，泻其实热可以存阴，滋阴润燥则有利于通下，标本同治，相辅相成。又如体虚感冒，治宜益气解表，益气为治本，解表是治标。可选用玉屏风颗粒治疗。

二、扶正与祛邪

扶正，是指扶助正气，增强体质，提高机体的抗病能力。祛邪是指消除病邪，达到邪去正复，恢复健康的目的。

（一）扶正

扶正适用于以正虚为主，而邪不盛的虚证。如气虚患者用补气之法，阳虚患者用补阳之法，阴虚患者用滋阴之法，血虚患者用补血之法。

（二）祛邪

祛邪适用于以邪实为主，而正未虚衰的实证。如有瘀血用活血化瘀之法，饮食积滞用消食导滞之法等。

（三）扶正与祛邪并用

扶正与祛邪并用，即攻补兼施，适用于正虚邪实，但二者均不甚重的病证。具体运用时须区别正虚邪实的主次关系。

（四）先祛邪后扶正

先祛邪后扶正，即先攻后补，适用于虽邪盛正虚，但正气尚可耐攻，以邪气盛为主要矛盾。如瘀血所致的崩漏证，因瘀血不去，出血不止，故应先活血化瘀，然后再进行补血。

（五）先扶正后祛邪

先扶正后祛邪，即先补后攻，适用于正虚邪实的虚实错杂证，而正气虚衰不耐攻的情况。如虫积患者，若正气太虚，不宜驱虫，应先健脾再驱虫。

三、调整阴阳

（一）损其有余

损其有余，又称损其偏盛，适用于阴或阳的一方偏盛有余的病证，即阴阳偏盛之证。如对"阳盛则热"的实热证，应用"以寒治热"之法；反之，对"阴盛则寒"的实寒证，应用"以热治寒"之法。

（二）补其不足

补其不足，又称补其偏衰，适用于阴阳偏衰的病证。如阴虚、阳虚、阴阳两虚，宜用滋阴、补阳、阴阳双补之法。

四、三因制宜

三因制宜，即因时、因地、因人制宜，是指治疗疾病时要根据季节、气候变化、地理环境、个体的体质差异等不同而制定适宜的治疗方法。

（一）因时制宜

因时制宜，是指根据不同季节气候的特点，来考虑治疗用药的原则。一般，春夏季节，气候由温渐热，阳气升发，此时人体腠理开泄，即使外感风寒，也应注意慎用发汗力强的辛温发散之品；而秋冬季节，气候由凉变寒，阴盛阳衰，此时人体腠理致密，若病热证，也当慎用寒凉之品。即用温远温，用凉远凉，用寒远寒，用热远热。

（二）因地制宜

因地制宜，是指根据不同地理环境特点，来考虑治疗用药的原则。如我国西北地区，地势高而寒冷，其病多寒，治宜辛温；东南地区，地势低而温热，其病多热，治宜苦寒。

（三）因人制宜

因人制宜，是指根据患者的年龄、性别、体质、生活习惯等不同特点，来考虑治疗用药的原则。

1. **年龄**

老年人脏腑功能减退，气血亏虚，患病多为虚证或正虚邪实，治疗时，虚证宜补，但邪实须攻者应注意用药量，以免损伤正气。小儿生理功能旺盛，但气血未充，脏腑娇嫩，易寒温失调，故治疗小儿疾病，当慎用峻剂和补剂，用量宜轻。

2. 性别

男女性别不同，各有其生理特点，特别是对妇女有经、孕、产等情况，治疗用药尤须加以考虑。如妊娠期，禁用或慎用峻下、破血或有毒药物等。

3. 体质

个体素质不仅有强弱之分，而且还有偏寒偏热以及素有某种慢性疾病等不同情况，所以即使患同一疾病，治疗用药亦有所不同。

（宗晓萍）

第二章
中药学

⬤ 学习目标

1. 掌握中药四气、五味、升降浮沉、归经、毒性、用药禁忌等基本理论。
2. 掌握常用中药的性味、功效、用法及使用注意；掌握贵细药材的应用。

⬤ 技能要求

级别	技能要求
四级	能介绍180种中药饮片性味及主要功效
三级	能介绍220种中药的性味、主要功效;能根据病情辨证推荐贵细药材及其服用、储藏方法
二级	能介绍260种中药的性味、功效、用法及使用注意
一级	能介绍307种中药饮片性味、功效、用法及使用注意

第一节　中药的性能

中药的性能又称药性，是指药物的性质和功能。主要包括四气、五味、升降沉浮、归经、毒性等。

一、四气

四气，即指药物的寒、热、温、凉四种药性，又称四性。它反映了药物在影响人体阴阳盛衰、寒热变化方面的作用倾向，是对药物治疗寒热病症作用的概括。此外，还有一些平性药，是指其寒热偏性不甚明显，药性平和，作用缓和的一类药，如山药、甘草、党参等。虽曰平性，没有绝对的平性，实际上仍有偏温或偏凉的不同，所以仍未超出四性的范围，仍称为四气。

一般而言，寒凉药多具有清热泻火、凉血解毒、泄热通便、清热利尿、清心开窍、凉肝息风等功效，适用于阳证，热证；温热药多具有温里散寒、补火助阳、回阳救逆、温经通络等功效，适用于阴证、寒证。

二、五味

五味，即辛、甘、酸、苦、咸五种药味。后人增加淡味和涩味，但习惯将涩附于酸，淡附于甘，仍称五味。五味所代表的功效分述如下。

辛："能散、能行"。即具有发散、行气、行血、开窍、化湿等作用。常用于表证、气滞、血瘀、窍闭、湿阻等，如紫苏叶发散风寒、木香行气除胀、川芎活血化瘀等。

甘："能补、能和、能缓"。即具有补益、和中、调和药性、缓急止痛等作用。常用于虚证、拘急疼痛等证，如人参大补元气，甘草调和药性并解药食中毒等。

酸："能收、能涩"。即具有收敛固涩作用。常用于自汗盗汗、遗精滑精、尿频遗尿等滑脱不禁的病证，如五味子能敛汗等。此外，酸还有生津作用，可用于津伤口渴，如乌梅。

苦："能泄、能燥、能坚"。泄有通泄、清泄、降泄三种含义，分别具有通泄大便、清泄火热、泄降逆气作用；燥，即燥湿（祛除湿邪）；坚，即坚阴（泻火存阴）。常用于热结便秘、火热炽盛、肺气上逆及阴虚火旺等证。如大黄泄热通便，黄芩清热泻火，苦杏仁降气止咳平喘，龙胆、黄连清热燥湿，苍术、厚朴苦温燥湿，知母、黄柏滋阴降火（泻火存阴）。

咸："能软、能下"。即具有软坚散结和泻下通便作用。常用于瘰疬、瘿瘤、痰核、癥瘕、便秘等证，如芒硝泻下通便，海藻、牡蛎消散瘿瘤，鳖甲软坚消癥。

淡："能渗、能利"。即具有渗湿、利尿作用。常用于水肿、小便不利等证，如薏苡仁、通草、灯心草、茯苓、猪苓、泽泻等。

涩：与酸味作用相似，即具有收敛固涩作用，常用于自汗盗汗、久泻久痢、尿频遗尿、遗精滑精、崩带不止等滑脱不禁的病证。如莲子固精止带、海螵蛸收涩止血等。

三、升降浮沉

升降浮沉是指药物作用的不同趋向，是说明药物作用性质的概念之一。升是上升、升提，降是下降、降逆，浮是上行发散，沉是下行泄利。升降浮沉也就是指药物对机体向上、向下、向外、向内四种不同的作用趋向。它与疾病所表现的趋向性是相对而言的。

药物的升降沉浮与四气五味有关：一般而言，升浮的药物大多数具有辛、甘之味，温热之性，如麻黄、升麻、黄芪等；沉降的药物大多具有酸、苦、咸、涩味，寒凉之性，如大黄、芒硝、山楂等。

药物的升降沉浮与质地轻重有关：一般花、叶、皮、枝等质轻的药物大多是升浮药；种子、果实、矿物、贝壳等质重者大多是沉降药。

药物的升降沉浮与炮制有关：药物经过炮制可以影响药物升降沉浮的性能。如药物经酒炒则升，姜汁炒则散，醋炒则收敛，盐炒则下行。

药物的升降沉浮与配伍有关：在复方配伍中，性属升浮的药物在与较多沉降药配伍时，其升浮之性可受到一定的制约，整体表现为沉降。反之，性属沉降的药物与较多的升浮药同用，其沉降之性亦能受到一定程度的制约，整体表现为升浮。

四、归经

归是作用的归属，经是脏腑经络的概称。归经是指药物对于机体某部分的选择性作用，即主要对某经（脏腑或经络）或某几经发生明显的作用，而对其他经则作用较小，甚至无作用。药物能治疗哪一脏腑经络的病变，就认为它归哪一经。归经指明了药物的作用部位或者适用的范围，说明了药效的所在，药物的归经不同，其治疗定位也不同。

五、毒性

历代本草书籍中，常在每一味药物的性味之下，标明其"有毒""无毒"。中药的有毒无毒是相对的，所谓"无毒"，仅是指在常规用法、用量下对人无害，但任何药物使用不当都会产生毒性，俗话说"是药三分毒"是有道理的。

毒性指药物对机体所产生的不良影响及损害性。毒性反应与副作用不同，它对人体的危害性较大，甚至可危及生命。

在应用毒性中药时要针对体质强弱、疾病部位的深浅，恰当选择药物并确定剂量，中病即止，不可过服，以防止过量和蓄积中毒。同时要注意配伍禁忌，凡两药合用能产生剧烈毒副作用的禁止同用，并严格要求毒药的炮制工艺，以降低毒性；对某些毒药要采用适当的制剂形式给药。

根据中医"以毒攻毒"的原则，在确保用药安全的前提下，也可采用某些毒药治疗某些疾病。如用雄黄治疗疔疮恶肿，水银治疗疥癣梅毒，砒霜治疗白血病等，让有毒中药更好地为临床服务。

第二节　中药的应用

一、配伍

配伍是根据病情需要和药物特点，有目的地选择两种或两种以上药物配合使用。中药配伍的目的是增强治疗作用，扩大治疗范围，适应复杂病情，减少不良反应等。前人把单味药物的应用及药物之间的配伍关系概括为七种情况，称为药物"七情"。即：单行、相须、相使、相畏、相恶、相反、相杀。

（一）单行

单行是指用单味药治疗疾病，适合于病情比较单纯的病证。如独参汤，以一味人参补气救脱，治疗气虚欲脱证；清金散，单用黄芩治疗肺热咯血的病证。

（二）相须

相须是指两种以上性能功效相类似的药物配合应用，能明显增强药物的原有疗效。如麻黄与桂枝配伍，能明显增强发汗解表的功效；茯苓与猪苓配伍，能明显增强利水渗湿的功效。相须配伍一般是同类药物合用，它构成了复方用药的配伍核心，是中药配伍应用的主要形式之一。

（三）相使

相使是指性能功效方面有某些共性的药物配合应用，以一药为主，另一药为辅，辅药能提高主药的疗效。如黄芪补气利水，茯苓利水健脾，两药配合，茯苓能提高黄芪补气利水的治疗效果；大黄清热泻火、泄热通便，芒硝润燥通便，两药合用，芒硝可增强大黄峻下热结的作用。

（四）相畏

相畏是指一种药物的毒性或副作用，能被另一种药物减轻或消除。如生半夏的毒性能被生姜减轻或消除，称半夏畏生姜；大枣可抑制甘遂峻下逐水，损伤正气的毒副作用，称甘遂畏大枣。相畏是临床应用有毒或有副作用的药物时常用的配伍方法。

（五）相杀

相杀是指一种药物能减轻或消除另一种药物的毒性或副作用。如生姜能减轻或消除生半夏的毒性或副作用，所以说生姜杀半夏。

由此可知，相畏与相杀实际上是同一配伍关系而站在不同角度的两种不同提法。对前者而言称"畏"，对后者而言称"杀"。正如《本草纲目》所说"相畏者，受彼之制也"；"相杀者，制彼之毒也"。半夏畏生姜，即半夏的毒性受生姜制约；生姜杀半夏，即生姜能制约半夏的毒性。

（六）相恶

相恶是指两种药物合用，一种药物能使另一种药物原有功效降低，甚至丧失。如人参恶莱菔子，因莱菔子能削弱人参的补气作用。

相恶，只是两药的某方面或某几方面的功效减弱或丧失，并非二药的各种功效全部相恶。如生姜恶黄芩，只是生姜的温肺、温胃功效与黄芩的清肺、清胃功效互相牵制而降低疗效。

（七）相反

相反是指两种药物合用，能产生或增强毒性或副作用。如"十八反""十九畏"中的若干药物。相反属配伍禁忌，原则上不能同用。

综上所述，除单行外，其他六个方面配伍关系可概括为三类情况：①相须、相使，可以起到协同作用，能提高药效，是临床常用的配伍方法；②相畏、相杀，可以减轻或消除毒副作用，以保证安全用药，是使用毒副作用较强药物的配伍方法，也可用于有毒药物的炮制及中毒解救；③相恶是药物的拮抗作用，可抵消或削弱药物的功效，应尽量避免使用；相反则是药物相互作用，能产生毒性反应或强烈的副作用，应禁忌使用。故相恶、相反属配伍禁忌，原则上要避免使用。

二、用药禁忌

为了确保临床疗效、安全用药、避免毒副作用的产生，必须注意用药禁忌。中药的用药禁忌包括配伍禁忌、证候禁忌、妊娠禁忌和服药食禁忌四个方面。

（一）配伍禁忌

配伍禁忌是指某些药物合用后会降低疗效，或产生毒副作用。应避免配合应用。目前普遍认可的配伍禁忌是"十八反"和"十九畏"。

1. 十八反

甘草反大戟、甘遂、海藻、芫花；乌头（包括川乌、草乌、附子）反半夏、瓜蒌（包括瓜蒌皮、瓜蒌子、天花粉）、贝母（包括川贝母、浙贝母）、白蔹、白及；藜芦反人参、西洋参、党参、南沙参、北沙参、玄参、丹参、苦参、细辛、白芍、赤芍。

十八反歌诀：

本草明言十八反，半蒌贝蔹及攻乌，

藻戟遂芫俱战草，诸参辛芍叛藜芦。

2. 十九畏

硫黄畏朴硝（芒硝），水银畏砒霜，狼毒畏密陀僧，巴豆畏牵牛，丁香畏郁金，川乌草乌畏犀角，牙硝（芒硝）畏三棱，官桂（肉桂）畏赤石脂，人参畏五灵脂。

十九畏歌诀：

> 硫黄原是火中精，朴硝一见便相争；
>
> 水银莫与砒霜见，狼毒最怕密陀僧；
>
> 巴豆性烈最为上，偏与牵牛不顺情；
>
> 丁香莫与郁金见，牙硝难合京三棱；
>
> 川乌草乌不顺犀，人参最怕五灵脂；
>
> 官桂善能调冷气，若逢石脂便相欺。

十九畏的"畏"是"相反"的意思，与七情配伍中相畏的"畏"含义不同。十九畏是产生和增强毒副作用，为药物配伍禁忌；相畏是减弱或消除毒副作用，是应当运用的药物配伍。

（二）证候禁忌

由于药物的药性不同，其作用各有专长和一定的适用范围，因此，临床用药也就有所禁忌，称"证候禁忌"。如麻黄味辛、微苦，性温，功能发汗解表，散风寒，又能宣肺平喘利水，故适用于外感风寒表实无汗或肺气不宣的咳喘，对表虚自汗及阴虚盗汗、肺肾虚喘则禁止使用。

（三）妊娠用药禁忌

妊娠用药禁忌是指妇女在妊娠期间，除中断妊娠、引产外，治疗用药的禁忌。根据药物对胎元危害程度的不同，一般分为禁用和慎用两类。

1. 禁用药

妊娠禁用药，是指在妊娠期间禁止使用的药物。大多是毒性较强、药性猛烈及堕胎作用较强的药物。《中华人民共和国药典》（2015 版）标注的妊娠禁用中药有 39 种：丁公藤、三棱、干漆、土鳖虫、大皂角、千金子（霜）、川乌、草乌、马钱子（粉）、马兜铃、天山雪莲、天仙子（藤）、巴豆（霜）、甘遂、水蛭、朱砂、芫花、两头尖、阿魏、京大戟、闹羊花、牵牛子、洋金花、莪术、猪牙皂、商陆、黑种草子、罂粟壳、全蝎、斑蝥、蜈蚣、麝香、红粉、轻粉、雄黄。凡属禁用药物，绝对不能使用。

2. 慎用药

妊娠慎用药，是在妊娠期间因疾病非用药不可时，须审慎使用的药物。包括通经祛瘀、行气、活血、攻下、辛热、滑利的药物。《中华人民共和国药典》（2015 版）标注的妊娠慎用中药有 61 种：三七、大黄、川牛膝、牛膝、虎杖、（制）天南星、制川乌、制草乌、草乌叶、附子、白附子、小驳骨、飞扬草、王不留行、天花粉、木鳖子、片姜黄、西红花、肉桂、华山参、红花、苏木、牡丹皮、苦楝皮、郁李仁、金铁锁、卷柏、枳壳、枳实、桃仁、禹州漏芦、急性子、桂枝、凌霄花、益母草、通草、黄蜀葵花、常山、番泻叶、蒲黄、漏芦、薏苡仁、瞿麦、芦荟、乳香、没药、冰片（合成龙脑）、天然冰片（右旋龙脑）、艾片（左旋龙脑）、牛黄（人工牛黄、体外培育牛黄）、穿山甲、蟾酥、玄明粉、芒硝、皂矾、硫黄、赭石、禹余粮。

凡属慎用药物，可根据孕妇患病的情况，慎重使用。无特殊需要，尽量避免使用，以防发生事故。

（四）服药食忌

服药食忌是指服药期间对某些食物的禁忌，简称食忌，俗称忌口。一般在服药期间应忌食生冷、辛辣、油腻、腥膻、有刺激性的食物。古代文献上有常山忌葱；地黄、何首乌忌葱、蒜、萝卜；薄荷忌鳖肉；茯苓忌醋；鳖甲忌苋菜；蜂蜜忌生葱等。此外，应根据病情的不同而禁忌。如热性病者忌食辛辣、油腻、煎炸类食物；寒性病者应忌食生冷；胸痹患者应忌食肥肉、脂肪、动物内脏及烟、酒；肝阳上亢，头晕目眩，烦躁易怒者忌食胡椒、辣椒、蒜、酒等辛热助阳之品；脾胃虚弱者忌食油炸黏腻、寒冷固硬、不易消化的食物；水肿者忌盐；黄疸、腹泻、消化不良者忌食油腻；疮痈肿毒、痔瘘、皮肤瘙痒者忌食鱼、虾、牛、羊等腥膻及辛辣刺激之品。

第三节　解表药

凡以发散表邪为主要功效，用以治疗表证的药物，称为解表药，又称发表药。

本类药物多具有辛味，主入肺经、膀胱经，具有发汗解表作用，使肌表之邪从汗而解。主要用于治疗恶寒、发热、头身疼痛、无汗或有汗不畅、脉浮为主要症状的外感表证。部分药物兼有利水消肿、透疹、止咳平喘、止痛等作用，可用于治疗水肿、疹发不畅、疮疡初起等兼有表证者。

根据解表药的药性及功能主治的不同，可分为发散风寒药和发散风热药两类。

使用本类药物时，除应针对外感风寒、风热的不同，选择发散风寒药或发散风热药外，还应根据季节气候变化和患者体质不同，合理配伍用药。暑多挟湿，秋多兼燥，须配伍祛暑化湿、润燥等药。若虚人外感，正虚邪实，又当分别与补气、养血、温阳、滋阴药配伍，以扶正祛邪。温病初起，邪在卫分，常配伍清热解毒药。

使用发汗力较强的解表药，要注意掌握用量，中病即止，以免伤阳耗气和津液，甚或"亡阳""伤阴"。尤其是久病体虚、自汗、盗汗及疮疡日久、淋病、失血者，虽有表证，也应慎用解表药。解表药多为辛散之品，入汤剂不宜久煎，一般煎煮 15 分钟即可，以免有效成分挥发而降低药效。

一、发散风寒药

又名辛温解表药，本类药物味辛性温，主入肺与膀胱经。辛以发散，温可祛寒，故以发散风寒为主要功效，主要用于风寒表证，症见恶寒发热、无汗或汗出不畅、头痛身痛、口不渴、舌苔薄白、脉浮紧等。部分药物兼有宣肺平喘、利水消肿、胜湿止痛等作用，还可用治咳喘、水肿、痹证等初起兼风寒表证者。

麻　黄

【性味与归经】　辛、微苦，温。归肺、膀胱经。

【功能与主治】　发汗散寒，宣肺平喘，利水消肿。用于风寒感冒，胸闷喘咳，风水浮肿。蜜麻黄润肺止咳。多用于表证已解，气喘咳嗽。

【用法与用量】　煎服，2～10g。

【使用注意】　发汗力强，故表虚自汗、阴虚盗汗及虚喘者应当慎用。

桂 枝

【性味与归经】 辛、甘、温，归肺、心、膀胱经。

【功效与主治】 发汗解肌，温经通脉，助阳化气，平冲降气。用于风寒感冒，脘腹冷痛，血寒经闭，关节痹痛，痰饮，水肿，心悸，奔豚。

【用法用量】 煎服，3～10g。

【使用注意】 本品辛温助阳，易伤阴耗血，故外感热病、阴虚火旺、血热妄行之出血证忌用。孕妇及月经过多者慎用。

紫苏叶

【性味与归经】 辛，温。归肺、脾经。

【功能与主治】 解表散寒，行气和胃。用于风寒感冒，咳嗽呕恶，妊娠呕吐，鱼蟹中毒。

【用法与用量】 煎服，5～10g。

荆 芥

【性味与归经】 辛，微温。归肺、肝经。

【功能与主治】 解表散风，透疹，消疮。用于感冒，头痛，麻疹，风疹，疮疡初起。

【用法与用量】 煎服，5～10g。不宜久煎。

防 风

【性味与归经】 辛、甘，微温。归膀胱、肝、脾经。

【功能与主治】 祛风解表，胜湿止痛，止痉。用于感冒头痛，风湿痹痛，风疹瘙痒，破伤风。

【用法与用量】 煎服，5～10g。

羌 活

【性味与归经】 辛、苦，温。归膀胱、肾经。

【功能与主治】 解表散寒，祛风除湿，止痛。用于风寒感冒，头痛项强，风湿痹痛，肩背酸痛。

【用法与用量】 煎服，3～10g。

白 芷

【性味与归经】 辛，温。归胃、大肠、肺经。

【功能与主治】 解表散寒，祛风止痛，宣通鼻窍，燥湿止带，消肿排脓。用于感冒头痛，眉棱骨痛，鼻塞流涕，鼻衄，鼻渊，牙痛，带下，疮疡肿痛。

【用法与用量】 煎服，3～10g。

【使用注意】 辛香温燥，故阴虚血热者忌服。

生 姜

【性味与归经】 辛，微温。归肺、脾、胃经。

【功能与主治】 解表散寒，温中止呕，化痰止咳，解鱼蟹毒。用于风寒感冒，胃寒呕吐，寒痰咳嗽，鱼蟹中毒。

【用法与用量】 煎服，3～10g，或捣汁服。

【使用注意】 本品助火伤阴，阴虚内热及热盛者慎用或忌用。

香　薷

【性味与归经】　辛，微温。归肺、胃经。

【功能与主治】　发汗解表，化湿和中。用于暑湿感冒，恶寒发热，头痛无汗，腹痛吐泻，水肿，小便不利。

【用法用量】　煎服，3～10g。发表剂量不宜过大，且不宜久煎；利水退肿量宜稍大，且须浓煎。

【使用注意】　辛温发汗之力较强，表虚有汗及暑热者忌用。

细　辛

【性味与归经】　辛，温。归心、肺、肾经。

【功能与主治】　解表散寒，祛风止痛，通窍，温肺化饮。用于风寒感冒，头痛，牙痛，鼻塞流涕，鼻鼽，鼻渊，风湿痹痛，痰饮喘咳。

【用法与用量】　煎服，1～3g。散剂每次服0.5～1g。外用适量。

【使用注意】　有毒，辛温燥烈，耗散正气，故阴虚阳亢头痛，肺燥阴虚干咳者忌用。反藜芦。

苍耳子

【性味与归经】　辛、苦，温；有毒。归肺经。

【功能与主治】　散风寒，通鼻窍，祛风湿。用于风寒头痛，鼻塞流涕，鼻鼽，鼻渊，风疹瘙痒，湿痹拘挛。

【用法用量】　煎服，3～10g。或入丸、散剂。

【使用注意】　血虚头痛不宜用。过量服用易致中毒。

辛　夷

【性味与归经】　辛，温。归肺、胃经。

【功能与主治】　散风寒，通鼻窍。用于风寒头痛，鼻塞流涕，鼻鼽，鼻渊。

【用法用量】　煎服，3～10g。有毛，刺激咽喉，入煎剂宜包煎。外用适量。

【使用注意】　鼻病属阴虚火旺者忌服。

二、发散风热药

又名辛凉解表药，本类药物味多辛苦，性多寒凉。以发散风热为主要功效。主要用于外感风热或温病初起邪在卫分，症见发热、微恶风寒、咽干口渴、头痛目赤、舌苔薄黄、脉浮数等。部分药物因兼有清头目、利咽喉、宣肺止咳和透疹等作用，故风热目赤多泪、咽喉肿痛、风热咳嗽、麻疹不透及风疹瘙痒等证也多用之，并与清热解毒药配伍。

薄　荷

【性味与归经】　辛，凉。归肺、肝经。

【功能与主治】　疏散风热，清利头目，利咽，透疹，疏肝行气。用于风热感冒，风温初起，头痛，目赤，喉痹，口疮，风疹，麻疹，胸胁胀闷。

【用法用量】　煎服，3～6g。入煎剂宜后下。薄荷叶长于发汗解表；薄荷梗长于理气和中。

【使用注意】　芳香辛散，发汗耗气，故体虚多汗者不宜用，阴虚血燥者慎用。

牛蒡子

【性味与归经】 辛、苦，寒。归肺、胃经。

【功能与主治】 疏散风热，宣肺透疹，解毒利咽。用于风热感冒，咳嗽痰多，麻疹，风疹，咽喉肿痛，痄腮，丹毒，痈肿疮毒。

【用法用量】 煎服，6～12g。或入丸、散。入汤剂宜捣碎。炒牛蒡子苦寒及滑肠之性略有降低。

【使用注意】 有滑肠通便之弊，脾虚腹泻者慎用。

蝉 蜕

【性味与归经】 甘，寒。归肺、肝经。

【功能与主治】 疏散风热，利咽，透疹，明目退翳，解痉。用于风热感冒，咽痛音哑，麻疹不透，风疹瘙痒，目赤翳障，惊风抽搐，破伤风。

【用法用量】 煎服，3～6g。一般病证用量宜小，止痉量需大。

【使用注意】 孕妇慎用。

桑 叶

【性味与归经】 甘、苦，寒。归肺、肝经。

【功能与主治】 疏散风热，清肺润燥，清肝明目。用于风热感冒，肺热燥咳，头晕头痛，目赤昏花。

【用法用量】 煎服，5～15g。或入丸、散。外用煎水洗眼，能清肝明目。

菊 花

【性味与归经】 甘、苦，微寒。归肺、肝经。

【功能与主治】 散风清热，平肝明目，清热解毒。用于风热感冒，头痛眩晕，目赤肿痛，眼目昏花，疮痈肿毒。

【用法用量】 煎服，5～10g。疏散风热多用黄菊花；平肝明目多用白菊花。

柴 胡

【性味与归经】 辛、苦，微寒。归肝、胆、肺经。

【功能与主治】 疏散退热，疏肝解郁，升举阳气。用于感冒发热，寒热往来，胸胁胀痛，月经不调，子宫脱垂，脱肛。

【用法用量】 煎服，3～10g。

【使用注意】 因柴胡性升散，古人有"柴胡劫肝阴"之说，故肝阳上亢，肝风内动，阴虚火旺及气机上逆者忌用或慎用。

葛 根

【性味与归经】 甘、辛，凉。归脾、胃、肺经。

【功能与主治】 解肌退热，生津止渴，透疹，升阳止泻，通经活络，解酒毒。用于外感发热头痛，项背强痛，消渴，麻疹不透，热痢，泄泻，眩晕头痛，中风偏瘫，胸痹心痛，酒毒伤中。

【用法用量】 煎服，10～15g。

升 麻

【性味与归经】 辛、微甘，微寒。归肺、脾、胃、大肠经。

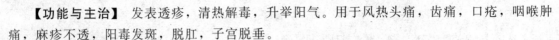

【功能与主治】 发表透疹，清热解毒，升举阳气。用于风热头痛，齿痛，口疮，咽喉肿痛，麻疹不透，阳毒发斑，脱肛，子宫脱垂。

【用法用量】 煎服，3～10g。

【使用注意】 麻疹已透及阴虚火旺、肝阳上亢、上盛下虚者，均当忌用。

第四节　清热药

凡药性寒凉，以清解里热证为主要功效的药物，称为清热药。本类药药性大多寒凉，少数平而偏凉，味多苦，或甘，或辛，或咸。主能清热、泻火、凉血、解热毒、退虚热，兼能燥湿、利湿、滋阴、发表等。主要用于表邪已解、内无积滞的里热证。如外感热病高热、阴伤内热、湿热泻痢、温毒发斑、痈肿疮毒、阴虚潮热等。

按其性能功效及临床应用，常将本类药物分为以下五类。

清热泻火药：功能清气分热，主治气分实热证。

清热燥湿药：性偏苦燥清泄，功能清热燥湿，主治湿热泻痢、黄疸等证。

清热凉血药：主入血分，功能清血分热，主治血分实热证。

清热解毒药：功能清热解毒，主治热毒炽盛之疮疡肿痛等证。

清虚热药：功能清虚热，退骨蒸。主治热邪伤阴等证。

本类药药性寒凉，易伤脾胃，凡脾胃虚弱、食少便溏者慎服；热病易伤津液，清热燥湿药易伤津耗液，故阴虚津伤者亦当慎用；阴盛格阳，真寒假热之证，尤须明辨，不可妄投；要中病即止，避免克伐太过，损伤正气。

一、清热泻火药

石　膏

【性味与归经】 甘、辛，大寒。归肺、胃经。

【功能与主治】 清热泻火，除烦止渴。用于外感热病，高热烦渴，肺热喘咳，胃火亢盛，头痛，牙痛。

【用法用量】 生石膏15～60g，入汤剂，宜先煎。煅石膏适量外用，研末撒敷患处。

【使用注意】 脾胃虚寒及阴虚内热者忌用。

知　母

【性味与归经】 苦、甘，寒。归肺、胃、肾经。

【功能与主治】 清热泻火，滋阴润燥。用于外感热病，高热烦渴，肺热燥咳，骨蒸潮热，内热消渴，肠燥便秘。

【用法用量】 煎服，6～12g。

【使用注意】 本品质润性寒，能滑肠，故脾虚便溏者慎用。

栀　子

【性味与归经】 苦，寒。归心、肺、三焦经。

【功能与主治】 泻火除烦，清热利湿，凉血解毒；外用消肿止痛。用于热病心烦，湿热黄疸，淋证涩痛，血热吐衄，目赤肿痛，火毒疮疡；外治扭挫伤痛。

【用法与用量】 煎服，6～10g。外用生品适量，研末调敷。

【使用注意】 苦寒伤脾胃阳气，脾虚便溏者不宜用。

夏枯草

【性味与归经】 辛、苦，寒。归肝、胆经。

【功能与主治】 清肝泻火，明目，散结消肿。用于目赤肿痛，目珠夜痛，头痛眩晕，瘰疬，瘿瘤，乳痈，乳癖，乳房胀痛。

【用法与用量】 煎服，9～15g。

芦 根

【性味与归经】 甘，寒。归肺、胃经。

【功能与主治】 清热泻火，生津止渴，除烦，止呕，利尿。用于热病烦渴，肺热咳嗽，肺痈吐脓，胃热呕哕，热淋涩痛。

【用法与用量】 煎服，15～30g；鲜品用量加倍，或捣汁用。

天花粉

【性味与归经】 甘、微苦，微寒。归肺、胃经。

【功能与主治】 清热泻火，生津止渴，消肿排脓。用于热病烦渴，肺热燥咳，内热消渴，疮疡肿毒。

【用法与用量】 煎服，10～15g，

【注意】 孕妇慎用；不宜与川乌、制川乌、草乌、制草乌、附子同用。

淡竹叶

【性味与归经】 甘、淡，寒。归心、胃、小肠经。

【功能与主治】 清热泻火，除烦止渴，利尿通淋。用于热病烦渴，小便短赤涩痛，口舌生疮。

【用法用量】 煎服，6～15g；鲜品15～30g。

【使用注意】 阴虚火旺，骨蒸潮热者忌用。

决明子

【性味与归经】 甘、苦、咸，微寒。归肝、大肠经。

【功能与主治】 清热明目，润肠通便。用于目赤涩痛，羞明多泪，头痛眩晕，目暗不明，大便秘结。

【用法与用量】 煎服，9～15g。

二、清热燥湿药

黄 芩

【性味与归经】 苦，寒。归肺、胆、脾、大肠、小肠经。

【功能与主治】 清热燥湿，泻火解毒，止血，安胎。用于湿温、暑湿，胸闷呕恶，湿热痞满，泻痢，黄疸，肺热咳嗽，高热烦渴，血热吐衄，痈肿疮毒，胎动不安。

【用法与用量】 煎服，3～10g。

【使用注意】 本品苦寒伤阳，脾胃虚寒者不宜使用；苦燥伤阴，阴虚者慎服。

黄 连

【性味与归经】 苦，寒。归心、脾、胃、肝、胆、大肠经。

【功能与主治】 清热燥湿，泻火解毒。用于湿热痞满，呕吐吞酸，泻痢，黄疸，高热神昏，心火亢盛，心烦不寐，心悸不宁，血热吐衄，目赤，牙痛，消渴，痈肿疔疮；外治湿疹，湿疮，耳道流脓。酒黄连善清上焦火热。用于目赤，口疮。姜黄连清胃和胃止呕。用于寒热互结，湿热中阻，痞满呕吐。萸黄连舒肝和胃止呕。用于肝胃不和，呕吐吞酸。

【用法用量】 煎服，2～5g。外用适量。清炒可降低寒性。

【使用注意】 本品苦寒清燥，易伤阳损阴，寒证、阳虚、阴虚者当慎用，不可久服。脾胃虚寒者忌用。

黄　柏

【性味与归经】 苦，寒。归肾、膀胱经。

【功能与主治】 清热燥湿，泻火除蒸，解毒疗疮。用于湿热泻痢，黄疸尿赤，带下阴痒，热淋涩痛，脚气痿躄，骨蒸劳热，盗汗，遗精，疮疡肿毒，湿疹湿疮。盐黄柏滋阴降火。用于阴虚火旺，盗汗骨蒸。

【用法与用量】 煎服，3～12g。外用适量。

【使用注意】 脾胃虚寒者忌用。

龙　胆

【性味与归经】 苦，寒。归肝、胆经。

【功能与主治】 清热燥湿，泻肝胆火。用于湿热黄疸，阴肿阴痒，带下，湿疹瘙痒，肝火目赤，耳鸣耳聋，胁痛口苦，强中，惊风抽搐。

【用法用量】 煎服，3～6g。或入丸、散。外用适量。

【使用注意】 脾胃虚寒者不宜用，阴虚津伤者慎用。

苦　参

【性味与归经】 苦，寒。归心、肝、胃、大肠、膀胱经。

【功能与主治】 清热燥湿，杀虫，利尿。用于热痢，便血，黄疸尿闭，赤白带下，阴肿阴痒，湿疹，湿疮，皮肤瘙痒，疥癣麻风；外治滴虫性阴道炎。

【用法与用量】 煎服，4.5～9g。外用适量，煎汤洗患处。

【使用注意】 反藜芦。脾胃虚寒者忌用，阴虚津伤者慎用。

白鲜皮

【性味与归经】 苦，寒。归脾、胃、膀胱经。

【功能与主治】 清热燥湿，祛风解毒。用于湿热疮毒，黄水淋漓，湿疹，风疹，疥癣疮癞，风湿热痹，黄疸尿赤。

【用法与用量】 煎服，5～10g。外用适量，煎汤洗或研粉敷。

秦　皮

【性味与归经】 苦、涩，寒。归肝、胆、大肠经。

【功能与主治】 清热燥湿，收涩止痢，止带，明目。用于湿热泻痢，赤白带下，目赤肿痛，目生翳膜。

【用法与用量】 煎服，6～12g。外用适量，煎洗患处。

三、清热解毒药

金银花

【性味与归经】　甘，寒。归肺、心、胃经。

【功能与主治】　清热解毒，疏散风热。用于痈肿疔疮，喉痹，丹毒，热毒血痢，风热感冒，温病发热。

【用法与用量】　煎服，6～15g。

【使用注意】　脾胃虚寒及阴性疮疡脓稀者忌用。

连　翘

【性味与归经】　苦，微寒。归肺、心、小肠经。

【功能与主治】　清热解毒，消肿散结，疏散风热。用于痈疽，瘰疬，乳痈，丹毒，风热感冒，温病初起，温热入营，高热烦渴，神昏发斑，热淋涩痛。

【用法与用量】　煎服，6～15g。

大青叶

【性味与归经】　苦，寒。归心、胃经。

【功能与主治】　清热解毒，凉血消斑。用于温病高热，神昏，发斑发疹，痄腮，喉痹，丹毒，痈肿。

【用法用量】　煎服，干品10～15g，鲜品30～60g；外用适量。

【使用注意】　脾胃虚寒者忌用。

板蓝根

【性味与归经】　苦，寒。归心、胃经。

【功能与主治】　清热解毒，凉血利咽。用于温疫时毒，发热咽痛，温毒发斑，痄腮，烂喉丹痧，大头瘟疫，丹毒，痈肿。

【用法与用量】　煎服，9～15g。

【使用注意】　体虚而无实火热毒者忌服，脾胃虚寒者忌用。

青　黛

【性味与归经】　咸，寒。归肝经。

【功能与主治】　清热解毒，凉血消斑，泻火定惊。用于温毒发斑，血热吐衄，胸痛咯血，口疮，痄腮，喉痹，小儿惊痫。

【用法与用量】　煎服，1～3g，宜入丸、散用。外用适量。

绵马贯众

【性味与归经】　苦，微寒；有小毒。归肝、胃经。

【功能与主治】　清热解毒，驱虫。用于虫积腹痛，疮疡。

【用法与用量】　煎服，4.5～9g。

【使用注意】　有小毒，不可过量。脾胃虚寒者及孕妇慎用。服用本品时忌油腻。

穿心莲

【性味与归经】　苦，寒。归心、肺、大肠、膀胱经。

【功能与主治】　清热解毒，凉血，消肿。用于感冒发热，咽喉肿痛，口舌生疮，顿咳劳嗽，泄泻痢疾，热淋涩痛，痈肿疮疡，蛇虫咬伤。

【用法用量】　煎服，6～9g。煎剂易致呕吐，故多作丸、散、片剂。外用适量。

射　干

【性味与归经】　苦，寒。归肺经。

【功能与主治】　清热解毒，消痰，利咽。用于热毒痰火郁结，咽喉肿痛，痰涎壅盛，咳嗽气喘。

【用法与用量】　煎服，3～10g。

山豆根

【性味与归经】　苦，寒；有毒。归肺、胃经。

【功能与主治】　清热解毒，消肿利咽。用于火毒蕴结，乳蛾喉痹，咽喉肿痛，齿龈肿痛，口舌生疮。

【用法用量】　煎服，3～6g。外用适量。

【使用注意】　有毒，过量服用易引起呕吐、腹泻、胸闷等副作用，故用量不宜过大。脾胃虚寒者慎用。

白头翁

【性味与归经】　苦，寒。归胃、大肠经。

【功能与主治】　清热解毒，凉血止痢。用于热毒血痢，阴痒带下。

【用法用量】　煎服，10～15g，鲜品15～30g。外用适量。

【使用注意】　虚寒泻痢者忌用。

马齿苋

【性味与归经】　酸，寒。归肝、大肠经。

【功能与主治】　清热解毒，凉血止血，止痢。用于热毒血痢，痈肿疔疮，湿疹，丹毒，蛇虫咬伤，便血，痔血，崩漏下血。

【用法用量】　煎服，9～15g。鲜品用量加倍。外用适量，捣敷患处。

【使用注意】　脾胃虚寒，肠滑作泄者忌服。

鸦胆子

【性味与归经】　苦，寒；有小毒。归大肠、肝经。

【功能与主治】　清热解毒，截疟，止痢；外用腐蚀赘疣。用于痢疾，疟疾；外治赘疣，鸡眼。

【用法用量】　内服，0.5～2g，以干龙眼肉包裹或装入胶囊吞服。不宜入煎剂。外用适量。

【使用注意】　有毒，对胃肠道及肝肾均有损害，内服需严格控制剂量，不宜多用久服；胃肠出血及肝肾病患者忌用或慎用；孕妇及小儿慎用。外用时注意用胶布保护好周围正常皮肤，以防止对正常皮肤的刺激。

蒲公英

【性味与归经】　苦、甘，寒。归肝、胃经。

【功能与主治】　清热解毒，消肿散结，利尿通淋。用于疔疮肿毒，乳痈，瘰疬，目赤，咽痛，肺痈，肠痈，湿热黄疸，热淋涩痛。

【用法用量】　煎服，10～15g。外用鲜品适量，捣敷或煎汤熏洗患处。

【使用注意】　用量过大可致缓泻。

鱼腥草

【性味与归经】　辛，微寒。归肺经。

【功能与主治】　清热解毒，消痈排脓，利尿通淋。用于肺痈吐脓，痰热喘咳，热痢，热淋，痈肿疮毒。

【用法与用量】　15～25g，不宜久煎；鲜品用量加倍，水煎或捣汁服。外用适量，捣敷或煎汤熏洗患处。

【使用注意】　含挥发油，不宜久煎。虚寒证及阴证疮疡者忌服。

土茯苓

【性味与归经】　甘、淡，平。归肝、胃经。

【功能与主治】　解毒，除湿，通利关节。用于梅毒及汞中毒所致的肢体拘挛，筋骨疼痛；湿热淋浊，带下，痈肿，瘰疬，疥癣。

【用法用量】　煎服，15～60g。外用适量。

重楼

【性味与归经】　苦，微寒；有小毒。归肝经。

【功能与主治】　清热解毒，消肿止痛，凉肝定惊。用于疔疮痈肿，咽喉肿痛，蛇虫咬伤，跌扑伤痛，惊风抽搐。

【用法与用量】　煎服，3～9g。外用适量，研末调敷。

【使用注意】　有小毒，用量不宜过大。体虚者、无实热火毒者、孕妇及阴性疮疡者忌用。

紫花地丁

【性味与归经】　苦、辛，寒。归心、肝经。

【功能与主治】　清热解毒，凉血消肿。用于疔疮肿毒，痈疽发背，丹毒，毒蛇咬伤。

【用法用量】　煎服，15～30g。外用鲜品适量，捣烂敷患处。

【使用注意】　体质虚寒者忌服。

大血藤

【性味与归经】　苦，平。归大肠、肝经。

【功能与主治】　清热解毒，活血，祛风止痛。用于肠痈腹痛，热毒疮疡，经闭，痛经，跌扑肿痛，风湿痹痛。

【用法与用量】　煎服，9～15g。外用适量。

【使用注意】　孕妇慎用。

漏芦

【性味与归经】　苦，寒。归胃经。

【功能与主治】　清热解毒，消痈，下乳，舒筋通脉。用于乳痈肿痛，痈疽发背，瘰疬疮毒，乳汁不通，湿痹拘挛。

【用法用量】　煎服，5～9g。外用，研末调敷或煎水洗。

【使用注意】　孕妇慎用。正虚体弱、疮面平塌者忌用。

野菊花

【性味与归经】　苦、辛，微寒。归肝、心经。

【功能与主治】　清热解毒，泻火平肝。用于疔疮痈肿，目赤肿痛，头痛眩晕。

【用法与用量】　煎服，9～15g。外用适量，煎汤外洗或制膏外涂。

半边莲

【性味与归经】　辛，平。归心、小肠、肺经。

【功能与主治】　清热解毒，利尿消肿。用于痈肿疔疮，蛇虫咬伤，臌胀水肿，湿热黄疸，湿疹湿疮。

【用法用量】　煎服，9～15g。鲜品30～60g。外用适量。

北豆根

【性味与归经】　苦，寒；有小毒。归肺、胃、大肠经。

【功能与主治】　清热解毒，祛风止痛。用于咽喉肿痛，热毒泻痢，风湿痹痛。

【用法与用量】　煎服，3～9g。

【使用注意】　脾胃虚寒者慎用。

半枝莲

【性味与归经】　辛、苦，寒。归肺、肝、肾经。

【功能与主治】　清热解毒，化瘀利尿。用于疔疮肿毒，咽喉肿痛，跌扑伤痛，水肿，黄疸，蛇虫咬伤。

【用法与用量】　煎服，15～30g。

【使用注意】　脾胃虚寒者慎用。孕妇慎用。

四、清热凉血药

生地黄

【性味与归经】　甘，寒。归心、肝、肾经。

【功能与主治】　清热凉血，养阴生津。用于热入营血，温毒发斑，吐血衄血，热病伤阴，舌绛烦渴，津伤便秘，阴虚发热，骨蒸劳热，内热消渴。

【用法与用量】　煎服，10～15g。

【使用注意】　脾虚湿滞、腹满便溏者不宜用。

玄参

【性味与归经】　甘、苦、咸，微寒。归肺、胃、肾经。

【功能与主治】　清热凉血，滋阴降火，解毒散结。用于热入营血，温毒发斑，热病伤阴，舌绛烦渴，津伤便秘，骨蒸劳嗽，目赤，咽痛，白喉，瘰疬，痈肿疮毒。

【用法与用量】　煎服，9～15g。

【使用注意】　反藜芦。

牡丹皮

【性味与归经】　苦、辛，微寒。归心、肝、肾经。

【功能与主治】　清热凉血，活血化瘀。用于热入营血，温毒发斑，吐血衄血，夜热早凉，骨蒸无汗，经闭痛经，跌扑伤痛，痈肿疮毒。

【用法与用量】 煎服，6～12g。

【使用注意】 血虚有寒、月经过多及孕妇慎用。

赤 芍

【性味与归经】 苦，微寒。归肝经。

【功能与主治】 清热凉血，散瘀止痛。用于热入营血，温毒发斑，吐血衄血，目赤肿痛，肝郁胁痛，经闭痛经，癥瘕腹痛，跌扑损伤，痈肿疮疡。

【用法与用量】 煎服，6～12g。

【使用注意】 不宜与藜芦同用。

紫 草

【性味与归经】 甘、咸，寒。归心、肝经。

【功能与主治】 清热凉血，活血解毒，透疹消斑。用于血热毒盛，斑疹紫黑，麻疹不透，疮疡，湿疹，水火烫伤。

【用法与用量】 煎服，5～10g。外用适量，熬膏或用植物油浸泡涂擦。

水牛角

【性味与归经】 苦，寒。归心、肝经。

【功能与主治】 清热凉血，解毒，定惊。用于温病高热，神昏谵语，发斑发疹，吐血衄血，惊风，癫狂。

【用法用量】 镑片或粗粉煎服，15～30g，宜先煎3小时以上；或锉末冲服。

五、清虚热药

青 蒿

【性味与归经】 苦、辛，寒。归肝、胆经。

【功能与主治】 清虚热，除骨蒸，解暑热，截疟，退黄。用于温邪伤阴，夜热早凉，阴虚发热，骨蒸劳热，暑邪发热，疟疾寒热，湿热黄疸。

【用法与用量】 煎服，6～12g，后下。

【使用注意】 脾虚泄泻者忌服。

地骨皮

【性味与归经】 甘，寒。归肺、肝、肾经。

【功能与主治】 凉血除蒸，清肺降火。用于阴虚潮热，骨蒸盗汗，肺热咳嗽，咯血，衄血，内热消渴。

【用法与用量】 煎服，9～15g。

【使用注意】 外感风寒发热及脾虚便溏者不宜用。

白 薇

【性味与归经】 苦、咸，寒。归胃、肝、经。

【功能与主治】 清热凉血，利尿通淋，解毒疗疮。用于温邪伤营发热，阴虚发热，骨蒸劳热，产后血虚发热，热淋，血淋，痈疽肿毒。

【用法与用量】 5～10g。

银柴胡

【性味与归经】 甘，微寒。归肝、胃经。

【功能与主治】　清虚热，除疳热。用于阴虚发热，骨蒸劳热，小儿疳热。

【用法与用量】　煎服，3～10g。

【使用注意】　外感风寒，血虚无热者忌用。

胡黄连

【性味与归经】　苦，寒。归肝、胃、大肠经。

【功能与主治】　退虚热，除疳热，清湿热。用于骨蒸潮热，小儿疳热，湿热泻痢，黄疸尿赤，痔疮肿痛。

【用法与用量】　煎服，3～10g。

【使用注意】　脾胃虚寒者慎用。

第五节　泻下药

凡能引起腹泻，或滑润大肠，促进排便的药物称为泻下药。泻下药大多味苦而泄，或质润而滑，药性寒、温有异，或性平，主入大肠经。其主要作用是泻下通便，以排出胃肠积滞（宿食、燥屎等）及其他有害物质；或清热泻火，使体内热毒火邪通过泻下得到缓解或清除；或逐水消肿，使水湿停饮从大小便排出。主要适用于大便秘结、胃肠积滞、实热内结及水饮停蓄等里实证。

根据作用特点及适应证的不同，本节药分为攻下药，润下药和峻下逐水药三类。其中攻下药和峻下逐水药作用猛烈，尤以后者为甚，润下药作用缓和。

使用本节药要注意选择和配伍，若里实兼有表邪，当先解表后攻里，必要时可与解表药同用，以表里双解；如里实正虚者，配补虚药，以攻补兼施，使攻下而不伤正；腹满胀痛者，配行气药。攻下药、峻下逐水药作用峻猛，有的还有毒性，易伤正气，当奏效即止，慎勿过剂；对年老体弱、久病正虚、妇女胎前产后及月经期当慎用或忌用。对毒性较强的泻下药，一定要严格炮制法度，控制用量，避免中毒，确保用药安全。

一、攻下药

大黄

【性味与归经】　苦，寒。归脾、胃、大肠、肝、心包经。

【功能与主治】　泻下攻积，清热泻火，凉血解毒，逐瘀通经，利湿退黄。用于实热积滞便秘，血热吐衄，目赤咽肿，痈肿疔疮，肠痈腹痛，瘀血经闭，产后瘀阻，跌打损伤，湿热痢疾，黄疸尿赤，淋证，水肿；外治烧烫伤。酒大黄善清上焦血分热毒，用于目赤咽肿、齿龈肿痛。熟大黄泻下力缓、泻火解毒，用于火毒疮疡。大黄炭凉血化瘀止血，用于血热有瘀出血症。

【用法与用量】　煎服，3～15g；用于泻下不宜久煎。外用适量，研末敷于患处。

【使用注意】　孕妇及月经期、哺乳期慎用。

芒硝

【性味与归经】　咸、苦，寒。归胃、大肠经。

【功能与主治】　泻下通便，润燥软坚，清火消肿。用于实热积滞，腹满胀痛，大便燥结，肠痈肿痛；外治乳痈，痔疮肿痛。

【用法与用量】 煎服，6～12g，一般不入煎剂，待汤剂煎得后，溶入汤液中服用。外用适量。

【使用注意】 孕妇慎用；不宜与硫黄、三棱同用。

番泻叶

【性味与归经】 甘、苦，寒。归大肠经。

【功能与主治】 泄热行滞，通便，利水。用于热结积滞，便秘腹痛，水肿胀满。

【用法与用量】 煎服，2～6g，后下，或开水泡服。

【使用注意】 孕妇慎用。

芦荟

【性味与归经】 苦，寒。归肝、胃、大肠经。

【功能与主治】 泻下通便，清肝泻火，杀虫疗疳。用于热结便秘，惊痫抽搐，小儿疳积；外治癣疮。

【用法与用量】 内服：2～5g，宜入丸、散。外用适量，研末敷患处。

【使用注意】 孕妇慎用。

二、润下药

火麻仁

【性味与归经】 甘，平。归脾、胃、大肠经。

【功能与主治】 润肠通便。用于血虚津亏，肠燥便秘。

【用法与用量】 煎服，10～15g。

郁李仁

【性味与归经】 辛、苦、甘，平。归脾、大肠、小肠经。

【功能与主治】 润肠通便，下气利水。用于津枯肠燥，食积气滞，腹胀便秘，水肿，脚气，小便不利。

【用法与用量】 煎服，6～10g。

【使用注意】 孕妇慎用。

三、峻下逐水药

甘遂

【性味与归经】 苦，寒；有毒。归肺、肾、大肠经。

【功能与主治】 泻水逐饮，消肿散结。用于水肿胀满，胸腹积水，痰饮积聚，气逆咳喘，二便不利，风痰癫痫，痈肿疮毒。

【用法与用量】 内服，炮制后宜入丸、散，每次0.5～1.5g。外用适量，生用。

【使用注意】 孕妇禁用；不宜与甘草同用。

牵牛子

【性味与归经】 苦，寒；有毒。归肺、肾、大肠经。

【功能与主治】 泻水通便，消痰涤饮，杀虫攻积。用于水肿胀满，二便不通，痰饮积聚，气逆喘咳，虫积腹痛。

【用法与用量】 煎服，3～6g。入丸、散服，每次1.5～3g。

【使用注意】 孕妇禁用；不宜与巴豆、巴豆霜同用。

巴 豆

【性味与归经】 辛，热；有大毒。归胃、大肠经。

【功能与主治】 外用蚀疮。用于恶疮疥癣，疣疣。

【用法与用量】 外用适量，研末涂患处，或捣烂以纱布包擦患处。

【使用注意】 孕妇禁用；不宜与牵牛子同用。

京大戟

【性味与归经】 苦，寒；有毒。归肺、脾、肾经。

【功能与主治】 泻水逐饮，消肿散结。用于水肿胀满，胸腹积水，痰饮积聚，气逆咳喘，二便不利，痈肿疮毒，瘰疬痰核。

【用法与用量】 1.5～3g。入丸、散服，每次1g；内服醋制用。外用适量，生用。

【使用注意】 孕妇禁用；不宜与甘草同用。

芫 花

【性味与归经】 苦、辛，温；有毒。归肺、脾、肾经。

【功能与主治】 泻水逐饮；外用杀虫疗疮。用于水肿胀满，胸腹积水，痰饮积聚，气逆咳喘，二便不利；外治疥癣秃疮，痈肿，冻疮。

【用法与用量】 1.5～3g。醋芫花研末吞服，一次0.6～0.9g，一日1次。外用适量。

【使用注意】 孕妇禁用；不宜与甘草同用。

商 陆

【性味与归经】 苦，寒；有毒。归肺、脾、肾、大肠经。

【功能与主治】 逐水消肿，通利二便；外用解毒散结。用于水肿胀满，二便不通；外治痈肿疮毒。

【用法与用量】 煎服，3～9g。外用适量，煎汤熏洗。

【使用注意】 孕妇禁用。

第六节 祛风湿药

凡以祛除风湿，解除痹痛为主要作用的药物，称为祛风湿药。本类药多具辛香苦燥之性，药性寒、温各异，主入脾、肝、肾三脏，善行关节、肌肉、筋骨之间。功善祛除肌肉、经络、筋骨间风湿，部分药物还分别具有通经络、强筋骨等作用。适用于风湿痹痛、半身不遂、腰膝酸痛、筋脉拘挛等症。

根据其药性、功效特点的不同，本节药可分为祛风湿散寒药、祛风湿热药和祛风湿强筋骨药三类。使用本类药物时，应根据痹证类型、病程新久及邪犯部位的不同，作适当选择和相应配伍。如风邪偏盛的行痹选用祛风力强的祛风湿药，佐以活血养血之品；湿邪偏重的着痹，选用祛湿力强的祛风湿药，佐以燥湿、利湿、健脾药；寒邪偏重的痛痹，选用散寒止痛力强的祛风湿药，佐以温阳散寒通络之品；以关节红肿热痛为主症的热痹，选用祛风湿热药，佐以清热凉血药；病邪在表配解表药；久病入里，肝肾虚损而见腰痛脚弱者，选用祛风湿强筋骨药，配补肝肾强筋骨药。

痹证多属慢性疾患，需长期用药治疗。为服用方便，可制成酒剂或丸、散剂服用。酒剂还能增强祛风湿药的功效。本类药大多辛香苦燥，易耗伤阴血，阴虚血亏者应慎用。

一、祛风湿散寒药

独　活

【性味与归经】　辛、苦，微温。归肾、膀胱经。

【功能与主治】　祛风除湿，通痹止痛。用于风寒湿痹，腰膝疼痛，少阴伏风头痛，风寒挟湿头痛。

【用法与用量】　煎服，3～10g。

【贮藏】　置干燥处，防霉，防蛀。

威灵仙

【性味与归经】　辛、咸，温。归膀胱经。

【功能与主治】　祛风湿，通经络。用于风湿痹痛，肢体麻木，筋脉拘挛，屈伸不利。

【用法与用量】　煎服，6～10g。

【使用注意】　本品辛香走窜，气血虚者慎服。

川　乌

【性味与归经】　辛、苦，热；有大毒。归心、肝、肾、脾经。

【功能与主治】　祛风除湿，温经止痛。用于风寒湿痹，关节疼痛，心腹冷痛，寒疝作痛及麻醉止痛。

【用法与用量】　一般炮制后用。制川乌，煎服，1.5～3g，宜先煎、久煎。

【注意事项】　生品内服宜慎；孕妇禁用；不宜与半夏、瓜蒌、瓜蒌子、瓜蒌皮、天花粉、川贝母、浙贝母、平贝母、伊贝母、湖北贝母、白蔹、白及同用。

木　瓜

【性味与归经】　酸，温。归肝、脾经。

【功能与主治】　舒筋活络，和胃化湿。用于湿痹拘挛，腰膝关节酸重疼痛，暑湿吐泻，转筋挛痛，脚气水肿。

【用法与用量】　煎服，6～9g。

【使用注意】　胃酸过多者不宜用。

乌梢蛇

【性味与归经】　甘，平。归肝经。

【功能与主治】　祛风，通络，止痉。用于风湿顽痹，麻木拘挛，中风口眼㖞斜，半身不遂，抽搐痉挛，破伤风，麻风，疥癣。

【用法与用量】　煎服，6～12g。

【使用注意】　血虚生风者慎服。

蕲　蛇

【性味与归经】　甘、咸，温；有毒。归肝经。

【功能与主治】　祛风，通络，止痉。用于风湿顽痹，麻木拘挛，中风口眼㖞斜，半身不遂，抽搐痉挛，破伤风，麻风，疥癣。

【用法与用量】　3～9g；研末吞服，一次1～1.5g，一日2～3次。

【使用注意】　阴虚内热及血虚生风者忌服。

金钱白花蛇

【性味与归经】　甘、咸，温；有毒。归肝经。

【功能与主治】　祛风，通络，止痉。用于风湿顽痹，麻木拘挛，中风口眼㖞斜，半身不遂，抽搐痉挛，破伤风，麻风，疥癣。

【用法与用量】　煎服，2～5g。研粉吞服1～1.5g。

徐长卿

【性味与归经】　辛，温。归肝、胃经。

【功能与主治】　祛风，化湿，止痛，止痒。用于风湿痹痛，胃痛胀满，牙痛，腰痛，跌扑伤痛，风疹、湿疹。

【用法与用量】　煎服，3～12g，后下。

伸筋草

【性味与归经】　微苦、辛，温。归肝、脾、肾经。

【功能与主治】　祛风除湿，舒筋活络。用于关节酸痛，屈伸不利。

【用法与用量】　煎服，3～12g。

二、祛风湿热药

秦艽

【性味与归经】　辛、苦，平。归胃、肝、胆经。

【功能与主治】　祛风湿，清湿热，止痹痛，退虚热。用于风湿痹痛，中风半身不遂，筋脉拘挛，骨节酸痛，湿热黄疸，骨蒸潮热，小儿疳积发热。

【用法与用量】　煎服，3～10g。

防己

【性味与归经】　苦，寒。归膀胱、肺经。

【功能与主治】　祛风止痛，利水消肿。用于风湿痹痛，水肿脚气，小便不利，湿疹疮毒。

【用法与用量】　煎服，5～10g。

络石藤

【性味与归经】　苦，微寒。归心、肝、肾经。

【功能与主治】　祛风通络，凉血消肿。用于风湿热痹，筋脉拘挛，腰膝酸痛，喉痹，痈肿，跌扑损伤。

【用法与用量】　煎服，6～12g。

桑枝

【性味与归经】　微苦，平。归肝经。

【功能与主治】　祛风湿，利关节。用于风湿痹病，肩臂、关节酸痛麻木。

【用法与用量】　煎服，9～15g。

三、祛风湿强筋骨药

桑寄生

【性味与归经】　苦、甘，平。归肝、肾经。

【功能与主治】　祛风湿，补肝肾，强筋骨，安胎元。用于风湿痹痛，腰膝酸软，筋骨无力，崩漏经多，妊娠漏血，胎动不安，头晕目眩。

【用法与用量】　煎服，9～15g。

五加皮

【性味与归经】　辛、苦，温。归肝、肾经。

【功能与主治】　祛风除湿，补益肝肾，强筋壮骨，利水消肿。用于风湿痹病，筋骨痿软，小儿行迟，体虚乏力，水肿，脚气。

【用法与用量】　煎服，5～10g。

【使用注意】　阴虚火旺、舌干口苦者忌服。

狗　脊

【性味与归经】　苦、甘，温。归肝、肾经。

【功能与主治】　祛风湿，补肝肾，强腰膝。用于风湿痹痛，腰膝酸软，下肢无力。

【用法与用置】　煎服，6～12g。

【使用注意】　肾虚有热，小便不利，或短涩黄赤者慎服。

槲寄生

【性味与归经】　苦，平。归肝、肾经。

【功能与主治】　祛风湿，补肝肾，强筋骨，安胎元。用于风湿痹痛，腰膝酸软，筋骨无力，崩漏经多，妊娠漏血，胎动不安，头晕目眩。

【用法与用量】　煎服，9～15g。

第七节　化湿药

凡能化除湿浊，以化湿运脾为主要作用的药物，称为化湿药。本类药物气味芳香，又称为"芳香化湿药"。性偏温燥，主入脾、胃经，能促进脾胃运化，消除湿浊。同时，其辛能行气，香能通气，能行中焦之气机，以解除因湿浊引起的脾胃气滞之症状，所以也称为"化湿醒脾药"。此外，部分药还兼有解暑、辟秽、开窍、截疟等作用。化湿药主要适用于湿困脾胃、身体倦怠、脘腹胀闷、胃纳不馨、口甘多涎、大便溏薄、舌苔白腻等症。此外，对湿温、暑温诸症亦有治疗作用。

化湿药性味大都辛温，归入脾胃，而且气味芳香，性属温燥或偏于温燥，易于耗气伤阴，故阴虚血燥及气虚者宜慎用。

化湿药物气味芳香，多含挥发油，一般以散剂服用疗效较好，如入汤剂宜后下，且不应久煎，以免其挥发性使有效成分逸失而降低疗效。

广藿香

【性味与归经】　辛，微温。归脾、胃、肺经。

【功能与主治】　芳香化浊，和中止呕，发表解暑。用于湿浊中阻，脘痞呕吐，暑湿表证，湿温初起，发热倦怠，胸闷不舒，寒湿闭暑，腹痛吐泻，鼻渊头痛。

【用法与用量】　煎服，3～10g。鲜品加倍。

【使用注意】　阴虚血燥者不宜用。

佩 兰

【性味与归经】 辛，平。归脾、胃、肺经。

【功能与主治】 芳香化湿，醒脾开胃，发表解暑。用于湿浊中阻，脘痞呕恶，口中甜腻，口臭，多涎，暑湿表证，湿温初起，发热倦怠，胸闷不舒。

【用法与用量】 煎服，3～10g。鲜品加倍。

苍 术

【性味与归经】 辛、苦，温。归脾、胃、肝经。

【功能与主治】 燥湿健脾，祛风散寒，明目。用于湿阻中焦，脘腹胀满，泄泻，水肿，脚气痿躄，风湿痹痛，风寒感冒，夜盲，眼目昏涩。

【用法与用量】 煎服，3～9g。

【使用注意】 阴虚内热，气虚多汗者忌用。

厚 朴

【性味与归经】 苦、辛，温。归脾、胃、肺、大肠经。

【功能与主治】 燥湿消痰，下气除满。用于湿滞伤中，脘痞吐泻，食积气滞，腹胀便秘，痰饮喘咳。

【用法与用量】 煎服，3～10g。或入丸、散。

【使用注意】 本品辛苦温燥湿，易耗气伤津，故气虚津亏者及孕妇当慎用。

砂 仁

【性味与归经】 辛，温。归脾、胃、肾经。

【功能与主治】 化湿开胃，温脾止泻，理气安胎。用于湿浊中阻，脘痞不饥，脾胃虚寒，呕吐泄泻，妊娠恶阻，胎动不安。

【用法与用量】 煎服，3～6g，入汤剂宜后下。

【使用注意】 阴虚血燥者慎用。

豆 蔻

【性味与归经】 辛，温。归肺、脾、胃经。

【功能与主治】 化湿行气，温中止呕，开胃消食。用于湿浊中阻，不思饮食，湿温初起，胸闷不饥，寒湿呕逆，胸腹胀痛，食积不消。

【用法与用量】 煎服，3～6g，入汤剂宜后下。

【使用注意】 阴虚血燥者慎用。

草豆蔻

【性味与归经】 辛，温。归脾、胃经。

【功能与主治】 燥湿行气，温中止呕。用于寒湿内阻，脘腹胀满冷痛，嗳气呕逆，不思饮食。

【用法与用量】 煎服，3～6g。入散剂较佳。入汤剂宜后下。

【使用注意】 阴虚血燥者慎用。

草 果

【性味与归经】 辛，温。归脾、胃经。

【功能与主治】 燥湿温中，截疟除痰。用于寒湿内阻，脘腹胀痛，痞满呕吐，疟疾寒热，瘟疫发热。

【用法与用量】 煎服，3～6g。

【使用注意】 阴虚血燥者慎用。

第八节 利水渗湿药

凡能通利水道，渗泄水湿，以治疗水湿内停病证为主的药物，称利水渗湿药。本类药物味多甘淡，主归膀胱、小肠经，作用趋向偏于下行，具有排除停蓄体内水湿之邪的作用，可以解除由水湿停蓄引起的各种病证。利水渗湿药具有利水消肿、利尿通淋、利湿退黄等功效，主要用于小便不利、水肿、泄泻、痰饮、淋证、黄疸、湿疮、带下、湿温等水湿所致的各种病证。

利水渗湿药，易耗伤津液，对阴亏津少、肾虚遗精遗尿者，宜慎用或忌用。有些药物有较强的通利作用，孕妇应慎用。

根据药物作用特点及临床应用不同，利水渗湿药分为利水消肿药、利尿通淋药和利湿退黄药三类，应根据具体病情适当选用。

利水消肿类药物，性味甘淡平或微寒，淡能渗泄水湿，故具有利水消肿作用。用于水湿内停之水肿、小便不利，以及泄泻、痰饮等证。临证时则宜根据不同病证之病因病机，选择适当配伍。此类药物主要有茯苓、猪苓、薏苡仁、泽泻、冬瓜皮、赤小豆等。

利尿通淋类药物，性味多苦寒，或甘淡而寒。苦能降泄，寒能清热，能清利下焦湿热，具有利尿通淋的功效，主要用于小便短赤、热淋、血淋、石淋及膏淋等证。临床应根据不同病证选用适当配伍，以提高药效。此类药物主要有车前子、滑石、木通、通草、萹蓄、瞿麦、海金沙、石韦等。

利湿退黄类药物，性味多苦寒，主入脾、胃、肝经。苦寒能清泄湿热，具有利湿退黄的功效，主要用于湿热黄疸，症见目黄、身黄、小便黄等。部分药物还可用于湿疮痈肿等证。临证可根据阳黄、阴黄之湿热寒湿偏重不同，选择适当配伍，以提高疗效。此类药物主要有茵陈、金钱草、虎杖、垂盆草等。

一、利水消肿药

茯 苓

【性味与归经】 甘、淡，平。归心、肺、脾、肾经。

【功能与主治】 利水渗湿，健脾，宁心。用于水肿尿少，痰饮眩悸，脾虚食少，便溏泄泻，心神不安，惊悸失眠。

【用法与用量】 煎服，10～15g。

【使用注意】 虚寒精滑者忌服。

薏苡仁

【性味与归经】 甘、淡，凉。归脾、胃、肺经。

【功能与主治】 利水渗湿，健脾止泻，除痹，排脓，解毒散结。用于水肿，脚气，小便不利，脾虚泄泻，湿痹拘挛，肺痈，肠痈，赘疣，癌肿。

【用法与用量】 煎服，9～30g。清利湿热宜生用，健脾止泻宜炒用。

【使用注意】 孕妇慎用，津液不足者慎用。

猪 苓

【性味与归经】　甘、淡，平。归肾、膀胱经。

【功能与主治】　利水渗湿。用于小便不利，水肿，泄泻，淋浊，带下。

【用法与用量】　煎服，6～12g。

泽 泻

【性味与归经】　甘、淡，寒。归肾、膀胱经。

【功能与主治】　利水渗湿，泄热，化浊降脂。用于小便不利，水肿胀满，泄泻尿少，痰饮眩晕，热淋涩痛，高脂血症。

【用法与用量】　煎服，6～10g。

香加皮

【性味与归经】　辛、苦，温；有毒。归肝、肾、心经。

【功能与主治】　利水消肿，祛风湿，强筋骨。用于下肢浮肿，心悸气短，风寒湿痹，腰膝酸软。

【用法与用量】　煎服，3～6g。浸酒或入丸、散，酌量。

【使用注意】　本品有毒，不宜过量服用。

二、利尿通淋药

车前子

【性味与归经】　甘，寒。归肝、肾、肺、小肠经。

【功能与主治】　清热利尿通淋，渗湿止泻，明目，祛痰。用于热淋涩痛，水肿胀满，暑湿泄泻，目赤肿痛，痰热咳嗽。

【用法与用量】　煎服，9～15g，包煎。

【使用注意】　肾虚遗滑者慎用。

滑 石

【性味与归经】　甘、淡，寒。归膀胱、肺、胃经。

【功能与主治】　利尿通淋，清热解暑；外用祛湿敛疮。用于热淋，石淋，尿热涩痛，暑湿烦渴，湿热水泻；外治湿疹，湿疮，痱子。

【用法与用量】　10～20g，先煎。外用适量。

【使用注意】　脾虚、热病伤津及孕妇忌用。

木 通

【性味与归经】　苦，寒。归心、小肠、膀胱经。

【功能与主治】　利尿通淋，清心除烦，通经下乳。用于淋证，水肿，心烦尿赤，口舌生疮，经闭乳少，湿热痹痛。

【用法与用量】　3～6g。

川木通

【性味与归经】　苦，寒。归心、小肠、膀胱经。

【功能与主治】　利尿通淋，清心除烦，通经下乳。用于淋证，水肿，心烦尿赤，口舌生疮，经闭乳少，湿热痹痛。

【用法与用量】　3～6g。

通　草

【性味与归经】　甘、淡，微寒。归肺、胃经。

【功能与主治】　清热利尿，通气下乳。用于湿热淋证，水肿尿少，乳汁不下。

【用法与用量】　煎服，3～5g。

【使用注意】　孕妇慎用。

瞿　麦

【性味与归经】　苦，寒。归心、小肠经。

【功能与主治】　利尿通淋，活血通经。用于热淋，血淋，石淋，小便不通，淋沥涩痛，经闭瘀阻。

【用法与用量】　煎服，9～15g。

【使用注意】　孕妇慎用。

萹　蓄

【性味与归经】　苦，微寒。归膀胱经。

【功能与主治】　利尿通淋，杀虫，止痒。用于热淋涩痛，小便短赤，虫积腹痛，皮肤湿疹，阴痒带下。

【用法与用量】　煎服，9～15g。鲜者加倍。外用适量，煎洗患处。

【使用注意】　脾虚者慎用。

海金沙

【性味与归经】　甘、咸，寒。归膀胱、小肠经。

【功能与主治】　清利湿热，通淋止痛。用于热淋，石淋，血淋，膏淋，尿道涩痛。

【用法与用量】　煎服，6～15g，包煎。

【使用注意】　肾阴亏虚者慎服。

石　韦

【性味与归经】　甘、苦，微寒。归肺、膀胱经。

【功能与主治】　利尿通淋，清肺止咳，凉血止血。用于热淋，血淋，石淋，小便不通，淋沥涩痛，肺热喘咳，吐血，衄血，尿血，崩漏。

【用法与用量】　煎服，6～12g。

灯心草

【性味与归经】　甘、淡，微寒。归心、肺、小肠经。

【功能与主治】　清心火，利小便。用于心烦失眠，尿少涩痛，口舌生疮。

【用法与用量】　煎服，1～3g。外用适量。

绵萆薢

【性味与归经】　苦，平。归肾、胃经。

【功能与主治】　利湿去浊，祛风除痹。用于膏淋，白浊，白带过多，风湿痹痛，关节不利，腰膝疼痛。

【用法与用量】　煎服，9～15g。

【使用注意】　肾阴亏虚遗精滑泄者慎用。

三、利湿退黄药

茵　陈

【性味与归经】　苦、辛，微寒。归脾、胃、肝、胆经。

【功能与主治】　清利湿热，利胆退黄。用于黄疸尿少，湿温暑湿，湿疮瘙痒。

【用法与用量】　煎服，6～15g。外用适量，煎汤熏洗。

【使用注意】　蓄血发黄者及血虚萎黄者慎用。

金钱草

【性味与归经】　甘、咸，微寒。归肝、胆、肾、膀胱经。

【功能与主治】　利湿退黄，利尿通淋，解毒消肿。用于湿热黄疸，胆胀胁痛，石淋，热淋，小便涩痛，痈肿疔疮，蛇虫咬伤。

【用法与用量】　煎服，15～60g。鲜品加倍。外用适量。

虎　杖

【性味与归经】　微苦，微寒。归肝、胆、肺经。

【功能与主治】　利湿退黄，清热解毒，散瘀止痛，止咳化痰。用于湿热黄疸，淋浊，带下，风湿痹痛，痈肿疮毒，水火烫伤，经闭，癥瘕，跌打损伤，肺热咳嗽。

【用法与用量】　9～15g。外用适量，制成煎液或油膏涂敷。

【使用注意】　孕妇慎用。

垂盆草

【性味与归经】　甘、淡，凉。归肝、胆、小肠经。

【功能与主治】　利湿退黄，清热解毒。用于湿热黄疸，小便不利，痈肿疮疡。

【用法与用量】　煎服，15～30g。

鸡骨草

【性味与归经】　甘、微苦，凉。归肝、胃经。

【功能与主治】　利湿退黄，清热解毒，疏肝止痛。用于湿热黄疸，胁肋不舒，胃脘胀痛，乳痈肿痛。

【用法与用量】　煎服，15～30g。

第九节　温里药

　　凡以温里祛寒，治疗里寒证为主的药物，称温里药，又名祛寒药。本类药物均味辛而性温热，辛能散、行，温能通，善走脏腑而能温里祛寒，温经止痛，故可用治里寒证，尤以里寒实证为主。温里药适应病症不同，具有祛寒回阳、温肺化饮、温中散寒以及暖肝止痛等功能，须辨证选择相应的药物进行治疗，应根据不同证候作适当配伍。

　　本类药物多辛热燥烈，易耗阴动火，故天气炎热时或素体火旺者当减少用量；热伏于里，真热假寒证禁用；祛寒药药性温燥，容易耗损阴液，故阴虚火旺、阴液亏少者慎用；个别药物孕妇需要忌用。祛寒药中的某些药物，如附子、肉桂等，再应用时必须注意用量、用法以及注意事项。

附　子

【性味与归经】　辛、甘，大热；有毒。归心、肾、脾经。

【功能与主治】　回阳救逆，补火助阳，散寒止痛。用于亡阳虚脱，肢冷脉微，心阳不足，胸痹心痛，虚寒吐泻，脘腹冷痛，肾阳虚衰，阳痿宫冷，阴寒水肿，阳虚外感，寒湿痹痛。

【用法与用量】　煎服，3～15g，先煎，久煎。

【使用注意】　孕妇慎用；不宜与半夏、瓜蒌、瓜蒌子、瓜蒌皮、天花粉、川贝母、浙贝母、平贝母、伊贝母、湖北贝母、白蔹、白及同用。生品外用，内服须炮制。若内服过量，或炮制、煎煮方法不当，可引起中毒。

干　姜

【性味与归经】　辛，热。归脾、胃、肾、心、肺经。

【功能与主治】　温中散寒，回阳通脉，温肺化饮。用于脘腹冷痛，呕吐泄泻，肢冷脉微，寒饮喘咳。

【用法与用量】　煎服，3～10g。

【使用注意】　本品辛热燥烈，阴虚内热、血热妄行者忌用。

肉　桂

【性味与归经】　辛、甘，大热。归肾、脾、心、肝经。

【功能与主治】　补火助阳，引火归原，散寒止痛，温通经脉，用于阳痿宫冷，腰膝冷痛，肾虚作喘，虚阳上浮，眩晕目赤，心腹冷痛，虚寒吐泻，寒疝腹痛，痛经经闭。

【用法与用量】　煎服，1～5g。宜后下或焗服；研末冲服，每次1～2g。

【使用注意】　阴虚火旺，里有实热，有出血倾向者及孕妇慎用；不宜与赤石脂同用。

吴茱萸

【性味与归经】　辛、苦，热；有小毒。归肝、脾、胃、肾经。

【功能与主治】　散寒止痛，降逆止呕，助阳止泻。用于厥阴头痛，寒疝腹痛，寒湿脚气，经行腹痛，脘腹胀痛，呕吐吞酸，五更泄泻。

【用法与用量】　煎服，2～5g。外用适量。

【使用注意】　本品辛热燥烈，易耗气动火，故不宜多用、久服。阴虚有热者忌用。

小茴香

【性味与归经】　辛，温。归肝、肾、脾、胃经。

【功能与主治】　散寒止痛，理气和胃。用于寒疝腹痛，睾丸偏坠，痛经，少腹冷痛，脘腹胀痛，食少吐泻。盐小茴香暖肾散寒止痛。用于寒疝腹痛，睾丸偏坠，经寒腹痛。

【用法与用量】　煎服，3～6g。

【使用注意】　阴虚火旺者慎用。

丁　香

【性味与归经】　辛，温。归脾、胃、肺、肾经。

【功能与主治】　温中降逆，补肾助阳。用于脾胃虚寒，呃逆呕吐，食少吐泻，心腹冷痛，肾虚阳痿。

【用法与用量】　煎服，1～3g，内服或研末外敷。

【使用注意】 热证及阴虚内热者忌用。不宜与郁金同用。

高良姜

【性味与归经】 辛，热。归脾、胃经。

【功能与主治】 温胃止呕，散寒止痛。用于脘腹冷痛，胃寒呕吐，嗳气吞酸。

【用法与用量】 煎服，3～6g。

【贮藏】 置阴凉干燥处。

第十节 理气药

凡以疏理气机为主要作用、治疗气滞或气逆证的药物，称为理气药，又名行气药。理气药性味多辛苦温而芳香。其味辛能行，味苦能泄，芳香能走窜，性温能通行，故有疏理气机即行气、降气、解郁、散结的作用。并可通过畅达气机、消除气滞而达到止痛之效，因其善于行散气滞又称为行气药，作用较强者称为破气药。

本类药物主归脾、胃、肝、肺经，以其性能不同，而分别具有理气健脾、疏肝解郁、理气宽胸、行气止痛、破气散结等功效。适用于脾胃气滞的脘腹胀满疼痛，肺气壅滞所致胸闷胸痛、咳嗽气喘等，肝气瘀滞的胁肋胀痛、乳房胀痛或结块、疝痛、月经不调等；以及胃气上逆、呕吐嗳气、呕逆等症。使用本类药物，须针对病证选择相应功效的药物，并进行必要的配伍。

本类药物性多辛温香燥，易耗气伤阴，故气阴不足者慎用。

陈 皮

【性味与归经】 苦、辛，温。归肺、脾经。

【功能与主治】 理气健脾，燥湿化痰。用于脘腹胀满，食少吐泻，咳嗽痰多。

【用法与用量】 煎服，3～10g。

化橘红

【性味与归经】 辛、苦，温。归肺、脾经。

【功能与主治】 理气宽中，燥湿化痰。用于咳嗽痰多，食积伤酒，呕恶痞闷。

【用法与用量】 3～6g。

青 皮

【性味与归经】 苦、辛，温。归肝、胆、胃经。

【功能与主治】 疏肝破气，消积化滞。用于胸胁胀痛，疝气疼痛，乳癖，乳痈，食积气滞，脘腹胀痛。

【用法与用量】 煎服，3～10g。醋炙疏肝止痛力强。

枳 实

【性味与归经】 苦、辛、酸，微寒。归脾、胃经。

【功能与主治】 破气消积，化痰散痞。用于积滞内停，痞满胀痛，泻痢后重，大便不通，痰滞气阻，胸痹，结胸，脏器下垂。

【用法与用量】 煎服，3～10g。

【使用注意】 孕妇慎用。

枳 壳

【性味与归经】 苦、辛、酸，微寒。归脾、胃经。

【功能与主治】 理气宽中，行滞消胀。用于胸胁气滞，胀满疼痛，食积不化，痰饮内停，脏器下垂。

【用法与用量】 3～10g。

【注意】 孕妇慎用。

木 香

【性味与归经】 辛、苦，温。归脾、胃、大肠、三焦、胆经。

【功能与主治】 行气止痛，健脾消食。用于胸胁、脘腹胀痛，泻痢后重，食积不消，不思饮食。煨木香实肠止泻。用于泄泻腹痛。

【用法与用量】 3～6g。

川木香

【性味与归经】 辛、苦，温。归脾、胃、大肠、胆经。

【功能与主治】 行气止痛。用于胸胁、脘腹胀痛，肠鸣腹泻，里急后重。

【用法与用量】 3～9g。

沉 香

【性味与归经】 辛、苦，微温。归脾、胃、肾经。

【功能与主治】 行气止痛，温中止呕，纳气平喘。用于胸腹胀闷疼痛，胃寒呕吐呃逆，肾虚气逆喘急。

【用法与用量】 煎服，1～5g，后下。

川楝子

【性味与归经】 苦，寒；有小毒。归肝、小肠、膀胱经。

【功能与主治】 疏肝泄热，行气止痛，杀虫。用于肝郁化火，胸胁、脘腹胀痛，疝气疼痛，虫积腹痛。

【用法与用量】 煎服，5～10g。外用适量，研末调涂。

【使用注意】 本品有毒，不宜过量或持续服用，以免中毒。又因性寒，脾胃虚寒者慎用。

乌 药

【性味与归经】 辛，温。归肺、脾、肾、膀胱经。

【功能与主治】 行气止痛，温肾散寒。用于寒凝气滞，胸腹胀痛，气逆喘急，膀胱虚冷，遗尿尿频，疝气疼痛，经寒腹痛。

【用法与用量】 煎服，6～10g。

香 附

【性味与归经】 辛、微苦、微甘，平。归肝、脾、三焦经。

【功能与主治】 疏肝解郁，理气宽中，调经止痛。用于肝郁气滞，胸胁胀痛，疝气疼痛，乳房胀痛，脾胃气滞，脘腹痞闷，胀满疼痛，月经不调，经闭痛经。

【用法与用量】 煎服，6～10g。醋炙止痛力增强。

玫瑰花

【性味与归经】 甘、微苦，温。归肝、脾经。

【用法与用量】 行气解郁，和血，止痛。用于肝胃气痛，食少呕恶，月经不调，跌扑伤痛。

【用法与用量】 煎服，3～6g。

薤 白

【性味与归经】 辛、苦，温。归心、肺、胃、大肠经。

【功能与主治】 通阳散结，行气导滞。用于胸痹心痛，脘腹痞满胀痛，泻痢后重。

【用法与用量】 煎服，5～10g。

大腹皮

【性味与归经】 辛，微温。归脾、胃、大肠、小肠经。

【功能与主治】 行气宽中，行水消肿。用于湿阻气滞，脘腹胀闷，大便不爽，水肿胀满，脚气浮肿，小便不利。

【用法与用量】 煎服，5～10g。

第十一节 消食药

凡以消化食积为主要作用，主治饮食积滞的药物，称为消食药。消食药多味甘性平，主归脾胃二经。具消食化积，以及健脾开胃，和中之功。主治宿食停留，饮食不消所致之脘腹胀满，嗳气吞酸，恶心呕吐，不思饮食，大便失常；以及脾胃虚弱、消化不良等证。

本类药物多属渐消缓散之品，适用于病情较缓，积滞不甚者。然而，食积者多有兼证，故应根据不同病情予以适当配伍。本类药物虽多数效缓，但仍不乏有耗气之弊，故气虚而无积滞者慎用。

山 楂

【性味与归经】 酸、甘，微温。归脾、胃、肝经。

【功能与主治】 消食健胃，行气散瘀，化浊降脂。用于肉食积滞，胃脘胀满，泻痢腹痛，瘀血经闭，产后瘀阻，心腹刺痛，胸痹心痛，疝气疼痛，高脂血症。焦山楂消食导滞作用增强。用于肉食积滞，泻痢不爽。

【用法与用量】 煎服，9～12g。

【使用注意】 脾胃虚弱而无积滞者或胃酸分泌过多者均慎用。

神 曲

【性味与归经】 甘、辛，温。归脾、胃经。

【功能与主治】 消食和胃。用于食积不化、脘闷腹胀、消化不良及泄泻等症。

【用法与用量】 煎服，6～15g。消食宜炒焦用。

麦 芽

【性味与归经】 甘，平。归脾、胃经。

【功能与主治】 行气消食，健脾开胃，回乳消胀。用于食积不消，脘腹胀痛，脾虚食少，乳汁淤积，乳房胀痛，妇女断乳，肝郁胁痛，肝胃气痛。

生麦芽健脾和胃，疏肝行气，用于脾虚食少，乳汁淤积。炒麦芽行气消食回乳，用于食积不消，妇女断乳。焦麦芽消食化滞。用于食积不消，脘腹胀痛。

【用法与用量】 煎服，10～15g；回乳炒用60g。

【使用注意】 哺乳期妇女不宜使用。

莱菔子

【性味与归经】 辛、甘，平。归肺、脾、胃经。

【功能与主治】 消食除胀，降气化痰。用于饮食停滞，脘腹胀痛，大便秘结，积滞泻痢，痰壅喘咳。

【用法与用量】 煎服，5～12g。生用吐风痰，炒用消食下气化痰。

【使用注意】 本品辛散耗气，故气虚及无食积、痰滞者慎用。不宜与人参同用。

鸡内金

【性味与归经】 甘，平。归脾、胃、小肠、膀胱经。

【功能与主治】 健胃消食，涩精止遗，通淋化石。用于食积不消，呕吐泻痢，小儿疳积，遗尿，遗精，石淋涩痛，胆胀胁痛。

【用法与用量】 煎服，3～10g；研末服，每次1.5～3g。

【使用注意】 脾虚无积滞者慎用。

第十二节 驱虫药

凡以驱除或杀灭人体内寄生虫，治疗虫证为主的药物，称为驱虫药。本类药物入脾、胃、大肠经，部分药物具有一定的毒性，对人体内的寄生虫，特别是肠道寄生虫虫体有杀灭或麻痹作用，促使其排出体外。故可用治蛔虫病、蛲虫病、绦虫病、钩虫病、姜片虫病等多种肠道寄生虫病。

应用驱虫药时，应根据寄生虫的种类及患者体质强弱、证情缓急，选用适宜的驱虫药物，并视患者的不同兼证进行相须用药及恰当配伍。驱虫药物对人体正气多有损伤，故要控制剂量，防止用量过大中毒或损伤正气；对素体虚弱、年老体衰及孕妇，更当慎用。驱虫药一般应在空腹时服用，使药物充分作用于虫体而保证疗效。对发热或腹痛剧烈者，不宜急于驱虫，待症状缓解后，再行施用驱虫药物。

使君子

【性味与归经】 甘，温。归脾、胃经。

【功能与主治】 杀虫消积。用于蛔虫病，蛲虫病，虫积腹痛，小儿疳积。

【用法与用量】 9～12g，捣碎入煎剂；入丸、散或单用，6～9g，多作1～2次分服。小儿每岁1～1.5粒，炒香嚼服，1日总量不超过20粒。

【使用注意】 大量服用可致呃逆、眩晕、呕吐、腹泻等反应。若与热茶同服，亦能引起呃逆、腹泻，服药时忌饮浓茶。

苦楝皮

【性味与归经】 苦，寒；有毒。归肝、脾、胃经。

【功能与主治】 杀虫，疗癣。用于蛔虫病，蛲虫病，虫积腹痛；外治疥癣瘙痒。

【用法与用量】 煎服，3～6g。外用适量，研末，用猪脂调敷患处。

【使用注意】　孕妇及肝肾功能不全者慎用。本品有毒，不宜过量或持续久服。有效成分难溶于水，需文火久煎。

槟　榔

【性味与归经】　苦、辛，温。归胃、大肠经。

【功能与主治】　杀虫，消积，行气，利水，截疟。用于绦虫病，蛔虫病，姜片虫病，虫积腹痛，积滞泻痢，里急后重，水肿脚气，疟疾。

【用法与用量】　煎服，3～10g；驱绦虫、姜片虫30～60g。

【使用注意】　脾虚便溏或气虚下陷者忌用；孕妇慎用。

雷　丸

【性味与归经】　微苦，寒。归胃、大肠经。

【功能与主治】　杀虫消积。用于绦虫病，钩虫病，蛔虫病，虫积腹痛，小儿疳积。

【用法与用量】　入丸、散，15～21g，不宜入煎剂，一般研粉服，一次5～7g，饭后用温开水调服，一日3次，连服3天。

【使用注意】　不宜入煎剂。因本品含蛋白酶，加热60℃左右即易破坏而失效。有虫积而脾胃虚寒者慎服。

第十三节　止血药

凡以制止体内外出血，治疗各种出血病证为主的药物，称止血药。止血药均入血分，以归心、肝、脾经为主，尤以归心、肝二经者为多。因其药性有寒、温、散、敛之异，功效分别有凉血止血、温经止血、化瘀止血、收敛止血之别。止血药主要用治咯血、衄血、吐血、便血、尿血、崩漏、紫癜以及外伤出血等体内外各种出血病证。

凉血止血类药物，性属寒凉，味多甘苦，入血分，能清泄血分之热而止血，适用于血热妄行所致的各种出血病证。本类药物虽有凉血之功，但清热作用不强，在治疗血热出血病证时，常需配清热凉血药物同用。若治血热挟瘀之出血，宜配化瘀止血药，或配伍少量的化瘀行气之品。急性出血较甚者，可配伍收敛止血药以加强止血之效。本类药物均为寒凉之品，原则上不宜用于虚寒性出血。又因其寒凉易于凉遏留瘀，故不宜过量久服。

化瘀止血类药物，既能止血，又能化瘀，具有止血而不留瘀的特点，适用于瘀血内阻，血不循经之出血病证。部分药物尚能消肿、止痛，还可用治跌打损伤、经闭、瘀滞心腹疼痛等病证。本类药物虽适用于出血兼有瘀滞之证，然随证配伍也可用于其他各种出血之证。本类药物具行散之性，对于出血而无瘀者及孕妇宜慎用。

收敛止血类药物，大多味涩，或为炭类、或质黏，故能收敛止血。广泛用于各种出血病证。然其收涩，有留瘀恋邪之弊，临证每多配化瘀止血药或活血祛瘀药同用。对于出血有瘀或出血初期邪实者，当慎用之。

温经止血类药物，性属温热，能温内脏，益脾阳，固冲脉而统摄血液，具有温经止血之效。适用于脾不统血，冲脉失固之虚寒性出血病证。应用时，若属脾不统血者，应配益气健脾药；属肾虚冲脉失固者，宜配益肾暖宫补摄之品。然其性温热，热盛火旺之出血证忌用。

一、凉血止血药

小 蓟

【性味与归经】 甘、苦，凉。归心、肝经。

【功能与主治】 凉血止血，散瘀解毒消痈。用于衄血，吐血，尿血，血淋，便血，崩漏，外伤出血，痈肿疮毒。

【用法与用量】 煎服，5～12g。鲜品加倍。外用适量，捣敷患处。

地 榆

【性味与归经】 苦、酸、涩，微寒。归肝、大肠经。

【功能与主治】 凉血止血，解毒敛疮。用于便血，痔血，血痢，崩漏，水火烫伤，痈肿疮毒。

【用法与用量】 煎服，9～15g。外用适量，研末涂敷患处。止血多炒炭用，解毒敛疮多生用。

【使用注意】 本品性寒，味酸、涩，凡虚寒性便血、下痢、崩漏及出血有瘀者慎用。对于大面积烧伤患者，不宜使用地榆制剂外涂，以防其所含鞣质被大量吸收而引起中毒性肝炎。

槐 花

【性味与归经】 苦，微寒。归肝、大肠经。

【功能与主治】 凉血止血，清肝泻火。用于便血，痔血，血痢，崩漏，吐血，衄血，肝热目赤，头痛眩晕。

【用法与用量】 煎服，5～10g。外用适量。止血多炒炭用，清热泻火宜生用。

【使用注意】 脾胃虚寒及阴虚发热而无实火者慎用。

侧柏叶

【性味与归经】 苦、涩，寒。归肺、肝、脾经。

【功能与主治】 凉血止血，化痰止咳，生发乌发。用于吐血，衄血，咯血，便血，崩漏下血，肺热咳嗽，血热脱发，须发早白。

【用法与用量】 煎服，6～12g。外用适量。止血多炒炭用，化痰止咳宜生用。

白茅根

【性味与归经】 甘，寒。归肺、胃、膀胱经。

【功能与主治】 凉血止血，清热利尿。用于血热吐血，衄血，尿血，热病烦渴，湿热黄疸，水肿尿少，热淋涩痛。

【用法与用量】 煎服，9～30g。鲜品加倍，可捣汁服。多生用，止血亦可炒炭用。

二、化瘀止血药

三 七

【性味与归经】 甘、微苦，温。归肝、胃经。

【功能与主治】 散瘀止血，消肿定痛。用于咯血，吐血，衄血，便血，崩漏，外伤出血，胸腹刺痛，跌扑肿痛。

【用法与用量】 煎服，3～9g；研粉吞服，一次1～3g。外用适量。

【使用注意】 孕妇慎用。

茜 草

【性味与归经】 苦，寒。归肝经。

【功能与主治】 凉血，祛瘀，止血，通经。用于吐血，衄血，崩漏，外伤出血，瘀阻经闭，关节痹痛，跌扑肿痛。

【用法与用量】 煎服，6～10g。亦入丸、散。止血炒炭用，活血通经生用或酒炒用。

蒲 黄

【性味与归经】 甘，平。归肝、心包经。

【功能与主治】 止血，化瘀，通淋。用于吐血，衄血，咯血，崩漏，外伤出血，经闭痛经，胸腹刺痛，跌扑肿痛，血淋涩痛。

【用法与用量】 5～10g，包煎。外用适量，敷患处。止血多炒用，化瘀、利尿多生用。

【使用注意】 孕妇慎用。

降 香

【性味与归经】 辛，温。归肝、脾经。

【功能与主治】 化瘀止血，理气止痛。用于吐血，衄血，外伤出血，肝郁胁痛，胸痹刺痛，跌扑伤痛，呕吐腹痛。

【用法与用量】 煎服，9～15g，后下。外用适量，研细末敷患处。

三、收敛止血药

白 及

【性味与归经】 苦、甘、涩，微寒。归肺、肝、胃经。

【功能与主治】 收敛止血，消肿生肌。用于咯血，吐血，外伤出血，疮疡肿毒，皮肤皲裂。

【用法与用量】 煎服，6～15g；研末吞服 3～6g。外用适量。

【使用注意】 不宜与川乌、制川乌、草乌、制草乌、附子同用。

仙鹤草

【性味与归经】 苦、涩，平。归心、肝经。

【功能与主治】 收敛止血，截疟，止痢，解毒，补虚。用于咯血，吐血，崩漏下血，疟疾，血痢，痈肿疮毒，阴痒带下，脱力劳伤。

【用法与用量】 煎服，6～12g。外用适量。

松花粉

【性味与归经】 甘，温。归肝、脾经。

【功能与主治】 收敛止血，燥湿敛疮。用于外伤出血，湿疹，黄水疮，皮肤糜烂，脓水淋漓。

【用法与用量】 外用适量，撒敷患处。

棕榈炭

【性味与归经】 苦、涩，平。归肺、肝、大肠经。

【功能与主治】 收敛止血。用于吐血，衄血，尿血，便血，崩漏。

【用法与用量】　煎服，3～9g，一般炮制后用。

【使用注意】　出血兼有瘀滞，湿热下痢初起者慎用。

藕　节

【性味与归经】　甘、涩，平。归肝、肺、胃经。

【功能与主治】　收敛止血，化瘀。用于吐血，咯血，衄血，尿血，崩漏。

【用法与用量】　煎服，9～15g。鲜品 30～60g，捣汁饮用。亦可入丸、散。

四、温经止血药

艾　叶

【性味与归经】　辛、苦，温；有小毒。归肝、脾、肾经。

【功能与主治】　温经止血，散寒止痛；外用祛湿止痒。用于吐血，衄血，崩漏，月经过多，胎漏下血，少腹冷痛，经寒不调，宫冷不孕；外治皮肤瘙痒。醋艾炭温经止血，用于虚寒性出血。

【用法与用量】　煎服，3～9g。外用适量，供灸治或熏洗用。温经止血宜炒炭用。

炮　姜

【性味与归经】　辛，热。归脾、胃、肾经。

【功能与主治】　温经止血，温中止痛。用于阳虚失血，吐衄崩漏，脾胃虚寒，腹痛吐泻。

【用法与用量】　煎服，3～9g。

第十四节　活血化瘀药

　　凡以通利血脉，促进血行，消散瘀血为主要功效，用于治疗瘀血病证的药物，称为活血祛瘀药。其中活血祛瘀作用较强者，又称破血药或逐瘀药。活血化瘀药，性味多为辛、苦、温，部分动物类药味咸，主入心、肝两经。味辛则能散、能行，味苦则通泄，且均入血分，故能行血活血，使血脉通畅，瘀滞消散。适用于一切瘀血阻滞之证，主要适用于瘀血阻滞引起的胸胁疼痛、风湿痹痛、癥瘕结块、疮疡肿痛、跌扑伤痛，以及月经不调、经闭、痛经、产后瘀滞腹痛等病症。本类药物行散力强，易耗血动血，不宜用于妇女月经过多以及其他出血证无瘀血现象者；对于孕妇尤当慎用或忌用。

　　活血化瘀药通过活血化瘀作用而产生多种不同的功效，包括活血止痛、活血调经、活血疗伤、破血逐瘀药等。

　　活血止痛类药物，多具辛味，辛散善行，既入血分，又入气分，活血兼行气，有良好的止痛效果，主治气血瘀滞所致的各种痛证，如头痛、胸胁痛、心腹痛、痛经、产后腹痛、肢体痹痛、跌打损伤之瘀痛等。也可用于其他瘀血病证。

　　活血调经类药物，性能大多辛散苦泄，主归肝经血分，具有活血散瘀之功，尤善通畅血脉而调经水。主治血行不畅所致的月经不调，痛经，经闭及产后瘀滞腹痛；亦常用于瘀血痛证，癥瘕，跌打损伤，疮痈肿毒。

　　活血疗伤类药物，性味多辛、苦、咸，主归肝、肾经，功善活血化瘀，消肿止痛，续筋接骨，止血生肌敛疮，主要适用于跌打损伤、瘀肿疼痛、骨折筋损、金疮出血等伤科疾患。也可用于其他一般血瘀病证。

破血逐瘀类药物，味多辛、苦，虫类药居多，兼有咸味，均主归肝经血分。药性峻猛，走而不守，能破血逐瘀、消癥散积，主治瘀血时间长，程度重的癥瘕积聚。亦可用于血瘀经闭、瘀肿疼痛、偏瘫等症。本类药物药性峻猛，大都有毒，易耗气、动血、伤阴，所以凡出血证，阴血亏虚，气虚体弱者，及孕妇，当忌用或慎用。

一、活血止痛药

川 芎

　　【性味与归经】　辛，温。归肝、胆、心包经。

　　【功能与主治】　活血行气，祛风止痛。用于胸痹心痛，胸胁刺痛，跌扑肿痛，月经不调，经闭痛经，癥瘕腹痛，头痛，风湿痹痛。

　　【用法与用量】　煎服，3～10g。

　　【使用注意】　阴虚火旺，多汗，热盛及无瘀之出血证和孕妇慎用。

延胡索

　　【性味与归经】　辛、苦，温。归肝、脾经。

　　【功能与主治】　活血，行气，止痛。用于胸胁、脘腹疼痛，胸痹心痛，经闭痛经，产后瘀阻，跌扑肿痛。

　　【用法与用量】　煎服，3～10g；研末吞服，一次1.5～3g。

郁 金

　　【性味与归经】　辛、苦，寒。归肝、心、肺经。

　　【功能与主治】　活血止痛，行气解郁，清心凉血，利胆退黄。用于胸胁刺痛，胸痹心痛，经闭痛经，乳房胀痛，热病神昏，癫痫发狂，血热吐衄，黄疸尿赤。

　　【用法与用量】　煎服，3～10g。

　　【注意】　不宜与丁香、母丁香同用。

姜 黄

　　【性味与归经】　辛、苦，温。归脾、肝经。

　　【功能与主治】　破血行气，通经止痛。用于胸胁刺痛，胸痹心痛，痛经经闭，癥瘕，风湿肩臂疼痛，跌扑肿痛。

　　【用法与用量】　煎服，3～10g。外用适量。

　　【使用注意】　血虚无气滞血瘀者慎用，孕妇忌用。

乳 香

　　【性味与归经】　辛、苦，温。归心、肝、脾经。

　　【功能与主治】　活血定痛，消肿生肌。用于胸痹心痛，胃脘疼痛，痛经经闭，产后瘀阻，癥瘕腹痛，风湿痹痛，筋脉拘挛，跌打损伤，痈肿疮疡。

　　【用法与用量】　煎汤或入丸、散，3～5g；外用适量，研末调敷。

　　【使用注意】　孕妇及胃弱者慎用。

没 药

　　【性味与归经】　辛、苦，平。归心、肝、脾经。

　　【功能与主治】　散瘀定痛，消肿生肌。用于胸痹心痛，胃脘疼痛，痛经经闭，产后瘀阻，癥瘕腹痛，风湿痹痛，跌打损伤，痈肿疮疡。

【用法与用量】 煎服，3～5g；炮制去油，多入丸、散用。

【使用注意】 孕妇及胃弱者慎用。

二、活血调经药

丹 参

【性味与归经】 苦，微寒。归心、肝经。

【功能与主治】 活血祛瘀，通经止痛，清心除烦，凉血消痈。用于胸痹心痛，脘腹胁痛，癥瘕积聚，热痹疼痛，心烦不眠，月经不调，痛经经闭，疮疡肿痛。

【用法与用量】 煎服，10～15g。活血化瘀宜酒炙用。

【使用注意】 不宜与藜芦同用。孕妇慎用。

红 花

【性味与归经】 辛，温。归心、肝经。

【功能与主治】 活血通经，散瘀止痛。用于经闭，痛经，恶露不行，癥瘕痞块，胸痹心痛，瘀滞腹痛，胸胁刺痛，跌扑损伤，疮疡肿痛。

【用法与用量】 煎服，3～10g。

【使用注意】 孕妇慎用。有出血倾向者慎用。

桃 仁

【性味与归经】 苦、甘，平。归心、肝、大肠经。

【功能与主治】 活血祛瘀，润肠通便，止咳平喘。用于经闭痛经，癥瘕痞块，肺痈肠痈，跌扑损伤，肠燥便秘，咳嗽气喘。

【用法与用量】 煎服，5～10g。

【使用注意】 孕妇慎用。

益母草

【性味与归经】 苦、辛，微寒。归肝、心包、膀胱经。

【功能与主治】 活血调经，利尿消肿，清热解毒。用于月经不调，痛经经闭，恶露不尽，水肿尿少，疮疡肿毒。

【用法与用量】 煎服，9～30g；鲜品12～40g。或熬膏，入丸剂。外用适量捣敷或煎汤外洗。

【使用注意】 孕妇慎用。无瘀滞及阴虚血少者忌用。

泽 兰

【性味与归经】 苦、辛，微温。归肝、脾经。

【功能与主治】 活血调经，祛瘀消痈，利水消肿。用于月经不调，经闭，痛经，产后瘀血腹痛，疮痈肿毒，水肿腹水。

【用法与用量】 煎服，6～12g。

【使用注意】 血虚及无瘀滞者慎用。

牛 膝

【性味与归经】 苦、甘、酸，平。归肝、肾经。

【功能与主治】　逐瘀通经，补肝肾，强筋骨，利尿通淋，引血下行。用于经闭，痛经，腰膝酸痛，筋骨无力，淋证，水肿，头痛眩晕，牙痛，口疮，吐血，衄血。

【用法与用量】　煎服，5～12g。活血通经、利水通淋、引火（血）下行宜生用；补肝肾、强筋骨宜酒炙用。

【使用注意】　孕妇慎用。中气下陷，脾虚泄泻，下元不固，多梦遗精者慎用。

川牛膝

【性味与归经】　甘、微苦，平。归肝、肾经。

【功能与主治】　逐瘀通经，通利关节，利尿通淋。用于经闭癥瘕，胞衣不下，跌扑损伤，风湿痹痛，足痿筋挛，尿血血淋。

【用法与用量】　5～10g。

【使用注意】　孕妇慎用。

鸡血藤

【性味与归经】　苦、甘，温。归肝、肾经。

【功能与主治】　活血补血，调经止痛，舒筋活络。用于月经不调，痛经，经闭，风湿痹痛，麻木瘫痪，血虚萎黄。

【用法与用量】　煎服，9～15g。

王不留行

【性味与归经】　苦，平。归肝、胃经。

【功能与主治】　活血通经，下乳消肿，利尿通淋。用于经闭，痛经，乳汁不下，乳痈肿痛，淋证涩痛。

【用法与用量】　煎服，5～10g。

【使用注意】　孕妇慎用。

三、活血疗伤药

土鳖虫

【性味与归经】　咸，寒；有小毒。归肝经。

【功能与主治】　破血逐瘀，续筋接骨。用于跌打损伤，筋伤骨折，血瘀经闭，产后瘀阻腹痛，癥瘕痞块。

【用法与用量】　煎服，3～10g。研末服，1～1.5g，黄酒送服。外用适量。

【使用注意】　孕妇禁用。

自然铜

【性味与归经】　辛，平。归肝经。

【功能与主治】　散瘀止痛，续筋接骨。用于跌打损伤，筋骨折伤，瘀肿疼痛。

【用法与用量】　煎服，3～9g，多入丸、散服，若入煎剂宜先煎。外用适量。

【使用注意】　不宜久服。凡阴虚火旺，血虚无瘀者慎用。

苏　木

【性味与归经】　甘、咸，平。归心、肝、脾经。

【功能与主治】　活血祛瘀，消肿止痛。用于跌打损伤，骨折筋伤，瘀滞肿痛，经闭痛经，产后瘀阻，胸腹刺痛，痈疽肿痛。

【用法与用量】 煎服，3～9g。外用适量，研末撒敷。

【使用注意】 孕妇慎用。

骨碎补

【性味与归经】 苦，温。归肝、肾经。

【功能与主治】 疗伤止痛，补肾强骨；外用消风祛斑。用于跌扑闪挫，筋骨折伤，肾虚腰痛，筋骨痿软，耳鸣耳聋，牙齿松动；外治斑秃，白癜风。

【用法与用量】 煎服，3～9g。外用适量，研末调敷或鲜品捣敷，亦可浸酒擦患处。

【使用注意】 阴虚火旺，血虚风燥慎用。

血 竭

【性味与归经】 甘、咸，平。归心、肝经。

【功能与主治】 活血定痛，化瘀止血，生肌敛疮。用于跌打损伤，心腹瘀痛，外伤出血，疮疡不敛。

【用法与用量】 研末，1～2g，或入丸剂。外用研末撒或入膏药用。

【使用注意】 无瘀血者不宜用，孕妇及月经期忌用。

儿 茶

【性味与归经】 苦、涩，微寒。归肺、心经。

【功能与主治】 活血止痛，止血生肌，收湿敛疮，清肺化痰。用于跌扑伤痛，外伤出血，吐血衄血，疮疡不敛，湿疹湿疮，肺热咳嗽。

【用法与用量】 1～3g，包煎；多入丸、散服。外用适量。

四、破血逐瘀药

莪 术

【性味与归经】 辛、苦，温。归肝、脾经。

【功能与主治】 行气破血，消积止痛。用于癥瘕痞块，瘀血经闭，胸痹心痛，食积胀痛。

【用法与用量】 煎服，6～9g。醋制后可加强祛瘀止痛作用。外用适量。

【使用注意】 孕妇禁用。

三 棱

【性味与归经】 辛、苦，平。归肝、脾经。

【功能与主治】 破血行气，消积止痛。用于癥瘕痞块，痛经，瘀血经闭，胸痹心痛，食积胀痛。

【用法与用量】 煎服，5～10g。醋制后可加强祛瘀止痛作用。

【使用注意】 孕妇禁用；不宜与芒硝、玄明粉同用。

水 蛭

【性味与归经】 咸、苦，平；有小毒。归肝经。

【功能与主治】 破血通经，逐瘀消癥。用于血瘀经闭，癥瘕痞块，中风偏瘫，跌扑损伤。

【用法与用量】 煎服，1～3g。研末服，0.3～0.5g。以入丸、散或研末服为宜。

【使用注意】 孕妇禁用。

第十五节 化痰止咳平喘药

凡以祛痰或消痰为主要作用，治疗各种痰证的药物均称为化痰药；凡以制止或者减轻咳嗽喘息为主要作用，治疗各种咳喘证的药物，称为止咳平喘药。本类药物大多味辛、苦或甘，主入肺经。辛能散、行，宣通肺气；苦可泻、燥，燥湿化痰、降肺气，甘能润燥，化痰、止咳、平喘。因化痰药和止咳平喘药常配伍使用，所以将其归为一节。本类药物主要用于各种痰证、外感和内伤所致的各种咳嗽和喘息之证。按其性能功效及临床应用，常将本类药物分为以下三类。

温化寒痰药：温肺驱寒，燥湿化痰；主治各种寒痰、湿痰。

清化热痰药：清化热痰；主治热痰证。

止咳平喘药：止咳平喘；主治咳喘证。

使用本类药物时应注意，凡咳嗽兼咯血者，不宜使用温燥之性强烈的刺激性化痰药；麻疹初起者，即使有咳嗽，也不能单用止咳药，应以疏解清宣为主，以免导致久咳不止且影响麻疹的透发，收敛性强、温燥之药尤当忌用。

一、温化寒痰药

半夏

【性味与归经】 辛、温；有毒。归脾、胃、肺经。

【功能与主治】 燥湿化痰，降逆止呕，消痞散结。用于湿痰寒痰，咳喘痰多，痰饮眩悸，风痰眩晕，痰厥头痛，呕吐反胃，胸脘痞闷，梅核气；外治痈肿痰核。

【用法与用量】 内服一般炮制后使用，3～9g。外用适量，磨汁涂或研末以酒调敷患处。

【使用注意】 不宜与川乌、制川乌、草乌、制草乌、附子同用；生品内服宜慎。

天南星

【性味与归经】 苦、辛，温；有毒。归肺、肝、脾经。

【功能与主治】 散结消肿。外用治痈肿，蛇虫咬伤。

【用法与用量】 外用生品适量，研末以醋或酒调敷患处。

【使用注意】 孕妇慎用；生品内服宜慎。

旋覆花

【性味与归经】 苦、辛、咸，微温。归肺、脾、胃、大肠经。

【功能与主治】 降气，消痰，行水，止呕。用于风寒咳嗽，痰饮蓄结，胸膈痞闷，喘咳痰多，呕吐噫气，心下痞硬。

【用法与用量】 3～9g，包煎。

二、清化热痰药

川贝母

【性味与归经】 苦、甘，微寒。归肺、心经。

【功能与主治】 清热润肺，化痰止咳，散结消痈。用于肺热燥咳，干咳少痰，阴虚劳嗽，痰中带血，瘰疬，乳痈，肺痈。

【用法与用量】　3～10g；研粉冲服，一次1～2g。

【使用注意】　不宜与川乌、制川乌、草乌、制草乌、附子同用。

浙贝母

【性味与归经】　苦，寒。归肺、心经。

【功能与主治】　清热化痰止咳，解毒散结消痈。用于风热咳嗽，痰火咳嗽，肺痈，乳痈，瘰疬，疮毒。

【用法与用量】　煎服，5～10g。

【使用注意】　不宜与川乌、制川乌、草乌、制草乌、附子同用。

瓜　蒌

【性味与归经】　甘、微苦，寒。归肺、胃、大肠经。

【功能与主治】　清热涤痰，宽胸散结，润燥滑肠。用于肺热咳嗽，痰浊黄稠，胸痹心痛，结胸痞满，乳痈，肺痈，肠痈，大便秘结。

【用法与用量】　煎服，9～15g。

【使用注意】　不宜与川乌、制川乌、草乌、制草乌、附子同用。

桔　梗

【性味与归经】　苦、辛，平。归肺经。

【功能与主治】　宣肺，利咽，祛痰，排脓。用于咳嗽痰多，胸闷不畅，咽痛音哑，肺痈吐脓。

【用法与用量】　煎服，3～10g。

竹　茹

【性味与归经】　甘，微寒。归肺、胃、心、胆经。

【功能与主治】　清热化痰，除烦，止呕。用于痰热咳嗽，胆火挟痰，惊悸不宁，心烦失眠，中风痰迷，舌强不语，胃热呕吐，妊娠恶阻，胎动不安。

【用法与用量】　煎服，5～10g。

前　胡

【性味与归经】　苦、辛，微寒。归肺经。

【功能与主治】　降气化痰，散风清热。用于痰热喘满，咳痰黄稠，风热咳嗽痰多。

【用法与用量】　煎服，3～10g。

海　藻

【性味与归经】　苦、咸，寒。归肝、胃、肾经。

【功能与主治】　消痰软坚散结，利水消肿。用于瘿瘤，瘰疬，睾丸肿痛，痰饮水肿。

【用法与用量】　煎服，6～12g。

【使用注意】　不宜与甘草同用。

昆　布

【性味与归经】　咸，寒。归肝、胃、肾经。

【功能与主治】　消痰软坚散结，利水消肿。用于瘿瘤，瘰疬，睾丸肿痛，痰饮水肿。

【用法与用量】　煎服，6～12g。

天竺黄

【性味与归经】　甘，寒。归心、肝经。

【功能与主治】　清热豁痰，凉心定惊。用于热病神昏，中风痰迷，小儿痰热惊痫、抽搐、夜啼。

【用法与用量】　煎服，3～9g。

胖大海

【性味与归经】　甘，寒。归肺、大肠经。

【功能与主治】　清热润肺，利咽开音，润肠通便。用于肺热声哑，干咳无痰，咽喉干痛，热结便闭，头痛目赤。

【用法与用量】　2～3枚，沸水泡服或煎服。

白　前

【性味与归经】　辛、苦，微温。归肺经。

【功能与主治】　降气，消痰，止咳。用于肺气壅实，咳嗽痰多，胸满喘急。

【用法与用量】　煎服，3～10g。

三、止咳平喘药

苦杏仁

【性味与归经】　苦，微温；有小毒。归肺、大肠经。

【功能与主治】　降气止咳平喘，润肠通便。用于咳嗽气喘，胸满痰多，肠燥便秘。

【用法与用量】　5～10g，生品入煎剂后下。

【使用注意】　内服不宜过量，以免中毒。

百　部

【性味与归经】　甘、苦，微温。归肺经。

【功能与主治】　润肺下气止咳，杀虫灭虱。用于新久咳嗽，肺痨咳嗽，顿咳；外用于头虱，体虱，蛲虫病，阴痒。蜜百部润肺止咳，用于阴虚劳嗽。

【用法与用量】　3～9g。外用适量，水煎或酒浸。

桑白皮

【性味与归经】　甘，寒。归肺经。

【功能与主治】　泻肺平喘，利水消肿。用于肺热喘咳，水肿胀满尿少，面目肌肤浮肿。

【用法与用量】　煎服，6～12g。

紫　菀

【性味与归经】　辛、苦，温。归肺经。

【功能与主治】　润肺下气，消痰止咳。用于痰多喘咳，新久咳嗽，痨嗽咯血。

【用法与用量】　煎服，5～10g。

款冬花

【性味与归经】　辛、微苦，温。归肺经。

【功能与主治】　润肺下气，止咳化痰。用于新久咳嗽，喘咳痰多，痨嗽咯血。

【用法与用量】　煎服，5～10g。

枇杷叶

【性味与归经】 苦，微寒。归肺、胃经。

【功能与主治】 清肺止咳，降逆止呕。用于肺热咳嗽，气逆喘急，胃热呕逆，烦热口渴。

【用法与用量】 煎服，6～10g。

马兜铃

【性味与归经】 苦，微寒。归肺、大肠经。

【功能与主治】 清肺降气，止咳平喘，清肠消痔。用于肺热咳喘，痰中带血，肠热痔血，痔疮肿痛。

【用法与用量】 煎服，3～9g。

【使用注意】 本品含马兜铃酸，可引起肾脏损害等不良反应；儿童及老年人慎用；孕妇、婴幼儿及肾功能不全者禁用。

紫苏子

【性味与归经】 辛，温。归肺经。

【功能与主治】 降气化痰，止咳平喘，润肠通便。用于痰壅气逆，咳嗽气喘，肠燥便秘。

【用法与用量】 煎服，3～10g。

罗汉果

【性味与归经】 甘，凉。归肺、大肠经。

【功能与主治】 清热润肺，利咽开音，滑肠通便。用于肺热燥咳，咽痛失音，肠燥便秘。

【用法与用量】 煎服，9～15g。

第十六节 安神药

凡以安神定志为主要功效，用以治疗心神不宁病证的药物，称为安神药。本类药物多味甘，性寒凉或平，主入心、肝二经。具有镇惊安神、养心安神等功效，部分药物兼能平肝潜阳、纳气平喘、清热解毒、活血、敛汗。按其性能功效及临床应用，常将本类药物分为以下两类。

重镇安神药：镇心安神、平肝潜阳等，主治肝阳眩晕实证。

养心安神药：滋养心肝、益阴补血等，主治心悸怔忡、多梦、遗精、盗汗等证。

使用本类药物时应注意，矿物类易伤胃气，不宜长期服用，做丸、散剂服用，须酌情配伍养胃健脾药；入汤剂，则应打碎先煎、久煎；部分具有毒性的药物，更要慎用，不宜过量，以防中毒。

一、重镇安神药

朱 砂

【性味与归经】 甘，微寒；有毒。归心经。

【功能与主治】 清心镇惊，安神，明目，解毒。用于心悸易惊，失眠多梦，癫痫发狂，小儿惊风，视物昏花，口疮，喉痹，疮疡肿毒。

【用法与用量】 0.1～0.5g，多入丸、散服，不宜入煎剂。外用适量。

【使用注意】 本品有毒，不宜大量服用，也不宜少量久服；孕妇及肝肾功能不全者禁用。

磁 石

【性味与归经】 咸，寒。归肝、心、肾经。

【功能与主治】 镇惊安神，平肝潜阳，聪耳明目，纳气平喘。用于惊悸失眠，头晕目眩，视物昏花，耳鸣耳聋，肾虚气喘。

【用法与用量】 9～30g，先煎。

二、养心安神药

酸枣仁

【性味与归经】 甘、酸，平。归肝、胆、心经。

【功能与主治】 养心补肝，宁心安神，敛汗，生津。用于虚烦不眠，惊悸多梦，体虚多汗，津伤口渴。

【用法与用量】 煎服，10～15g。

柏子仁

【性味与归经】 甘，平。归心、肾、大肠经。

【功能与主治】 养心安神，润肠通便，止汗。用于阴血不足，虚烦失眠，心悸怔忡，肠燥便秘，阴虚盗汗。

【用法与用量】 煎服，3～10g。

远 志

【性味与归经】 苦、辛，温。归心、肾、肺经。

【功能与主治】 安神益智，交通心肾，祛痰，消肿。用于心肾不交引起的失眠多梦、健忘惊悸、神志恍惚，咳痰不爽，疮疡肿毒，乳房肿痛。

【用法与用量】 煎服，3～10g。

合欢皮

【性味与归经】 甘，平。归心、肝、肺经。

【功能与主治】 解郁安神，活血消肿。用于心神不安，忧郁失眠，肺痈，疮肿，跌扑伤痛。

【用法与用量】 6～12g。外用适量，研末调敷。

首乌藤

【性味与归经】 甘，平。归心、肝经。

【功能与主治】 养血安神，祛风通络。用于失眠多梦，血虚身痛，风湿痹痛，皮肤瘙痒。

【用法与用量】 9～15g。外用适量，煎水洗患处。

灵 芝

【性味与归经】 甘，平。归心、肺、肝、肾经。

【功能与主治】 补气安神，止咳平喘。用于心神不宁，失眠心悸，肺虚咳喘，虚劳短气，不思饮食。

【用法与用量】　煎服，6～12g。

第十七节　平肝息风药

凡以平肝潜阳，息风止痉为主要功效，治疗肝阳上亢或肝风内动病证的药物，称为平肝息风药。本类药物多为介类、虫类、矿物药及其他动物药，大多味咸或甘，其性寒凉，皆入肝经。具有平肝潜阳、息风止痉的功效，部分兼有镇静安神、清肝明目、凉血等功效。按其性能功效及临床应用，常将本类药物分为以下两类。

平抑肝阳药：主治虚火上扰烦躁不眠等证。

息风止痉药：主治肝风内动、破伤风、癫痫、惊风抽搐等证。

本类药物性有偏寒凉或偏温燥之分，入药时应注意区别使用。若脾虚慢惊者，不宜使用寒凉之品；血虚阴伤者，当忌温燥之药。

一、平抑肝阳药

石决明

【性味与归经】　咸，寒。归肝经。

【功能与主治】　平肝潜阳，清肝明目。用于头痛眩晕，目赤翳障，视物昏花，青盲雀目。

【用法与用量】　6～20g，先煎。

牡　蛎

【性味与归经】　咸；微寒。归肝、胆、肾经。

【功能与主治】　重镇安神，潜阳补阴，软坚散结。用于惊悸失眠，眩晕耳鸣，瘰疬痰核，癥瘕痞块。煅牡蛎收敛固涩，制酸止痛。用于自汗盗汗，遗精滑精，崩漏带下，胃痛吞酸。

【用法与用量】　9～30g，先煎。

珍珠母

【性味与归经】　咸，寒。归肝、心经。

【功能与主治】　平肝潜阳，安神定惊，明目退翳。用于头痛眩晕，惊悸失眠，目赤翳障，视物昏花。

【用法与用量】　10～25g，先煎。

赭　石

【性味与归经】　苦，寒。归肝、心、肺、胃经。

【功能与主治】　平肝潜阳，重镇降逆，凉血止血。用于眩晕耳鸣，呕吐，噫气，呃逆，喘息，吐血，衄血，崩漏下血。

【用法与用量】　9～30g，先煎。

【使用注意】　孕妇慎用。

罗布麻叶

【性味与归经】　甘、苦，凉。归肝经。

【功能与主治】　平肝安神，清热利水。用于肝阳眩晕，心悸失眠，浮肿尿少。

【用法与用量】 煎服，6～12g。

二、息风止痉药

钩 藤

【性味与归经】 甘，凉。归肝、心包经。

【功能与主治】 息风定惊，清热平肝。用于肝风内动，惊痫抽搐，高热惊厥，感冒夹惊，小儿惊啼，妊娠子痫，头痛眩晕。

【用法与用量】 3～12g，后下。

天 麻

【性味与归经】 甘，平。归肝经。

【功能与主治】 息风止痉，平抑肝阳，祛风通络。用于小儿惊风，癫痫抽搐，破伤风，头痛眩晕，手足不遂，肢体麻木，风湿痹痛。

【用法与用量】 煎服，3～10g。

地 龙

【性味与归经】 咸，寒。归肝、脾、膀胱经。

【功能与主治】 清热定惊，通络，平喘，利尿。用于高热神昏，惊痫抽搐，关节痹痛，肢体麻木，半身不遂，肺热喘咳，水肿尿少。

【用法与用量】 煎服，5～10g。

僵 蚕

【性味与归经】 咸、辛，平。归肝、肺、胃经。

【功能与主治】 息风止痉，祛风止痛，化痰散结。用于肝风挟痰，惊痫抽搐，小儿急惊风，破伤风，中风口㖞，风热头痛，目赤咽痛，风疹瘙痒，发颐痄腮。

【用法与用量】 煎服，5～10g。

珍 珠

【性味与归经】 甘、咸，寒。归心、肝经。

【功能与主治】 安神定惊，明目消翳，解毒生肌，润肤祛斑。用于惊悸失眠，惊风癫痫，目赤翳障，疮疡不敛，皮肤色斑。

【用法与用量】 0.1～0.3g，多入丸、散用。外用适量。

全 蝎

【性味与归经】 辛，平；有毒。归肝经。

【功能与主治】 息风镇痉，通络止痛，攻毒散结。用于肝风内动，痉挛抽搐，小儿惊风，中风口㖞，半身不遂，破伤风，风湿顽痹，偏正头痛，疮疡，瘰疬。

【用法与用量】 煎服，3～6g。

【使用注意】 孕妇禁用。

羚羊角

【性味与归经】 咸，寒。归肝、心经。

【功能与主治】 平肝息风，清肝明目，散血解毒。用于肝风内动，惊痫抽搐，妊娠子痫，高热痉厥，癫痫发狂，头痛眩晕，目赤翳障，温毒发斑，痈肿疮毒。

【用法与用量】 1～3g，宜另煎 2 小时以上；磨汁或研粉服，每次 0.3～0.6g。

蜈 蚣

【性味与归经】 辛，温；有毒。归肝经。

【功能与主治】 息风镇痉，通络止痛，攻毒散结。用于肝风内动，痉挛抽搐，小儿惊风，中风口㖞，半身不遂，破伤风，风湿顽痹，偏正头痛，疮疡，瘰疬，蛇虫咬伤。

【用法与用量】 煎服，3～5g。

【使用注意】 孕妇禁用。

牛 黄

【性味与归经】 甘，凉。归心、肝经。

【功能与主治】 清心，豁痰，开窍，凉肝，息风，解毒。用于热病神昏，中风痰迷，惊痫抽搐，癫痫发狂，咽喉肿痛，口舌生疮，痈肿疔疮。

【用法与用量】 0.15～0.35g，多入丸、散用。外用适量，研末敷患处。

【注意】 孕妇慎用。

第十八节 开窍药

开窍药是指以开窍醒神为主要功效，用于治疗闭证神昏的药物，因其具有辛香走窜之性，又称芳香开窍药。本类药物多辛香行散，性善走窜，主入心经，具有通闭开窍、苏醒神智的作用，部分兼有行气、活血、止痛等功效。

本类药物使用时注意，开窍药是中医急救治疗神志昏迷的药物，为治标之品，因其辛香走窜，易耗伤正气，故不宜久服；其有效成分易于挥发，故内服多不宜入煎剂，多入丸、散剂服用。

冰 片

【性味与归经】 辛、苦，凉。归心、脾、肺经。

【功能与主治】 开窍醒神，清热止痛。用于热病神昏、惊厥，中风痰厥，气郁暴厥，中恶昏迷，胸痹心痛，目赤，口疮，咽喉肿痛，耳道流脓。

【用法与用量】 0.3～0.9g，入丸、散服。外用适量，研粉点敷患处。

【使用注意】 孕妇慎用。

石菖蒲

【性味与归经】 辛、苦，温。归心、胃经。

【功能与主治】 开窍豁痰，醒神益智，化湿开胃。用于神昏癫痫，健忘失眠，耳鸣耳聋，脘痞不饥，噤口下痢。

【用法与用量】 煎服，3～10g。

【使用注意】 不宜久煎。

麝 香

【性味与归经】 辛，温。归心、脾经。

【功能与主治】 开窍醒神，活血通经，消肿止痛。用于热病神昏，中风痰厥，气郁暴厥，中恶昏迷，经闭，癥瘕，难产死胎，胸痹心痛，心腹暴痛，跌扑伤痛，痹痛麻木，痈肿瘰疬，咽喉肿痛。

【用法与用量】　0.03～0.1g，多入丸、散用。外用适量。

【使用注意】　孕妇禁用。

苏合香

【性味与归经】　辛，温。归心、脾经。

【功能与主治】　开窍，辟秽，止痛。用于中风痰厥，猝然昏倒，胸痹心痛，胸腹冷痛，惊痫。

【用法与用量】　0.3～1g，宜入丸、散服。

第十九节　补虚药

凡以补充人体气血阴阳，增强体质，提高抗病能力为主要功效，治疗虚证的药物，称为补虚药，亦称补养药或补益药。本节药大多味甘，五脏皆入，药性寒、温、润、燥、平皆有。具有补气、温阳、滋阴、补血的作用，适用于人体气血阴阳亏损而致虚弱诸证。按其性能功效及临床应用，常将本类药物分为以下四类：

补气药，主治肺脾气虚证；补阳药，主治肾阳虚证；补血药，主治心肝血虚证；补阴药，主治阴液亏虚证。

现代药理研究证明，本类药物能增强机体免疫功能、改善物质代谢、降血脂、降血糖、改善内分泌功能，还具有延缓衰老、抗氧化、强心、升压、抗休克、改善造血功能及抗肿瘤等多方面的作用。

一、补气药

人　参

【性味与归经】　甘、微苦，微温。归脾、肺、心、肾经。

【功能与主治】　大补元气，复脉固脱，补脾益肺，生津养血，安神益智。用于体虚欲脱，肢冷脉微，脾虚食少，肺虚喘咳，津伤口渴，内热消渴，气血亏虚，久病虚羸，惊悸失眠，阳痿宫冷。

【用法与用量】　3～9g，另煎兑服；也可研粉吞服，一次2g，一日2次。

【使用注意】　不宜与藜芦、五灵脂同用。

党　参

【性味与归经】　甘，平。归脾、肺经。

【功能与主治】　健脾益肺，养血生津。用于脾肺气虚，食少倦怠，咳嗽虚喘，气血不足，面色萎黄，心悸气短，津伤口渴，内热消渴。

【用法与用量】　煎服，9～30g。

【使用注意】　不宜与藜芦同用。

太子参

【性味与归经】　甘、微苦，平。归脾、肺经。

【功能与主治】　益气健脾，生津润肺。用于脾虚体倦，食欲不振，病后虚弱，气阴不足，自汗口渴，肺燥干咳。

【用法与用量】　煎服，9～30g。

<h1 style="text-align:center">黄　芪</h1>

【性味与归经】　甘，微温。归肺、脾经。

【功能与主治】　补气升阳，固表止汗，利水消肿，生津养血，行滞通痹，托毒排脓，敛疮生肌。用于气虚乏力，食少便溏，中气下陷，久泻脱肛，便血崩漏，表虚自汗，气虚水肿，内热消渴，血虚萎黄，半身不遂，痹痛麻木，痈疽难溃，久溃不敛。

【用法与用量】　煎服，9～30g。

<h1 style="text-align:center">白　术</h1>

【性味与归经】　苦、甘，温。归脾、胃经。

【功能与主治】　健脾益气，燥湿利水，止汗，安胎。用于脾虚食少，腹胀泄泻，痰饮眩悸，水肿，自汗，胎动不安。

【用法与用量】　煎服，6～12g。

<h1 style="text-align:center">山　药</h1>

【性味与归经】　甘，平。归脾、肺、肾经。

【功能与主治】　补脾养胃，生津益肺，补肾涩精。用于脾虚食少，久泻不止，肺虚喘咳，肾虚遗精，带下，尿频，虚热消渴。麸炒山药补脾健胃。用于脾虚食少，泄泻便溏，白带过多。

【用法与用量】　煎服，15～30g。

<h1 style="text-align:center">甘　草</h1>

【性味与归经】　甘，平。归心、肺、脾、胃经。

【功能与主治】　补脾益气，清热解毒，祛痰止咳，缓急止痛，调和诸药。用于脾胃虚弱，倦怠乏力，心悸气短，咳嗽痰多，脘腹、四肢挛急疼痛，痈肿疮毒，缓解药物毒性、烈性。

【用法与用量】　煎服，2～10g。

【使用注意】　不宜与海藻、京大戟、红大戟、甘遂、芫花同用。

<h1 style="text-align:center">刺五加</h1>

【性味与归经】　辛、微苦，温。归脾、肾、心经。

【功能与主治】　益气健脾，补肾安神。用于脾肺气虚，体虚乏力，食欲不振，肺肾两虚，久咳虚喘，肾虚腰膝酸痛，心脾不足，失眠多梦。

【用法与用量】　煎服，9～27g。

二、补阳药

<h1 style="text-align:center">鹿　茸</h1>

【性味与归经】　甘、咸，温。归肾、肝经。

【功能与主治】　壮肾阳，益精血，强筋骨，调冲任，托疮毒。用于肾阳不足，精血亏虚，阳痿滑精，宫冷不孕，羸瘦，神疲，畏寒，眩晕，耳鸣，耳聋，腰脊冷痛，筋骨痿软，崩漏带下，阴疽不敛。

【用法与用量】　1～2g，研末冲服。

巴戟天

【性味与归经】 甘、辛，微温。归肾、肝经。

【功能与主治】 补肾阳，强筋骨，祛风湿。用于阳痿遗精，宫冷不孕，月经不调，少腹冷痛，风湿痹痛，筋骨痿软。

【用法与用量】 煎服，3～10g。

淫羊藿

【性味与归经】 辛、甘，温。归肝、肾经。

【功能与主治】 补肾阳，强筋骨，祛风湿。用于肾阳虚衰，阳痿遗精，筋骨痿软，风湿痹痛，麻木拘挛。

【用法与用量】 煎服，6～10g。

仙 茅

【性味与归经】 辛，热；有毒。归肾、肝、脾经。

【功能与主治】 补肾阳，强筋骨，祛寒湿。用于阳痿精冷，筋骨痿软，腰膝冷痛，阳虚冷泻。

【用法与用量】 煎服，3～10g。

肉苁蓉

【性味与归经】 甘、咸，温。归肾、大肠经。

【功能与主治】 补肾阳，益精血，润肠通便。用于肾阳不足，精血亏虚，阳痿不孕，腰膝酸软，筋骨无力，肠燥便秘。

【用法与用量】 煎服，6～10g。

锁 阳

【性味与归经】 甘，温。归肝、肾、大肠经。

【功能与主治】 补肾阳，益精血，润肠通便。用于肾阳不足，精血亏虚，腰膝痿软，阳痿滑精，肠燥便秘。

【用法与用量】 煎服，5～10g。

菟丝子

【性味与归经】 辛、甘，平。归肝、肾、脾经。

【功能与主治】 补益肝肾，固精缩尿，安胎，明目，止泻；外用消风祛斑。用于肝肾不足，腰膝酸软，阳痿遗精，遗尿尿频，肾虚胎漏，胎动不安，目昏耳鸣，脾肾虚泻；外治白癜风。

【用法与用量】 煎服，6～12g。外用适量。

沙苑子

【性味与归经】 甘，温。归肝、肾经。

【功能与主治】 补肾助阳，固精缩尿，养肝明目。用于肾虚腰痛，遗精早泄，遗尿尿频，白浊带下，眩晕，目暗昏花。

【用法与用量】 煎服，9～15g。

杜 仲

【性味与归经】 甘，温。归肝、肾经。

【功能与主治】　补肝肾，强筋骨，安胎。用于肝肾不足，腰膝酸痛，筋骨无力，头晕目眩，妊娠漏血，胎动不安。

【用法与用量】　煎服，6～10g。

续　断

【性味与归经】　苦、辛，微温。归肝、肾经。

【功能与主治】　补肝肾，强筋骨，续折伤，止崩漏。用于肝肾不足，腰膝酸软，风湿痹痛，跌扑损伤，筋伤骨折，崩漏，胎漏。酒续断多用于风湿痹痛，跌扑损伤，筋伤骨折。盐续断多用于腰膝酸软。

【用法与用量】　煎服，9～15g。

何首乌

【性味与归经】　苦、甘、涩，微温。归肝、心、肾经。

【功能与主治】　解毒，消痈，截疟，润肠通便。用于疮痈，瘰疬，风疹瘙痒，久疟体虚，肠燥便秘。

【用法与用量】　煎服，3～6g。

益　智

【性味与归经】　辛，温。归脾、肾经。

【功能与主治】　暖肾固精缩尿，温脾止泻摄唾。用于肾虚遗尿，小便频数，遗精白浊，脾寒泄泻，腹中冷痛，口多唾涎。

【用法与用量】　煎服，3～10g。

补骨脂

【性味与归经】　辛、苦，温。归肾、脾经。

【功能与主治】　温肾助阳，纳气平喘，温脾止泻；外用消风祛斑。用于肾阳不足，阳痿遗精，遗尿尿频，腰膝冷痛，肾虚作喘，五更泄泻；外用治白癜风，斑秃。

【用法与用量】　煎服，6～10g。外用20%～30%酊剂涂患处。

冬虫夏草

【性味与归经】　甘，平。归肺、肾经。

【功能与主治】　补肾益肺，止血化痰。用于肾虚精亏，阳痿遗精，腰膝酸痛，久咳虚喘，痨嗽咯血。

【用法与用量】　煎服，3～9g。

蛤　蚧

【性味与归经】　咸，平。归肺、肾经。

【功能与主治】　补肺益肾，纳气定喘，助阳益精。用于肺肾不足，虚喘气促，痨嗽咯血，阳痿，遗精。

【用法与用量】　3～6g，多入丸、散或酒剂。

海　马

【性味与归经】　甘、咸，温。归肝、肾经。

【功能与主治】　温肾壮阳，散结消肿。用于阳痿，遗尿，肾虚作喘，癥瘕积聚，跌扑损伤；外治痈肿疔疮。

【用法与用量】　3～9g。外用适量，研末敷患处。

鹿　角

【性味与归经】　咸，温。归肾、肝经。

【功能与主治】　温肾阳，强筋骨，行血消肿。用于肾阳不足，阳痿遗精，腰脊冷痛，阴疽疮疡，乳痈初起，瘀血肿痛。

【用法与用量】　煎服，6～15g。

鹿角霜

【性味与归经】　咸、涩，温。归肝、肾经。

【功能与主治】　温肾助阳，收敛止血。用于脾肾阳虚，白带过多，遗尿尿频，崩漏下血，疮疡不敛。

【用法与用量】　9～15g，先煎。

三、补血药

当　归

【性味与归经】　甘、辛，温。归肝、心、脾经。

【功能与主治】　补血活血，调经止痛，润肠通便。用于血虚萎黄，眩晕心悸，月经不调，经闭痛经，虚寒腹痛，风湿痹痛，跌扑损伤，痈疽疮疡，肠燥便秘。酒当归活血通经。用于经闭痛经，风湿痹痛，跌扑损伤。

【用法与用量】　煎服，6～12g。

熟地黄

【性味与归经】　甘，微温。归肝、肾经。

【功能与主治】　补血滋阴，益精填髓。用于血虚萎黄，心悸怔忡，月经不调，崩漏下血，肝肾阴虚，腰膝酸软，骨蒸潮热，盗汗遗精，内热消渴，眩晕，耳鸣，须发早白。

【用法与用量】　煎服，9～15g。

白　芍

【性味与归经】　苦、酸，微寒。归肝、脾经。

【功能与主治】　养血调经，敛阴止汗，柔肝止痛，平抑肝阳。用于血虚萎黄，月经不调，自汗，盗汗，胁痛，腹痛，四肢挛痛，头痛眩晕。

【用法与用量】　煎服，6～15g。

【使用注意】　不宜与藜芦同用。

阿　胶

【性味与归经】　甘，平。归肺、肝、肾经。

【功能与主治】　补血滋阴，润燥，止血。用于血虚萎黄，眩晕心悸，肌痿无力，心烦不眠，虚风内动，肺燥咳嗽，痨嗽咯血，吐血尿血，便血崩漏，妊娠胎漏。

【用法与用量】　煎服，3～9g。烊化兑服。

四、补阴药

百　合

【性味与归经】　甘，寒。归心、肺经。

【功能与主治】 养阴润肺，清心安神。用于阴虚燥咳，痨嗽咯血，虚烦惊悸，失眠多梦，精神恍惚。

【用法与用】 煎服，6～12g。

北沙参

【性味与归经】 甘、微苦，微寒。归肺、胃经。

【功能与主治】 养阴清肺，益胃生津。用于肺热燥咳，痨嗽痰血，胃阴不足，热病津伤，咽干口渴。

【用法与用量】 煎服，5～12g。

【使用注意】 不宜与藜芦同用。

南沙参

【性味与归经】 甘，微寒。归肺、胃经。

【功能与主治】 养阴清肺，益胃生津，化痰，益气。用于肺热燥咳，阴虚劳嗽，干咳痰黏，胃阴不足，食少呕吐，气阴不足，烦热口干。

【用法与用量】 煎服，9～15g。

【使用注意】 不宜与藜芦同用。

麦 冬

【性味与归经】 甘、微苦，微寒。归心、肺、胃经。

【功能与主治】 养阴生津，润肺清心。用于肺燥干咳，阴虚痨嗽，喉痹咽痛，津伤口渴，内热消渴，心烦失眠，肠燥便秘。

【用法与用量】 煎服，6～12g。

天 冬

【性味与归经】 甘、苦，寒。归肺、肾经。

【功能与主治】 养阴润燥，清肺生津。用于肺燥干咳，顿咳痰黏，腰膝酸痛，骨蒸潮热，内热消渴，热病津伤，咽干口渴，肠燥便秘。

【用法与用量】 煎服，6～12g。

石 斛

【性味与归经】 甘，微寒。归胃、肾经。

【功能与主治】 益胃生津，滋阴清热。用于热病津伤，口干烦渴，胃阴不足，食少干呕，病后虚热不退，阴虚火旺，骨蒸劳热，目暗不明，筋骨痿软。

【用法与用量】 煎服，6～12g；鲜品 15～30g。

玉 竹

【性味与归经】 甘，微寒。归肺、胃经。

【功能与主治】 养阴润燥，生津止渴。用于肺胃阴伤，燥热咳嗽，咽干口渴，内热消渴。

【用法与用量】 煎服，6～12g。

黄 精

【性味与归经】 甘，平。归脾、肺、肾经。

【功能与主治】 补气养阴，健脾，润肺，益肾。用于脾胃气虚，体倦乏力，胃阴不足，口干食少，肺虚燥咳，痨嗽咯血，精血不足，腰膝酸软，须发早白，内热消渴。

【用法与用量】　煎服，9～15g。

枸杞子

【性味与归经】　甘，平。归肝、肾经。

【功能与主治】　滋补肝肾，益精明目。用于虚劳精亏，腰膝酸痛，眩晕耳鸣，阳痿遗精，内热消渴，血虚萎黄，目昏不明。

【用法与用量】　煎服，6～12g。

女贞子

【性味与归经】　甘、苦，凉。归肝、肾经。

【功能与主治】　滋补肝肾，明目乌发。用于肝肾阴虚，眩晕耳鸣，腰膝酸软，须发早白，目暗不明，内热消渴，骨蒸潮热。

【用法与用量】　煎服，6～12g。

墨旱莲

【性味与归经】　甘、酸，寒。归肾、肝经。

【功能与主治】　滋补肝肾，凉血止血。用于肝肾阴虚，牙齿松动，须发早白，眩晕耳鸣，腰膝酸软，阴虚血热吐血、衄血、尿血，血痢，崩漏下血，外伤出血。

【用法与用量】　煎服，6～12g。

龟甲

【性味与归经】　咸、甘，微寒。归肝、肾、心经。

【功能与主治】　滋阴潜阳，益肾强骨，养血补心，固经止崩。用于阴虚潮热，骨蒸盗汗，头晕目眩，虚风内动，筋骨痿软，心虚健忘，崩漏经多。

【用法与用量】　9～24g，先煎。

鳖甲

【性味与归经】　咸，微寒。归肝、肾经。

【功能与主治】　滋阴潜阳，退热除蒸，软坚散结。用于阴虚发热，骨蒸劳热，阴虚阳亢，头晕目眩，虚风内动，手足瘈疭，经闭，癥瘕，久疟疟母。

【用法与用量】　9～24g，先煎。

西洋参

【性味与归经】　甘、微苦，凉。归心、肺、肾经。

【功能与主治】　补气养阴，清热生津。用于气虚阴亏，虚热烦倦，咳喘痰血，内热消渴，口燥咽干。

【用法与用量】　3～6g，另煎兑服。

【使用注意】　不宜与藜芦同用。

第二十节　收涩药

凡以收敛固涩为主要作用以治疗各种滑脱病证的药物，称收涩药，又称固涩药。本类药物味多酸涩，性温或平，主入肺、脾、肾、大肠经。酸收敛固涩，能敛耗散，固滑脱，具有固表止汗、敛肺止咳、涩肠止泻、固精缩尿、收涩止带等作用。

使用本类药物时要注意，凡表邪未解，湿热内蕴所致的泻痢带下、血热出血，以及郁热未清者，不宜使用收涩药，以防"闭门留寇"之弊。

五味子

【性味与归经】　酸、甘，温。归肺、心、肾经。

【功能与主治】　收敛固涩，益气生津，补肾宁心。用于久嗽虚喘，梦遗滑精，遗尿尿频，久泻不止，自汗盗汗，津伤口渴，内热消渴，心悸失眠。

【用法与用量】　煎服，2～6g。

乌　梅

【性味与归经】　酸、涩，平。归肝、脾、肺、大肠经。

【功能与主治】　敛肺，涩肠，生津，安蛔。用于肺虚久咳，久泻久痢，虚热消渴，蛔厥呕吐腹痛。

【用法与用量】　煎服，6～12g。

莲　子

【性味与归经】　甘、涩，平。归脾、肾、心经。

【功能与主治】　补脾止泻，止带，益肾涩精，养心安神。用于脾虚泄泻，带下，遗精，心悸失眠。

【用法与用量】　煎服，6～15g。

芡　实

【性味与归经】　甘、涩，平。归脾、肾经。

【功能与主治】　益肾固精，补脾止泻，除湿止带。用于遗精滑精，遗尿尿频，脾虚久泻，白浊，带下。

【用法与用量】　煎服，9～15g。

覆盆子

【性味与归经】　甘、酸，温。归肝、肾、膀胱经。

【功能与主治】　益肾固精缩尿，养肝明目。用于遗精滑精，遗尿尿频，阳痿早泄，目暗昏花。

【用法与用量】　煎服，6～12g。

桑螵蛸

【性味与归经】　甘、咸，平。归肝、肾经。

【功能与主治】　固精缩尿，补肾助阳。用于遗精滑精，遗尿尿频，小便白浊。

【用法与用量】　煎服，5～10g。

海螵蛸

【性味与归经】　咸、涩，温。归脾、肾经。

【功能与主治】　收敛止血，涩精止带，制酸止痛，收湿敛疮。用于吐血衄血，崩漏便血，遗精滑精，赤白带下，胃痛吞酸；外治损伤出血，湿疹湿疮，溃疡不敛。

【用法与用量】　煎服，5～10g。外用适量，研末敷患处。

金樱子

【性味与归经】　酸、甘、涩，平。归肾、膀胱、大肠经。

【功能与主治】 固精缩尿，固崩止带，涩肠止泻。用于遗精滑精，遗尿尿频，崩漏带下，久泻久痢。

【用法与用量】 煎服，6~12g。

山茱萸

【性味与归经】 酸、涩，微温。归肝、肾经。

【功能与主治】 补益肝肾，收涩固脱。用于眩晕耳鸣，腰膝酸痛，阳痿遗精，遗尿尿频，崩漏带下，大汗虚脱，内热消渴。

【用法与用量】 煎服，6~12g。

肉豆蔻

【性味与归经】 辛，温。归脾、胃、大肠经。

【功能与主治】 温中行气，涩肠止泻。用于脾胃虚寒，久泻不止，脘腹胀痛，食少呕吐。

【用法与用量】 煎服，3~10g。

诃 子

【性味与归经】 苦、酸、涩，平。归肺、大肠经。

【功能与主治】 涩肠止泻，敛肺止咳，降火利咽。用于久泻久痢，便血脱肛，肺虚喘咳，久嗽不止，咽痛音哑。

【用法与用量】 煎服，3~10g。

第二十一节 外用药

凡在体表或某些黏膜部位应用，具有杀虫止痒、消肿散结、化腐排脓、生肌敛口、收敛止血的药物，称为外用药。本类药物多具解毒消肿、提脓拔毒、去腐平胬、生肌敛口、止血、杀虫、止痒等作用，部分兼有祛风通络、散瘀定痛、泻下通滞、截疟、开窍等内治作用。

本类药物多有不同程度毒性，使用时应注意，制剂应严格以保证用药安全；毒药应慎用，注意剂量；避免连续用药。

蛇床子

【性味与归经】 辛、苦，温，有小毒。归肾经。

【功能与主治】 燥湿祛风，杀虫止痒，温肾壮阳。用于阴痒带下，湿疹瘙痒，湿痹腰痛，肾虚阳痿，宫冷不孕。

【用法与用量】 3~10g。外用适量，多煎汤熏洗，或研末调敷。

雄 黄

【性味与归经】 辛，温；有毒。归肝、大肠经。

【功能与主治】 解毒杀虫，燥湿祛痰，截疟。用于痈肿疔疮，蛇虫咬伤，虫积腹痛，惊痫，疟疾。

【用法与用量】 0.05~0.1g，入丸、散用。外用适量，熏涂患处。

【使用注意】 内服宜慎；不可久用；孕妇禁用。

土荆皮

【性味与归经】 辛，温；有毒。归肺、脾经。

【功能与主治】 杀虫，疗癣，止痒。用于疥癣瘙痒。

【用法与用量】 外用适量，醋或酒浸涂擦，或研末调涂患处。

白 矾

【性味与归经】 酸、涩，寒。归肺、脾、肝、大肠经。

【功能与主治】 外用解毒杀虫，燥湿止痒；内服止血止泻，祛除风痰。外治用于湿疹，疥癣，脱肛，痔疮，聤耳流脓；内服用于久泻不止，便血，崩漏，癫痫发狂。枯矾收湿敛疮，止血化腐。用于湿疹湿疮，脱肛，痔疮，聤耳流脓，阴痒带下，鼻衄齿衄，鼻息肉。

【用法与用量】 0.6～1.5g。外用适量，研末敷或化水洗患处。

硫 黄

【性味与归经】 辛，温；有毒。归肝、大肠经。

【功能与主治】 解毒杀虫，燥湿祛痰，截疟。用于痈肿疔疮，蛇虫咬伤，虫积腹痛，惊痫，疟疾。

【用法与用量】 0.05～0.1g，入丸、散用。外用适量，熏涂患处。

【使用注意】 内服宜慎；不可久用；孕妇禁用。

附录 不同级别需掌握、熟悉的中药品种

级别	中药品种
四级	掌握(90 种)：麻黄、桂枝、白芷、紫苏叶、荆芥、生姜、柴胡、葛根、石膏、知母、栀子、黄芩、黄柏、黄连、龙胆、天花粉、决明子、金银花、连翘、大青叶、板蓝根、鱼腥草、重楼、大血藤、牡丹皮、生地黄、玄参、青蒿、青黛、独活、威灵仙、苍术、厚朴、佩兰、藿香、砂仁、茯苓、泽泻、薏苡仁、车前子、滑石、茵陈、附子、干姜、肉桂、陈皮、枳实、木香、山楂、小蓟、三七、茜草、艾叶、川芎、延胡索、郁金、丹参、益母草、牛膝、半夏、川贝母、浙贝母、麝香、人参、党参、太子参、黄芪、白术、山药、甘草、肉苁蓉、杜仲、续断、当归、熟地黄、白芍、何首乌、北沙参、南沙参、百合、麦冬、天冬、玉竹、黄精、枸杞子、龟甲、鳖甲、西洋参、鹿茸、阿胶 熟悉(90 种)：羌活、薄荷、牛蒡子、蝉蜕、桑叶、菊花、大黄、芒硝、火麻仁、郁李仁、川乌、秦艽、防己、桑寄生、五加皮、海金沙、虎杖、乌药、青皮、枳壳、香附、使君子、槟榔、莪术、川牛膝、三棱、姜黄、枇杷叶、天南星、酸枣仁、朱砂、香薷、苍耳子、夏枯草、芦根、苦参、番泻叶、芦荟、甘遂、徐长卿、络石藤、豆蔻、猪苓、香加皮、小茴香、沉香、川楝子、神曲、莱菔子、苦楝皮、白茅根、蒲黄、泽兰、鸡血藤、竹茹、磁石、牡蛎、石菖蒲、地榆、槐花、侧柏叶、瓜蒌、桔梗、苦杏仁、百部、石决明、钩藤、天麻、羚羊角、冰片、高良姜、地骨皮、赤芍、乌梢蛇、蕲蛇、贯众、蒲公英、炮姜、乳香、没药、红花、桃仁、紫花地丁、防风、细辛、吴茱萸、五味子、乌梅、山茱萸、肉豆蔻
三级	掌握(20 种)：辛夷、淡竹叶、白鲜皮、秦艽、山豆根、马齿苋、白头翁、巴豆、牵牛子、桑枝、狗脊、制草乌、草豆蔻、麦芽、鸡内金、骨碎补、前胡、地龙、苏合香、珍珠母 熟悉(20 种)：草果、萆薢、瞿麦、金钱草、通草、丁香、薤白、化橘红、巴戟天、淫羊藿、仙茅、锁阳、菟丝子、莲子、白及、藕节、土鳖虫、海藻、柏子仁、远志
二级	掌握(20 种)：升麻、土茯苓、漏芦、野菊花、水牛角、胡黄连、银柴胡、京大戟、芫花、槲寄生、木瓜、川木通、萹蓄、大腹皮、昆布、天竺黄、牛黄、沙苑子、石斛、女贞子 熟悉(20 种)：玫瑰花、仙鹤草、棕榈炭、王不留行、苏木、西红花、胖大海、桑白皮、紫菀、款冬花、合欢皮、首乌藤、灵芝、僵蚕、珍珠、罗布麻叶、全蝎、蜈蚣、赭石、芡实

续表

级别	中药品种
一级	掌握(22种)：北豆根、白薇、射干、穿心莲、半枝莲、半边莲、紫草、商陆、伸筋草、金钱白花蛇、灯心草、垂盆草、鸡骨草、木通、墨旱莲、补骨脂、益智、冬虫夏草、蛤蚧、鹿角、鹿角霜、覆盆子 熟悉(25种)：诃子、雄黄、土荆皮、白矾、硫黄、鸦胆子、儿茶、水蛭、自然铜、白前、川木香、降香、松花粉、马兜铃、紫苏子、罗汉果、石韦、血竭、旋覆花、金樱子、刺五加、海马、蛇床子、桑螵蛸、海螵蛸

注：高级涵盖低级要求。

（第1～6节，蒋小莉；第7～14节，车勇；第15～21节，杨艳娟）

第三章
中成药

学习目标

1. 掌握常用中成药的功能、主治及注意事项。
2. 熟悉常用中成药处方组成及方解。

技能要求

级别	技能要求
四级	能介绍 40 种常用中成药的功效、主治及注意事项
三级	1. 能介绍 80 种常用中成药功效、主治及注意事项 2. 能介绍 30 种常用中成药的组成及配伍意义（方解）
二级	1. 能介绍 100 种常用中成药的功效、主治及注意事项 2. 能推荐含有医疗用毒性中药、麻醉中药的中成药 3. 能介绍 40 种常用中成药的组成及配伍意义
一级	1. 能介绍 120 种常用中成药的主治、功效及使用注意 2. 能鉴别功能相似中成药的异同点 3. 能介绍 50 种常用中成药的组成及配伍意义

中成药是在中医药理论指导下，以中药饮片为原料，按规定的处方和标准制成具有一定规格的剂型，可直接用于防治疾病的制剂。中成药的处方是根据中医理论，针对某种病证或症状制定的，因此使用时要依据中医理论辨证选药。

第一节　中成药的处方来源与组方原则

一、中成药的处方来源

中成药的处方来源一般分为三种：历代文献记载的经方、民间验方及新研制中成药。古代文献中所记载的处方多为历代医药学家对历史上长期用药经验或对当时用药经验的总结，其特点是组方严谨，疗效确切，如张仲景《伤寒杂病论》中的处方，"太阳病，头痛，发热，汗出恶风者，桂枝汤主之。"民间验方是指历代典籍中未被记载，而在民间流传的有效经验处方；新研制的中成药则是指近年来按《新药审批办法》或《药品注册管理办法》研制、经国家药政部门批准生产的中成药，其中一部分中成药是按中医理论研制的，如四君子汤、玉屏风散、保和丸等；也有一部分是按照现代医学理论和方法研制的，如川芎嗪注射液、参麦注射液、丹参多酚酸盐注射液等。

二、中成药的组方原则

中成药的组方原则是在中医药理论指导下，在辨证审因，确定治法的基础上，按照君、臣、佐、使的组方原则，选药定量组合而成。这种严谨的组方原则源于《素问·至真要大论》"主病之谓君，佐君之谓臣，应臣之谓使"，即以封建朝廷中的等级君、臣、佐、使来说明方剂中药物的配伍的主次关系。

1. 君药

是针对主病或主症起主要治疗作用的药物。基药力居方中之首，是方中不可缺少的药物。

2. 臣药

有两种含义，一是辅助君药加强治疗主病或主症的药物；二是针对兼病或兼证起主要治疗作用的药物。其药力小于君药。

3. 佐药

有三种含义，一是佐助药，能协助君、臣药以加强治疗作用，或直接治疗次要的兼证；二是佐制药，用以消除或减缓君、臣药的毒性与烈性；三是反佐药，即根据病情需要，用与君药性味相反而治疗中又起相成作用的药物。佐药药力小于臣药，一般用量较轻。

4. 使药

有两种意义，一是引经药，即能引方中诸药直达病所，起导向作用；二是调和药，即具有调和诸药作用的药物，以使性味归经不同的药物能协同作用。

决定一个方剂中药物的君、臣、佐、使，主要根据药物在方中所起的作用而定。每一方剂中君、臣、佐、使是否齐备，须根据病情和治疗需要，以及所选药物的功能来决定，如病情比较单纯，用一两味即可奏效。每个方剂中君药是必不可少的，而臣、佐、使三者则不一定均有。如独参汤，仅人参一味。

第二节　中成药的剂型

一、中成药的剂型

1. 丸剂

丸剂是指用药物的细粉或药物的提取物加适量的黏合剂或其他辅料制成的球形或类球形制剂。丸剂具有剂量准确，可减少药材的不良气味，服用方便，便于携带和储藏等优点。其缺点是服用剂量较大，儿童服用不方便。丸剂根据加入黏合剂的种类不同，分为水丸、蜜丸、水蜜丸、糊丸、浓缩丸、滴丸等多种。

2. 散剂

是将药材粉碎并混合均匀而制成的粉末状制剂。依用途分为内服和外用两类。具有生物利用度高、奏效快、制作简便等优点。缺点是口感不良、服用较困难、易吸潮等。

3. 煎膏剂

是指将药材加水煎煮，去渣浓缩后加糖或炼蜜制成的半流体制剂。煎膏剂以滋补作用为主，兼有缓和的治疗作用，又称膏滋。具有口感好、浓度高、体积小、便于服用等优点，适用于慢性病防治。

4. 酒剂

酒剂也称药酒，系指药材用白酒或黄酒浸提制成的液体制剂。酒能温通血脉、散寒，多用于因寒湿引起的关节筋骨疼痛、跌打损伤等疾病。也可用于体虚补养等。

5. 片剂

是指药材细粉或药材提取物与适宜的辅料混合制成的圆片状或异形片状制剂。片剂具有质量稳定，疗效比丸剂快，服用、携带方便等优点。

6. 颗粒剂

是指用药材提取物与适宜的辅料或药材细粉制成的干燥颗粒状制剂。具有口感好、体积小、服用和携带方便、疗效快等优点。

7. 胶囊剂

是指将药物装于空胶囊或将药物密封于球形、椭圆形的胶丸内制成的制剂。胶囊剂分为硬胶囊、软胶囊和肠溶胶囊剂。胶囊剂具有服用方便、分散快、吸收好、生物利用度高、稳定性好、可掩盖药物不良气味等优点。

8. 糖浆剂

系指含有药材提取物的浓缩糖浆。具有味甜可口、便于服用等优点。是小儿适宜的剂型。

9. 合剂

系指将药材用水或其他溶剂，采用适宜方法提取、浓缩制成的内服液体制剂（单剂灌装者称口服液）。具有吸收快、奏效快、服用方便等优点。

10. 注射剂

是指用中药提取的有效成分制成的供注入人体的灭菌溶液、乳状液或混悬液，以及供临床前配成溶液的无菌粉末或浓缩液。具有吸收快、生物利用度高、显效快、剂量准确、适用于急救等优点。

11. 其他剂型

除上述常用剂型外，还有栓剂、胶剂、搽剂、锭剂、露剂、炙剂、熨剂等多种剂型。

（二）中成药剂型选择的基本原则

（1）根据药物性质进行选择。

（2）根据临床治疗的需要进行选择。

同一药物的不同剂型、不同给药方式的起效时间快慢为：静脉注射＞吸入给药＞肌内注射＜皮下注射＜直肠或舌下给药＜口服液体制剂＜口服固体制剂＜皮肤给药。

（3）根据生产和"五方便"（服用、生产、携带、运输、储存）的要求进行选择。

第三节 药品的标识和说明书

一、药品标识

（一）包装

药品包装是在药品的储存、销售、展示和使用过程中能为药品提供保护、外观信息、标识和容纳作用的一种手段，是药品的重要组成部分。药品的包装分内包装与外包装，内包装系指直接与药品接触的包装。外包装系指内包装以外的包装，按由里向外分为中包装和大包装。药品包装上的标识是药品的重要信息。《中华人民共和国药品管理法》（2019年修订版）和《药品说明书和标签管理规定》（局令第24号）对药品包装的管理规定如下。

1. 包装材料的要求

直接接触药品的包装材料和容器，必须符合药用要求，符合保障人体健康、安全的标准。不得使用未经批准的直接接触药品的包装材料和容器。对不合格的直接接触药品的包装材料和容器，由药品监督管理部门责令停止使用。

2. 包装的要求

药品包装必须适合药品质量的要求，方便储存、运输和医疗使用。

3. 包装标签的要求

药品包装必须按照规定印有或者贴有标签并附有说明书。标签或者说明书上必须注明药品的通用名称、成分、规格、上市许可持有人、生产企业及其地址、批准文号、产品批号、生产日期、有效期、适应证或者功能主治、用法、用量、禁忌、不良反应和注意事项。

（二）标签

药品标签是指药品包装上印有或者贴有的内容，分为内标签和外标签。药品内标签指直接接触药品包装的标签，外标签是指内标签以外的其他包装的标签。《药品说明书和标签管理规定》（局令第24号）规定如下。

1. 使用文字要求

药品内包装标签与外包装标签内容，不得超出国家药品监督管理局批准的药品说明书所限定的内容；文字表达应与说明书保持一致；药品的标签应当以说明书为依据，其内容不得超出说明书的范围，不得印有暗示疗效、误导使用和不适当宣传产品的文字和标识；药品包装必须按照规定印有或者贴有标签，不得夹带其他任何介绍或者宣传产品、企业的文字、音像及其他资料。

2. 药品内标签要求

应当包含药品通用名称、适应证或者功能主治、规格、用法用量、生产日期、产品批号、有效期、生产企业等内容。包装尺寸过小无法全部标明上述内容的，至少应当标注药品通用名称、规格、产品批号、有效期等内容。

3. 药品外标签要求

应当注明药品通用名称、成分、性状、适应证或者功能主治、规格、用法用量、不良反应、禁忌、注意事项、储藏、生产日期、产品批号、有效期、批准文号、生产企业等内容。适应证或者功能主治、用法用量、不良反应、禁忌、注意事项不能全部注明的，应当标出主要内容并注明"详见说明书"字样。

4. 用于运输、储藏包装的要求

标签至少应当注明药品通用名称、规格、储藏、生产日期、产品批号、有效期、批准文号，生产企业也可以根据需要注明包装数量、运输注意事项或者其他标记等必要内容。

5. 药品标签管理要求

同一药品生产企业生产的同一药品，药品规格和包装规格均相同的，其标签的内容、格式及颜色必须一致；药品规格或者包装规格不同的，其标签应当明显区别或者规格项明显标注；若分别按处方药与非处方药管理的，两者的包装颜色应当明显区别。

6. 特殊药品标签管理要求

麻醉药品、精神药品、医疗用毒性药品、放射性药品、外用药品和非处方药等国家规定有专用标识的，其说明书和标签必须印有规定的标识。

7. 储藏有特殊要求的药品标签管理要求

储藏有特殊要求的药品标签，应当在标签的醒目位置注明。

8. 药品标签有效期书写规范要求

药品标签中的有效期应当按照年、月、日的顺序标注，年份用四位数字表示，月、日用两位数表示。其具体标注格式为"有效期至××××年××月"或者"有效期至××××年××月××日"；也可以用数字和其他符号表示为"有效期至××××.××."或者"有效期至××××/××/××"等。预防用生物制品有效期的标注按照国家食品药品监督管理局批准的注册标准执行，治疗用生物制品有效期的标注自分装日期计算，其他药品有效期的标注自生产日期计算。有效期若标注到日，应当为起算日期对应年月日的前一天，若标注到月，应当为起算月份对应年月的前一月。

（三）注册商标

药品注册商标是为了保证药品质量，保障人民身体健康，维护药品生产企业和药品经营企业的正当利益，根据《中华人民共和国药品管理法》和《商标法》的规定，除中药材、中药饮片外，药品必须使用注册商标；未经核准注册的，不得在市场销售。注册商标必须在药品包装和标签上注明。商标注册人享有商标专用权，受到法律保护。药品商标是药品生产单位对该药品主要事项的技术性、标准性介绍，是宣传合理用药、普及用药知识的重要依据。

（四）条形码

条形码是将宽度不等的多个黑条和空白，按照一定的编码规则排列，用以表达一组信息的图形标识符（图 3-3-1）。中成药条形码是中成药商品的识别标志，以品种编码，13 位数字构成，药品条形码第 1～3 位数字是前缀部分的国别码，第 4～8 位数字是生产厂商代码，第 9～12 位数字是厂内商品代码，第 13 位数字是校验码。

图 3-3-1　条形码

（五）批准文号

批准文号是国家规定的，生产新药或者已有国家标准的药品的，须经国务院药品监督管理部门批准，并在批准文件上规定该药品的专有编号，此编号称为药品批准文号。药品生产企业在取得药品批准文号后，方可生产该药品。

药品批准文号的格式要求为："国药准（试）字＋1 位汉语拼音字母＋8 位阿拉伯数字"。其中"准"字代表国家批准正式生产的药品，"试"字代表国家批准试生产的药品。国药准（试）字后的 1 位汉语拼音字母代表药品类别，分别是 H 代表化学药品，S 代表生物制品，J

代表进口分装药品，T 代表体外化学诊断试剂，F 代表药用辅料，B 代表保健药品，Z 代表中药。汉语拼音字母后的 8 位阿拉伯数字中的第 1、2 位代表批准文号的来源，其中"10"代表原卫生部批准的药品，"20""19"代表 2002 年 1 月 1 日以前国家食品药品监督管理局批准的药品，其他使用各省行政区划代码前两位的，为原各省级卫生行政部门批准的药品。第 3、4 位为换发批准文号之年公元年号的后两位数字，但来源于卫生部和国家药品监督管理局的批准文号仍使用原文号年号的后两位数字，数字第 5~8 位为顺序号。

（六）生产批号

生产单位在药品生产过程中，将同一次投料、同一次生产工艺所生产的药品用一个批号来表示。批号表示生产日期和批次，可由批号推算出药品的有效期和存放时间的长短，同时便于药品的抽样检验，还代表该批药品的质量。通过药品生产批号还可以追溯和审查该批药品的生产历史。

目前我国的药品生产批号通常由 6 位或 8 位数字组成，不同的生产厂家所标示的批号也有所差别。

1. 批号以 6 位数字表示

前两位数表示年份，中间两位数表示月份，最后两位数表示日期。如批号"190406"，即 2019 年 4 月 6 日生产的药品。或者前两位数表示年份，中间两位数表示月份，后两位数表示生产流水号。如"190448"，即 2019 年 4 月第 48 批产品。

2. 批号以 8 位数字表示

由表示日号的 6 位数-2 位数分号组成。分号表示的意义只有生产者知道，它可能表示同一日生产批号，如"181108-2"，即 2018 年 11 月 8 日第二小批产品；也可能表示有效期，如 20041021-02，这批药品是 2004 年 10 月 21 日生产的，有效期为 2 年。

（七）有效期

药品有效期是指该药品被批准的使用期限，表示该药品在规定的储存条件下能够保证质量的期限。它是控制药品质量的指标之一。对规定有有效期的药品，应严格按照规定的储藏条件加以保管，尽可能在有效期内使用完。为了保证其质量，在有效期内使用时，要随时注意检查它们的性状，一旦发现有不正常现象，即使在有效期内，也要停止使用。对于超过有效期的药品，依据《中华人民共和国药品管理法》之规定，已属于劣药，不能再使用！

药品标签中的有效期应当按照年、月、日的顺序标注，年份用四位数字表示，月、日用两位数表示。其具体标注格式为"有效期至××××年××月"或者"有效期至××××年××月××日"；也可以用数字和其他符号表示为"有效期至××××.××."或者"有效期至××××/××/××"等。

（八）专用标识

麻醉药品、精神药品、医疗用毒性药品、放射性药品、外用药品和非处方药品等国家规定有专用标识的，其说明书和标签必须印有规定的标识。特殊药品又称特殊管理药品：有毒、麻、精、放，就是：毒性药品、麻醉药品、精神药品、放射性药品。根据《中华人民共和国药品管理法》规定，特殊管理药品的包装和标签必须印有规定的标识。

1. 毒性药品的标识

黑色的圆形内有一个白色的"毒"字。

2. **麻醉药品的标识**

蓝色正方形内有白色的圆形，圆形内有一个"麻"字，并有2道白色横条。

3. **精神药品的标识**

由2个白色和2个绿色的小方块交错拼成的一个大的方形，上面2个方块是白色、绿色，下面2个方块是绿色、白色。"精神药品"4个字分别在4个小方块内，白色方块内是绿字，绿色方块内是白字。

4. **放射性药品的标识**

大的圆形内套一个红色小圆形，红色小圆形有黄色的边。大圆形是由红、黄相间的颜色组成，分成6均份，红、黄各3份。11～1点方向、3～5点方向、7～9点方向都是黄色，其余3份是红色。

5. **外用药品的标识**

红色的正方形内有一个白色的"外"子。

6. **非处方药品的标识**

红色横的椭圆形内有"OTC"三个字母，是甲类非处方药。绿色横的椭圆形内有"OTC"三个字母，是乙类非处方药（图3-3-2）。

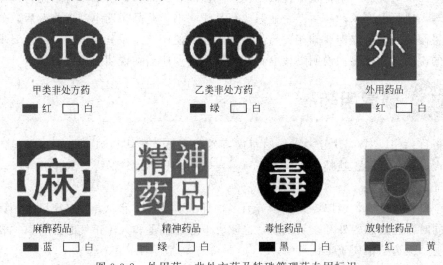

图 3-3-2　外用药、非处方药及特殊管理药专用标识

二、药品说明书

药品说明书是药品包装中所附的介绍药品的资料，用以指导药品应用。《药品管理法》规定药品必须附有说明书。药品说明书的具体格式、内容和书写要求由国家食品药品监督管理局制定并发布。药品说明书的基本作用是指导安全、合理使用药品；药品说明书也可以作为药品管理领域一系列法律事实的认定依据，包括判定假药劣药、缺陷药品、虚假药品广告和药品召回对象的认定依据；药品说明书也是药品情况说明重要来源之一，是医师、药师、护师和患者治疗用药时的科学依据，还是药品生产、供应部门向医药卫生人员和人民群众宣传介绍药品特性、指导合理、安全用药和普及医药知识的主要媒介。《药品说明书和标签管理规定》（局令第24号）对药品说明书的管理有如下规定。

1. **药品说明书和标签文字要求**

文字表述应当科学、规范、准确。非处方药说明书还应当使用容易理解的文字表述，以便患者自行判断、选择和使用；文字应当清晰易辨，标识应当清楚醒目，不得有印字脱落或者粘贴不牢等现象，不得以粘贴、剪切、涂改等方式进行修改或者补充；应当使用国家语言文字工作委员会公布的规范化汉字，增加其他文字对照的，应当以汉字表述为准。

2. 药品说明书内容要求

应当包含药品安全性、有效性的重要科学数据、结论和信息，用以指导安全、合理使用药品；对疾病名称、药学专业名词、药品名称、临床检验名称和结果的表述，应当采用国家统一颁布或规范的专用词汇，度量衡单位应当符合国家标准的规定；应当列出全部活性成分或者组方中的全部中药药味。注射剂和非处方药还应当列出所用的全部辅料名称；药品处方中含有可能引起严重不良反应的成分或者辅料的，应当予以说明；药品说明书应当充分包含药品不良反应信息，详细注明药品不良反应。药品生产企业未根据药品上市后的安全性、有效性情况及时修改说明书或者未将药品不良反应在说明书中充分说明的，由此引起的不良后果由该生产企业承担。

3. 对药品说明书进行修改的要求

药品生产企业应当主动跟踪药品上市后的安全性、有效性情况，需要对药品说明书进行修改的，应当及时提出申请；根据药品不良反应监测、药品再评价结果等信息，国家食品药品监督管理局也可以要求药品生产企业修改药品说明书；药品说明书获准修改后，药品生产企业应当将修改的内容立即通知相关药品经营企业、使用单位及其他部门，并按要求及时使用修改后的说明书和标签；说明书核准日期和修改日期应当在说明书中醒目标示。

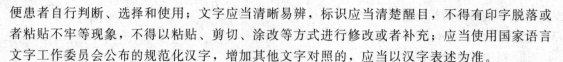

第四节　感冒用药

感冒俗称"伤风"，是由于六淫、时行病毒侵袭人体，大多以风邪为主，引起肺卫功能失调，出现鼻塞、流涕、喷嚏、头痛、恶寒、发热、全身不适、脉浮等为主要临床表现的一种外感病证，病程较短，3～7天。

感冒全年均可发病，但以冬、春季节为多，且冬季多挟寒邪，春季多挟风邪，具有一定传染性。同时，患者感受外邪是否发病，也取决于感邪轻重和人体正气的强弱。一般认为西医学中的上呼吸道感染属于本病范畴。

一、风寒表证用药

症见恶寒重，发热轻，头身疼痛，无汗或有汗，鼻塞，流清涕，咳嗽，苔薄白，脉浮紧。

感冒清热颗粒

【处方】　防风、荆芥穗、白芷、紫苏叶、薄荷、柴胡、葛根、桔梗、苦杏仁、苦地丁、芦根。

【功能与主治】　疏风散寒，解表清热。用于风寒感冒，头痛发热，恶寒身痛，鼻流清涕，咳嗽咽干。

【用法与用量】　开水冲服。一次1袋，一日2次。

四季感冒片

【处方】　桔梗、紫苏叶、陈皮、荆芥、大青叶、连翘、炙甘草、香附（炒）、防风。

【功能与主治】　清热解表。用于四季风寒感冒，特别适用于体弱者，妊娠妇女因感冒引起的发热头痛、鼻流清涕、咳嗽口干、咽喉疼痛、恶心厌食等。

【用法与用量】　口服，一次 3～5 片，一日 3 次，或遵医嘱。

川芎茶调丸

【处方】　川芎、荆芥、薄荷、细辛、白芷、羌活、防风、甘草。

【功能与主治】　疏风止痛。用于外感风邪所致的头痛，或有恶寒、发热、鼻塞。

【方解】　本方中川芎为"诸经头痛之要药"，其味辛性温，功善于祛风活血而止头痛，可有效治疗少阳、厥阴经头痛证，为君药。薄荷、荆芥均轻而上行，善于疏风止痛，且可清利头目。二药共为臣药。羌活、白芷二药能疏风止痛，其中羌活善于治疗太阳经头痛，而白芷则善于治疗阳明经头痛。细辛功善散寒止痛，并能有效治疗少阴经头痛；防风为风药中之润剂，可疏散上半部风邪，以上四味药共同增强君、臣药疏风止痛的功效，故共为佐药。甘草益气和中，调和诸药，为使药。本方诸药合用，共奏疏风止痛之功。

【用法与用量】　饭后清茶送服。一次 3～6g，一日 2 次。

【注意事项】　孕妇慎服。

二、风热表证用药

症见发热重、恶寒轻、头痛、咽喉疼痛、咳嗽、流稠涕、吐黄痰、口渴、苔薄黄、脉浮数等。

银翘解毒片

【处方】　金银花、连翘、薄荷、荆芥、淡豆豉、牛蒡子（炒）、桔梗、淡竹叶、甘草。

【功能与主治】　疏风解表，清热解毒。用于风热感冒，症见发热头痛，咳嗽口干，咽喉疼痛。

【方解】　本方重用金银花、连翘作为君药，此二味药气味芳香，可疏散风热、清热解毒，避秽，在透散卫分表邪的同时，又能透散温热病邪所蕴之毒和秽浊之气。薄荷、牛蒡子二药其味辛而性凉，既善于疏散上焦风热，又可清利头目，解毒利咽；荆芥、淡豆豉其味辛而性微温，解表散邪，能有效协助君药祛邪，此四味药共为臣药。淡竹叶功善清热生津；桔梗配伍牛蒡子可宣肃肺气而止咳利咽，二者共为佐药。生甘草配伍桔梗既利咽止痛，又可调和药性，同为佐使。诸药合用，共奏疏风解表，清热解毒之效。

【用法与用量】　口服。一次 4 片，一日 2～3 次。

双黄连颗粒

【处方】　金银花、连翘、黄芩。

【功能与主治】　疏风解表，清热解毒。用于外感风热所致的感冒，症见发热、咳嗽、咽痛。

【方解】　方中金银花善疏散风热、清热解毒，为君药。黄芩善清肺热、泻火解毒；连翘善清热解毒、疏散风热。二药相合，助君药清热解毒、疏散风热，故为臣药。三药合用，共奏清热解毒、疏风解表之功，善治外感风热所致的感冒，症见发热、咳嗽、咽痛者。

【用法与用量】　口服或开水冲服。一次 10g，一日 3 次；6 个月以下，一次 2～3g；6 个月至一岁，一次 3～4g；一岁至三岁，一次 4～5g；三岁以上儿童酌量或遵医嘱。无蔗糖颗粒服用量减半。

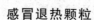

感冒退热颗粒

【处方】 大青叶、板蓝根、连翘、拳参。

【功能与主治】 清热解毒，疏风解表。用于上呼吸道感染、急性扁桃体炎、咽喉炎属外感风热、热毒壅盛证，症见发热、咽喉肿痛。

【用法与用量】 开水冲服。一次 1～2 袋，一日 3 次。

感冒灵颗粒

【处方】 三叉苦、岗梅、薄荷油、金盏银盘、野菊花、咖啡因、对乙酰氨基酚、马来酸氯苯那敏。

【功能与主治】 解热镇痛。用于感冒引起的头痛，发热，鼻塞，流涕，咽痛。

【用法与用量】 开水冲服。一次 10g（1 袋），一日 3 次。

【使用注意】 脾胃虚寒，症见腹痛、喜暖、泄泻者慎用。

连花清瘟胶囊

【处方】 连翘、金银花、薄荷脑、广藿香、板蓝根、绵马贯众、鱼腥草、炒苦杏仁、炙麻黄、石膏、大黄、红景天、甘草。

【功能与主治】 清瘟解毒，宣肺泄热。用于治疗流行性感冒属热毒袭肺证，症见发热，恶寒，肌肉酸痛，鼻塞流涕，咳嗽，头痛，咽干咽痛，舌偏红，苔黄或黄腻。

【方解】 方中金银花、连翘相须为用，共同发挥清热解毒，疏散上焦风热的功效，共为君药。

炙麻黄善开宣肺气而平咳喘；石膏善清解肺热，与麻黄配伍宣肺而不助热，清肺而不留邪；炒苦杏仁既善降气止咳平喘，又略兼宣肺之功。三药合用，既助君药清泻肺火，又能宣肺平喘，共为臣药。

板蓝根善清热解毒、凉血利咽；绵马贯众善清热解毒；鱼腥草善清热解毒、排脓消痈；薄荷脑善疏散头面风热、清利头目与咽喉；广藿香外散肌表风寒而发表解暑，内化湿浊而理气和中；大黄通里泄热，导热邪从大便而出；红景天善清热润肺止咳。七药合用，既助君臣药清肺解毒、宣肺泄热，又化湿浊而理气和中，共为佐药。

甘草甘平，既清热解毒，又调和诸药，故为使药。

全方配伍，辛凉宣泄，苦寒清泄，共奏清温解毒、宣肺泄热之功，善治流行感冒属热毒滞肺证而见上述症状者。

【用法与用量】 口服。一次 4 粒，一日 3 次。

【使用注意】 风寒感冒者慎服。

三、暑湿感冒用药

暑湿感冒是因饮食劳倦损伤脾胃，复感暑湿之邪而引起的，症见身热不扬、微恶风寒、微汗、头身困重、头晕、胸脘痞满、纳呆、苔腻、脉濡数。

保济丸

【处方】 钩藤、菊花、蒺藜、厚朴、木香、苍术、天花粉、广藿香、葛根、化橘红、白芷、薏苡仁、稻芽、薄荷、茯苓、广东神曲。

【功能与主治】 解表，祛湿，和中。用于暑湿感冒，症见发热头痛、腹痛腹泻、恶心呕吐、肠胃不适；亦可用于晕车、晕船。

【用法与用量】 口服。一次 1.85~3.7g，一日 3 次。

【注意事项】 外感燥热者不宜服用。

藿香正气口服液

【处方】 广藿香油、白芷、紫苏叶油、苍术、厚朴（姜制）、茯苓、陈皮、大腹皮、生半夏、甘草浸膏。

【功能与主治】 解表化湿，理气和中。用于外感风寒、内伤湿滞或夏伤暑湿所致的感冒，症见头痛昏重、胸膈痞闷、脘腹胀痛、呕吐泄泻；胃肠型感冒见上述证候者。

【方解】 方中广藿香油功善芳香化湿，疏散风寒，升清降浊，为君药。半夏、苍术、茯苓、陈皮、大腹皮、厚朴六药同用，既燥湿利湿，又行气和中而运化除湿，以助广藿香内化湿浊而止吐泻，共为臣药。白芷、紫苏叶油二药相合，助君臣药外散风寒而解表、内除湿理气而和中，故共为佐药。全方合用，共奏解表化湿，理气和中之效。

【用法与用量】 口服。一次 5~10ml，一日 2 次，用时摇匀。

六合定中丸

【处方】 广藿香、紫苏叶、香薷、檀香、木香、姜厚朴、枳壳（炒）、桔梗、茯苓、炒白扁豆、六神曲（炒）、炒稻芽、陈皮、甘草、木瓜、炒山楂、炒麦芽。

【功能与主治】 祛暑除湿，和中消食。用于暑湿感冒，恶寒发热，头痛，胸闷，恶心呕吐，不思饮食，腹痛泄泻。

【方解】 方中广藿香外散风寒而发表解暑，内理气化湿以止呕；香薷既发汗而解表，又化湿和中而解暑。二药配伍，善解暑化湿、和中止呕，共为君药。

陈皮行气燥湿调中；姜厚朴燥湿行气消积；炒枳壳行气宽中和胃；木香行肠胃气滞而止痛；檀香行气止痛。五药合用，既助君药化湿和中，又行气止痛，故共为臣药。

炒山楂善消食化积；炒六神曲善消食和胃；炒麦芽、炒稻芽善消食健脾和胃；茯苓利水渗湿、健脾；木瓜化湿和中、生津开胃；炒白扁豆健脾和中、化湿消暑；紫苏叶发表散寒、理气宽中；桔梗善宣肺。九药合用，既化湿解暑和中，又消食理气止痛，以助君臣药之力，故共为佐药。

甘草甘平，既益气健脾，又调和药性，故为使药。

全方配伍，共奏祛暑除湿、和中消食之功，故善治夏伤暑湿、宿食停滞所致的寒热头痛、胸闷恶心、吐泻腹痛。

【用法与用量】 口服。一次 3~6g，一日 2~3 次。

十滴水软胶囊

【处方】 樟脑、干姜、大黄、小茴香、肉桂、辣椒、桉油。

【功能与主治】 健胃，祛暑。用于因中暑而引起的头晕、恶心、腹痛、胃肠不适。

【用法与用量】 口服。一次 1~2 粒；儿童酌减。

【注意事项】 孕妇忌服。

四、气虚感冒用药

症见素体气虚，卫表不固，感受外邪，以恶寒发热，自汗，头痛鼻塞，语声低怯，气短倦怠，脉浮无力为常见症。

玉屏风口服液

【处方】　黄芪、防风、白术（炒）。

【功能与主治】　益气，固表，止汗。用于表虚不固，自汗恶风，面色㿠白或体虚易感风邪者。

【方解】　本方中黄芪功善益气固表止汗，为君药；白术能燥湿健脾，以助黄芪益气固表，故为臣药；防风为风药中之润剂，祛风解表以抗风邪。防风协助黄芪固表而不留邪，黄芪使防风祛邪不伤正，故为佐药。

全方配伍，既能防止风邪内入，又可祛风邪外出。诸药合用，共奏益气、固表、止汗之效。

【用法与用量】　口服。一次 10ml，一日 3 次。

五、其他证型感冒用药

防风通圣丸

【处方】　防风、麻黄、荆芥穗、薄荷、黄芩、石膏、连翘、桔梗、大黄、芒硝、白芍、川芎、栀子、滑石、当归、甘草、白术（炒）。

【功能与主治】　解表通里，清热解毒。用于外寒内热，表里俱实，恶寒壮热，头痛咽干，小便短赤，大便秘结，瘰疬初起，风疹湿疮。

【用法与用量】　口服。一次 6g，一日 2 次。

【注意事项】　孕妇慎用。

小柴胡颗粒

【处方】　柴胡、黄芩、姜半夏、党参、生姜、甘草、大枣。

【功能与主治】　解表散热，疏肝和胃。用于外感病，邪犯少阳证，症见寒热往来、胸胁苦满、食欲不振、心烦喜呕、口苦咽干。

【方解】　方中柴胡清解少阳半表之邪，兼能疏畅胸胁气机郁结痞闷，为君药。黄芩清肝胆之热，可协助柴胡清少阳半里之邪，以达和解少阳的目的，故为臣药；党参、甘草、大枣，三药合用，善补中益气，以扶正祛邪；生姜辛而微温、姜半夏辛温燥散，二药合用，善和胃降逆、消痞散结，共为佐药。甘草还能调和诸药，故兼为使药。全方合用，共奏解表散热，疏肝和胃之效。

【用法与用量】　开水冲服。一次 1~2 袋，一日 3 次。

【注意事项】　风寒表证者不宜使用。

第五节　咳嗽用药

中医认为咳嗽是由肺气不清，失于宣肃，上逆作声而以引起咳嗽为特征的常见疾病，且咳嗽与外邪的侵袭及脏腑功能失调有着密切关系，在治疗上一般外感以祛邪宣肺为主，内伤以调理脏腑、气血为主。

另外，由于病因的不同会出现相应的症状和特征，如风寒犯肺，可见咽痒作咳而咳嗽声重，气急，咳痰清稀呈泡沫状，鼻塞流清涕，苔薄白，脉浮；风热犯肺其特点是咳嗽痰黄而稠，气粗，或咽痛，口渴，或流黄涕，苔薄黄，脉浮数等。

外感引起的咳嗽、咳痰大多属邪实，为外邪犯肺，肺气壅遏不畅所致，大多伴有发热、头痛、恶寒等，起病较急，病程较短；内伤所致咳嗽，多属邪实与正虚并见，一般无外感症状，起病慢，病程长，常伴有脏腑功能失调的证候。

一、风寒袭肺用药

症见咳嗽声重，吐白稀痰，恶寒或兼头痛，苔薄白，脉浮紧。

通宣理肺丸

【处方】　麻黄、紫苏叶、前胡、桔梗、苦杏仁、甘草、陈皮、半夏（制）、茯苓、枳壳（炒）、黄芩。

【功能与主治】　解表散寒，宣肺止嗽。用于风寒束表、肺气不宣所致的感冒咳嗽，症见发热、恶寒、咳嗽、鼻塞流涕、头痛、无汗、肢体酸痛。

【方解】　方中麻黄善发汗解表、宣肺平喘；紫苏叶善发表散寒、理气宽胸止咳。二者同用，解表散寒、宣肺止嗽功著，共为君药。前胡善降气祛痰，兼宣散表邪；苦杏仁降气化痰、止咳平喘；桔梗开宣肺气、祛痰止咳；陈皮善理气宽中、燥湿化痰；制半夏善燥湿化痰；茯苓善健脾渗湿，以绝生痰之源。六药合用，既增强君药解表宣肺之功，又能祛痰止咳，共为臣药。黄芩善清泄肺热，既防外邪内郁而化热，又防麻黄、半夏温燥太过；枳壳善理气宽中、化痰除痞，共为佐药。甘草甘平，既润肺止咳，又调和诸药，故为使药。全方配伍，宣降共施，温中兼清，共奏解表散寒、宣肺止嗽之功。

【用法与用量】　口服。水蜜丸一次7g，大蜜丸一次2丸，一日2～3次。

桂龙咳喘宁

【处方】　桂枝、生姜、龙骨、牡蛎、法半夏、炒苦杏仁、黄连、瓜蒌皮、白芍、大枣、炙甘草。

【功能与主治】　止咳化痰，降气平喘。用于外感风寒、痰湿阻肺引起的咳嗽、气喘、痰涎壅盛；急、慢性支气管炎见上述证候者。

【方解】　方中桂枝解肌发表、温经止痛，龙骨敛肺逐痰，共为君药。白芍合桂枝既调和营卫，又敛阴柔肝；牡蛎助龙骨收敛肺气，并能软坚化痰，同为臣药。炒苦杏仁降利肺气、止咳平喘；法半夏、生姜燥湿化痰、降逆止呕，生姜又可助桂枝解表散寒；瓜蒌皮涤痰宽胸；黄连泻心安肺、止呕，均为佐药。炙甘草、大枣益气补脾、调和诸药，为佐使之用。全方配伍，共奏止咳化痰，降气平喘之功。

【用法与用量】　胶囊剂，口服，一次3粒，一日3次；颗粒剂，开水冲服，一次1袋，一日3次。

【使用注意】　服药期间忌烟、酒、猪肉及生冷食物。

二、风热犯肺用药

症见咳嗽气粗，吐黏白或黄痰，咳吐不利，咽痛声嘶，舌边尖红，苔薄白或微黄，脉浮数。

川贝枇杷糖浆

【处方】　川贝母流浸膏、枇杷叶、桔梗、薄荷脑。

【功能与主治】　清热宣肺，化痰止咳。用于风热犯肺、痰热内阻所致的咳嗽痰黄或咳痰不爽、咽喉肿痛、胸闷胀痛；感冒、支气管炎见上述证候者。

【方解】 方中以川贝母流浸膏清热润燥，化痰止咳，为君药；辅以枇杷叶清泄肺热，化痰下气，为臣药；佐以桔梗宣肺止咳，薄荷脑疏散风热。诸药合用，共奏清宣肺热，化痰止咳之效。

【用法与用量】 口服。一次 10ml，一日 3 次。

蜜炼川贝枇杷膏

【处方】 川贝母、枇杷叶、桔梗、陈皮、水半夏、北沙参、五味子、款冬花、杏仁水、薄荷脑。

【功能与主治】 清热润肺，止咳平喘，理气化痰。用于肺燥之咳嗽，痰多，胸闷，咽喉痛痒，声音沙哑。

【用法与用量】 口服，一次 22g（约一汤匙），一日 3 次。

【使用注意】 糖尿病患者忌用。

急支糖浆

【处方】 鱼腥草、金荞麦、四季青、麻黄、紫菀、前胡、枳壳、甘草。

【功能与主治】 清热化痰，宣肺止咳。用于外感风热所致的咳嗽，症见发热、恶寒、胸膈满闷、咳嗽咽痛；急性支气管炎、慢性支气管炎急性发作见上述证候者。

【方解】 方中鱼腥草清热解毒、排脓化痰而止咳，麻黄宣肺止咳定喘，共为君药。金荞麦清肺化痰，四季青清肺热止咳，前胡降气化痰，共为臣药。紫菀化痰止咳，枳壳下气消痰，共为佐药。甘草调和诸药，为使药。全方合用，共奏清热化痰，宣肺止咳之效。

【用法与用量】 口服。一次 20~30ml，一日 3~4 次；儿童周岁以内一次 5ml，一至三岁一次 7ml，三至七岁一次 10ml，七岁以上一次 15ml，一日 3~4 次。

复方鲜竹沥液

【处方】 鲜竹沥、鱼腥草、生半夏、生姜、枇杷叶、桔梗、薄荷素油。

【功能与主治】 清热化痰，止咳。用于痰热咳嗽，痰黄黏稠。

【方解】 方中鲜竹沥、鱼腥草清肺化痰，共为君药。生半夏燥湿化痰、消痞散结，枇杷叶清肺化痰、下气止咳，共为臣药。生姜发散外邪、除痰止咳，薄荷素油发散风热，共为佐药。桔梗宣肺祛痰，且能载药上行，为使药。全方合用，共奏清热化痰，止咳之效。

【用法与用量】 口服。一次 20ml，一日 2~3 次。

三、肺肾阴虚用药

症见干咳少痰或痰中带血，午后咳甚，或伴五心烦热，颧红，舌红少苔，脉细数。

百合固金丸

【处方】 百合、生地黄、熟地黄、麦冬、玄参、川贝母、当归、白芍、桔梗、甘草。

【功能与主治】 养阴润肺，化痰止咳。用于肺肾阴虚，燥咳少痰，痰中带血，咽干喉痛。

【方解】 百合、生地黄、熟地黄滋养肺肾为君药。玄参助地黄滋阴清热为臣药。麦冬、当归、白芍养血和阴，川贝母、桔梗清肺化痰、止咳，共为佐药。甘草调和诸药并配伍桔梗以清利咽喉为使药。全方配伍，共奏养阴润肺、化痰止咳之效。

【用法与用量】 口服。水蜜丸一次 6g，小蜜丸一次 9g，大蜜丸一次 1 丸，一日 2 次。

养阴清肺膏

【处方】 地黄、麦冬、玄参、川贝母、白芍、牡丹皮、薄荷、甘草。

【功能与主治】 养阴润燥，清肺利咽。用于阴虚肺燥，咽喉干痛，干咳少痰或痰中带血。

【方解】 本方生地黄甘苦而寒，既可滋肾水而救肺燥，又能清热凉血而解疫毒，标本兼顾，用之为君药。麦冬具有养阴润肺清热，益胃生津润喉的功效；玄参清热解毒散结，启肾水上达于咽喉，二药共助生地黄养阴清热解毒，同为臣药。白芍敛阴和营泄热；牡丹皮凉血活血消肿，清血分虚热；川贝母养阴润肺，化痰止咳；薄荷辛凉透达宣散利咽，共为佐药。甘草清热解毒，调和诸药，为佐使之药。全方合用，正邪并治，标本兼顾，共奏养阴润燥，清肺利咽之功。

【用法与用量】 口服。一次 10~20ml，一日 2~3 次。

四、痰湿阻肺用药

症见咳嗽痰多色白，咳声重浊，因痰作嗽，痰滑易咳，晨起为甚，胸闷脘痞，苔白腻，脉弦滑。咳嗽喘促，气短胸闷，动则加剧，老年人多见。

苏子降气丸

【处方】 炒紫苏子、陈皮、沉香、厚朴、姜半夏、前胡、当归、甘草。

【功能与主治】 降气化痰，温肾纳气。用于上盛下虚、气逆痰壅所致的咳嗽喘息，胸膈痞塞。

【方解】 方中炒紫苏子降气平喘、化痰止咳，为君药。姜半夏、厚朴、前胡助炒紫苏子降气祛痰，前胡兼以宣肺止咳，为臣药。沉香温补肾阳、纳气平喘；当归养血补虚，止"咳逆上气"，又可制方中诸药之温燥；陈皮理气、燥湿化痰，均为佐药。甘草益气和中，调和诸药，为佐使之用。全方合用，共奏降气化痰，温肾纳气之效。

【用法与用量】 口服。一次 6g，一日 1~2 次。

【注意事项】 阴虚，舌红无苔者忌服。

苏黄止咳胶囊

【功能与主治】 疏风宣肺，止咳利咽。用于风邪犯肺、肺气失宣所致的咳嗽、咽痒、痒时咳嗽，或呛咳阵作，气急、遇冷空气、异味等因素突发或加重，或夜卧晨起咳剧，多呈反复性发作，干咳无痰或少痰，舌苔薄白等。

【用法与用量】 口服。一次 3 粒，一日 3 次。

【使用注意】 服药期间忌食辛辣等刺激性食物。孕妇忌用。

第六节 胃脘痛用药

胃脘痛是指以上腹胃脘部近心窝处经常发生疼痛为主症的疾患，俗称"胃痛"。在中医古代文献中所记载的"心痛""心下痛"，多是指胃脘痛。常伴食欲不振、恶心呕吐、嘈杂泛酸、嗳气吐腐等上胃肠道症状。

胃脘痛的病位在胃，多由饮食不节、嗜食生冷或忧思恼怒等因素致气机不畅，从而导致胃的病变。胃的受纳，腐熟及消化功能的正常运作，又要依赖于脾气的运化，肝气的疏泄，肾阳的温煦，如出现不适将导致胃气阻滞、胃失和降等，故胃脘痛也与脾、肝、肾的病变有密切关系。

胃脘痛常见的证候包括寒邪客胃、脾胃虚寒、脾胃气虚、胃热、胃阴虚、肝气犯胃、瘀血停滞、宿食停滞等。

一、肝胃不和用药

症见胃脘胸胁胀闷，攻撑作痛，嗳气频繁，口苦口干，头晕目眩，心烦易怒，大便不畅，每因情志因素而发作或加剧，苔薄白，脉弦紧。

左金丸

【处方】 黄连、吴茱萸。

【功能与主治】 泻火，疏肝，和胃，止痛。用于肝火犯胃，脘胁疼痛，口苦嘈杂，呕吐酸水，不喜热饮。

【方解】 本方独两味药，其中重用黄连为君药，一则与吴茱萸相配伍，可入肝经而清泻肝火；二则善于清解胃热；三则可用于泻心火。考虑到气郁化火之证，如仅用大苦大寒之品，则郁结不开，且折伤中阳，故少量配伍辛热的吴茱萸，主入肝经，开肝郁，降逆止呕，既帮助黄连和胃降逆，又能制约黄连的苦寒伐胃之性，并能引黄连入肝经，是为佐使之药。二药合用，一寒一热，辛开苦降，共奏泻火，疏肝，和胃，止痛之效。

【用法与用量】 口服。一次 3~6g，一日 2 次。

气滞胃痛颗粒

【处方】 柴胡、醋延胡索、枳壳、醋香附、白芍、炙甘草。

【功能与主治】 舒肝理气，和胃止痛。用于肝郁气滞，胸痞胀满，胃脘疼痛。

【用法与用量】 开水冲服。一次 1 袋，一日 3 次。

【使用注意】 孕妇慎用。

香砂养胃丸

【处方】 木香、砂仁、陈皮、半夏（制）、茯苓、甘草、白术、醋香附、枳实（炒）、姜厚朴、豆蔻（去壳）、广藿香、生姜、大枣。

【功能与主治】 温中和胃。用于胃阳不足、湿阻气滞所致的胃痛、痞满，症见胃痛隐隐、脘闷不舒、呕吐酸水、嘈杂不适、不思饮食、四肢倦怠。

【方解】 方中木香、砂仁辛温芳香，善入脾胃，理气行滞、芳香化湿、和胃止呕，共为君药。白术、茯苓益气健脾，祛湿和中，为臣药。半夏、陈皮、广藿香行气和中、燥湿化痰，姜厚朴、枳实、豆蔻行气消痞、祛湿导滞，醋香附理气调中，为佐药。甘草助白术、茯苓补脾益胃，生姜、大枣调和诸药，为使药。全方配伍共奏温中和胃之功。

【用法与用量】 口服。一次 9g，一日 2 次。

胃苏颗粒

【处方】 紫苏梗、香附、陈皮、香橼、佛手、枳壳、槟榔、炒鸡内金。

【功能与主治】 理气消胀，和胃止痛。主治气滞型胃脘痛，症见胃脘胀痛，窜及两胁，得嗳气或矢气则舒，情绪郁怒则加重，胸闷食少，排便不畅，舌苔薄白，脉弦；慢性胃炎及消化性溃疡见上述证候者。

【方解】 方中香附入肝，疏肝解郁、理气和胃、调中止痛，为君药。紫苏梗入胃，顺气开郁、和胃止痛；陈皮理气和胃化湿；枳壳破气消积、利膈宽中；槟榔下气利水、调和脾胃、行气消滞，共为臣药。香橼、佛手疏肝和胃、理气止痛、燥湿化痰，炒鸡内金消食健胃，共为佐药。全方合用，共奏理气消胀，和胃止痛之效。

【用法与用量】 开水冲服。一次1袋，一日3次。15天为一个疗程，可服1~3个疗程或遵医嘱。

三九胃泰

【处方】 三叉苦、九里香、两面针、木香、黄芩、地黄、茯苓、白芍。

【功能与主治】 清热燥湿，行气活血，柔肝止痛。用于湿热内蕴、气滞血瘀所致的胃痛，症见脘腹隐痛、饱胀反酸、恶心呕吐、嘈杂纳减；浅表性胃炎、糜烂性胃炎、萎缩性胃炎见上述证候者。

【方解】 方中三叉苦清热燥湿，九里香行气活血，共为君药。两面针活血消肿，木香行气止痛，为臣药。黄芩清热燥湿，茯苓健脾渗湿，地黄滋阴凉血，白芍养阴柔肝，缓急止痛，共为佐药。诸药合用，共奏清热燥湿，行气活血，柔肝止痛之功。

【用法与用量】 胶囊剂口服，一次2~4粒，一日2次；颗粒剂开水冲服，一次1袋，一日2次。

【注意事项】 胃寒患者慎用；忌油腻、生冷、难消化食物。

荆花胃康灵

【处方】 土荆芥、水团花。

【功能与主治】 理气散寒，清热化瘀。用于寒热错杂症，气滞血瘀所致的胃脘胀闷、疼痛、嗳气、反酸、嘈杂、口苦；十二指肠溃疡见上述证候者。

【用法与用量】 饭前服，一次2粒，一日3次；4周为1个疗程，或遵医嘱。

【注意事项】 过敏体质及对本品过敏者不宜服用；孕妇忌服。

二、脾胃虚寒用药

症见胃脘隐痛，绵绵不休，喜温喜按，空腹痛甚，食后痛减，劳累或受凉后发作或加重；呕吐清水，神疲纳呆，四肢倦怠，手足不温，大便溏稀，舌淡苔白，脉虚弱或迟缓。

小建中合剂

【处方】 桂枝、白芍、炙甘草、生姜、大枣。

【功能与主治】 温中补虚，缓急止痛。用于脾胃虚寒，脘腹疼痛，喜温喜按，嘈杂吞酸，食少；胃及十二指肠溃疡见上述证候者。

【用法与用量】 口服。一次20~30ml，一日3次。用时摇匀。

温胃舒颗粒

【处方】 附片（黑顺片）、肉桂、肉苁蓉（酒蒸）、补骨脂、南山楂（炒）、乌梅、陈皮、砂仁、党参、炙黄芪、山药、白术（清炒）。

【功能与主治】 温中养胃，行气止痛。用于中焦虚寒所致的胃痛，症见胃脘冷痛、腹胀嗳气、纳差食少、畏寒无力；慢性萎缩性胃炎、浅表性胃炎见上述证候者。

【方解】 方中附子大辛大热、气味雄烈，温里散寒，力强效速；党参、炙黄芪甘温，益气健脾而补虚，共为君药。肉桂助附子散寒温中，白术、山药益气健脾，皆为臣药。肉苁蓉、补骨脂补肾阳而温肾暖脾，使命门火旺而腐熟水谷以助脾运；砂仁、陈皮理气和中、祛湿行滞；南山楂消食化积；乌梅和中开胃，共为佐药。全方合用，共奏温中养胃，行气止痛之效。

【用法与用量】 开水冲服。一次1～2袋，一日2次。

【使用注意】 胃大出血时禁用；忌食生冷，油腻及不易消化的食物。

三、饮食停滞用药

症见脘腹胀满拒按，疼痛不适，嗳腐吞酸，呕吐不消化食物，其味腐臭，吐后痛减；不思进食，夜卧不安，大便不爽，得矢气及便后稍舒，舌苔厚腻，脉滑。

越鞠丸

【处方】 醋香附、川芎、苍术（炒）、炒栀子、六神曲（炒）。

【功能与主治】 理气解郁，宽中除满。用于胸脘痞闷，腹中胀满，饮食停滞，嗳气吞酸。

【方解】 方中以醋香附为君，行气解郁以治气郁。川芎为血中之气药，功善行气活血以解血瘀；苍术燥湿运脾，以解湿郁；炒栀子清热泻火，以解火郁；六神曲消食和胃，以解食郁，四药皆为臣佐之品。诸药合用，行气解郁，气行血活，湿祛热清，食化脾健，气、血、湿、火、食五郁自解。至于痰郁，或因气滞湿聚而生，或因饮食积滞而致，或因火邪炼液而成，今五郁得解，则痰郁自消。

【用法与用量】 口服。一次6～9g，一日2次。

第七节 伤食用药

伤食指因饮食过量、生冷不均、杂食相克而导致食物滞纳在胃，不能消化致使脾胃功能减退而出现腹胀腹痛，吞吐不适的病症。临床主要表现为胃脘胀满疼痛，拒按，恶心厌食，嗳腐吐馊，或肠鸣腹痛、泻下粪便臭如败卵，或大便秘结，舌苔厚腻，脉滑或弦滑。若脾失健运，胃失通降，或饮食失调，均能产生伤食之证，而食积又致气机不畅，故本类方药中又多配伍行气健脾药。服药期间忌生冷油腻食物。

枳术丸

【处方】 枳实（炒）、麸炒白术。

【功能与主治】 健脾消食，行气化湿。用于脾胃虚弱，食少不化，脘腹痞满。

【用法与用量】 口服。一次6g，一日2次。

大山楂丸

【处方】 山楂、六神曲（麸炒）、炒麦芽。

【功能与主治】 开胃消食。用于食积内停所致的食欲不振、消化不良、脘腹胀闷。

【方解】 方中山楂善消油腻肉食积滞，为君药。炒麦芽善消米面食积，六神曲善消酒食陈腐之积兼能醒脾和胃，俱为佐药。诸药合用，共奏开胃消食之功。

【用法与用量】 口服。一次1～2丸，一日1～3次；小儿酌减。

小儿化食丸

【处方】 六神曲（炒焦）、焦山楂、焦麦芽、焦槟榔、醋莪术、三棱（制）、牵牛子（炒焦）、大黄。

【功能与主治】　消食化滞，泻火通便。用于食滞化热所致的积滞，症见厌食、烦躁、恶心呕吐、口渴、脘腹胀满、大便干燥。

【用法与用量】　口服。周岁以内一次 1 丸，周岁以上一次 2 丸，一日 2 次。

【注意事项】　忌食辛辣油腻。

保和丸

【处方】　焦山楂、六神曲（炒）、炒莱菔子、炒麦芽、茯苓、半夏（制）、陈皮、连翘。

【功能与主治】　消食，导滞，和胃。用于食积停滞，脘腹胀满，嗳腐吞酸，不欲饮食。

【方解】　方中以焦山楂为君药，其酸甘性温，能有效消除一切饮食积滞，善于消除肉食油腻所导致的食积。

另外，六神曲其辛甘性温，善于健胃消食，能化酒食陈腐所导致的积滞；炒莱菔子其辛甘而平，可消食除胀，善于消麦面痰气所导致的积滞；炒麦芽行气消食、健脾开胃，三者共为臣药，配伍使用能消除各种饮食积滞。

并佐以半夏、陈皮以健胃消食、行气化滞、和胃止呕；茯苓发挥健脾利湿，和中止泻的功效。且食积易于化热，故又佐之以连翘，其味苦微寒，既能散结以助消积，又可清解食积所生之热。

诸药合用，使食积得化，脾胃调和，热清湿去，共奏消食，导滞，和胃之效。

【用法与用量】　口服。小蜜丸一次 9～18g，大蜜丸一次 1～2 丸，一日 2 次；小儿酌减。

香砂枳术丸

【处方】　木香、麸炒枳实、砂仁、白术（麸炒）。

【功能与主治】　健脾开胃，行气消痞。用于脾虚气滞，脘腹痞闷，食欲不振，大便溏软。

【用法与用量】　口服。一次 1 袋，一日 2 次。

【注意事项】　忌食生冷食物。

第八节　泄泻用药

泄泻是以排便次数增多，粪质稀溏或完谷不化，甚至泻出如水样为主症的病证。本病一年四季均可发生，但以夏秋两季多见。

泄泻病变脏腑主要在脾、胃和大小肠。感受外邪、饮食不节、情志所伤及脏腑虚弱等是其病因，脾虚、湿盛是导致本病发生的重要因素，两者互相影响，互为因果。

急性肠炎、肠易激综合征、炎症性肠病等有上述表现者可参考此内容辨证论治。

一、脾肾阳虚用药

症见黎明之前腹中微痛，肠鸣即泻，泻后痛减，形寒肢冷，腰膝酸软，舌淡苔白，脉沉细。

固本益肠片

【处方】　党参、炒白术、补骨脂、麸炒山药、黄芪、炮姜、酒当归、炒白芍、醋延胡索、煨木香、地榆炭、煅赤石脂、儿茶、炙甘草。

【功能与主治】 健脾温肾，涩肠止泻。用于脾肾阳虚所致的泄泻，症见腹痛绵绵、大便清稀或有黏液及黏液血便、食少腹胀、腰痠乏力、形寒肢冷、舌淡苔白、脉虚，慢性肠炎见上述证候者。

【用法与用量】 口服。一次小片8片，大片4片，一日3次。

【注意事项】 服药期间忌食生冷、辛辣、油腻食物。湿热下痢亦非本方所宜。

二、急性湿热泄泻用药

症见便稀有黏液，肛门灼热，腹痛，口渴喜冷饮，小便短赤，舌红，苔黄腻，脉濡数。

肠炎宁片

【处方】 地锦草、金毛耳草、樟树根、香薷、枫香树叶。

【功能与主治】 清热利湿，行气。用于大肠湿热所致的泄泻、痢疾，症见大便泄泻、或大便脓血、里急后重、腹痛腹胀；急慢性胃肠炎、腹泻、细菌性痢疾、小儿消化不良见上述证候者。

【用法与用量】 口服。一次4～6片［规格（1）］或一次3～4片［规格（2）］或一次2～3片［规格（3）］，一日3～4次；小儿酌减。规格：（1）糖衣片（片心重0.28g）；（2）薄膜衣片每片重0.42g；（3）薄膜衣片每片重0.58g。

苋菜黄连素

【处方】 铁苋菜、盐酸小檗碱、甘草。

【功能与主治】 清热燥湿止泻。用于急性腹泻属湿热证者，症见：大便次数增多，便稀溏，泄泻急迫或不畅，肛门灼热，烦热口渴，腹痛，小便黄赤，舌苔腻。

【用法与用量】 口服，成人：每次4粒，每天3次。小儿：3～6月，一次1粒，每天3次；7月至3岁，一次2粒，每天3次。

【注意事项】 脾胃虚寒者慎用。

复方黄连素片

【处方】 盐酸小檗碱、木香、吴茱萸、白芍。

【功能与主治】 清热燥湿，行气止痛，止痢止泻。用于大肠湿热，赤白下痢，里急后重或暴注下泻，肛门灼热；肠炎、痢疾见上述证候者。

【用法与用量】 口服。一次4片，一日3次。

三、寒湿泄泻用药

症见腹痛肠鸣，泻下清稀如水样，色淡臭气轻，脘闷而纳少，畏寒，鼻塞头痛，肢体酸痛，苔白或白腻，脉浮缓。

保济口服液

【处方】 钩藤、菊花、蒺藜、厚朴、木香、苍术、天花粉、广藿香、葛根、化橘红、白芷、薏苡仁、稻芽、薄荷、茯苓、广东神曲。

【功能与主治】 解表，祛湿，和中。用于寒湿腹泻，症见腹痛腹泻、恶心呕吐、肠胃不适、消化不良；亦可用于晕车晕船，四时感冒。

【用法与用量】 口服。一次10～20ml，一日3次；儿童酌减。

【注意事项】 孕妇忌服。

第九节 便秘用药

便秘是指由于大肠传导功能失常导致的以大便排出困难，排便时间或排便间隔时间延长为临床特征的一种大肠病证。便秘的病因是多方面的，其中主要的有外感寒热之邪、内伤饮食情志、病后体虚、阴阳气血不足等。

本病病位在大肠，并与脾、胃、肺、肝、肾密切相关。脾虚传送无力，糟粕内停，致大肠传导功能失常，而成便秘；胃与肠相连，胃热炽盛，下传大肠，燔灼津液，大肠热盛，燥屎内结，可成便秘；肺与大肠相表里，肺之燥热下移大肠，则大肠传导功能失常，而成便秘；肝主疏泄气机，若肝气郁滞，则气滞不行，腑气不能畅通；肾主五液而司二便，若肾阴不足，则肠道失润，若肾阳不足则大肠失于温煦而传送无力，大便不通，均可导致便秘。

便秘相当于西医学的功能性便秘、肠易激综合征、直肠肛门疾患引起的便秘、药物性便秘等，可参考此内容辨证论治。

热结便秘用药

症见肠胃积热，耗伤津液，肠道干涩失润，粪质干燥，难于排出。

通便灵胶囊

【处方】 番泻叶、当归、肉苁蓉。

【功能与主治】 泄热导滞，润肠通便。用于热结便秘，长期卧床便秘，一时性腹胀便秘，老年习惯性便秘。

【用法与用量】 口服。一次5～6粒，一日1次。

【注意事项】 孕妇忌服。

麻仁丸

【处方】 火麻仁、大黄、苦杏仁、枳实（炒）、姜厚朴、炒白芍。

【功能与主治】 润肠通便。用于肠热津亏所致的便秘，症见大便干结难下、腹部胀满不舒；习惯性便秘见上述证候者。

【方解】 方中火麻仁味甘性平，质润多脂，润肠通便，为君药。大黄泄热通便以通腑；苦杏仁肃降肺气而润肠；炒白芍养阴和里以缓急，共为臣。枳实、姜厚朴行气破结消滞，为佐药。诸药合用，使燥热祛，腑气通，阴液复，脾津布，故大便自调。

【用法与用量】 口服。水蜜丸一次6g，小蜜丸一次9g，大蜜丸一次1丸，一日1～2次。

胆宁片

【处方】 虎杖、大黄、青皮、陈皮、郁金、白茅根、山楂。

【功能与主治】 疏肝利胆，清热通下。用于肝郁气滞、湿热未清所致的右上腹隐隐作痛、食入作胀、胃纳不香、嗳气、便秘；慢性胆囊炎见上述证候者。

【方解】 方中以虎杖利湿清热解毒，散瘀止痛，配伍大黄清热泻下，通便去积共为君药；青皮、陈皮、郁金行气解郁止痛共为臣药；白茅根凉血止血，清热利尿；山楂健胃消食，增进食欲，行气散瘀，化浊降脂，三药共为佐药。全方合用，共奏疏肝利胆，清热通下之效。

【用法与用量】 口服。一次 5 片，一日 3 次。饭后服用。

【注意事项】 服用本品后，如每日排便增至 3 次以上者，应酌情减量。

当归龙荟丸

【处方】 龙胆（酒炙）、青黛、栀子、酒黄连、酒黄芩、盐黄柏、芦荟、酒大黄、木香、人工麝香、酒当归。

【功能与主治】 泻火通便。用于肝胆火旺，心烦不宁，头晕目眩，耳鸣耳聋，胁肋疼痛，脘腹胀痛，大便秘结。

【方解】 方中龙胆味苦性寒，直入肝经泻肝胆实火，清下焦湿热，芦荟清肝泻下，酒当归养肝体柔肝用，共为君药；酒大黄、酒黄芩、酒黄连、盐黄柏、栀子、青黛，通泻三焦之火，为臣药；木香行肝胆气滞，止胸胁疼痛，为佐药；人工麝香芳香走窜，通窍行气，为使药。诸药合用，共奏清肝利胆，泻火通便之功。

【用法与用量】 口服。一次 6g，一日 2 次。

【注意事项】 孕妇禁用。

第十节 实火证用药

实火指邪热炽盛引起的实热证。以胃、肠、肝胆实火为常见。其证候表现为高热、头痛、目赤、口苦口干、渴喜冷饮、烦躁、腹痛拒按、胁痛、便秘；甚或吐血、衄血，或发斑疹；舌红、苔黄而干或起芒刺、脉数实等。

实火多为外感六淫所致，此外，情绪波动过大精神过度刺激、脏腑功能活动失调、中暑、受凉、伤风、嗜烟酒以及过食葱、姜、蒜、辣椒等辛辣之品，贪食羊肉、狗肉等肥腻之品、中毒、缺少睡眠等亦可引起。

实火治疗宜采用苦寒制火、清热解毒、泻实败火的原则和方法。常用中成药有黄连上清丸和牛黄解毒片。治疗要注意调理全身以治本，遵照中医理论辨证施治。治"实火"用三黄片、牛黄解毒片等药泻火，治疗一定要在医生指导下进行。若见"火"就用三黄片之类，有时并不奏效，反而误事。

实火证症见目赤胀痛，口干，口苦，口臭，牙龈肿痛，口舌生疮，或伴有大便秘结、小便短赤等为主要临床表现。起病急，病程短，热邪炽盛而机体正气尚盛。

三黄片

【处方】 大黄、盐酸小檗碱、黄芩浸膏。

【功能与主治】 清热解毒，泻火通便，用于三焦热盛所致的目赤肿痛、口鼻生疮、咽喉肿痛、牙龈肿痛、心烦口渴、尿黄、便秘；亦用于急性胃肠炎，痢疾。

【用法与用量】 口服。小片一次 4 片，大片一次 2 片，一日 2 次；小儿酌减。

【注意事项】 孕妇慎用。

黄连上清丸

【处方】 酒大黄、菊花、黄连、黄芩、黄柏（酒炒）、栀子（姜制）、石膏、炒蔓荆子、荆芥穗、桔梗、白芷、川芎、防风、薄荷、旋覆花、连翘、甘草。

【功能与主治】 散风清热，泻火止痛。用于风热上攻、肺胃热盛所致的头晕目眩、暴发火眼、牙齿疼痛、口舌生疮、咽喉肿痛、耳痛耳鸣、大便秘结、小便短赤。

【方解】 方中黄连、黄芩、黄柏、石膏清热泻火，共为君药；栀子、酒大黄功专清热，并引热从二便而出，连翘、菊花、荆芥穗、白芷、炒蔓荆子、川芎、防风、薄荷能疏散头面风热，清解热毒，共为臣药；佐以旋覆花降逆和中；桔梗宣肺气，利咽喉，引药上行；甘草调和诸药，用为使药。诸药合用，有疏风清热，泻火止痛之效。

【用法与用量】 口服。水丸或水蜜丸一次 3～6g，小蜜丸一次 6～12g（30～60 丸），大蜜丸一次 1～2 丸，一日 2 次。

【注意事项】 忌食辛辣食物；孕妇慎用；脾胃虚寒者禁用。

牛黄解毒片

【处方】 人工牛黄、石膏、大黄、黄芩、桔梗、冰片、雄黄、甘草。

【功能与主治】 清热解毒。用于火热内盛，咽喉肿痛，牙龈肿痛，口舌生疮，目赤肿痛。

【方解】 方中人工牛黄味苦性凉，功善清热凉心解毒，为君药。石膏味辛能散，性大寒以清热泻火；黄芩、大黄均性味苦寒，前者清热燥湿，泻上焦肺火；后者重在清下焦湿热，泻下通便，开实火下行之途，共为臣药。雄黄、冰片清热解毒，消肿止痛；桔梗味苦、辛，宣肺利咽，共为佐药。甘草性味甘平，调和诸药，为使药。诸药配伍，能起清热泻火、解毒之功效。

【用法与用量】 口服。小片一次 3 片，大片一次 2 片，一日 2～3 次。

【注意事项】 孕妇禁用。

板蓝根颗粒

【处方】 板蓝根。

【功能与主治】 清热解毒，凉血利咽。用于肺胃热盛所致的咽喉肿痛、口咽干燥、腮部肿胀；急性扁桃体炎、腮腺炎见上述证候者。

【用法与用量】 开水冲服。一次 5～10g ［规格(1)、(2)］，一日 3～4 次，或一次 1～2 袋 ［规格(3)、(4)］，一日 3～4 次。

规格：(1) 每袋装 5g（相当于饮片 7g）；(2) 每袋装 10g（相当于饮片 14g）；(3) 每袋装 3g（无蔗糖，相当于饮片 7g）；(4) 每袋装 1g（无蔗糖，相当于饮片 7g）。

穿心莲内酯滴丸

【处方】 穿心莲内酯。

【功能与主治】 清热解毒，抗菌消炎。用于上呼吸道感染，细菌性痢疾。

【用法与用量】 口服。一次 1 袋，一日 3 次。

【注意事项】 脾胃虚寒者慎用。

六应丸

【处方】 丁香、雄黄、珍珠、蟾酥、牛黄、冰片。

【功能与主治】 清热，解毒，消肿，止痛。用于火毒内盛所致的喉痹、乳蛾，症见咽喉肿痛、口苦咽干、喉核红肿；咽喉炎、扁桃体炎见上述证候者。亦用于疔痈疮疡及虫咬肿痛。

【用法与用量】 饭后服。一次 10 丸，儿童一次 5 丸，婴儿一次 2 丸，一日 3 次；外用。以冷开水或醋调敷患处。

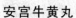

安宫牛黄丸

【处方】 牛黄、水牛角浓缩粉、麝香或人工麝香、黄连、黄芩、栀子、郁金、冰片、珍珠、朱砂、雄黄。

【功能与主治】 清热解毒，镇惊开窍。用于热病，邪入心包，高热惊厥，神昏谵语；中风昏迷及脑炎、脑膜炎、中毒性脑病、脑出血、败血症见上述证候者。

【方解】 方中牛黄苦凉，善清心、肝大热，清心解毒，辟秽开窍；犀角（现用水牛角代）咸寒，善入营血，清心安神，凉血解毒；麝香芳香走窜，善通全身诸窍，芳香开窍醒神。三药相配，清心开窍，凉血解毒，共为君药。

黄连、黄芩、栀子大苦大寒，黄连清心火，黄芩清肺、胆之火，栀子清三焦之火，清热泻火解毒，以增牛黄、犀角清解心包热毒之力，共为臣药。

冰片辛散苦泄，芳香走窜，善通诸窍，兼散郁火；郁金辛开苦降，行气解郁，二者相伍，芳香辟秽，化浊通窍，以增麝香开窍醒神之功；雄黄劫痰解毒，助牛黄辟秽解毒；朱砂镇心安神，兼清心热；珍珠清心肝之热，镇惊坠痰，共助镇心安神之功，以除烦躁不安；原方以金箔为衣，取其重镇安神之效，共为佐药。

用炼蜜为丸，和胃调中，为使药。

本方以牛黄等为君药，善清心包邪热，豁痰开窍，使心主安居于心之宫城，故名安宫牛黄丸。

【用法与用量】 口服。一次 2 丸［规格(1)］或一次 1 丸［规格(2)］；小儿 3 岁以内一次 1/2 丸［规格(1)］或一次 1/4 丸［规格(2)］，4～6 岁一次 1 丸［规格(1)］或一次 1/2 丸［规格(2)］，一日 1 次；或遵医嘱。

规格：(1) 每丸重 1.5g；(2) 每丸重 3g。

【注意事项】 孕妇慎用。

第十一节　不寐用药

不寐是以经常不能获得正常睡眠为特征的一种病证。病情轻重不一，或为入睡困难，或为易醒不酣，或为寐短早醒，或为寐梦纷扰，甚者彻夜难眠。不寐是由于情志、饮食内伤、病后及年迈、禀赋不足、心虚胆怯等病因，引起心神失养或心神不安，从而导致经常不能获得正常睡眠为特征的一类病证。

不寐的病位主要在心，与肝、脾、肾有关。病机表现为阳盛阴衰，阴阳失交。病理性质有虚实两面，肝郁化火、痰热内扰，心神不安为实；心脾两虚、心胆气虚、心肾不交，心神失养为虚，但久病可表现为虚实兼夹，或为瘀血所致。治疗以补虚泻实，调整脏腑阴阳为原则。

不寐相当于西医学的神经症，以及多种心脑血管疾病、贫血、肝病等疾病以失眠为主要表现的均可参考此内容辨证论治。

一、阴虚火旺用药

症见心烦不寐，心悸不安，头晕耳鸣，健忘，腰酸梦遗，五心烦热，口干津少，舌质红，少苔或无苔，脉细数。

天王补心丸

【处方】 地黄、麦冬、天冬、炒酸枣仁、柏子仁、党参、五味子、茯苓、制远志、玄参、丹参、当归、石菖蒲、桔梗、甘草、朱砂。

【功能与主治】 滋阴养血，补心安神。用于心阴不足，心悸健忘，失眠多梦，大便干燥。

【方解】 方中重用甘寒之生地黄，滋阴养血，清虚热为君药。天冬、麦冬滋阴清热，炒酸枣仁、柏子仁养心安神，当归补心血，共助生地黄滋阴补血，以养心安神，俱为臣药。党参补气，使气旺而阴血自生，以宁心神；五味子酸收敛阴，以养心神；茯苓、制远志养心安神，交通心肾；石菖蒲化痰开窍、宁心安神；玄参滋阴降火，以制虚火上炎；丹参养心血而活血，可使诸药补而不滞；朱砂镇心安神，兼治其标，共为佐药。桔梗为舟楫，载药上行，以使药力上入心经，为使药。诸药相伍，共奏滋阴养血、补心安神之功。

【用法与用量】 口服。水蜜丸一次 6g，小蜜丸一次 9g，大蜜丸一次 1 丸，一日 2 次。

乌灵胶囊

【处方】 乌灵菌粉。

【功能与主治】 补肾健脑，养心安神。用于心肾不交所致的失眠、健忘、心悸心烦、神疲乏力、腰膝酸软、头晕耳鸣、少气懒言、脉细或沉无力；神经衰弱见上述证候者。

【用法与用量】 口服。一次 3 粒，一日 3 次。

二、心脾两虚用药

症见不易入睡，多梦易醒，心悸健忘，肢倦神疲，腹胀便溏，面色少华，舌质淡，脉细弱。

归脾丸

【处方】 炙黄芪、龙眼肉、党参、炒白术、当归、炒酸枣仁、茯苓、制远志、木香、炙甘草、大枣（去核）。

【功能与主治】 益气健脾，养血安神。用于心脾两虚，气短心悸，失眠多梦，头昏头晕，肢倦乏力，食欲不振，崩漏便血。

【方解】 方中炙黄芪甘温，补脾益气；龙眼肉甘平，既补脾气，又养心血，二者共为君药。党参、炒白术皆为补脾益气之要药，与炙黄芪相伍，其补脾益气之功益著；当归补血养心，炒酸枣仁宁心安神，二药与龙眼肉相伍，补心血，安神志之力更强，均为臣药。佐以茯苓养心安神、制远志宁神益智；更佐理气醒脾之木香，与诸补气养血药相伍，可使其补而不滞。炙甘草补益心脾之气，并调和诸药，用为佐使。引用大枣，调和脾胃，以资化源。诸药配伍，心脾得补，气血得养，诸病自除。

【用法与用量】 用温开水或生姜汤送服。水蜜丸一次 6g，小蜜丸一次 9g，大蜜丸一次 1 丸，一日 3 次。

柏子养心丸

【处方】 柏子仁、党参、炙黄芪、炙甘草、制远志、酸枣仁、醋五味子、茯苓、朱砂、川芎、当归、肉桂、半夏曲。

【功能与主治】 补气，养血，安神。用于心气虚寒，心悸易惊，失眠多梦，健忘。

【方解】 方中柏子仁、酸枣仁养血安神，为君药。炙黄芪甘温，补气升阳，党参益气生血，当归养血活血，醋五味子滋肾敛阴、宁心安神，共为臣药。川芎活血疏肝，茯苓、半夏曲健脾化痰和胃，肉桂温肾通脉，朱砂、制远志安神定志，共为佐药。炙甘草调和诸药，为使药。全方合用，共奏补气，养血，安神之效。

【用法与用量】 口服。水蜜丸一次 6g，小蜜丸一次 9g，大蜜丸一次 1 丸，一日 2 次。

三、其他证型用药

安神补脑液

【处方】 鹿茸、淫羊藿、制何首乌、干姜、甘草、大枣、维生素 B_1。

【功能与主治】 生精补髓，益气养血，强脑安神。用于肾精不足、气血两亏所致的头晕、乏力、健忘、失眠；神经衰弱症见上述证候者。

【方解】 方中鹿茸填精益髓，血肉有情之品，为君药。制何首乌补益肝肾、生精益血，为臣药。淫羊藿温阳益肾，干姜温中健脾，大枣益气养血，俱为佐药。甘草调和诸药，为使药。维生素 B_1 改善精神状况，维持神经组织、肌肉、心脏活动的正常。全方合用，共奏生精补髓，益气养血之效。

【用法与用量】 口服。一次 10ml，一日 2 次。

第十二节 胸痹用药

胸痹是指以胸部闷痛，甚则胸痛彻背，短气、喘息不得卧为主症的一种病证。胸痹轻者感觉胸闷，呼吸不畅；重者疼痛剧烈，或呈压榨样绞痛，常伴有心悸、气短、呼吸不畅、甚至喘促、惊恐不安、面色苍白、冷汗自出等。

多为劳累、饱餐、寒冷及情绪激动而诱发，亦可无明显诱因或安静时发病。病机关键在于外感或内伤引起心脉痹阻，其病位在心，但与肝、脾、肾三脏功能的失调有密切的关系。

胸痹相当于西医学的冠心病、其他原因引起的心绞痛、心包炎以及肺源性心脏病等以上述表现为主的，均可参考此内容辨证论治。

一、心血瘀阻证用药

症见心胸刺痛，痛有定处，入夜为甚，胸闷，舌紫暗有瘀斑，脉弦涩。

复方丹参滴丸

【处方】 丹参、三七、冰片。

【功能与主治】 活血化瘀，理气止痛。用于气滞血瘀所致的胸痹，症见胸闷、心前区刺痛；冠心病心绞痛见上述证候者。

【方解】 方中丹参味苦性微寒，入心、肝经，功善活血化瘀，重用为君药。三七活血化瘀、消肿止痛，为臣药。冰片芳香开窍、行滞止痛，为佐使药。全方合用，共奏活血化瘀，理气止痛之效。

【用法与用量】 口服或舌下含服，一次 10 丸，一日 3 次，28 天为一个疗程；或遵医嘱。

【注意事项】 孕妇慎用。

通心络胶囊

【处方】　水蛭、全蝎、蝉蜕、蜈蚣、土鳖虫、降香、乳香（制）、檀香、冰片、酸枣仁（炒）、人参、赤芍。

【功能与主治】　益气活血，通络止痛。用于冠心病心绞痛属心气虚乏、血瘀络阻证，症见胸部憋闷，刺痛、绞痛，固定不移，心悸自汗，气短乏力，舌质紫暗或有瘀斑，脉细涩或结代。亦用于气虚血瘀络阻型中风病，症见半身不遂或偏身麻木，口舌歪斜，言语不利。

【方解】　方中水蛭、土鳖虫、赤芍活血祛瘀，为君药。全蝎、蜈蚣、蝉蜕息风止痉、通经活络，为臣药。檀香、降香、乳香、冰片行气宽胸、畅通血脉，人参补气健脾，酸枣仁养血安神，共为佐药。全方合用，共奏益气活血，通络止痛之效。

【用法与用量】　口服。一次2～4粒，一日3次。

【注意事项】　出血性疾患、孕妇及妇女经期及阴虚火旺型中风禁用。

银杏叶片

【处方】　银杏叶提取物。

【功能与主治】　活血化瘀通络。用于瘀血阻络引起的胸痹心痛、中风、半身不遂、舌强语謇；冠心病稳定型心绞痛、脑梗死见上述证候者。

【用法与用量】　口服。［规格（1）］一次2片、［规格（2）］一次1片，一日3次；或遵医嘱。

备注：［规格（1）］每片含总黄酮醇苷9.6mg、萜类内酯2.4mg。［规格（2）］每片含总黄酮醇苷19.2mg、萜类内酯4.8mg。

麝香保心丸

【处方】　人工麝香、人参提取物、人工牛黄、肉桂、苏合香、蟾酥、冰片。

【功能与主治】　芳香温通，益气强心。用于气滞血瘀所致的胸痹，症见心前区疼痛、固定不移；心肌缺血所致的心绞痛、心肌梗死见上述证候者。

【用法与用量】　口服。一次1～2丸，一日3次；或症状发作时服用。

【注意事项】　孕妇禁用。

速效救心丸

【处方】　川芎、冰片。

【功能与主治】　行气活血，祛瘀止痛；增加冠脉血流量，缓解心绞痛。用于气滞血瘀型冠心病，心绞痛。

【方解】　方中川芎活血行气止痛，为君药。冰片辛香走窜、开窍醒神，为臣药。能明显扩张冠状动脉，增加冠状动脉血流量，改善心肌缺血、缺氧等状况。二药合用，共奏行气活血，祛瘀止痛之效。

【用法与用量】　含服。一次4～6丸，一日3次；急性发作时，一次10～15丸。

【注意事项】　孕妇禁用；寒凝血瘀、阴虚血瘀胸痹心痛不宜单用；有过敏史者慎用；伴有中重度心力衰竭的心肌缺血者慎用；在治疗期间，心绞痛持续发作，宜加用硝酸酯类药。

二、气阴两虚证用药

症见心胸隐痛时作，心悸气短，动则益甚，倦怠易汗出，舌淡胖有齿痕，脉虚细缓或结代。

生脉饮

【处方】 红参、麦冬、五味子。

【功能与主治】 益气复脉，养阴生津。用于气阴两亏，心悸气短，脉微自汗。

【方解】 方用红参为君药，大补元气，并能生津止渴。臣以麦冬甘寒养阴，清热生津，且能润肺止咳。红参、麦冬相伍，其益气养阴之功亦著。佐以五味子之酸收，配红参则补固正气，伍麦冬则收敛阴津。三药合用，一补一润一敛，共成益气复脉，养阴生津之功。

【用法与用量】 口服。一次 10ml，一日 3 次。

稳心颗粒

【处方】 党参、黄精、三七、琥珀、甘松。

【功能与主治】 益气养阴，活血化瘀。用于气阴两虚，心脉瘀阻所致的心悸不宁、气短乏力、胸闷胸痛；室性早搏、房性早搏见上述证候者。

【用法与用量】 开水冲服。一次 1 袋，一日 3 次，或遵医嘱。

【注意事项】 孕妇慎用。缓慢性心律失常禁用。

第十三节 痹证用药

痹，即痹阻不通。痹证是指人体机表、经络因感受风、寒、湿等病邪引起的以肢体关节及肌肉酸痛、麻木、重着、屈伸不利，甚至关节肿大灼热等为主症的一类病证。

痹证主要与外界的风、寒、湿、热等病邪有关，但往往由于病邪会相互夹杂入侵人体，所以临床辨证一般比较复杂。对于痹证，临床上的治疗方法是选用祛湿、散风寒、止痛或舒筋活血的中成药进行治疗。必要时外贴膏药或"坎离砂"熨敷。

一、行痹用药

症见疼痛四处游走，发病部位不固定，以拇指关节、踝关节为多，间歇性发作。发作时，关节部位红热，肿得发亮，痛得如针刺割，寸步难移。

腰息痛胶囊

【处方】 白芷、草乌（制）、独活、续断、牛膝、三七、防风、威灵仙、秦艽、川五加皮、防己、海风藤、杜仲、土革薢、何首乌、桑寄生、当归、骨碎补、红花、千年健、赤芍、桂枝、对乙酰氨基酚。

【功能与主治】 舒筋活络，祛瘀止痛，活血驱风。用于风湿性关节炎，肥大性腰椎炎，肥大性胸椎炎，颈椎炎，坐骨神经痛，腰肌劳损。

【用法与用量】 口服，一次 2 粒，一日 3 次，饭后服。

【注意事项】 孕妇禁用，胃肠不适者慎服。

再造丸

【处方】 蕲蛇肉、全蝎、地龙、炒僵蚕、醋穿山甲、豹骨（油炙）、人工麝香、水牛角浓缩粉、人工牛黄、醋龟甲、朱砂、天麻、防风、羌活、白芷、川芎、葛根、麻黄、肉桂、细辛、附子（附片）、油松节、桑寄生、骨碎补（炒）、威灵仙（酒炒）、粉草薢、当归、赤芍、片姜黄、血竭、三七、乳香（制）、没药（制）、人参、黄芪、炒白术、茯苓、甘草、天竺黄、制何首乌、熟地黄、玄参、黄连、大黄、化橘红、醋青皮、沉香、檀香、广藿香、母丁香、冰片、乌药、豆蔻、草豆蔻、醋香附、两头尖（醋制）、建曲、红曲。

【功能与主治】 祛风化痰，活血通络。用于风痰阻络所致的中风，症见半身不遂，口舌歪斜，手足麻木，疼痛痉挛，言语謇涩。

【用法与用量】 口服。一次1丸，每丸重9g，一日2次。

【注意事项】 孕妇禁用。

二、着痹用药

症见肢体关节肌肉酸痛、沉重，或肿胀、麻木不仁，活动不便，关节怕冷，皮色不变，以下肢关节为多见，遇阴雨天气症状加重。

天麻丸

【处方】 天麻、羌活、独活、盐杜仲、牛膝、粉萆薢、附子（黑顺片）、当归、地黄、玄参。

【功能与主治】 祛风除湿，通络止痛，补益肝肾。用于风湿瘀阻、肝肾不足所致的痹病，症见肢体拘挛、手足麻木、腰腿疼痛。

【用法与用量】 口服。水蜜丸一次6g，小蜜丸一次9g，大蜜丸一次1丸，一日2～3次。

【注意事项】 孕妇慎用。

三、痛痹用药

症见肢体关节（腰、肩、膝、肘、腕、踝）疼痛、酸楚、麻木、重着、活动障碍。其痛有遇寒加重、得温则减的特点，具有局部皮色不变，关节屈伸不利，形寒肢冷，昼轻夜重的特征。

木瓜丸

【处方】 木瓜、当归、川芎、白芷、威灵仙、狗脊（制）、牛膝、鸡血藤、海风藤、人参、制川乌、制草乌。

【功能与主治】 祛风散寒，除湿通络。用于风寒湿闭阻所致的痹病，症见关节疼痛、肿胀、屈伸不利、局部恶风寒、肢体麻木、腰膝酸软。

【用法与用量】 口服。一次30丸，一日2次。

【注意事项】 孕妇禁用。

大活络丸

【处方】 蕲蛇、乌梢蛇、威灵仙、两头尖、麻黄、贯众、甘草、羌活、肉桂、广藿香、乌药、黄连、熟地黄、大黄、木香、沉香、细辛、赤芍、没药（制）、丁香、乳香（制）、僵蚕（炒）、天南星（制）、青皮、骨碎补（烫、去毛）、豆蔻、安息香、黄芩、香附（醋制）、玄参、白术（麸炒）、防风、龟甲（醋淬）、葛根、豹骨（油酥）、当归、血竭、地龙、水牛角浓缩粉、人工麝香、松香、体外培育牛黄、冰片、红参、制草乌、天麻、全蝎、何首乌。

【功能与主治】 祛风，舒筋，活络，除湿。用于风寒湿痹引起的肢体疼痛，手足麻木，筋脉拘挛，中风瘫痪，口眼㖞斜，半身不遂，言语不清。

【用法与用量】 温黄酒或温开水送服。一次1丸，一日1～2次。

【注意事项】 孕妇禁用。

小活络丸

【处方】　胆南星、制川乌、制草乌、地龙、乳香（制）、没药（制）。

【功能与主治】　祛风散寒，化痰除湿，活血止痛。用于风寒湿邪闭阻、痰瘀阻络所致的痹病，症见肢体关节疼痛，或冷痛，或刺痛，或疼痛夜甚、关节屈伸不利、麻木拘挛。

【用法与用量】　黄酒或温开水送服。小蜜丸一次 3g（15 丸）；大蜜丸一次 1 丸，一日 2 次。

【注意事项】　孕妇禁用。

第十四节　淋证用药

淋证指小便频数短涩，滴沥刺痛，欲出未尽，小腹拘急，或痛引腰腹的病证。

淋证多因嗜酒过度，或多食肥甘食品，造成体内积存湿热，或情绪不好，郁怒伤肝所致。患者多以小便频急，淋沥涩痛，小腹拘急，腰部酸痛为各种淋证的主症，也是诊断淋证的主要依据。淋证多见于已婚女性，每因疲劳、情志变化、感受外邪而诱发。患者治疗期间，饮食宜清淡，忌食辛辣。

一、热淋用药

症见小便频数短涩，淋沥刺痛，欲出未尽，或兼小腹拘急引痛。

三金片

【处方】　金樱根、菝葜、羊开口、金沙藤、积雪草。

【功能与主治】　清热解毒，利湿通淋，益肾。用于下焦湿热所致的热淋、小便短赤、淋沥涩痛、尿急频数；急慢性肾盂肾炎、膀胱炎、尿路感染见上述证候者；慢性非细菌性前列腺炎肾虚湿热下注证。

【用法与用量】　口服。小片一次 5 片，大片一次 3 片，一日 3～4 次。

癃闭舒胶囊

【处方】　补骨脂、益母草、金钱草、海金沙、琥珀、山慈菇。

【功能与主治】　益肾活血，清热通淋。用于肾气不足、湿热瘀阻所致的癃闭，症见腰膝酸软、尿频、尿急、尿痛、尿线细，伴小腹拘急疼痛；前列腺增生症见上述证候者。

【方解】　方中补骨脂性味辛温，温肾助阳，有辛通温补之效；益母草性味辛凉，活血祛瘀、利水消肿，二药寒温相济，二者共为君药。金钱草、海金沙清热解毒、利尿通淋，共为臣药。琥珀利尿通淋、活血散瘀，山慈菇清热解毒、消痈散结，共为佐药。全方合用，共奏益肾活血，清热通淋之效。

【用法与用量】　口服。一次 3 粒，一日 2 次。

二、血淋用药

症见小便热涩刺痛，尿色深红，或夹有血块，疼痛满急加剧，或见心烦，舌尖红。

三清片

【处方】　猪苓、茯苓、泽泻、地黄、枸杞子、车前子、白茅根、白术、陈皮、桑白皮、大腹皮、金银花、连翘、续断、藕节（炒炭）。

【功能与主治】 清热利湿，凉血止血。用于下焦湿热所致急、慢性肾盂肾炎，泌尿系感染引起的小便不利、恶寒发热、尿频、尿急、少腹疼痛等。

【用法与用量】 口服。一次 5～8 片，一日 3 次。

第十五节 虚证用药

虚证是指患者由于多种原因所致的，以脏腑亏损、气血阴阳不足为主要病机的，多种慢性衰弱证候的总称。患者多有面色不华，精神疲惫，气短音低，自汗盗汗，头晕眼花，心悸失眠，饮食减少，舌质淡胖或瘦瘪，脉虚细无力等症状。

本类药物善滋补，有恋邪之弊，凡病邪未尽、正气尚盛者不宜选用，以免留邪。服药期间，饮食宜清淡，忌酒及辛辣生冷、油腻食物。

一、阴虚用药

症见口咽干燥，大便干结，小便短赤，颧红，潮热盗汗，五心烦热，舌红少苔少津。

六味地黄丸

【处方】 熟地黄、酒山茱萸、山药、牡丹皮、茯苓、泽泻。

【功能与主治】 滋阴补肾。用于肾阴亏损，头晕耳鸣，腰膝酸软，骨蒸潮热，盗汗遗精，消渴。

【方解】 方中熟地黄滋阴补肾，填精益髓，为君药；

酒山茱萸补益肝肾，并能涩精，山药补益脾阴以固精，共为臣药；三药相伍，肾肝脾三阴并补，谓之"三补"。

凡补肾之法，必当泻其"浊"方可存其"清"，而使阴精得补。且肾为水火之宅，肾虚则水泛，阴虚而火动。故以泽泻利水渗湿而泄肾浊，并能减熟地黄之滋腻；茯苓淡渗脾湿，并助山药之健运，与泽泻共泄肾浊，助真阴得复其位；牡丹皮清泻相火，并制酒山茱萸之温涩。三药合用，谓之"三泄"，共为佐药。

六药合用，三补三泻，补中有泻，寓泻于补，相辅相成，补大于泻，诸药合用，共奏滋补肝肾之效。

【用法与用量】 口服。水丸一次 5g，水蜜丸一次 6g，小蜜丸一次 9g，大蜜丸一次 1 丸，一日 2 次。

左归丸

【处方】 熟地黄、山药、枸杞子、山茱萸、川牛膝（酒洗，蒸熟）、菟丝子、鹿角胶（敲碎，炒珠）、龟甲胶（切碎，炒珠）。

【功能与主治】 滋肾补阴。用于真阴不足，腰酸膝软，盗汗，神疲口燥。

【方解】 方中熟地味甘性微温，养血滋阴，滋肾填精，大补真阴为君药。山茱萸养肝滋肾，涩精敛汗；山药补脾益阴，滋肾固精；龟、鹿二胶，为血肉有情之品，峻补精髓，龟甲胶偏于补阴，鹿角胶偏于补阳，在补阴之中配伍补阳药，取"阳中求阴"之义，均为臣药。枸杞子补肾益精，养肝明目；菟丝子、川牛膝益肝肾，强腰膝，健筋骨，俱为佐药。诸药合用，共奏滋阴补肾之效。

【用法与用量】 口服，一次 9g，一日 2～3 次。

【注意事项】 孕妇忌服，儿童禁用。

大补阴丸

【处方】 熟地黄、盐知母、盐黄柏、醋龟甲、猪脊髓。

【功能与主治】 滋阴降火。用于阴虚火旺，潮热盗汗，咳嗽咯血，耳鸣遗精。

【方解】 大补阴丸方中重用熟地黄、醋龟甲滋阴潜阳、壮水制火，共为君药。继以盐黄柏苦寒泻相火以坚阴；盐知母苦寒而润，上能清润肺金，下能滋清肾水，共为臣药。应用猪脊髓、蜂蜜为丸，此乃血肉甘润之品，填精益髓，既能助熟地黄、龟甲以滋阴，又能制黄柏之苦燥，俱为佐使。诸药合用，共奏滋阴降火之效。

【用法与用量】 口服。水蜜丸一次 6g，一日 2～3 次；大蜜丸一次 1 丸，一日 2 次。

知柏地黄丸

【处方】 知母、熟地黄、牡丹皮、茯苓、黄柏、山茱萸（制）、山药、泽泻。

【功能与主治】 滋阴降火。用于阴虚火旺，潮热盗汗，口干咽痛，耳鸣遗精，小便短赤。

【用法与用量】 口服。水蜜丸一次 6g，小蜜丸一次 9g，大蜜丸一次 1 丸，一日 2 次。

二至丸

【处方】 酒女贞子、墨旱莲。

【功能与主治】 补益肝肾，滋阴止血。用于肝肾阴虚，眩晕耳鸣，咽干鼻燥，腰膝酸痛，月经量多。

【用法与用量】 口服。一次 9g，一日 2 次。

二、阳虚用药

症见畏寒肢冷或腹痛喜温喜按，大便溏薄，小便清长，面色淡白，口不渴，或渴喜热饮。

桂附地黄丸

【处方】 肉桂、附子（制）、熟地黄、酒萸肉、牡丹皮、山药、茯苓、泽泻。

【功能与主治】 温补肾阳。用于肾阳不足，腰膝痠冷，肢体浮肿，小便不利或反多，痰饮喘咳，消渴。

【用法与用量】 口服。水蜜丸一次 6g，小蜜丸一次 9g，大蜜丸一次 1 丸，一日 2 次。

三、气虚用药

症见神疲乏力，少气懒言，或声音低微，呼吸气短，头晕目眩，自汗，易感冒，活动时诸症加剧。

补中益气丸

【处方】 炙黄芪、党参、炙甘草、炒白术、当归、升麻、柴胡、陈皮。

【功能与主治】 补中益气，升阳举陷。用于脾胃虚弱、中气下陷所致的泄泻、脱肛、阴挺，症见体倦乏力、食少腹胀、便溏久泻、肛门下坠或脱肛、子宫脱垂。

【方解】 方中炙黄芪味甘性温，补气升阳，益卫固表为君药；党参补中益气，炙甘草补脾益气，二者为臣药；君药补表气，臣药补中气，君臣合用表里同补，可共补一身之气。佐以炒白术补气健脾，助脾运化，以助气血生化。气虚则营血易亏，佐用当归补血活血，"血为气之母"，补血可使所补之气有所依。陈皮理气和胃，使得诸药补而不滞。升麻、柴胡升阳举陷，与党参、炙黄芪配伍使用，可以升提下陷之中气，共为佐使药。诸药合用，共奏补中益气，升阳举陷之功。

【用法与用量】　口服。小蜜丸一次 9g，大蜜丸一次 1 丸，大蜜丸每丸重 9g，一日 2～3 次。

人参健脾丸

【处方】　人参、白术（麸炒）、茯苓、山药、陈皮、木香、砂仁、炙黄芪、当归、酸枣仁（炒）、远志（制）。

【功能与主治】　健脾益气，和胃止泻。用于脾胃虚弱所致的饮食不化、脘闷嘈杂、恶心呕吐、腹痛便溏、不思饮食、体弱倦怠。

【用法与用量】　口服。水蜜丸一次 8g，大蜜丸一次 2 丸，一日 2 次。

四、血虚用药

症见面白无华或萎黄、唇色淡白、爪甲苍白、头晕眼花、心悸失眠、手足发麻、妇女经血量少色淡、延期甚或闭经、舌淡苔白、脉细无力等。

十全大补丸

【处方】　党参、炒白术、茯苓、炙甘草、当归、川芎、酒白芍、熟地黄、炙黄芪、肉桂。

【功能与主治】　温补气血。用于气血两虚，面色苍白，气短心悸，头晕自汗，体倦乏力，四肢不温，月经量多。

【用法与用量】　口服。水蜜丸一次 6g，小蜜丸一次 9g，大蜜丸一次 1 丸，一日 2～3 次。

首乌丸

【处方】　制何首乌、熟地黄、酒牛膝、桑椹、酒女贞子、墨旱莲、桑叶（制）、黑芝麻、菟丝子（酒蒸）、金樱子、盐补骨脂、豨莶草（制）、金银花（制）。

【功能与主治】　补肝肾，强筋骨，乌须发。用于肝肾两虚，头晕目花，耳鸣，腰痠肢麻，须发早白；亦用于高脂血症。

【用法与用量】　口服。一次 6g，一日 2 次。

八珍丸

【处方】　党参、炒白术、茯苓、甘草、当归、白芍、川芎、熟地黄。

【功能与主治】　补气益血。用于气血两虚，面色萎黄，食欲不振，四肢乏力，月经过多。

【用法与用量】　口服。水蜜丸一次 6g，大蜜丸一次 1 丸，一日 2 次。

第十六节　妇科用药

人体脏腑、经络、气血生理功能，男女基本相同。所不同的是妇女因生理的特点，有很多疾病异于男子。如在解剖学上有胞宫，在生理上有月经、胎孕、育产和哺乳等，总括起来有经、带、胎、产等方面的病症。因此，专立妇科一门。临床妇科用药可分为月经不调用药、痛经用药、带下病用药等。

一、月经不调用药

症见月经周期或出血量的异常，或是月经前、经期时的腹痛及全身症状。

乌鸡白凤丸

【处方】 乌鸡（去毛爪肠）、鹿角胶、醋鳖甲、煅牡蛎、桑螵蛸、人参、黄芪、当归、白芍、醋香附、天冬、甘草、地黄、熟地黄、川芎、银柴胡、丹参、山药、芡实（炒）、鹿角霜。

【功能与主治】 补气养血，调经止带。用于气血两虚，身体瘦弱，腰膝酸软，月经不调，崩漏带下。

【用法与用量】 口服。水蜜丸一次 6g，小蜜丸一次 9g，大蜜丸一次 1 丸，一日 2 次。

逍遥丸

【处方】 柴胡、当归、白芍、炒白术、茯苓、炙甘草、薄荷。

【功能与主治】 疏肝健脾，养血调经。用于肝郁脾虚所致的郁闷不舒、胸胁胀痛、头晕目眩、食欲减退、月经不调。

【用法与用量】 口服。小蜜丸一次 9g，大蜜丸一次 1 丸，一日 2 次。

香附丸

【处方】 醋香附、当归、川芎、炒白芍、熟地黄、炒白术、砂仁、陈皮、黄芩。

【功能与主治】 舒肝健脾，养血调经。用于肝郁血虚、脾失健运所致的月经不调、月经前后诸症，症见经行前后不定期、经量或多或少、有血块，经前胸闷、心烦、双乳胀痛、食欲不振。

【用法与用量】 用黄酒或温开水送服。水蜜丸一次 9～13g，大蜜丸一次 1～2 丸，一日 2 次。

二、痛经用药

症见行经前后或月经期出现下腹疼痛、坠胀，伴腰酸或其他不适。

艾附暖宫丸

【处方】 艾叶（炭）、醋香附、制吴茱萸、肉桂、当归、川芎、白芍（酒炒）、地黄、炙黄芪、续断。

【功能与主治】 理气养血，暖宫调经。用于血虚气滞、下焦虚寒所致的月经不调、痛经，症见行经后错、经量少、有血块、小腹疼痛、经行小腹冷痛喜热、腰膝酸痛。

【方解】 方中艾叶、醋香附暖宫温经散寒、行气止痛，为君药。制吴茱萸、肉桂温经散寒通脉，为臣药。当归、川芎、白芍皆入肝经，能活血祛瘀，养血调经；炙黄芪、地黄益气滋阴养血；续断活血通经，共为佐药。诸药合用，共奏养血理气、暖宫调经之功。

【用法与用量】 口服。小蜜丸一次 9g，大蜜丸一次 1 丸，一日 2～3 次。

三、带下病用药

症见妇女阴道内流出的带下量多，绵绵不断，色、质、气味异常，或伴有全身症状。

妇科千金片

【处方】　千斤拔、金樱根、穿心莲、功劳木、单面针、当归、鸡血藤、党参。

【功能与主治】　清热除湿，益气化瘀。用于湿热瘀阻所致的带下病、腹痛，症见带下量多、色黄质稠、臭秽，小腹疼痛，腰骶酸痛，神疲乏力；慢性盆腔炎、子宫内膜炎、慢性宫颈炎见上述证候者。

【方解】　方中千斤拔善祛风利湿、化瘀解毒，善治带下病；功劳木清热燥湿，二者合用，共为君药，有清热解毒、燥湿止带之功。党参健脾益气，促进水湿运化而止带；当归、鸡血藤补血活血、祛风胜湿；穿心莲、单面针清热解毒、凉血消肿、燥湿止带。五药合用，既能益气养血，又能助君药清热解毒、燥湿止带，为臣药。金樱根善固涩而止带，为佐药。诸药合用，共奏清热除湿，益气化瘀之功。

【用法与用量】　口服。一次6片，一日3次。

妇炎康片

【处方】　赤芍、土茯苓、醋三棱、炒川楝子、醋莪术、醋延胡索、炒芡实、当归、苦参、醋香附、黄柏、丹参、山药。

【功能与主治】　清热利湿，理气活血，散结消肿。用于湿热下注、毒瘀互阻所致带下病，症见带下量多、色黄、气臭，少腹痛，腰骶痛，口苦咽干；阴道炎、慢性盆腔炎见上述证候者。

【用法与用量】　口服。一次6片［规格（1）、（3）］或一次3片［规格（2）］，一日3次。

备注：规格（1）薄膜衣片每片重0.25g；规格（2）薄膜衣片每片重0.52g；规格（3）糖衣片片心重0.25g。

【注意事项】　孕妇禁用。

洁尔阴洗液

【处方】　蛇床子、苦参、黄柏、黄芩、独活、石菖蒲、苍术、土荆皮、艾叶、地肤子、茵陈、栀子、薄荷、金银花。

【功能与主治】　清热燥湿，杀虫止痒。主要用于真菌性、滴虫性及非特异性阴道炎；中医辨证属湿热下注者。症见阴部瘙痒红肿，带下量多、色黄或如豆渣状，口苦口干，尿黄便结。

【用法与用量】　外用。①外阴、阴道炎：用10%浓度洗液（即取本品10ml加温开水至100ml混匀）擦洗外阴，用冲洗器将10%的洁尔阴洗液送至阴道深部冲洗阴道，一日1次，7天为1个疗程。②接触性皮炎、湿疹：用3%浓度洗液（即取本品3ml加冷开水至100ml混匀）湿敷患处，皮损轻者一日2～3次，每次30～60分钟；无溃破者，可直接用原液涂擦，一日3～4次；7天为1个疗程。③体股癣：用50%浓度洗液（即取本品50ml加冷开水至100ml混匀）涂擦患处，一日3次，21天为1个疗程。

【注意事项】　经期、妊娠期妇女慎用；本品为外用药，禁止内服；忌食辛辣、生冷、油腻食物；切勿接触眼睛、口腔等黏膜处。皮肤破溃处禁用；治疗期间忌房事，配偶如有感染应同时治疗；未婚或绝经后患者，应在医师指导下使用；外阴白色病变、糖尿病所致的瘙痒不宜使用；带下伴血性分泌物或伴有尿频、尿急、尿痛者，应去医院就诊；若使用中出现刺痛，皮肤潮红加重，暂停使用；带下量多服药7天、湿疹及体股癣用药2周症状无缓解，应去医院就诊；严格按说明书要求使用，不可随意提高浓度；外阴、肛门等处勿直接用原液涂

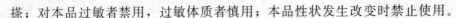

搽；对本品过敏者禁用，过敏体质者慎用；本品性状发生改变时禁止使用。

固经丸

【处方】　盐关黄柏、酒黄芩、麸炒椿皮、醋香附、炒白芍、醋龟甲。

【功能与主治】　滋阴清热，固经止带。用于阴虚血热，月经先期，经血量多、色紫黑，赤白带下。

【用法与用量】　口服。一次 6g，一日 2 次。

第十七节　儿科用药

小儿是一个正处在生长发育之中的机体，各个脏腑的组织与生理功能，尚未发育完善和成熟。小儿常见病症包括胃肠道疾病和呼吸道疾病，尤其是小儿感冒多见。

小儿抵抗外邪的能力差，适应环境变化的能力不足，在外易为六淫之邪侵袭，在内易为饮食失调所伤，并且患病后病情变化迅速。易热易寒，易虚易实，既易伤阴又易损阳及卫外不固，脾常不足，肝常有余，同时由于小儿生长发育功能旺盛，组织再生和修复能力较强，所以辨证准确，及时治疗，护理合宜，则小儿每能危病转安，迅速康复。

一、小儿感冒用药

小儿感冒轻症只有鼻部症状，如流清鼻涕、鼻塞、喷嚏等，也可有流泪，微咳或咽部不适；重症体温可达 39～40℃ 或更高，伴有冷感、头痛、全身无力、食欲锐减、睡眠不安等症。

小儿感冒颗粒

【处方】　广藿香、连翘、板蓝根、菊花、大青叶、地黄、地骨皮、白薇、薄荷、石膏。

【功能与主治】　疏风解表，清热解毒。用于小儿风热感冒，症见发热重、头胀痛、咳嗽痰黏、咽喉肿痛；流感见上述证候者。

【用法与用量】　开水冲服。周岁以内一次 6g，1～3 岁一次 6～12g，4～7 岁一次 12～18g，8～12 岁一次 24g，一日 2 次。

小儿豉翘清热颗粒

【处方】　连翘、薄荷、炒栀子、青蒿、槟榔、黄芩、淡豆豉、荆芥、大黄、赤芍、厚朴、半夏、柴胡、甘草。

【功能与主治】　疏风解表，清热导滞。用于小儿风热感冒夹滞证，症见发热咳嗽，鼻塞流涕，咽红肿痛，纳呆口渴，脘腹胀满，便秘或大便酸臭，溲黄。

【用法与用量】　开水冲服。六个月至一岁，一次 1～2g；1～3 岁，一次 2～3g；4～6岁，一次 3～4g；7～9 岁，一次 4～5g；10 岁以上，一次 6g；一日 3 次。

安儿宁颗粒

【处方】　天竺黄、红花、人工牛黄、岩白菜、甘草、高山辣根菜、洪连、檀香、唐古特乌头。

【功能与主治】　清热祛风，化痰止咳。用于小儿风热感冒，咳嗽有痰，发热咽痛，上呼吸道感染见上述证候者。

【用法与用量】　开水冲服。周岁以内一次 1.5g，1～5 岁一次 3g，5 岁以上一次 6g，一日 3 次。

小儿热速清口服液

【处方】 柴胡、黄芩、板蓝根、葛根、金银花、水牛角、连翘、大黄。

【功能与主治】 清热解毒，泻火利咽。用于小儿外感风热所致的感冒，症见高热、头痛、咽喉肿痛、鼻塞流涕、咳嗽、大便干结。

【用法与用量】 口服。周岁以内一次 2.5～5ml，1～3 岁一次 5～10ml，3～7 岁一次 10～15ml，7～12 岁一次 15～20ml，一日 3～4 次。

【注意事项】 如病情较重或服药 24 小时后疗效不明显者，可酌情增加剂量。

小儿清热止咳口服液

【处方】 麻黄、石膏、黄芩、北豆根、炒苦杏仁、甘草、板蓝根。

【功能与主治】 清热宣肺，平喘，利咽。用于小儿外感风热所致的感冒，症见发热恶寒、咳嗽痰黄、气促喘息、口干音哑、咽喉肿痛。

【用法与用量】 口服。1～2 岁一次 3～5ml，3～5 岁一次 5～10ml，6～14 岁一次 10～1ml，一日 3 次。用时摇匀。

二、小儿厌食用药

症见患儿面部少华、形体偏瘦、食欲减退或消失、食量减少。

启脾丸

【处方】 人参、麸炒白术、茯苓、甘草、陈皮、山药、莲子（炒）、炒山楂、六神曲（炒）、炒麦芽、泽泻。

【功能与主治】 健脾和胃。用于脾胃虚弱，消化不良，腹胀便溏。

【用法与用量】 口服。小蜜丸一次 3g（15 丸），大蜜丸一次 1 丸，一日 2～3 次；3 岁以内小儿酌减。

【注意事项】 服药期间忌食生冷、油腻之品。

第十八节 五官科用药

五官科疾病包括眼病、鼻病、喉痹、口腔疾病等，现代社会，五官科疾病已经严重地影响到了人们的正常生活，特别是对老年人来说，随着身体功能的下降，五官科的发病率很高，对老年人身体造成了很大的伤害。

一、眼病用药

常见眼病包括沙眼、眼内翳障、迎风流泪、视疲劳等。中医认为心热眼多眵，肝热眼多泪，风胜则眼痒，火胜则眼红，湿胜则眼赤烂，热胜则眼珠胀痛，脾热则眼毛倒睫，肾水亏则瞳仁缩小。

杞菊地黄丸

【处方】 枸杞子、菊花、熟地黄、酒山茱萸、牡丹皮、山药、茯苓、泽泻。

【功能与主治】 滋肾养肝。用于肝肾阴亏，眩晕耳鸣，羞明畏光，迎风流泪，视物昏花。

【用法与用量】 口服。水蜜丸一次 6g，小蜜丸一次 9g，大蜜丸一次一丸，一日 2 次。

明目上清丸

【处方】 桔梗、熟大黄、天花粉、石膏、麦冬、玄参、栀子、蒺藜、蝉蜕、甘草、陈皮、菊花、车前子、当归、黄芩、赤芍、黄连、枳壳、薄荷脑、连翘、荆芥油。

【功能与主治】 清热散风，明目止痛。用于外感风热所致的暴发火眼、红肿作痛、头晕目眩、眼边刺痒、大便燥结、小便赤黄。

【用法与用量】 口服，一次9g，一日1～2次。

明目地黄丸

【处方】 熟地黄、牡丹皮、茯苓、枸杞子、当归、蒺藜、酒山茱萸、山药、泽泻、菊花、白芍、煅石决明。

【功能与主治】 滋肾，养肝，明目。用于肝肾阴虚，目涩畏光，视物模糊，迎风流泪。

【用法与用量】 口服。水蜜丸一次6g，小蜜丸一次9g，大蜜丸一次1丸，每丸重9g，一日2次。

龙胆泻肝丸

【处方】 龙胆、黄芩、栀子（炒）、泽泻、木通、盐车前子、柴胡、酒当归、地黄、炙甘草。

【功能与主治】 清肝胆，利湿热。用于肝胆湿热，头晕目赤，耳鸣耳聋，耳肿疼痛，胁痛口苦，尿赤涩痛，湿热带下。

【方解】 方中龙胆大苦大寒，既能泻肝胆实火，又能利肝胆湿热，泻火除湿，两擅其功，切中病机，故为君药。

黄芩、栀子苦寒泻火，燥湿清热，加强君药泻火除湿之力，用以为臣。

湿热之邪，当利导下行，从膀胱渗泄，故以渗湿泄热之泽泻、木通、盐车前子，导湿热从水道而去。肝乃藏血之脏，若为实火所伤，阴血亦随之消灼，且方中诸药以苦燥渗利伤阴之品居多，故用酒当归、生地黄养血滋阴，使邪去而阴血不伤。肝性喜疏泄条达而恶抑郁，火邪内郁，肝胆之气不疏，骤用大剂苦寒降泄之品，既恐肝胆之气被抑，又虑折伤肝胆升发之机，遂用柴胡疏畅肝胆之气，并能引诸药归于肝胆之经。柴胡与酒当归、生地黄相伍，养肝体而调肝用，恰适肝体阴用阳之性。以上皆为佐药。

炙甘草调和诸药，护胃安中，为佐使之用。

火降热清，湿浊得利，经所发诸症皆可相应而愈。

【用法与用量】 口服。小蜜丸一次6～12g（30～60丸），大蜜丸一次1～2丸，一日2次。

【注意事项】 孕妇慎用。

二、鼻病用药

以鼻塞、鼻痒、流涕为主要症状。

鼻窦炎口服液

【处方】 辛夷、荆芥、薄荷、桔梗、竹叶、柴胡、苍耳子、白芷、川芎、黄芩、栀子、茯苓、川木通、黄芪、龙胆。

【功能与主治】 疏散风热，清热利湿，宣通鼻窍。用于风热犯肺、湿热内蕴所致的鼻塞不通、流黄稠涕；急慢性鼻炎、鼻窦炎见上述证候者。

【用法与用量】 口服。一次10ml，一日3次；20天为1个疗程。

三、喉痹用药

症见咽部疼痛或微痛，咽干、咽痒、灼热感或异物感。局部检查，咽部黏膜微红或充血明显，微肿，悬雍垂色红、肿胀，或见咽黏膜肥厚增生，喉底红肿，咽后壁或有颗粒状隆起，或见脓点，或见咽黏膜干燥。

咽立爽口含滴丸

【处方】 天然冰片、艾纳香油、薄荷素油、薄荷脑，辅料为甘草酸单铵盐、聚乙二醇 6000。

【功能与主治】 疏风散热，消肿止痛，清利咽喉。用于急性咽炎、慢性咽炎急性发作、咽痛、咽黏膜红肿、咽干、口臭等症。

【用法与用量】 含服，一次 1~2 丸，每丸重 0.025g，一日 4 次。

金果饮

【处方】 地黄、玄参、西青果、蝉蜕、麦冬、胖大海、南沙参、太子参、陈皮、薄荷素油。

【功能与主治】 养阴生津，清热利咽。用于肺热阴伤所致的咽部红肿、咽痛、口干咽燥；急、慢性咽炎见上述证候者。亦可用于放疗引起的咽干不适。

【用法与用量】 口服。一次 15ml，一日 3 次或遵医嘱。

【注意事项】 忌食辛辣、油腻、厚味食物。

清咽丸

【处方】 青黛、北寒水石、硼砂（煅）、桔梗、薄荷、冰片、诃子、乌梅肉、甘草。

【功能与主治】 清热利咽，生津止渴。用于肺胃热盛所致的咽喉肿痛、声音嘶哑、口舌干燥、咽下不利。

【方解】 以青黛、北寒水石为君药，清热泻火，凉血解毒。配伍硼砂、桔梗、薄荷宣肺化痰，利咽散结，为臣药；冰片清热消肿止痛；乌梅肉、诃子生津利咽，为佐药。甘草调和诸药，为使药。全方合用，共奏清热利咽，生津止渴之效。

【用法与用量】 口服或含化。小蜜丸一次 6g，大蜜丸一次 1 丸，一日 2~3 次。

【注意事项】 忌食烟、酒、辛辣之物。

第十九节 外科用药

外科疾病的发生大致与外感六淫、感受特殊之毒、外来伤害、情志内伤、饮食不节、劳伤虚损、痰饮瘀血脓毒等致病因素有关。各种因素可以单独致病，也可以几种同时致病，并且内伤和外感常常相合而成。各种因素侵袭作用于机体，与机体正气相争，邪胜正负引起人体气血凝滞、经络阻塞，营气不从，脏腑失和，导致阴阳失调，进而产生各种病理变化，导致疾病发生。

康复新液

【处方】 美国大蠊干燥虫体提取物。

【功能与主治】 通利血脉，养阴生肌。内服：用于瘀血阻滞，胃痛出血，胃、十二指肠溃疡；以及阴虚肺痨，肺结核的辅助治疗。外用：用于金疮，外伤，溃疡，瘘管，烧伤，烫伤，褥疮之创面。

【用法与用量】 ① 口服：一次 10ml，一日 3 次，或遵医嘱。

② 外用：用医用纱布浸透药液后敷患处，感染创面先清创后再用本品冲洗，并用浸透本品的纱布填塞或敷用。

小金丸

【处方】 麝香或人工麝香、木鳖子（去壳去油）、制草乌、枫香脂、醋乳香、醋没药、五灵脂（醋炒）、酒当归、地龙、香墨。

【功能与主治】 散结消肿，化瘀止痛。用于痰气凝滞所致的瘰疬、瘿瘤、乳岩、乳癖，症见肌肤或肌肤下肿块一处或数处，推之能动，或骨及骨关节肿大，皮色不变，肿硬作痛。

【用法与用量】 打碎后口服。一次 1.2～3g，一日 2 次，小儿酌减。

【注意事项】 孕妇禁用。

三黄膏

【处方】 黄连、黄芩、黄柏、栀子。

【功能与主治】 清热解毒，消肿止痛。用于疮疡初起，红肿热痛，轻度烫伤。

【用法与用量】 摊于纱布上贴于患处或直接涂患处，每隔 1～2 日换药一次。

【注意事项】 禁止内服；重度烧伤或皮肤破溃患者，不宜用本药。

第二十节 皮肤科用药

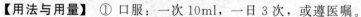

皮肤位于体表，是人体最大的器官，所以皮肤病多是肉眼可见，有局部症状可凭的。中医对皮肤病的认识，不能局限于局部，而应从整体着眼，本着"有诸内者，必形诸外"的基本思想，透过表面皮损的形态、大小、数量、色泽等因素，把握机体阴阳失衡、脏腑失和、气血津液等机体内部状态，由外而内，内外兼顾，整体参详。临床诊断应该通过四诊获得的资料，根据人体正气的盈亏、病邪的盛衰、疾病的浅深等情况，进行综合分析。

患者服药期间要注意饮食，少食用辛辣刺激性食物为宜。

一、皮肤瘙痒用药

症见皮肤瘙痒而无原发性皮肤损害，以瘙痒为主症。

二妙丸

【处方】 苍术（炒）、黄柏（炒）。

【功能与主治】 燥湿清热，用于湿热下注，足膝红肿热痛，下肢丹毒，白带，阴囊湿痒。

【方解】 方中黄柏寒凉苦燥，药性沉降，擅于清下焦湿热，为君药。苍术味辛苦，性温而燥烈，可燥湿健脾，祛风湿，为臣药。二药合用，共奏燥湿清热之功。

【用法与用量】 口服，一次 6～9g，一日 2 次。

丹皮酚软膏

【处方】 丹皮酚、丁香油。

【功能与主治】 用于各种湿疹、皮炎、皮肤瘙痒、蚊臭虫叮咬红肿等各种皮肤疾患，对过敏性鼻炎和防治感冒也有一定效果。

【用法与用量】 外用，涂敷患处。一日 2～3 次；防治感冒可涂鼻下上唇处，鼻炎涂鼻腔内。

二、痱子用药

症见初期时皮肤发红，然后出现针头大小的红色丘疹或丘疱疹，密集成片，其中有些丘疹呈脓性。生痱子后剧痒、疼痛，有时还会有一阵阵热辣的灼痛等症状。

防风通圣颗粒

【处方】 防风、荆芥穗、薄荷、麻黄、大黄、芒硝、栀子、滑石、桔梗、石膏、川芎、当归、白芍、黄芩、连翘、甘草、白术（炒）。

【功能与主治】 解表通里，清热解毒。用于外寒内热，表里俱实，恶寒壮热，头痛咽干，小便短赤，大便秘结，瘰疬初起，风疹湿疮。

【用法与用量】 口服。一次 1 袋，每袋装 3g，一日 2 次。

【注意事项】 孕妇慎用。

第二十一节 骨伤科用药

跌打损伤主要指因跌扑、击打等造成的软组织损伤、外伤肿胀疼痛、皮肉破损出血，也包括摔伤、金刃伤等。其主要病理为瘀血壅滞，血闭气阻，故以疼痛、肿胀为主要临床表现。

发生急性软组织扭挫伤，如肌肉拉伤、韧带拉伤等情形时，可以选择具有活血化瘀、消炎止痛作用的药物，如三七片等；出现小关节挫伤、关节扭伤时，可选用具有止痛、消肿作用的药物，如活血止痛散；外伤出血时可以选用云南白药。

临床跌打损伤、关节及肩臂腰腿疼痛、风湿性关节炎、骨质疏松、骨质增生等证常用骨伤科中成药进行治疗。

一、瘀血阻络用药

症见瘀血肿痛、痛处固定不移、四肢麻木等。此类中成药有活血祛瘀、疏经通络的作用。

七厘散

【处方】 血竭、乳香（制）、没药（制）、红花、儿茶、冰片、人工麝香、朱砂。

【功能与主治】 化瘀消肿，止痛止血。用于跌扑损伤，血瘀疼痛，外伤出血。

【方解】 方中血竭味甘、咸，性平，外用能止血生肌敛疮，内服可活血散瘀止痛，为君药。没药、乳香活血止痛，消肿生肌；红花活血祛瘀，通经；儿茶收敛生肌止血；冰片、人工麝香芳香走窜，通络化瘀，共为臣药。朱砂清热解毒，定心安神，为佐药。诸药合用，共奏化瘀消肿、止痛止血之功。

【用法与用量】 口服。一次 1～1.5g，一日 1～3 次；外用，调敷患处。

【注意事项】 孕妇禁用。

二、气滞血瘀用药

症见局部瘀血肿胀、青紫疼痛、屈伸不利等，此类中成药有活血化瘀、消肿止痛的作用。

云南白药

【功能与主治】 化瘀止血，活血止痛，解毒消肿。用于跌打损伤，瘀血肿痛，吐血、咯血、便血、痔血、崩漏下血，手术出血，疮疡肿毒及软组织挫伤，闭合性骨折，支气管扩张及肺结核咯血，溃疡病出血，以及皮肤感染性疾病。

【用法与用量】 刀、枪、跌打诸伤，无论轻重，出血者用温开水送服；瘀血肿痛与未流血者用酒送服；妇科各症，用酒送服；但月经过多、红崩，用温水送服。毒疮初起，服0.25g，另取药粉，用酒调匀，敷患处，如已化脓，只需内服。其他内出血各症均可内服。口服。一次 0.25～0.5g，一日 4 次（2～5 岁按 1/4 剂量服用；6～12 岁按 1/2 剂量服用）。凡遇较重的跌打损伤可先服保险子一粒，轻伤及其他病症不必服。

【注意事项】 孕妇忌用；服药一日内，忌食蚕豆、鱼类及酸冷食物。

接骨七厘片

【处方】 醋乳香、醋没药、当归、土鳖虫、烫骨碎补、硼砂、龙血蝎、煅自然铜、酒大黄。

【功能与主治】 活血化瘀，接骨止痛。用于跌打损伤，续筋接骨，血瘀疼痛。

【用法与用量】 口服，一次 5 片，一日 2 次，温开水或黄酒送服。

【注意事项】 孕妇禁用。

三七片

【处方】 三七。

【功能与主治】 散瘀止血，消肿止痛。用于咯血，吐血，衄血，便血，崩漏，外伤出血，胸腹刺痛，跌扑肿痛。

【用法与用量】 口服。小片：一次 4～12 片，大片：一次 2～6 片，一日 3 次。

【注意事项】 孕妇禁用。

活血止痛散

【处方】 当归、三七、乳香（制）、冰片、土鳖虫、煅自然铜。

【功能与主治】 活血散瘀，消肿止痛。用于跌打损伤，瘀血肿痛。

【用法与用量】 用温黄酒或温开水送服。一次 1.5g，一日 2 次。

【注意事项】 孕妇禁用。

附录 不同级别需掌握、熟悉的中成药品种

级别	中药品种
四级	掌握(40 种)：川贝枇杷糖浆、麝香保心丸、三黄膏、黄连上清丸、六味地黄丸、麻仁丸、藿香正气口服液、补中益气丸、板蓝根颗粒、复方黄连素片、复方丹参滴丸、急支糖浆、龙胆泻肝丸、生脉饮、通宣理肺丸、清咽丸、七厘散、逍遥丸、香砂养胃丸、小儿感冒颗粒、养阴清肺膏、六合定中丸、云南白药、知柏地黄丸、枳术丸、柏子养心丸、肠炎宁片、川芎茶调丸、安神补脑液、连花清瘟胶囊、百合固金丸、归脾丸、天王补心丸、感冒灵颗粒、乌鸡白凤丸、小金丸、活血止痛散、艾附暖宫丸、三九胃泰、双黄连颗粒
三级	掌握(80 种)：十全大补丸、杞菊地黄丸、防风通圣丸、天麻丸、苏子降气丸、越鞠丸、妇炎康片、三清片、小活络丸、胆宁片、安儿宁颗粒、感冒清热颗粒、稳心颗粒、妇科千金片、当归龙荟丸、六应丸、大补阴丸、速效救心丸、左金丸、银翘解毒片、小建中合剂、小儿热速清口服液、小儿清热止咳口服液、二至丸、香砂枳术丸、香附丸、桂附地黄丸、首乌丸、八珍丸、明目上清丸、感冒退热颗粒、二妙丸、安宫牛黄丸、四季感冒片、玉屏风口服液、苏黄止咳胶囊、通便灵胶囊、左归丸、咽立爽口含滴丸、牛黄解毒片

续表

级别	中药品种
二级	掌握(100种):通心络胶囊、三金片、鼻窦炎口服液、保济口服液、桂龙咳喘宁、明目地黄丸、大山楂丸、防风通圣颗粒、荆花胃康灵、启脾丸、保和丸、温胃舒颗粒、保济丸、十滴水软胶囊、穿心莲内酯滴丸、苋菜黄连素、癃闭舒胶囊、金果饮、固本益肠片、腰息痛胶囊
一级	掌握(20):气滞胃痛颗粒、乌灵胶囊、银杏叶片、再造丸、木瓜丸、大活络丸、人参健脾丸、固经丸、三七片、小儿化食丸、小儿豉翘清热颗粒、小柴胡颗粒、胃苏颗粒、复方鲜竹沥液、蜜炼川贝枇杷膏、三黄片、洁尔阴洗液、康复新液、接骨七厘片、丹皮酚软膏

注:高级别涵盖低级别要求。

(第1、2、4~11节,罗玲英;第3、12~21节,孙立艳)

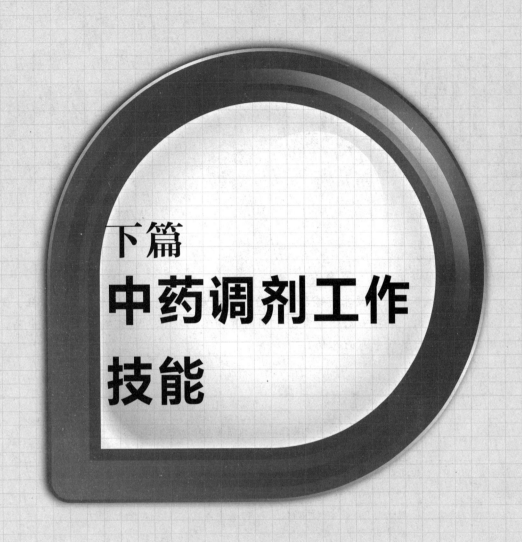

下篇
中药调剂工作
技能

第四章
中药鉴别

学习目标

1. 掌握常用中药的鉴别方法。

2. 根据不同级别要求，掌握和熟悉一定数量常用中药的来源、入药部位、产地及性状特征等知识，掌握一定数量常用中药的真伪鉴别特征。能正确识别常用中药，判别其外观质量；能鉴别中药的真伪。

技能要求

级别	技能要求
四级	1. 能识别 180 种常用中药饮片，能判别其外观质量 2. 能对 20 种中药进行真伪鉴别
三级	1. 能识别 220 种常用中药饮片和 20 种中药材，能判别其外观质量 2. 能对 40 种中药进行真伪鉴别
二级	1. 能识别 260 种常用中药饮片和 40 种中药材，能判别其外观质量 2. 能对 60 种中药进行真伪鉴别
一级	1. 能识别 300 种常用中药饮片和 80 种中药材，能判别其外观质量 2. 能对 80 种中药进行真伪鉴别

注：具体品种见本章附录。

第一节　中药的鉴别方法

一、性状鉴定

1. 形状

形状是指药材和饮片的外形。观察时一般不需预处理，如观察很皱缩的全草、叶或花类时，可先浸湿使软化后，展平，观察。观察某些果实、种子类时，如有必要可浸软后，取下果皮或种皮，以观察内部特征。

每种药材的形状一般是比较固定的。如松贝的两片鳞叶大小悬殊，大瓣紧抱小瓣，未抱部分呈新月形，习称"怀中抱月"；蕲蛇为"龙头虎口、翘鼻头、方胜纹、连珠斑、佛指甲"；海马为"马头、蛇尾、瓦楞身"。老药工们的这些千百年来流传下来的经验鉴别的术语，形象而生动，易懂易记，应当传承下去。

2. 大小

大小是指药材和饮片的长短、粗细（直径）和厚薄。一般应测量较多的供试品，可允许有少量高于或低于规定的数值。测量时应用毫米刻度尺。对细小的种子或果实类，可将每10粒种子紧密排成一行，以毫米刻度尺测量后求其平均值。

3. 色泽

色泽是指在日光下观察的药材和饮片颜色及光泽度。每种中药都有其固有的色泽，中药的色泽是否符合要求，是衡量中药真伪优劣的重要因素。描述颜色时，同种药材的不同个体颜色有别，可写为"某色或某色"，通常将常见的、质量好的放在前面，如枸杞子呈鲜红色或暗红色，表明鲜红色的枸杞子为佳；同一个体颜色有别，写"某色至某色"，通常把浅色放在前面，如当归表面"黄棕色至棕褐色"；如用两种色调复合描述颜色时，以后一种色调为主，如黄棕色，即是以棕色为主，但比标准的棕色略微带黄。

对光泽的描述，常用"有""微有""无"描述；有时也用形象比喻的方法。如石膏纵断面显绢丝光泽；花蕊石具闪星状光泽。也有时在颜色前加"暗"，表示无光泽。饮片的色泽描述用"外皮某色""切面某色"，以免与"表面""断面"等术语混淆。

4. 表面特征

是指药材（个子货）表面或饮片未经刀切的部分。除表面色泽外，应注意表面的纹理、沟槽及各种附生物（如毛、刺、须、鳞片、鳞毛、地衣和斑痕等）的性质、状态和分布等，如艾叶下表面密生灰白色绒毛，泽泻的"岗纹"，延胡索表面有不规则网状皱纹。树皮、根皮和果皮类药材，还应注意观察内表面。

5. 质地

质地是指药材的质感特征，如药材的软硬、坚韧、疏松、致密、粉性或黏性等。一般用手折（或手捏、压）的方法使其断裂、弯曲、体会断裂的难易程度，观察断裂时的变化如声音及内部是否有粉尘飞出等。

性状鉴别中用于形容药材质地的术语很多。描述重量时用"体重""体轻"；描述机械强度时通常用"质脆""质韧"或"质软""质硬"等；较厚而韧的叶常用"革质""近革质"，如枸骨叶；富含淀粉，折断时有粉尘散落，称为"粉性"，如山药；质地坚硬，断面半透明或有光泽，称为"角质样"，如郁金；质轻而松、断面多裂隙，称为"松泡"，如南沙参。

6. 断面

折断面是指药材折断时的现象，如易折断或不易折断，有无粉尘散落及折断时的断面特征。对自然折断的断面应注意是否平坦，是否显纤维性、颗粒性或裂片状，断面有无胶丝相连，是否可以层层剥离等。根及根茎类、茎藤类和皮类药材的折断面的观察尤为重要。如茅苍术易折断，断面放置能"起霜"（析出白毛状结晶）；白术不易折断，断面放置不"起霜"；甘草折断时有粉尘散落（淀粉）。杜仲折断时有细密、银白色、富弹性的橡胶丝相连；苦楝皮的断面显纤维性，呈层片状等。

描述药材断面特征的术语还有很多，如黄芪的"菊花心""金井玉栏"，大黄根茎的"星点"、何首乌的"云锦花纹"、商陆的"罗盘纹"等。

7. 气

药材或饮片的气可直接以鼻嗅或在折断、破碎、揉搓后加以辨别。气不明显的药材，必要时可用热水浸泡一下再嗅。含挥发性物质的药材多具有特殊的香气，如薄荷揉搓后具特殊清凉香气、肉桂气香浓烈；阿魏等气臭；鱼腥草等气腥。

8. 味

可取少量药材直接口尝，或加热水浸泡后再尝其浸出液的味道。有强烈刺激性或有毒的药材，口尝时要特别小心。取样要少，同时尝后应立即吐出、漱口、洗手，以免中毒，如草乌、天南星、半夏等。

药材的味道也与药材本身含有的成分有关，有些则是衡量药材品质的标准之一，如经验鉴别认为，乌梅、山楂以味酸为佳；黄连、黄柏以味苦为佳；甘草、党参以味甜为佳，这些都是与其所含成分及含量有密切关系。药材气味改变，就要考虑其品种和质量问题了。

二、水试与火试

水试和火试是通过观察中药在水浸或火烧情况下产生的特殊现象来鉴别中药真伪优劣的方法。

1. 水试

有些药材放入水中可产生沉浮、溶解、颜色变化、膨胀、旋转、产生黏性等特殊现象。如西红花浸水中，可见橙黄色成直线下降，并逐渐扩散，水被染成黄色，无沉淀；秦皮加热水浸泡，浸出液在日光下可见碧蓝色荧光。必要时，也可加热后观察现象。如菟丝子加热煮至种皮破裂时，可露出黄白色卷旋状的胚，形如吐丝。某些树脂类中药，含有树脂、树胶、色素等成分，与水共研后，会形成颜色较为固定的乳状液。如乳香加水研磨为白色或黄白色乳状液，而没药加水研磨，则成黄棕色乳状液。

2. 火试

有些药材用火灼烧，能产生特殊的烟雾、颜色、气味、响声等现象，鉴别时也应注意观察。如海金沙撒于火上发出轻微爆鸣声及闪光；青黛火试有紫红色的烟雾产生。

三、显微鉴定

显微鉴别系指用显微镜来观察药材切片的组织结构或粉末的细胞及内含物特征等，是从微观角度鉴别中药真伪的方法。每种中药材都有其特殊的结构，通过显微镜观察中药材的显微结构可以鉴别中药材的真伪。

四、理化鉴定

理化鉴定是利用物理、化学或仪器分析的方法，对中药中所含主要化学成分进行定性和定量分析，来鉴定中药的真伪和优劣的方法。主要通过显色、沉淀、升华、含水量、灰分、膨胀度等中药成分的特殊反映，从内在质量上鉴别中药真伪优劣。

五、定量分析

系指用化学、物理或生物的方法对药材含有的有效成分、指标成分或类别成分进行的测定，包括挥发油及主要成分的含量、生物效价测定等。可根据各药材的具体要求进行。这是鉴定和评价中药质量最可靠、最准确的方法。

第二节 根及根茎类中药的鉴别

细 辛

【来源】 本品为马兜铃科植物北细辛、汉城细辛或华细辛的干燥根和根茎。前两种习称"辽细辛"。

【性状】 **北细辛** 常卷曲成团。根茎横生呈不规则圆柱状，具短分枝，长 1～10cm，直径 0.2～0.4cm；表面灰棕色，粗糙，有环形的节，节间长 0.2～0.3cm，分枝顶端有碗状的茎痕。根细长，密生节上，长 10～20cm，直径 0.1cm；表面灰黄色，平滑或具纵皱纹；有须根和须根痕；质脆，易折断，断面平坦，黄白色或白色。气辛香，味辛辣、麻舌。

汉城细辛 根茎直径 0.1～0.5cm，节间长 0.1～1cm。

华细辛 根茎长 5～20cm，直径 0.1～0.2cm，节间长 0.2～1cm。气味较弱。

【品质】 以身干、根灰黄、味辛辣、麻舌、香气浓者为佳。

【饮片】 本品呈不规则的段。其余性状特征同药材。

狗 脊

【来源】 本品为蚌壳蕨科植物金毛狗脊的干燥根茎。去硬根、叶柄及金黄色绒毛，切厚片，干燥，为"生狗脊片"；蒸后晒至六七成干，切厚片，干燥，为"熟狗脊片"。

【性状】 本品呈不规则的长块状，长 10～30cm，直径 2～10cm。表面深棕色，残留金黄色绒毛；上面有数个红棕色的木质叶柄，下面残存黑色细根。质坚硬，不易折断。无臭，味淡、微涩。生狗脊片呈不规则长条形或圆形，长 5～20cm，直径 2～10cm，厚 1.5～5mm；切面浅棕色，较平滑，近边缘 1～4mm 处有 1 条棕黄色隆起的木质部环纹或条纹，边缘不整齐，偶有金黄色绒毛残留；质脆，易折断，有粉性。熟狗脊片呈黑棕色，质坚硬。

【品质】 以片大、色黄、质地坚实、无空心者为佳。

【饮片】 **狗脊片** 本品为厚片。性状同药材。

熟狗脊片 性状同药材。

烫狗脊 本品形如狗脊片，表面略鼓起。棕褐色。气微，味淡、微涩。

绵马贯众

【来源】 本品为鳞毛蕨科植物粗茎鳞毛蕨干燥根茎和叶柄残基。

【性状】 本品呈长倒卵形，略弯曲，上端钝圆或截形，下端较尖，有的纵剖为两半，长 7～20cm，直径 4～8cm。表面黄棕色至黑褐色，密被排列整齐的叶柄残基及鳞片，并有弯曲的须根。叶柄残基呈扁圆形，长 3～5cm，直径 0.5～1.0cm；表面有纵棱线，质硬而脆，断面略平坦，棕色，有黄白色维管束 5～13 个，环列；每个叶柄残基的外侧常有 3 条须根，鳞片条状披针形，全缘，常脱落。质坚硬，断面略平坦，深绿色至棕色，有黄白色维管束 5～13 个，环列，其外散有较多的叶迹维管束。气特异，味初淡而微涩，后渐苦、辛。

【品质】 以个大、质地坚实、叶柄残基断面为棕绿色者为佳。

【饮片】 本品呈不规则的厚片或碎块。其余性状同药材。

大 黄

【来源】 为蓼科植物掌叶大黄、唐古特大黄或药用大黄的干燥根及根茎。前两种商品习称"西大黄"，后种商品习称"南大黄"或"雅黄"。

【性状】　本品呈类圆柱形、圆锥形、卵圆形或不规则瓣块状，长 3～17cm，直径 3～10cm。除尽外皮者表面黄棕色至红棕色，有的可见类白色网状纹理（习称"锦纹"）及星点（异型维管束）散在，或有部分棕褐色外皮残留，多具绳孔及粗皱纹。质地坚实，有的中心稍松软，断面淡红色或黄棕色，颗粒性。根茎髓部宽广，有"星点"环列或散在，根形成层环明显，木质部发达，具放射状纹理，无星点。气清香，味苦而微涩，嚼之粘牙，有沙粒感，唾液染成黄色。

【品质】　以外表黄棕色、体重、质地坚实、星点及锦纹明显、气清香、味苦而不涩、嚼之粘牙者为佳。

【饮片】　**大黄片**　本品呈不规则类圆形厚片或块，大小不等。其余性状同药材。

酒大黄　为大黄片的酒炙品。本品形如大黄片，表面深棕黄色，有的可见焦斑。微有酒香气。

熟大黄　为大黄的炮制品（酒炖或酒蒸法）。本品呈不规则的块片，表面黑色，断面中间隐约可见放射状纹理，质坚硬，气微香。

大黄炭　为大黄片的炒炭品。本品形如大黄片，表面焦黑色，内部深棕色或焦褐色，具焦香气。

何首乌

【来源】　本品为蓼科植物何首乌的干燥块根。

【性状】　本品呈团块状或不规则纺锤形，长 6～15cm，直径 4～12cm。表面红棕色或红褐色，皱缩不平，有浅沟，并有横长皮孔样突起和细根痕。体重，质地坚实，不易折断，断面浅黄棕色或浅红棕色，显粉性，皮部有 4～11 个类圆形异型维管束环列，形成云锦状花纹，中央木部较大，有的呈木心。气微，味微苦而甘涩。

【品质】　以个大、质坚实而重、红褐色、断面显云锦花纹、粉性足者为佳。

【饮片】　**何首乌**　本品呈不规则的厚片或块。其余性状特征同药材。

制何首乌　本品呈不规则皱缩状的块片，厚约 1cm。表面黑褐色或棕褐色，凹凸不平。质坚硬，断面角质样，棕褐色或黑色。气微，味微甘而苦涩。

常见伪品鉴别

白首乌　萝藦科植物戟叶牛皮消的块根，断面类白色，粉性，有鲜黄色的放射状纹理。

红药子　蓼科植物翼蓼的干燥块根，断面无云锦花纹，味苦极涩。

朱砂七　蓼科植物毛脉蓼的干燥块根，表皮棕褐色，偶有不明显云锦花纹及黄色纤维状脉纹。气微香，味微苦涩。

牛　膝

【来源】　本品为苋科植物牛膝的干燥根。

【性状】　本品呈细长圆柱形，挺直或稍弯曲，长 15～70cm，直径 0.4～1cm。表面灰黄色或淡棕色，有微扭曲的细纵皱纹、排列稀疏的侧根痕和横长皮孔样的突起。质硬脆，易折断，受潮后变软，断面平坦，淡棕色，略呈角质样而油润，中心维管束木质部较大，黄白色，其外周散有多数黄白色点状维管束，断续排列成 2～4 轮。气微，味微甜而稍苦涩。

【品质】　以条粗长、皮细、无分枝、色黄白者为佳。

【饮片】　**牛膝**　本品呈圆柱形的段。其余性状特征同药材。

酒牛膝　为牛膝段的酒炙品。本品形如牛膝段，表面色略深，偶见焦斑。微有酒香气。

常见伪品鉴别

麻牛膝 为苋科植物头花杯苋的根。断面纤维性强，有较多棕黄色的筋脉点。味苦而稍麻舌。

红牛膝 为苋科植物柳叶牛膝的根。断面淡棕色或带红色，可见断续排列成数轮同心环状的黄白色筋脉点。

太子参

【来源】 本品为石竹科植物孩儿参的干燥块根。

【性状】 本品呈细长纺锤形或细长条形，稍弯曲，长 3～10cm，直径 0.2～0.6cm。表面黄白色，较光滑，微有纵皱纹，凹陷处有须根痕。顶端有茎痕。质硬而脆，断面平坦，淡黄白色，角质样，或类白色，有粉性。气微，味微甘。

【品质】 以条粗、色黄白、无须根者为佳。

白 芍

【来源】 本品为毛茛科植物芍药的干燥根。

【性状】 本品呈圆柱形，平直或稍弯曲，两端平截，长 5～18cm，直径 1～2.5cm。表面类白色或淡棕红色，光洁或有纵皱纹及细根痕，偶有残存的棕褐色外皮。质地坚实，不易折断，断面较平坦，类白色或微带棕红色，形成层环明显，射线放射状。气微，味微苦、酸。

【品质】 以条粗长、质地坚实、断面粉白色、无白心、无裂隙者为佳。

【饮片】 **白芍** 本品呈类圆形的薄片。其余性状特征同药材。

炒白芍 为白芍片的清炒品。本品形如白芍片，表面微黄色或淡棕黄色，有的可见焦斑。气微香。

酒白芍 为白芍片的酒炙品。本品形如白芍片，表面微黄色或淡棕黄色，有的可见焦斑。微有酒香气。

黄 连

【来源】 为毛茛科植物黄连、三角叶黄连或云连的干燥根茎。以上三种分别习称"味连""雅连""云连"。

【性状】 **味连** 多集聚成簇，常弯曲，形如鸡爪，单枝根茎长 3～6cm，直径 0.3～0.8cm。表面灰黄色或黄褐色，粗糙，有不规则结节状隆起、须根及须根残基，有的节间表面平滑如茎秆，习称"过桥"。上部多残留褐色鳞叶，顶端常留有残余的茎或叶柄。质硬，断面不整齐，皮部橙红色或暗棕色，木部鲜黄色或橙黄色，呈放射状排列，髓部有的中空。气微，味极苦。

雅连 多为单枝，略呈圆柱形，微弯曲，长 4～8cm，直径 0.5～1cm。"过桥"较长。顶端有少许残茎。

云连 弯曲呈钩状，多为单枝，较细小。

【品质】 以条粗壮、质坚实、断面橙黄色者为佳。

【饮片】 **黄连片** 本品呈不规则的薄片。外表皮灰黄色或黄褐色，粗糙，有细小的须根。切面或碎断面鲜黄色或红黄色，具放射状纹理，气微，味极苦。

【鉴别】

（1）根茎折断面在紫外光灯下观察显金黄色荧光，木质部尤为显著。

（2）取粉末或薄切片置载玻片上，加95％乙醇1～2滴及30％硝酸1滴，加盖玻片，放置片刻，镜检，有黄色针状或针簇状结晶析出（硝酸小檗碱）。

防　己

【来源】　本品为防己科植物粉防己的干燥根。

【性状】　本品呈不规则圆柱形、半圆柱形或块状，多弯曲，长5～10cm，直径1～5cm。表面淡灰黄色，在弯曲处常有深陷横沟而成结节状的瘤块样。体重，质地坚实，断面平坦，灰白色，富粉性，有排列较稀疏的放射状纹理。气微，味苦。

【品质】　以质地坚实、粉性足、味苦者为佳。

【饮片】　本品呈类圆形或半圆形的厚片。

甘　草

【来源】　为豆科植物甘草、胀果甘草或光果甘草的干燥根和根茎。

【性状】　甘草　根呈圆柱形，长25～100cm，直径0.6～3.5cm。外皮松紧不一。表面红棕色或灰棕色，具显著的纵皱纹、沟纹、皮孔及稀疏的细根痕。质地坚实，断面略显纤维性，黄白色，粉性，形成层环明显，射线放射状，有的有裂隙。根茎呈圆柱形，表面有芽痕，断面中部有髓。气微，味甜而特殊。

胀果甘草　根和根茎木质粗壮，有的分枝，外皮粗糙，多灰棕色或灰褐色。质坚硬，木质纤维多，粉性小。根茎不定芽多而粗大。

光果甘草　根和根茎质地较坚实，有的分枝，外皮不粗糙，多灰棕色，皮孔细而不明显。

【品质】　以外皮细紧、色红棕、质地坚实、体重、粉性足、味甜者为佳。

【饮片】　甘草片　本品呈类圆形或椭圆形的厚片。其余性状特征同药材。

黄　芪

【来源】　为豆科植物蒙古黄芪或膜荚黄芪的干燥根。

【性状】　本品呈圆柱形，有的有分枝，上端较粗，长30～90cm，直径1～3.5cm。表面淡棕黄色或淡棕褐色，有不整齐的纵皱纹或纵沟。质硬而韧，不易折断，断面纤维性强，并显粉性，皮部黄白色，木部淡黄色，有放射状纹理和裂隙，老根中心偶呈枯朽状，黑褐色或呈空洞。气微，味微甜，嚼之微有豆腥味。

【品质】　以根条粗长、质韧、断面色黄、味甜、粉性足、豆腥气浓者为佳。

【饮片】　黄芪片　本品呈类圆形或椭圆形的厚片。其余性状特征同药材。

常见伪品鉴别

紫苜蓿根　为豆科植物紫苜蓿的根。外形略似黄芪。呈圆柱形，表面灰褐色，有纵皱纹及皮孔。断面淡黄白色，质地坚硬。味微苦而有麻舌感。

圆叶锦葵根　为锦葵科植物圆叶锦葵的根。呈圆柱形，根头部较粗，有多个残留的茎基。质硬易折断。断面中央有黄色木心，嚼之无豆腥气。

锦鸡儿根　为豆科植物锦鸡儿的根。呈圆柱形，表面褐色，具纵皱纹和横长皮孔。断面纤维性。气微，味微苦，嚼之有豆腥气。

人　参

【来源】　为五加科植物人参的干燥根和根茎。

【性状】　主根呈纺锤形或圆柱形，长3～15cm，直径1～2cm。表面灰黄色，上部或全体有疏浅断续的粗横纹及明显的纵皱，下部有支根 2～3 条，并着生多数细长的须根，须根上常有不明显的细小疣状突出。根茎（芦头）长 1～4cm，直径 0.3～1.5cm，多拘挛而弯曲，具不定根（芋）和稀疏的凹窝状茎痕（芦碗）。质较硬，断面淡黄白色，显粉性，形成层环纹棕黄色，皮部有黄棕色的点状树脂道及放射状裂隙。香气特异，味微苦、甘。

或主根多与根茎近等长或较短，呈圆柱形、菱角形或人字形，长 1～6cm。表面灰黄色，具纵皱纹，上部或中下部有环纹。支根多为 2～3 条，须根少而细长，清晰不乱，有较明显的疣状突起。根茎细长，少数粗短，中上部具稀疏或密集而深陷的茎痕。不定根较细，多下垂。

【品质】　生晒园参以身长、条粗、质坚实、饱满、色白、粉性足、气味浓者为佳。

【饮片】　人参片　本品呈圆形或类圆形薄片。其余性状同药材。

红　参

【来源】　本品为五加科植物人参的栽培品经蒸制后的干燥根和根茎。

【性状】　主根呈纺锤形、圆柱形或扁方柱形，长 3～10cm，直径 1～2cm。表面半透明，红棕色，偶有不透明的暗黄褐色斑块，具纵沟、皱纹及细根痕；上部有时具断续的不明显环纹；下部有 2～3 条扭曲交叉的支根，并带弯曲的须根或仅具须根残迹。根茎（芦头）长 1～2cm，上有数个凹窝状茎痕（芦碗），有的带有 1～2 条完整或折断的不定根（芋）。质硬而脆，断面平坦，角质样。气微香而特异，味甘、微苦。

常见伪品鉴别

商陆　商陆科植物商陆或垂序商陆的根，表面已除去栓皮，经加工后呈棕褐色，半透明，无芦碗。断面可见数层同心环纹（罗盘纹），味稍甜，久嚼麻舌。

华山参　茄科植物华山参的根。无芦头、芦碗，断面可见致密的放射状纹理，味微苦麻舌。

野豇豆　豆科植物野豇豆的根。除去栓皮后，蒸煮加工而成。表面灰棕色，微透明，有明显的纵皱纹，无芦头、芦碗，有豆腥气。

栌兰　马齿苋科植物栌兰的根。根除去栓皮蒸煮后呈灰黄色，半透明，有点状须根痕，质硬，嚼之有黏滑感。

西洋参

【来源】　本品为五加科植物西洋参的干燥根。

【性状】　本品呈纺锤形、圆柱形或圆锥形，长 3～12cm，直径 0.8～2cm。表面浅黄褐色或黄白色，可见横向环纹和线形皮孔状突起，并有细密浅纵皱纹和须根痕。主根中下部有一至数条侧根，多已折断。有的上端有根茎（芦头），环节明显，茎痕（芦碗）圆形或半圆形，具不定根（芋）或已折断。体重，质地坚实，不易折断，断面平坦，浅黄白色，略显粉性，皮部可见黄棕色点状树脂道，形成层环纹棕黄色，木部略呈放射状纹理。气微而特异，味微苦、甘。

【品质】　以条粗长、饱满、断面致密、气味浓者为佳。

【饮片】　本品呈长圆形或类圆形薄片。其余性状同药材。

常见伪品鉴别

人参（生晒参）　主根较长，上部环纹不明显；表面有不规则的粗大的纵皱纹；支根较多或已除去，分叉角度小；质地较轻泡，断面粉性强，多具放射状裂隙；气味较淡薄。

三 七

【来源】 为五加科植物三七的干燥根及根茎。须根称"绒根"，支根称"筋条"，根茎称"剪口"。

【性状】 主根呈类圆锥形或圆柱形，长1～6cm，直径1～4cm。表面灰褐色或灰黄色，有断续的纵皱纹和支根痕。顶端有茎痕，周围有瘤状突起。体重，质地坚实，断面灰绿色、黄绿色或灰白色，木部微呈放射状排列。气微，味苦回甜。

筋条呈圆柱形或圆锥形，长2～6cm，上端直径约0.8cm，下端直径约0.3cm。

剪口呈不规则的皱缩块状或条状，表面有数个明显的茎痕及环纹，断面中心灰绿色或白色，边缘深绿色或灰色。

【品质】 以个大、体重、质坚实、表面光滑、断面灰绿色或黄绿色者为佳。

【饮片】 三七粉 本品为灰黄色的粉末。气微，味苦回甜。

常见伪品鉴别

藤三七 落葵科植物落葵薯的块根。形似三七，但质较脆，嚼之黏滑。

菊三七 菊科植物菊三七的根茎，民间习称"土三七"。呈拳形块状，表面灰棕色或棕黄色，鲜品常带紫红色，全体有瘤状突起。质地坚实，切断面淡黄色，中心有髓部。

莪术 呈卵圆形，圆锥形或纺锤形，体积比三七大，顶端不具茎痕，常有雕刻刀痕，具姜样气味。

延胡索

【来源】 本品为罂粟科植物延胡索的干燥块茎。

【性状】 本品呈不规则的扁球形，直径0.5～1.5cm。表面黄色或黄褐色，有不规则网状皱纹。顶端有略凹陷的茎痕，底部常有疙瘩状突起。质硬而脆，断面黄色，角质样，有蜡样光泽。气微，味苦。

【品质】 以个大、饱满、质坚实、断面色黄者为佳。

【饮片】 延胡索 本品呈不规则的圆形厚片。其余性状特征同药材。

醋延胡索 本品形如延胡索或片，表面和切面黄褐色，质较硬。微具醋香气。

板蓝根

【来源】 本品为十字花科植物菘蓝的干燥根。

【性状】 本品呈圆柱形，稍扭曲，长10～20cm，直径0.5～1cm。表面淡灰黄色或淡棕黄色，有纵皱纹、横长皮孔样突起及支根痕。根头略膨大，可见暗绿色或暗棕色轮状排列的叶柄残基和密集的疣状突起。体实，质略软，断面皮部黄白色，木部黄色。气微，味微甜后苦涩。

【品质】 以条长、粗大、质地坚实者为佳。

【饮片】 本品呈圆形的厚片。外表皮淡灰黄色至淡棕黄色，有纵皱纹。切面皮部黄白色，木部黄色。气微，味微甜后苦涩。

白 芷

【来源】 本品为伞形科植物白芷或杭白芷的干燥根。

【性状】 本品呈长圆锥形，长10～25cm，直径1.5～2.5cm。表面灰棕色或黄棕色，根头部钝四棱形或近圆形，具纵皱纹、支根痕及皮孔样的横向突起，有的排列成四纵行。顶端有凹陷的茎痕。质地坚实，断面白色或灰白色，粉性，形成层环棕色，近方形或近圆形，皮部散有多数棕色油点。气芳香，味辛、微苦。

【品质】　以条粗壮、质硬、粉性足、香气浓者为佳。

【饮片】　呈类圆形的厚片。其余性状特征同药材。

当　归

【来源】　本品为伞形科植物当归的干燥根。

【性状】　本品略呈圆柱形，下部有支根 3～5 条或更多，长 15～25cm。表面黄棕色至棕褐色，具纵皱纹和横长皮孔样突起。根头（归头）直径 1.5～4cm，具环纹，上端圆钝，或具数个明显突出的根茎痕，有紫色或黄绿色的茎和叶鞘的残基；主根（归身）表面凹凸不平；支根（归尾）直径 0.3～1cm，上粗下细，多扭曲，有少数须根痕。质柔韧，断面黄白色或淡黄棕色，皮部厚，有裂隙和多数棕色点状分泌腔，木部色较淡，形成层环黄棕色。有浓郁的香气，味甘、辛、微苦。

【品质】　以主根粗长、油润、外皮黄棕色、断面黄白色、气味浓郁者为佳。柴性大、干枯无油或断面呈绿褐色者不可供药用。

【饮片】　**当归片**　本品为类圆形、椭圆形或不规则薄片。其余性状特征同药材。

常见伪品鉴别

兴安白芷　为伞形科植物兴安白芷的根。不规则圆锥形，主根短，有数条支根。表面黄褐色或棕褐色。无当归特有的香气，味辛辣麻舌。

欧当归　为伞形科植物欧当归的根。为不规则圆锥形，根头部由两个以上芦头组成。全形较当归粗长，半干时稍具当归气味，干后气味淡薄。

东当归　为伞形科植物东当归的根。主略呈圆柱形，顶端平截，中央为凹陷的茎痕，表面有横纹。质干而硬，易折断。气芳香，味甜而后稍苦。

前　胡

【来源】　本品为伞形科植物白花前胡的干燥根。

【性状】　本品呈不规则的圆柱形、圆锥形或纺锤形，稍扭曲，下部常有分枝，长 3～15cm，直径 1～2cm。表面黑褐色或灰黄色，根头部多有茎痕和纤维状叶鞘残基，上端有密集的细环纹，下部有纵沟、纵皱纹及横向皮孔样突起。质较柔软，干者质硬，可折断，断面不整齐，淡黄白色，皮部散有多数棕黄色油点，形成层环纹棕色，射线放射状。气芳香，味微苦、辛。

【品质】　以条粗壮、质柔软、断面油点多、香气浓者为佳。

【饮片】　**前胡**　本品呈类圆形或不规则形的薄片。其余性状特征同药材。

川　芎

【来源】　为伞形科植物川芎的干燥根茎。

【性状鉴别】　本品为不规则结节状拳形团块，直径 2～7cm。表面黄褐色，粗糙皱缩，有多数平行隆起的轮节，顶端有凹陷的类圆形茎痕，下侧及轮节上有多数小瘤状根痕。质地坚实，不易折断，断面黄白色或灰黄色，散有黄棕色的油室，形成层环呈波状。气浓香，味苦、辛，稍有麻舌感，微回甜。

【品质】　以个大饱满、质地坚实、断面色黄白、油性大、香气浓者为佳。

【饮片】　本品为不规则厚片。其余性状特征同药材。

常见伪品鉴别

茶芎　形似川芎，为伞形科植物茶芎的根茎，呈扁圆形结节状团块，顶端有突起的茎痕及同心性轮层数环，但香气浓，味辛辣、微苦麻舌。

藁本　伞形科植物藁本或辽藁本的根茎和根，无川芎的特异香气，味辛、苦、微麻。

防 风

【来源】　本品为伞形科植物防风的干燥根。

【性状】　本品呈长圆锥形或长圆柱形，下部渐细，有的略弯曲，长 15～30cm，直径 0.5～2cm。表面灰棕色，粗糙，有纵皱纹、多数横长皮孔样突起及点状的细根痕。根头部有明显密集的环纹，有的环纹上残存棕褐色毛状叶基。体轻，质松，易折断，断面不平坦，皮部浅棕色，有裂隙，木部浅黄色。气特异，味微甘。

【品质】　以条粗壮、蚯蚓头明显、质松软、断面菊花心明显、气味浓者为佳。

【饮片】　本品为圆形或椭圆形的厚片。其余性状特征同药材。

柴 胡

【来源】　本品为伞形科植物柴胡或狭叶柴胡的干燥根。按性状不同，分别习称"北柴胡"和"南柴胡"。

【性状】　**北柴胡**　呈圆柱形或长圆锥形，长 6～15cm，直径 0.3～0.8cm。根头膨大，顶端残留 3～15 个茎基或短纤维状叶基，下部分枝。表面黑褐色或浅棕色，具纵皱纹、支根痕及皮孔。质硬而韧，不易折断，断面显纤维性，皮部浅棕色，木部黄白色。气微香，味微苦。

南柴胡　根较细，圆锥形，顶端有多数细毛状枯叶纤维，下部多不分枝或稍分枝。表面红棕色或黑棕色，靠近根头处多具细密环纹。质稍软，易折断，断面略平坦，不显纤维性。具败油气。

【品质】　以条粗长、残留苗茎短（北柴胡不超过 1cm、南柴胡不超过 1.5cm）、须根少者为佳。

【饮片】　**北柴胡**　本品呈不规则厚片。其余性状特征同药材。

南柴胡　本品呈类圆形或不规则片。其余性状特征同药材。

醋北柴胡　本品形如北柴胡片，表面淡棕黄色，微有醋香气，味微苦。

醋南柴胡　本品形如南柴胡片，微有醋香气。

常见伪品鉴别

大叶柴胡　为伞形科植物大叶柴胡的根。根表面密生环节，多中空，尤其是上部较为明显。质轻略硬。具芹菜样香气，有麻舌感。有毒，不可当柴胡使用。

龙 胆

【来源】　为龙胆科植物龙胆、条叶龙胆、三花龙胆或滇龙胆的干燥根及根茎。前三种习称"龙胆"，后一种习称"坚龙胆"。

【性状】　**龙胆**　根茎呈不规则的块状，长 0.5～3cm，直径 0.3～1cm；表面暗灰棕色或深棕色，皱缩，上端有茎痕或残留茎基，周围和下端着生多数细长的根。根圆柱形，略扭曲，长 8～20cm，直径 0.2～0.5cm；表面淡黄色或黄棕色，上部多有显著的横皱纹，下部较细，有纵皱纹及支根痕。质脆，易折断，断面略平坦，皮部黄白色或淡黄棕色，木部色较浅，呈点状环列。气微，味甚苦。龙胆的根通常 20 余条；三花龙胆的根约 15 条；条叶龙胆的根常少于 10 条。

坚龙胆　表面无横皱纹，外皮膜质，易脱落，木部黄白色，易与皮部分离。

【品质】　均以条粗长、色黄或黄棕、味极苦者为佳。

【饮片】　本品呈不规则形的段。其余性状特征同药材。

紫　草

【来源】　为紫草科植物新疆紫草或内蒙紫草的干燥根。

【性状】　**新疆紫草（软紫草）**　呈不规则的长圆柱形，多扭曲，长 7~20cm，直径 1~2.5cm。表面紫红色或紫褐色，皮部疏松，呈条形片状，常 10 余层重叠，易剥落。顶端有的可见分歧的茎残基。体轻，质松软，易折断，断面不整齐，木部较小，黄白色或黄色。气特异，味微苦、涩。

内蒙紫草　呈圆锥形或圆柱形，扭曲，长 6~20cm，直径 0.5~4cm。根头部略粗大，顶端有残茎 1 或多个，被短硬毛。表面紫红色或暗紫色，皮部略薄，常数层相叠，易剥离。质硬而脆，易折断，断面较整齐，皮部紫红色，木部较小，黄白色。气特异，味涩。

【品质】　以条长、肥大、色紫、皮厚、木心小者为佳。

【饮片】　为不规则的圆柱形切片或条形片状。其余性状特征同药材。

丹　参

【来源】　为唇形科植物丹参的干燥根和根茎。

【性状】　本品根茎短粗，顶端有时残留茎基。根数条，长圆柱形，略弯曲，有的分枝并具须状细根，长 10~20cm，直径 0.3~1cm。表面棕红色或暗棕红色，粗糙，具纵皱纹。老根外皮疏松，多显紫棕色，常呈鳞片状剥落。质硬而脆，断面疏松，有裂隙或略平整而致密，皮部棕红色，木部灰黄色或紫褐色，导管束黄白色，呈放射状排列。气微，味微苦涩。

栽培品较粗壮，直径 0.5~1.5cm。表面红棕色，具纵皱纹，外皮紧贴不易剥落。质地坚实，断面较平整，略呈角质样。

【品质】　以条粗壮、皮细、色紫红者为佳。

【饮片】　本品呈类圆形或椭圆形的厚片。其余性状特征同药材。

黄　芩

【来源】　为唇形科植物黄芩的干燥根。

【性状】　本品呈圆锥形，扭曲，长 8~25cm，直径 1~3cm。表面棕黄色或深黄色，有稀疏的疣状细根痕，上部较粗糙，有扭曲的纵皱纹或不规则的网纹，下部有顺纹和细皱纹。质硬而脆，易折断，断面黄色，中心红棕色；老根中心呈枯朽状或中空，暗棕色或棕黑色。气微，味苦。

栽培品较细长，多有分枝。表面浅黄棕色，外皮紧贴，纵皱纹较细腻。断面黄色或浅黄色，略呈角质样。味微苦。

【品质】　以条长、质地坚实、色黄、不中空、苦味明显者为佳。

【饮片】　**黄芩片**　本品为类圆形或不规则形薄片。外表皮黄棕色或棕褐色。切面黄棕色或黄绿色，具放射状纹理。

常见伪品鉴别

甘肃黄芩　为唇形科植物甘肃黄芩的根。断面黄褐色，多具不规则裂隙或呈层片状。有的中心具白色的髓。味苦。

粘毛黄芩　为唇形科植物粘毛黄芩的根。质硬而脆，很少中空或枯朽。味苦。

滇黄芩　为唇形科植物滇黄芩的根。表面黄褐色或棕黄色。具粗糙的栓皮，断面微黄或微带绿色，显纤维性。味苦、微涩。

玄　参

【来源】　本品为玄参科植物玄参的干燥根。

【性状】　本品呈类圆柱形，中间略粗或上粗下细，有的微弯曲，长 6～20cm，直径 1～3cm。表面灰黄色或灰褐色，有不规则的纵沟、横长皮孔样突起和稀疏的横裂纹和须根痕。质地坚实，不易折断，断面黑色，微有光泽。气特异似焦糖，味甘、微苦。

【品质】　以条粗壮、质地坚实、断面色黑、无裂隙、油润者为佳。

【饮片】　本品呈类圆形或椭圆形的薄片。外表皮灰黄色或灰褐色。切面黑色，微有光泽，有的具裂隙。气特异似焦糖，味甘、微苦。

地　黄

【来源】　本品为玄参科植物地黄的新鲜或干燥块根。

【性状】　**鲜地黄**　呈纺锤形或条状，长 8～24cm，直径 2～9cm。外皮薄，表面浅红黄色，具弯曲的纵皱纹、芽痕、横长皮孔样突起及不规则疤痕。肉质，易断，断面皮部淡黄白色，可见橘红色油点，木部黄白色，导管呈放射状排列。气微，味微甜、微苦。

生地黄　多呈不规则的团块状或长圆形，中间膨大，两端稍细，有的细小，长条状，稍扁而扭曲，长 6～12cm，直径 2～6cm。表面棕黑色或棕灰色，极皱缩，具不规则的横曲纹。体重，质较软而韧，不易折断，断面棕黑色或乌黑色，有光泽，具黏性。气微，味微甜。

【品质】　鲜地黄以粗壮、色红黄者为佳；生地黄以块大、体重、断面均为乌黑色者为佳。

【饮片】　**生地黄**　本品呈类圆形或不规则的厚片。其余性状特征同药材。

熟地黄

【来源】　为生地黄用酒炖法或酒蒸法炮制所得的加工品。

【性状】　本品为不规则的块片、碎块，大小、厚薄不一。表面乌黑色，有光泽，黏性大。质柔软而带韧性，不易折断，断面乌黑色，有光泽。气微，味甜。

【品质】　以块大、色黑、质柔软、味甜者为佳。

巴戟天

【来源】　本品为茜草科植物巴戟天的干燥根。

【性状】　本品为扁圆柱形，略弯曲，长短不等，直径 0.5～2cm。表面灰黄色或暗灰色，具纵纹和横裂纹，有的皮部横向断离露出木部；质韧，断面皮部厚，紫色或淡紫色，易与木部剥离；木部坚硬，黄棕色或黄白色，直径 1～5mm。气微，味甘而微涩。

【品质】　以条粗、呈连珠状、肉厚、色紫、油润、木心小者为佳。

【饮片】　**巴戟肉**　本品呈扁圆柱形短段或不规则块。表面灰黄色或暗灰色，具纵纹和横裂纹。切面皮部厚，紫色或淡紫色，中空。气微，味甘而微涩。

盐巴戟天　本品呈扁圆柱形短段或不规则块。表面灰黄色或暗灰色，具纵纹和横裂纹。切面皮部厚，紫色或淡紫色，中空。气微，味甘、咸而微涩。

桔　梗

【来源】　本品为桔梗科植物桔梗的干燥根。

【性状】　本品呈圆柱形或略呈纺锤形，下部渐细，有的有分枝，略扭曲，长 7～20cm，直径 0.7～2cm。表面白色或淡黄白色，不去外皮者表面黄棕色至灰棕色，具纵扭皱沟，并有横长的皮孔样斑痕及支根痕，上部有横纹。有的顶端有较短的根茎或不明显，其上有数个半月形茎痕。质脆，断面不平坦，形成层环棕色，皮部类白色，有裂隙，木部淡黄白色。气微，味微甜后苦。

【品质】　以条粗长、质地坚实、表面色白、断面白肉黄心、味苦者为佳。

【饮片】　本品呈椭圆形或不规则厚片。其余性状特征同药材。

常见伪品鉴别

南沙参　为桔梗科植物轮叶沙参或沙参的干燥根。体轻，质松泡，易折断，断面不平坦，黄白色，多裂隙。气微，味微甘。

丝石竹　为石竹科植物丝石竹的根。全体有扭曲的纵沟纹。体重，质坚实。断面有 2～4 个黄白相间的环，为异型维管束。味苦而辛。

党　参

【来源】　为桔梗科植物党参、素花党参或川党参的干燥根。

【性状】　**党参**　呈长圆柱形，稍弯曲，长 10～35cm，直径 0.4～2cm。表面黄棕色至灰棕色，根头部有多数疣状突起的茎痕及芽（俗称"狮子盘头"），每个茎痕的顶端呈凹下的圆点状；根头下有致密的环状横纹，向下渐稀疏，有的达全长的一半，栽培品环状横纹少或无；全体有纵皱纹和散在的横长皮孔样突起，支根断落处常有黑褐色胶状物。质稍硬或略带韧性，断面稍平坦，有裂隙或放射状纹理，皮部淡黄白色至淡棕色，木部淡黄色。有特殊香气，味微甜。

素花党参（西党参）　长 10～35cm，直径 0.5～2.5cm。表面黄白色至灰黄色，根头下致密的环状横纹常达全长的一半以上。断面裂隙较多，皮部灰白色至淡棕色。

川党参　长 10～45cm，直径 0.5～2cm。表面灰黄色至黄棕色，有明显不规则的纵沟。质较软而结实，断面裂隙较少，皮部黄白色。

【品质】　以条粗长、皮松肉紧、香气浓、味甜、嚼之无渣者为佳。

【饮片】　本品呈类圆形的厚片。其余性状特征同药材。

常见伪品鉴别

甘孜党参　为桔梗科植物球花党参的根。呈长纺锤状圆柱形，根头部四周有少量疣状突起的草质茎或芽痕，无党参"狮子盘头"特征，体轻松泡，断面皮部乳白色，木部黄色，具放射状纹理。气微香，甜味淡。

大花金钱豹　为桔梗科植物大花金钱豹的根。又称土党参。呈长圆柱状。表面黄白色，有极明显的纵皱纹。气微味淡。

迷果芹　为伞形科植物迷果芹的根。呈长纺锤形或类圆锥形，根头部四周有鳞片状叶柄残基。无党参"狮子盘头"特征，微具胡萝卜香气，味淡，微甜。

木　香

【来源】　本品为菊科植物木香的干燥根。

【性状】　本品呈圆柱形或半圆柱形，长 5～10cm，直径 0.5～5cm。表面黄棕色至灰褐色，有明显的皱纹、纵沟及侧根痕。质坚，不易折断，断面灰褐色至暗褐色，周边灰黄色或浅棕黄色，形成层环棕色，有放射状纹理及散在的褐色点状油室。气香特异，味微苦。

【品质】　以质地坚实、香气浓、油点多者为佳。

【饮片】　本品呈类圆形或不规则的厚片。其余性状同药材。

白　术

【来源】　为菊科植物白术的干燥根茎。

【性状】　本品为不规则的肥厚团块，长 3～13cm，直径 1.5～7cm。表面灰黄色或灰棕色，有瘤状突起及断续的纵皱和沟纹，并有须根痕，顶端有残留茎基和芽痕。质坚硬不易折断，断面不平坦，黄白色至淡棕色，有棕黄色的点状油室散在；烘干者断面角质样，色较深或有裂隙。气清香，味甘、微辛，嚼之略带黏性。

【品质】　以个大、体重、质地坚实、断面黄色、无空心、香气浓者为佳。

【饮片】　白术　本品呈不规则的厚片。其余性状特征同药材。

麸炒白术　本品形如白术片，表面黄棕色，偶见焦斑。略有焦香气。

苍　术

【来源】　本品为菊科植物茅苍术或北苍术的干燥根茎。

【性状】　茅苍术　呈不规则连珠状或结节状圆柱形，略弯曲，偶有分枝，长 3～10cm，直径 1～2cm。表面灰棕色，有皱纹、横曲纹及残留须根，顶端具茎痕或残留茎基。质坚实，断面黄白色或灰白色，散有多数橙黄色或棕红色油室，暴露稍久，可析出白色细针状结晶。气香特异，味微甘、辛、苦。

北苍术　呈疙瘩块状或结节状圆柱形，长 4～9cm，直径 1～4cm。表面黑棕色，除去外皮者黄棕色。质较疏松，断面散有黄棕色油室。香气较淡，味辛、苦。

【品质】　以个大、质坚实、断面朱砂点多、香气浓者为佳。

【饮片】　苍术　本品呈不规则类圆形或条形厚片。其余性状特征同药材。

麸炒苍术　本品形如苍术片，表面深黄色，散有多数棕褐色油室，有焦香气。

泽　泻

【来源】　本品为泽泻科植物泽泻的干燥块茎。

【性状】　本品呈类球形、椭圆形或卵圆形，长 2～7cm，直径 2～6cm。表面黄白色或淡黄棕色，有不规则的横向环状浅沟纹和多数细小突起的须根痕，底部有的有瘤状芽痕。质坚实，断面黄白色，粉性，有多数细孔。气微，味微苦。

【品质】　以个大、质坚实、色黄白、粉性足者为佳。建泽泻优于川泽泻。

【饮片】　泽泻　本品呈圆形或椭圆形厚片。其余性状特征同药材。

盐泽泻　本品形如泽泻片，表面淡黄棕色或黄褐色，偶见焦斑。味微咸。

半　夏

【来源】　本品为天南星科植物半夏的干燥块茎。

【性状】　本品呈类球形，有的稍偏斜，直径 1～1.5cm。表面白色或浅黄色，顶端有凹陷的茎痕，周围密布麻点状根痕；下面钝圆，较光滑。质坚实，断面洁白，富粉性。气微，味辛辣、麻舌而刺喉。见数字资源 4-1 半夏鉴别视频。

【品质】　半夏　以个大、色白、质坚实、粉性足者为佳。

数字资源 4-1

【饮片】

半夏　性状同药材。

法半夏　本品为半夏的炮制加工品。呈类球形或破碎成不规则颗粒状。表面淡黄白色、黄色或棕黄色。质较松脆或硬脆，断面黄色或淡黄色，颗粒者质稍硬脆。气微，味淡略甘、微有麻舌感。

清半夏　本品为半夏的炮制加工品。呈椭圆形、类圆形或不规则的片。切面淡灰色至灰白色，可见灰白色点状或短线状维管束迹，有的残留栓皮处下方显淡紫红色斑纹。质脆，易折断，断面略呈角质样。气微，味微涩、微有麻舌感。

姜半夏　本品为半夏的炮制加工品。呈片状、不规则颗粒状或类球形。表面棕色至棕褐色。质硬脆，断面淡黄棕色，常具角质样光泽。气微香，味淡、微有麻舌感，嚼之略粘牙。

常见伪品鉴别

水半夏　为天南星科植物鞭檐犁头尖的块茎。呈椭圆形、圆锥形或半球形，高 0.8～3cm，直径 0.5～1.5cm。表面类白色或淡黄色，不光滑，微具皱纹，并有多数隐约可见的点状根痕。上端类圆形，有突起的芽痕。质坚实，粉性，味辛辣、麻舌而刺喉。

天南星　常以小者冒充半夏。味辛辣麻舌但不刺喉。

山珠南星　为天南星科植物山珠南星的块茎。形似天南星，但较半夏大。呈扁圆球形或近球形，上端多圆平，顶端具明显的环，具凹陷的茎痕。质坚实，粉性。味辛辣而麻舌。常切片伪充半夏，但呈腰形片状，角质状，可资区别。

天南星

【来源】　本品为天南星科植物天南星、异叶天南星或东北天南星的干燥块茎。

【性状】　本品呈扁球形，高 1～2cm，直径 1.5～6.5cm。表面类白色或淡棕色，较光滑，顶端有凹陷的茎痕，周围有麻点状根痕，有的块茎周边有小扁球状侧芽。质坚硬，不易破碎，断面不平坦，白色，粉性。气微辛，味麻辣。

【品质】　以个大、色白、粉性足者为佳。

【饮片】　**天南星**　性状同药材。

制天南星　为天南星的炮制加工品。本品呈类圆形或不规则形的薄片。黄色或淡棕色，质脆易碎，断面角质状。气微，味涩，微麻。

石菖蒲

【来源】　本品为天南星科植物石菖蒲的干燥根茎。

【性状】　本品呈扁圆柱形，多弯曲，常有分枝，长 3～20cm，直径 0.3～1cm。表面棕褐色或灰棕色，粗糙，有疏密不匀的环节，节间长 0.2～0.8cm，具细纵纹，一面残留须根或圆点状根痕；叶痕呈三角形，左右交互排列，有的其上有毛鳞状的叶基残余。质硬，断面纤维性，类白色或微红色，内皮层环明显，可见多数维管束小点及棕色油细胞。气芳香，味苦、微辛。

【品质】　以条粗、断面类白色、香气浓者为佳。

【饮片】　本品呈扁圆形或长条形的厚片。其余性状同药材。

百　部

【来源】　本品为百部科植物直立百部、蔓生百部或对叶百部的干燥块根。

【性状】　**直立百部**　呈纺锤形，上端较细长，皱缩弯曲，长 5～12cm，直径 0.5～1cm。表面黄白色或淡棕黄色，有不规则深纵沟，间或有横皱纹。质脆，易折断，断面平坦，角质样，淡黄棕色或黄白色，皮部较宽，中柱扁缩。气微，味甘、苦。

蔓生百部　两端稍狭细，表面多不规则皱褶和横皱纹。

对叶百部　呈长纺锤形或长条形，长 8～24cm，直径 0.8～2cm。表面浅黄棕色至灰棕色，具浅纵皱纹或不规则纵槽。质坚实，断面黄白色至暗棕色，中柱较大，髓部类白色。

【品质】 以条粗壮、质坚实、色黄白者为佳。

【饮片】 百部 本品呈不规则厚片或不规则的条形斜片。其余性状同药材。

川贝母

【来源】 为百合科植物川贝母、暗紫贝母、甘肃贝母、梭砂贝母、太白贝母或瓦布贝母的干燥鳞茎。按性状不同分别习称"松贝""青贝""炉贝"和"栽培品"。

【性状】 松贝 呈类圆锥形或近球形，高 0.3～0.8cm，直径 0.3～0.9cm。表面类白色。外层鳞叶 2 瓣，大小悬殊，大瓣紧抱小瓣，未抱部分呈新月形，习称"怀中抱月"；顶部闭合，内有类圆柱形、顶端稍尖的心芽和小鳞叶 1～2 枚；先端钝圆或稍尖，底部平，微凹入，中心有 1 灰褐色的鳞茎盘，偶有残存须根。质硬而脆，断面白色，富粉性。气微，味微苦。

青贝 呈类扁球形，高 0.4～1.4cm，直径 0.4～1.6cm。外层鳞叶 2 瓣，大小相近，相对抱合，顶部开裂，内有心芽和小鳞叶 2～3 枚及细圆柱形的残茎。

炉贝 呈长圆锥形，高 0.7～2.5cm，直径 0.5～2.5cm。表面类白色或浅棕黄色，有的具棕色斑点。外层鳞叶 2 瓣，大小相近，顶部开裂而略尖，基部稍尖或较钝。

栽培品 呈类扁球形或短圆柱形，高 0.5～2cm，直径 1～2.5cm。表面类白色或浅棕黄色，稍粗糙，有的具浅黄色斑点。外层鳞叶 2 瓣，大小相近，顶部多开裂而较平。

【品质】 以个小、完整、色洁白、质坚实、粉性足者为佳。松贝质量最佳，青贝次之，炉贝又次之。

浙贝母

【来源】 为百合科植物浙贝母的干燥鳞茎。大小分开，大者除去芯芽，习称"大贝"；小者不去芯芽，习称"珠贝"。分别撞擦，除去外皮，拌以煅过的贝壳粉，吸去擦出的浆汁，干燥；或取鳞茎，大小分开，洗净，除去芯芽，趁鲜切成厚片，洗净，干燥，习称"浙贝片"。

【性状】 大贝 为鳞茎外层的单瓣鳞叶，略呈新月形，高 1～2cm，直径 2～3.5cm。外表面类白色至淡黄色，内表面白色或淡棕色，被有白色粉末。质硬而脆，易折断，断面白色至黄白色，富粉性。气微，味微苦。

珠贝 为完整的鳞茎，呈扁圆形，高 1～1.5cm，直径 1～2.5cm。表面类白色，外层鳞叶 2 瓣，肥厚，略似肾形，互相抱合，内有小鳞叶 2～3 枚及干缩的残茎。

浙贝片 为鳞茎外层的单瓣鳞叶切成的片。椭圆形或类圆形，直径 1～2cm，边缘表面淡黄色，切面平坦，粉白色。质脆，易折断，断面粉白色，富粉性。

【品质】 以质地坚实、色白、粉性足者为佳。大贝质量较好。

郁　金

【来源】 本品为姜科植物温郁金、姜黄、广西莪术或蓬莪术的干燥块根。前两者分别习称"温郁金"和"黄丝郁金"，其余按性状不同习称"桂郁金"或"绿丝郁金"。

【性状】 温郁金 呈长圆形或卵圆形，稍扁，有的微弯曲，两端渐尖，长 3.5～7cm，直径 1.2～2.5cm。表面灰褐色或灰棕色，具不规则的纵皱纹，纵纹隆起处色较浅。质坚实，断面灰棕色，角质样；内皮层环明显。气微香，味微苦。

黄丝郁金 呈纺锤形，有的一端细长，长 2.5～4.5cm，直径 1～1.5cm。表面棕灰色或灰黄色，具细皱纹。断面橙黄色，外周棕黄色至棕红色。气芳香，味辛辣。

桂郁金　呈长圆锥形或长圆形，长 2～6.5cm，直径 1～1.8cm。表面具疏浅纵纹或较粗糙网状皱纹。气微，味微辛苦。

绿丝郁金　呈长椭圆形，较粗壮，长 1.5～3.5cm，直径 1～1.2cm。气微，味淡。

【品质】　均以个大、肥满者为佳。

【饮片】　本品呈椭圆形或长条形薄片。外表皮灰黄色、灰褐色至灰棕色，具不规则的纵皱纹。切面灰棕色、橙黄色至灰黑色。角质样，内皮层环明显。

天　麻

【来源】　为兰科植物天麻的干燥块茎。

【性状】　本品呈椭圆形或长条形，略扁，皱缩而稍弯曲，长 3～15cm，宽 1.5～6cm，厚 0.5～2cm。表面黄白色至淡黄棕色，有纵皱纹及由潜伏芽排列而成的横环纹多轮，有时可见棕褐色菌索。顶端有红棕色至深棕色鹦嘴状的芽或残留茎基，另端有圆脐形疤痕。质坚硬，不易折断，断面较平坦，黄白色至淡棕色，角质样。气微，味甘。

【品质】　以个大、饱满、质地坚实沉重、断面明亮、无空心者为"冬麻"，质佳；质地轻泡、有残留茎基、断面色晦暗、空心者为"春麻"，质次。

【饮片】　本品呈不规则的薄片。外表皮淡黄色至黄棕色，有时可见点状排成的横环纹。切面黄白色至淡棕色。角质样，半透明。气微，味甘。

常见伪品鉴别

马铃薯　为茄科植物马铃薯块茎。椭圆形，多压扁，无点状的须根痕环纹，断面黄白色，角质。无臭，嚼之显粉性，蒸或煮后易溶烂。

大丽菊　为菊科植物大丽菊的块根。长纺锤形，质地坚脆，无点状环纹。

紫茉莉　为紫茉莉科植物紫茉莉的根。长椭圆形，多已压扁。表面具扭曲的纵沟纹及支根痕。断面黄白色，角质状，可见点状维管束，呈同心环状排列。无臭，味淡，有刺喉感。

芭蕉芋　为美人蕉科芭蕉芋的根茎。卵形或长椭圆形，已压扁。表面黄白色，有粉霜，具明显纵沟纹，有的可见突起的点状环纹。顶端有残留茎基。断面黄白色，角质状。无臭，嚼之柔韧有薯味，味微甘。

商陆　商陆科植物商陆或垂序商陆的根。断面可见数层同心环纹（罗盘纹），味稍甜，久嚼麻舌。

虎　杖

【来源】　本品为蓼科植物虎杖的干燥根茎和根。

【性状】　本品多为圆柱形短段或不规则厚片，长 1～7cm，直径 0.5～2.5cm。外皮棕褐色，有纵皱纹和须根痕，切面皮部较薄，木部宽广，棕黄色，射线放射状，皮部与木部较易分离。根茎髓中有隔或呈空洞状。质坚硬。气微，味微苦、涩。

【品质】　以条粗、木部宽广、质硬者为佳。

【饮片】　以原药材入药。

川牛膝

【来源】　本品为苋科植物川牛膝的干燥根。秋、冬二季采挖，除去芦头、须根及泥沙，烘或晒至半干，堆放回润，再烘干或晒干。

【性状】　本品呈近圆柱形，微扭曲，向下略细或有少数分枝，长 30～60cm，直径0.5～

3cm。表面黄棕色或灰褐色，具纵皱纹、支根痕和多数横长的皮孔样突起。质韧，不易折断，断面浅黄色或棕黄色，维管束点状，排列成数轮同心环。气微，味甜。

【品质】 以条粗壮、质柔韧、分枝少、断面色浅黄、气味浓者为佳。

【饮片】 川牛膝片 本品呈圆形或椭圆形薄片。其余性状同药材。

银柴胡

【来源】 为石竹科植物银柴胡的干燥根。

【性状】 呈类圆柱形，偶有分枝，长 15～40cm，直径 0.5～2.5cm。表面浅棕黄色至浅棕色，有扭曲的纵皱纹及支根痕，多具孔穴状或盘状凹陷，习称"砂眼"，从砂眼处折断可见棕色裂隙中有细砂散出。根头部略膨大，有密集的呈疣状突起的芽苞、茎或根茎的残基，习称"珍珠盘"。质硬而脆，易折断，断面不平坦，较疏松，有裂隙，皮部甚薄，木部有黄、白色相间的放射状纹理。气微，味甘。

栽培品有分枝，下部多扭曲，直径 0.6～1.2cm。表面浅棕黄色或浅黄棕色，纵皱纹细腻明显，细支根痕多呈点状凹陷。几无砂眼。根头部有多数疣状突起。折断面质地较紧密，几无裂隙，略显粉性，木部放射状纹理不甚明显。味微甜。

【品质】 以条长均匀、外皮淡黄色、断面黄白色者为佳。

【饮片】 为不规则的厚片。

白头翁

【来源】 本品为毛茛科植物白头翁的干燥根。

【性状】 本品呈类圆柱形或圆锥形，稍扭曲，长 6～20cm，直径 0.5～2cm。表面黄棕色或棕褐色，具不规则纵皱纹或纵沟，皮部易脱落，露出黄色的木部，有的有网状裂纹或裂隙，近根头处常有朽状凹洞。根头部稍膨大，有白色绒毛，有的可见鞘状叶柄残基。质硬而脆，断面皮部黄白色或淡黄棕色，木部淡黄色。气微，味微苦涩。

【品质】 以条粗长、质地坚实者为佳。

【饮片】 本品呈类圆形的片。其余性状同药材。

常见伪品鉴别

委陵菜 为蔷薇科植物委陵菜的根或带根全草。表面暗棕色或暗紫红色，有不规则的裂纹，粗皮易片状脱落。质地坚实，不易折断。断面红棕色，具放射状花纹。

漏芦 为菊科植物祁州漏芦的干燥根。但表面具纵沟及菱形的网状裂隙，断面不整齐，灰黄色，有裂隙，中心有的呈星状裂隙，灰黑色或棕黑色。气特异，味微苦。

赤 芍

【来源】 本品为毛茛科植物芍药或川赤芍的干燥根。

【性状】 本品呈圆柱形，稍弯曲，长 5～40cm，直径 0.5～3cm。表面棕褐色，粗糙，有纵沟和皱纹，并有须根痕和横长的皮孔样突起，有的外皮易脱落。质硬而脆，易折断，断面粉白色或粉红色，皮部窄，木部放射状纹理明显，有的有裂隙。气微香，味微苦、酸涩。

【品质】 以条粗长、断面粉白色、粉性大、香气浓者为佳。

【饮片】 本品为类圆形切片，外表皮棕褐色。切面粉白色或粉红色，皮部窄，木部放射状纹理明显，有的有裂隙。

常见伪品鉴别

草芍药 为毛茛科植物草芍药的根。根呈圆柱形，形状不规则，着生在横走的根茎上，较短。质坚硬。断面具菊花心，无裂隙。

升 麻

【来源】 本品为毛茛科植物大三叶升麻、兴安升麻或升麻的干燥根茎。

【性状】 本品为不规则的长形块状，多分枝，呈结节状，长 10～20cm，直径 2～4cm。表面黑褐色或棕褐色，粗糙不平，有坚硬的细须根残留，上面有数个圆形空洞的茎基痕，洞内壁显网状沟纹；下面凹凸不平，具须根痕。体轻，质坚硬，不易折断，断面不平坦，有裂隙，纤维性，黄绿色或淡黄白色。气微，味微苦而涩。

【饮片】 为不规则的厚片。其余性状同药材。

【品质】 以粗大、质坚实、外皮黑褐色、断面黄绿色、无须根者为佳。

北豆根

【来源】 本品为防己科植物蝙蝠葛的干燥根茎。

【性状】 本品呈细长圆柱形，弯曲，有分枝，长可达 50cm，直径 0.3～0.8cm。表面黄棕色至暗棕色，多有弯曲的细根，并可见突起的根痕和纵皱纹，外皮易剥落。质韧，不易折断，断面不整齐，纤维细，木部淡黄色，呈放射状排列，中心有髓。气微，味苦。

【品质】 以条粗长、外皮色黄棕、断面色浅黄者为佳。

【饮片】 本品为不规则的圆形厚片。其余性状同药材。

苦 参

【来源】 本品为豆科植物苦参的干燥根。

【性状】 本品呈长圆柱形，下部常有分枝，长 10～30cm，直径 1～6.5cm。表面灰棕色或棕黄色，具纵皱纹和横长皮孔样突起，外皮薄，多破裂反卷，易剥落，剥落处显黄色，光滑。质硬，不易折断，断面纤维性；切片厚 3～6mm；切面黄白色，具放射状纹理和裂隙，有的具异型维管束，呈同心性环列或不规则散在。气微，味极苦。

【品质】 以条匀、皮细、味苦者为佳。

【饮片】 本品呈类圆形或不规则形的厚片。其余性状同药材。

山豆根

【来源】 本品为豆科植物越南槐的干燥根和根茎。

【性状】 本品根茎呈不规则的结节状，顶端常残存茎基，其下着生根数条。根呈长圆柱形，常有分枝，长短不等，直径 0.7～1.5cm。表面棕色至棕褐色，有不规则的纵皱纹及横长皮孔样突起。质坚硬，难折断，断面皮部浅棕色，木部淡黄色。有豆腥气，味极苦。

【品质】 以条粗、质坚、无须根、味苦者为佳。

【饮片】 本品呈不规则的类圆形厚片。其余性状同药材。

葛 根

【来源】 本品为豆科植物野葛的干燥根。习称野葛。

【性状】 本品呈纵切的长方形厚片或小方块，长 5～35cm，厚 0.5～1cm。外皮淡棕色，有纵皱纹，粗糙。切面黄白色，纹理不明显。质韧，纤维性强。气微，味微甜。

【品质】 以块大、质地坚实、色白、粉性足、纤维少者为佳。

【饮片】 本品呈不规则的厚片、粗丝或边长为 5～12mm 的方块。切面浅黄棕色至棕黄色。质韧，纤维性强。气微，味微甜。

北沙参

【来源】 本品为伞形科植物珊瑚菜的干燥根。

【性状】 本品呈细长圆柱形，偶有分枝，长 15～45cm，直径 0.4～1.2cm。表面淡黄白色，略粗糙，偶有残存外皮，不去外皮的表面黄棕色。全体有细纵皱纹和纵沟，并有棕黄色点状细根痕；顶端常留有黄棕色根茎残基；上端稍细，中部略粗，下部渐细。质脆，易折断，断面皮部浅黄白色，木部黄色。气特异，味微甘。

【品质】 以条细长、质坚、味甜者为佳。

【饮片】 本品呈细长圆柱段。其余性状同药材。

白 薇

【来源】 本品为萝藦科植物白薇或蔓生白薇的干燥根和根茎。

【性状】 本品根茎粗短，有结节，多弯曲。上面有圆形的茎痕，下面及两侧簇生多数细长的根，根长 10～25cm，直径 0.1～0.2cm。表面棕黄色。质脆，易折断，断面皮部黄白色，木部黄色。气微，味微苦。

【品质】 以根粗长、外皮色黄棕、断面白色实心者为佳。

【饮片】 本品为段状。其余性状同药材。

天花粉

【来源】 本品为葫芦科植物栝楼或双边栝楼的干燥根。

【性状】 本品呈不规则圆柱形、纺锤形或瓣块状，长 8～16cm，直径 1.5～5.5cm。表面黄白色或淡棕黄色，有纵皱纹、细根痕及略凹陷的横长皮孔，有的有黄棕色外皮残留。质地坚实，断面白色或淡黄色，富粉性，横切面可见黄色木质部，略呈放射状排列，纵切面可见黄色条纹状木质部。气微，味微苦。

【品质】 以根肥大、色白、质地坚实、粉性足、断面筋脉少者为佳。

【饮片】 本品呈类圆形、半圆形或不规则形的厚片。其余性状同药材。

常见伪品鉴别

长萼栝楼 为葫芦科植物长萼栝楼的根。与正品十分相像。表面灰黄色，断面灰白色，粉性，异型维管束极为明显。但苦味明显。

湖北栝楼 为葫芦科植物湖北栝楼的根。切面可见棕黄色的导管小孔呈放射状排列，似菊花纹，味极苦，故又名"苦花粉"。

南沙参

【来源】 本品为桔梗科植物轮叶沙参或沙参的干燥根。

【性状】 本品呈圆锥形或圆柱形，略弯曲，长 7～27cm，直径 0.8～3cm。表面黄白色或淡棕黄色，凹陷处常有残留粗皮，上部多有深陷横纹，呈断续的环状，下部有纵纹和纵沟。顶端具 1 或 2 个根茎。体轻，质松泡，易折断，断面不平坦，黄白色，多裂隙。气微，味微甘。

【品质】 以条粗长、表面色白者为佳。

【饮片】 本品呈圆形、类圆形或不规则形厚片。外表皮黄白色或淡棕黄色，切面黄白色，有不规则裂隙。气微，味微甘。

紫 菀

【来源】 本品为菊科植物紫菀的干燥根和根茎。

【性状】　本品根茎呈不规则块状，大小不一，顶端有茎、叶的残基；质稍硬。根茎簇生多数细根，长 3～15cm，直径 0.1～0.3cm，多编成辫状；表面紫红色或灰红色，有纵皱纹；质较柔韧。气微香，味甜、微苦。

【品质】　以根粗长、色紫红、质柔韧、味甜者为佳。

【饮片】　**紫菀**　本品呈不规则的厚片或段。根外表皮紫红色或灰红色，有纵皱纹。切面淡棕色，中心具棕黄色的木心。气微香，味甜，微苦。

蜜紫菀　本品形如紫菀片（段），表面棕褐色或紫棕色。有蜜香气，味甜。

三　棱

【来源】　本品为黑三棱科植物黑三棱的干燥块茎。

【性状】　本品呈圆锥形，略扁，长 2～6cm，直径 2～4cm。表面黄白色或灰黄色，有刀削痕，须根痕小点状，略呈横向环状排列。体重，质坚实。气微，味淡，嚼之微有麻辣感。

【品质】　以身干、体重、质坚实、去净外皮、表面黄白色者为佳。

【饮片】　**三棱片**　本品呈类圆形的薄片。外表皮灰棕色。切面灰白色或黄白色，粗糙，有多数明显的细筋脉点。气微，味淡，嚼之微有麻辣感。

醋三棱　本品形如三棱片，切面黄色至黄棕色，偶见焦黄斑，微有醋香气。

黄　精

【来源】　本品为百合科植物滇黄精、黄精或多花黄精的干燥根茎。按形状不同，习称"大黄精""鸡头黄精""姜形黄精"。

【性状】　**大黄精**　呈肥厚肉质的结节块状，结节长可达 10cm 以上，宽 3～6cm，厚 2～3cm。表面淡黄色至黄棕色，具环节，有皱纹及须根痕，结节上侧茎痕呈圆盘状，圆周凹入，中部突出。质硬而韧，不易折断，断面角质，淡黄色至黄棕色。气微，味甜，嚼之有黏性。

鸡头黄精　呈结节状弯柱形，长 3～10cm，直径 0.5～1.5cm。结节长 2～4cm，略呈圆锥形，常有分枝。表面黄白色或灰黄色，半透明，有纵皱纹，茎痕圆形，直径 5～8mm。

姜形黄精　呈长条结节块状，长短不等，常数个块状结节相连。表面灰黄色或黄褐色，粗糙，结节上侧有突出的圆盘状茎痕，直径 0.8～1.5cm。

【品质】　以块大、色黄、断面透明、味甜者为佳。味苦者不可药用。

【饮片】　**黄精**　本品呈不规则的厚片。其余性状同药材。

酒黄精　本品呈不规则的厚片。表面棕褐色至黑色，有光泽，中心棕色至浅褐色，可见筋脉小点。质较柔软。味甜，微有酒香气。

玉　竹

【来源】　本品为百合科植物玉竹的干燥根茎。

【性状】　本品呈长圆柱形，略扁，少有分枝，长 4～18cm，直径 0.3～1.6cm。表面黄白色或淡黄棕色，半透明，具纵皱纹和微隆起的环节，有白色圆点状的须根痕和圆盘状茎痕。质硬而脆或稍软，易折断，断面角质样或显颗粒性。气微，味甘，嚼之发黏。

【品质】　以条长、肥壮、色黄白者为佳。

【饮片】　本品呈不规则厚片或段。其余性状同药材。

天　冬

【来源】　本品为百合科植物天冬的干燥块根。

【性状】　本品呈长纺锤形，略弯曲，长 5～18cm，直径 0.5～2cm。表面黄白色至淡黄棕色，半透明，光滑或具深浅不等的纵皱纹，偶有残存的灰棕色外皮。质硬或柔润，有黏性，断面角质样，中柱黄白色。气微，味甜、微苦。

【品质】　以条粗壮、色黄白、半透明者为佳。

【饮片】　为圆形薄片。其余性状同药材。

常见伪品鉴别

羊齿天门冬　为百合科植物羊齿天门冬的块根。呈细长纺锤形，两端尖，较正品天冬瘦小。表面黄棕色，残存外皮棕褐色。质硬脆，无黏性，易折断。断面类白色，有的呈空壳状。气微，但味苦，微有麻舌感。

滇南天门冬　为百合科植物滇南天门冬的块根。呈纺锤形，表面黄棕色，具深浅不一的纵沟纹。质硬，无黏性，断面角质样。气微，味微苦。

天冬混伪品一般与天冬性状有差异，不具半透明及黏性的特点。

麦　冬

【来源】　为百合科植物麦冬的干燥块根。

【性状】　本品呈纺锤形，两端略尖，长 1.5～3cm，直径 0.3～0.6cm。表面黄白色或淡黄色，有细纵纹。质柔韧，断面黄白色，半透明，中柱细小。气微香，味甘、微苦。

【品质】　以个肥大、色黄白、半透明、质柔、有香气、嚼之发黏者为佳。

【鉴别】　取麦冬薄片置于紫外光灯（365nm）下观察，显浅蓝色荧光。

知　母

【来源】　本品为百合科植物知母的干燥根茎。

【性状】　本品呈长条状，微弯曲，略扁，偶有分枝，长 3～5cm，直径 0.8～1.5cm，一端有浅黄色的茎叶残痕。表面黄棕色至棕色，上面有一凹沟，具紧密排列的环状节，节上密生黄棕色的残存叶基，由两侧向根茎上方生长；下面隆起而略皱缩，并有凹陷或突起的点状根痕。质硬，易折断，断面黄白色。气微，味微甜、略苦，嚼之带黏性。

【品质】　以条粗、质地坚实、断面黄白色、嚼之味苦带黏者为佳。

【饮片】　**知母**　本品呈不规则类圆形的厚片。其余性状同药材。

盐知母　本品形如知母片，色黄或微带焦斑。味微咸。

山　药

【来源】　本品为薯蓣科植物薯蓣的干燥根茎。

【性状】　本品略呈圆柱形，弯曲而稍扁，长 15～30cm，直径 1.5～6cm。表面黄白色或淡黄色，有纵沟、纵皱纹及须根痕，偶有浅棕色外皮残留。体重，质地坚实，不易折断，断面白色，粉性。气微，味淡、微酸，嚼之发黏。光山药呈圆柱形，两端平齐，长 9～18cm，直径 1.5～3cm。表面光滑，白色或黄白色。

【品质】　以条粗、质坚实、粉性足、色白者为佳。

【饮片】　**山药**　呈类圆形的厚片。表面类白色或淡黄白色，质脆，易折断，断面类白色，富粉性。

常见伪品鉴别

木薯　大戟科植物木薯的干燥根。多为斜切片。断面粉性细腻，近外侧可见一明显的黄白色或淡黄棕色环纹，有的中央具放射状的纹理及裂隙。

参薯　薯蓣科植物参薯的根茎。表面黄白色或淡棕黄色，质坚实，易折断，断面黄白色，具裂隙，气味同山药。

番薯　旋花科植物番薯的块根，又称为红薯、地瓜。多切成类圆形片，表面类白色，偶有红色栓皮。切面白色，有棕色形成层环，可见浅棕色的点。粉性，易折断，吸潮易变软。味甜。

莪　术

【来源】　本品为姜科植物蓬莪术、广西莪术或温郁金的干燥根茎。后者习称"温莪术"。

【性状】　**蓬莪术**　呈卵圆形、长卵形、圆锥形或长纺锤形，顶端多钝尖，基部钝圆，长2～8cm，直径1.5～4cm。表面灰黄色至灰棕色，上部环节突起，有圆形微凹的须根痕或残留的须根，有的两侧各有1列下陷的芽痕和类圆形的侧生根茎痕，有的可见刀削痕。体重，质地坚实，断面灰褐色至蓝褐色，蜡样，常附有灰棕色粉末，皮层与中柱易分离，内皮层环纹棕褐色。气微香，味微苦而辛。

广西莪术　环节稍突起，断面黄棕色至棕色，常附有淡黄色粉末，内皮层环纹黄白色。

温莪术　断面黄棕色至棕褐色，常附有淡黄色至黄棕色粉末。气香或微香。

【品质】　以个均匀、质地坚实、香气浓者为佳。

【饮片】　**莪术**　本品呈类圆形或椭圆形的厚片。其余性状同药材。

醋莪术　本品形如莪术片，色泽加深，角质样，微有醋香气。

姜　黄

【来源】　本品为姜科植物姜黄的干燥根茎。

【性状】　本品呈不规则卵圆形、圆柱形或纺锤形，常弯曲，有的具短叉状分枝，长2～5cm，直径1～3cm。表面深黄色，粗糙，有皱缩纹理和明显环节，并有圆形分枝痕及须根痕。质地坚实，不易折断，断面棕黄色至金黄色，角质样，有蜡样光泽，内皮层环纹明显，维管束呈点状散在。气香特异，味苦、辛。

【品质】　以质地坚实、断面金黄色、香气浓郁者为佳。

【饮片】　本品为不规则或类圆形的厚片。其余性状同药材。

远　志

【来源】　本品为远志科植物远志或卵叶远志的干燥根。

【性状】　本品呈圆柱形，略弯曲，长3～15cm，直径0.3～0.8cm。表面灰黄色至灰棕色，有较密并深陷的横皱纹、纵皱纹及裂纹，老根的横皱纹较密更深陷，略呈结节状。质硬而脆，易折断，断面皮部棕黄色，木部黄白色，皮部易与木部剥离。气微，味苦、微辛，嚼之有刺喉感。

【品质】　以条粗、色黄、肉厚、木心小者为佳。抽去木心的远志筒质量最佳。

【饮片】　**远志**　本品呈圆柱形的段，中空。其余性状同药材。

独　活

【来源】　本品为伞形科植物重齿毛当归的干燥根。

【性状】　本品根略呈圆柱形，下部2～3分枝或更多，长10～30cm。根头部膨大，圆锥状，多横皱纹，直径1.5～3cm，顶端有茎、叶的残基或凹陷。表面灰褐色或棕褐色，具纵皱纹，有横长皮孔样突起及稍突起的细根痕。质较硬，受潮则变软，断面皮部灰白色，有多数散在的棕色油室，木部灰黄色至黄棕色，形成层环棕色。有特异香气，味苦、辛、微麻舌。

【品质】　以条粗壮、油润、香气浓者为佳。

【饮片】　本品呈类圆形薄片。其余性状同药材。

羌 活

【来源】　本品为伞形科植物羌活或宽叶羌活的干燥根茎和根。

【性状】　**羌活**　为圆柱状略弯曲的根茎，长 4~13cm，直径 0.6~2.5cm，顶端具茎痕。表面棕褐色至黑褐色，外皮脱落处呈黄色。节间缩短，呈紧密隆起的环状，形似蚕，习称"蚕羌"；节间延长，形如竹节状，习称"竹节羌"。节上有多数点状或瘤状突起的根痕及棕色破碎鳞片。体轻，质脆，易折断，断面不平整，有多数裂隙，皮部黄棕色至暗棕色，油润，有棕色油点，木部黄白色，射线明显，髓部黄色至黄棕色。气香，味微苦而辛。

宽叶羌活　为根茎和根。根茎类圆柱形，顶端具茎和叶鞘残基，根类圆锥形，有纵皱纹和皮孔；表面棕褐色，近根茎处有较密的环纹，长 8~15cm，直径 1~3cm，习称"条羌"。有的根茎粗大，不规则结节状，顶部具数个茎基，根较细，习称"大头羌"。质松脆，易折断，断面略平坦，皮部浅棕色，木部黄白色。气味较淡。

【品质】　以条粗、表面棕褐色、断面油点多、香气浓者为佳。

【饮片】　本品呈类圆形、不规则形横切或斜切片。其余性状同药材。

秦 艽

【来源】　本品为龙胆科植物秦艽、麻花秦艽、粗茎秦艽或小秦艽的干燥根。前三种按性状不同分别习称"秦艽"和"麻花艽"，后一种习称"小秦艽"。

【性状】　**秦艽**　呈类圆柱形，上粗下细，扭曲不直，长 10~30cm，直径 1~3cm。表面黄棕色或灰黄色，有纵向或扭曲的纵皱纹，顶端有残存茎基及纤维状叶鞘。质硬而脆，易折断，断面略显油性，皮部黄色或棕黄色，木部黄色。气特异，味苦、微涩。

麻花艽　呈类圆锥形，多由数个小根纠聚而膨大，直径可达 7cm。表面棕褐色，粗糙，有裂隙呈网状孔纹。质松脆，易折断，断面多呈枯朽状。

小秦艽　呈类圆锥形或类圆柱形，长 8~15cm，直径 0.2~1cm。表面棕黄色。主根通常 1 个，残存的茎基有纤维状叶鞘，下部多分枝。断面黄白色。

【品质】　以条粗壮、质坚实、色棕黄、气味浓者为佳。

【饮片】　本品呈类圆形的厚片。其余性状同药材。

漏 芦

【来源】　本品为菊科植物祁州漏芦的干燥根。

【性状】　本品呈圆锥形或扁片块状，多扭曲，长短不一，直径 1~2.5cm。表面暗棕色、灰褐色或黑褐色，粗糙，具纵沟及菱形的网状裂隙。外层易剥落，根头部膨大，有残茎和鳞片状叶基，顶端有灰白色绒毛。体轻，质脆，易折断，断面不整齐，灰黄色，有裂隙，中心有的呈星状裂隙，灰黑色或棕黑色。气特异，味微苦。

【品质】　以条粗长、质坚实者为佳。

【饮片】　本品呈类圆形或不规则的厚片。其余性状同药材。

香 附

【来源】　本品为莎草科植物莎草的干燥根茎。

【性状】　本品多呈纺锤形，有的略弯曲，长 2~3.5cm，直径 0.5~1cm。表面棕褐色或黑褐色，有纵皱纹，并有 6～10 个略隆起的环节，节上有未除净的棕色毛须和须根断痕；去净毛须者较光滑，环节不明显。质硬，经蒸煮者断面黄棕色或红棕色，角质样；生晒者断面色白而显粉性，内皮层环纹明显，中柱色较深，点状维管束散在。气香，味微苦。

【品质】 以个大、色棕黑、去净毛须、质坚实、香气浓者为佳。

【饮片】 醋香附 本品为不规则厚片或颗粒状。表面黑褐色。微有醋香气，味微苦。其余性状同药材。

常见伪品鉴别

大香附 亦称粗茎香附。为莎草科植物粗茎莎草的根茎。较正品略粗大。表面色较浅，环节明显，为 10 个以上，节间较密集，尤其在两端，环节较多。断面浅棕色至红棕色，常具裂隙。气香，但味苦而辛。若小者掺入香附，但看环节便可区分。

竹节香附 为毛茛科植物多被银莲花的根茎。又名两头尖。表面棕黑色，长纺锤形，两端尖细，无毛须。断面白色，粉性。味微苦、辛，无香气。

高良姜

【来源】 本品为姜科植物高良姜的干燥根茎。

【性状】 本品呈圆柱形，多弯曲，有分枝，长 5～9cm，直径 1～1.5cm。表面棕红色至暗褐色，有细密的纵皱纹和灰棕色的波状环节，节间长 0.2～1cm，一面有圆形的根痕。质坚韧，不易折断，断面灰棕色或红棕色，纤维性，中柱约占 1/3。气香，味辛辣。

【品质】 以分枝少、外皮色红棕、香气浓、味辛辣者为佳。

【饮片】 本品呈类圆形或不规则形的薄片。其余性状同药材。

胡黄连

【来源】 本品为玄参科植物胡黄连的干燥根茎。

【性状】 本品呈圆柱形，略弯曲，偶有分枝，长 3～12cm，直径 0.3～1cm。表面灰棕色至暗棕色，粗糙，有较密的环状节，具稍隆起的芽痕或根痕，上端密被暗棕色鳞片状的叶柄残基。体轻，质硬而脆，易折断，断面略平坦，淡棕色至暗棕色，木部有 4～10 个类白色点状维管束排列成环。气微，味极苦。

【品质】 以条粗、体轻、质脆、味苦者为佳。

【饮片】 本品呈不规则的圆形薄片。其余性状同药材。

茜草

【来源】 本品为茜草科植物茜草的干燥根和根茎。

【性状】 本品根茎呈结节状，丛生粗细不等的根。根呈圆柱形，略弯曲，长 10～25cm，直径 0.2～1cm；表面红棕色或暗棕色，具细纵皱纹和少数细根痕；皮部脱落处呈黄红色。质脆，易折断，断面平坦皮部狭，紫红色，木部宽广，浅黄红色，导管孔多数。气微，味微苦，久嚼刺舌。

【品质】 以条粗长、表面色红棕、断面色黄者为佳。

【饮片】 茜草 本品呈不规则的厚片或段。其余性状同药材。

茜草炭 本品形如茜草片或段，表面黑褐色，内部棕褐色。气微，味苦、涩。

续断

【来源】 本品为川续断科植物川续断的干燥根。

【性状】 本品呈圆柱形，略扁，有的微弯曲，长 5～15cm，直径 0.5～2cm。表面灰褐色或黄褐色，有稍扭曲或明显扭曲的纵皱及沟纹，可见横列的皮孔样斑痕和少数须根痕。质软，久置后变硬，易折断，断面不平坦，皮部墨绿色或棕色，外缘褐色或淡褐色，木部黄褐色，导管束呈放射状排列。气微香，味苦、微甜而后涩。

【品质】 以条粗、质软、皮部墨绿色者为佳。

【饮片】 续断片 本品呈类圆形或椭圆形的厚片。其余性状同药材。

酒续断 本品形如续断片，表面浅黑色或灰褐色，略有酒香气。

盐续断 本品形如续断片，表面黑褐色，味微咸。

射　干

【来源】 本品为鸢尾科植物射干的干燥根茎。

【性状】 本品呈不规则结节状，长 3～10cm，直径 1～2cm。表面黄褐色、棕褐色或黑褐色，皱缩，有较密的环纹。上面有数个圆盘状凹陷的茎痕，偶有茎基残存；下面有残留细根及根痕。质硬，断面黄色，颗粒性。气微，味苦、微辛。

【品质】 以粗壮、质硬、断面色黄者为佳。

【饮片】 本品呈不规则形或长条形的薄片。其余性状同药材。

芦　根

【来源】 本品为禾本科植物芦苇的新鲜或干燥根茎。

【性状】 鲜芦根 呈长圆柱形，有的略扁，长短不一，直径 1～2cm。表面黄白色，有光泽，外皮疏松可剥离，节呈环状，有残根和芽痕。体轻，质韧，不易折断。切断面黄白色，中空，壁厚 1～2mm，有小孔排列成环。气微，味甘。

芦根 呈扁圆柱形。节处较硬，节间有纵皱纹。

【品质】 以条粗壮、色黄白、有光泽、无须根、质嫩者为佳。

【饮片】 鲜芦根 本品呈圆柱形段。其余性状同药材。

芦根 本品呈扁圆柱形段。其余性状同药材。

干　姜

【来源】 本品为姜科植物的干燥根茎。

【性状】 干姜 呈扁平块状，具指状分枝，长 3～7cm，厚 1～2cm。表面灰黄色或浅灰棕色，粗糙，具纵皱纹和明显的环节。分枝处常有鳞叶残存，分枝顶端有茎痕或芽。质地坚实，断面黄白色或灰白色，粉性或颗粒性，内皮层环纹明显，维管束及黄色油点散在。气香、特异，味辛辣。

干姜片 本品呈不规则纵切片或斜切片，具指状分枝，长 1～6cm，宽 1～2cm，厚 0.2～0.4cm。外皮灰黄色或浅黄棕色，粗糙，具纵皱纹及明显的环节。切面灰黄色或灰白色，略显粉性，可见较多的纵向纤维，有的呈毛状。质地坚实，断面纤维性。气香特异，味辛辣。

【品质】 以质坚实、断面黄白色、粉性足、气味浓者为佳。

【饮片】 干姜 本品呈不规则片块状，厚 0.2～0.4cm。

姜炭 本品形如干姜片块，表面焦黑色，内部棕褐色，体轻，质松脆。味微苦，微辣。

重　楼

【来源】 本品为百合科植物云南重楼或七叶一枝花的干燥根茎。

【性状】 本品呈结节状扁圆柱形，略弯曲，长 5～12cm，直径 1.0～4.5cm。表面黄棕色或灰棕色，外皮脱落处呈白色；密具层状突起的粗环纹，一面结节明显，结节上具椭圆形凹陷茎痕，另一面有疏生的须根或疣状须根痕。顶端具鳞叶和茎的残基。质地坚实，断面平坦，白色至浅棕色，粉性或角质。气微，味微苦、麻。

【品质】 以条粗壮、质坚实、断面色白、粉性足者为佳。

【饮片】 本品为类圆形或不规则薄片。其余性状同药材。

土茯苓

【来源】 本品为百合科植物光叶菝葜的干燥根茎。

【性状】 本品略呈圆柱形，稍扁或呈不规则条块，有结节状隆起，具短分枝，长 5～22cm，直径 2～5cm。表面黄棕色或灰褐色，凹凸不平，有坚硬的须根残基，分枝顶端有圆形芽痕，有的外皮现不规则裂纹，并有残留的鳞叶。质坚硬。切片呈长圆形或不规则，厚1～5mm，边缘不整齐；切面类白色至淡红棕色，粉性，可见点状维管束及多数小亮点；质略韧，折断时有粉尘飞扬，以水湿润后有黏滑感。气微，味微甘、涩。

【品质】 以粉性足、筋脉少、断面淡棕色为佳。

【饮片】 本品呈长圆形或不规则的薄片。其余性状同药材。

骨碎补

【来源】 本品为水龙骨科植物槲蕨的干燥根茎。

【性状】 本品呈扁平长条状，多弯曲，有分枝，长 5～15cm，宽 1～1.5cm，厚 0.2～0.5cm。表面密被深棕色至暗棕色的小鳞片，柔软如毛，经火燎者呈棕褐色或暗褐色，两侧及上表面均具突起或凹下的圆形叶痕，少数有叶柄残基和须根残留。体轻，质脆，易折断，断面红棕色，维管束呈黄色点状，排列成环。气微，味淡、微涩。

【品质】 以条粗大、色棕者为佳。

【饮片】 **骨碎补** 本品呈不规则厚片。其余性状同药材。

烫骨碎补 本品形如骨碎补或片，体膨大鼓起，质轻、酥松。

乌 药

【来源】 本品为樟科植物乌药的干燥块根。

【性状】 本品多呈纺锤状，略弯曲，有的中部收缩成连珠状，长 6～15cm，直径 1～3cm。表面黄棕色或黄褐色，有纵皱纹及稀疏的细根痕。质坚硬。切片厚 0.2～2mm，切面黄白色或淡黄棕色，射线放射状，可见年轮环纹，中心颜色较深。气香，味微苦、辛，有清凉感。

【品质】 以连珠状、质嫩、粉性足、折断后香气浓郁者为佳。切片以色淡、平整不卷、无黑斑者为佳。质老、不呈纺锤状的根不可药用。

【饮片】 本品呈类圆形的薄片。其余性状同药材。

白 前

【来源】 本品为萝藦科植物柳叶白前或芫花叶白前的干燥根茎和根。

【性状】 **柳叶白前** 根茎呈细长圆柱形，有分枝，稍弯曲，长 4～15cm，直径 1.5～4mm。表面黄白色或黄棕色，节明显，节间长 1.5～4.5cm，顶端有残茎。质脆，断面中空。节处簇生纤细弯曲的根，长可达 10cm，直径不及 1mm，有多次分枝呈毛须状，常盘曲成团。气微，味微甜。

芫花叶白前 根茎较短小或略呈块状；表面灰绿色或灰黄色，节间长 1～2cm。质较硬。

根稍弯曲，直径约 1mm，分枝少。

【品质】 以根茎粗、色黄白者为佳。

【饮片】 **白前段** 本品为段状。其余性状同药材。

徐长卿

【来源】 本品为萝藦科植物徐长卿的干燥根和根茎。

【性状】 本品根茎呈不规则柱状，有盘节，长 0.5～3.5cm，直径 2～4mm。有的顶端带有残茎，细圆柱形，长约 2cm，直径 1～2mm，断面中空；根茎节处周围着生多数根。根呈细长圆柱形，弯曲，长 10～16cm，直径 1～1.5mm。表面淡黄白色至淡棕黄色或棕色，具微细的纵皱纹，并有纤细的须根。质脆，易折断，断面粉性，皮部类白色或黄白色，形成层环淡棕色，木部细小。气香，味微辛凉。

【品质】 以根粗长、色棕红者为佳。

【饮片】 本品呈不规则的段。其余性状同药材。

商 陆

【来源】 本品为商陆科植物商陆或垂序商陆的干燥根。

【性状】 本品为横切或纵切的不规则块片，厚薄不等。外皮灰黄色或灰棕色。横切片弯曲不平，边缘皱缩，直径 2～8cm；切面浅黄棕色或黄白色，木部隆起，形成数个突起的同心性环轮，习称"罗盘纹"。纵切片弯曲或卷曲，长 5～8cm，宽 1～2cm，木部呈平行条状突起。质硬。气微，味稍甜，久嚼麻舌。

【品质】 以块大、色白、有粉性、环纹明显者为佳。

【饮片】 **醋商陆** 本品形如商陆片（块）。表面黄棕色，微有醋香气，味稍甜，久嚼麻舌。

常见伪品鉴别

闭鞘姜 为姜科植物闭鞘姜的根茎。表面栓皮灰褐色或灰黄色，有稀疏的轮节、残存的细根及根痕。质软，易折断。切面灰黄色，散有众多纤维及维管束。味苦。

丝石竹 为石竹科植物丝石竹的根。全体有扭曲的纵沟纹。体重，质坚实。断面有 2～4 个黄白相间的环，为异型维管束。味苦而辛。

野牡丹 为野牡丹科植物野牡丹或肖野牡丹的根。断面纹理散乱，不凸起，无"罗盘纹"。体轻，质脆。无味。

绵萆薢 质疏松，略呈海绵状，切面灰白色至浅灰棕色，黄棕色点状维管束散在，无"罗盘纹"。气微，味微苦。

白 及

【来源】 本品为兰科植物白及的干燥块茎。

【性状】 本品呈不规则扁圆形，多有 2～3 个爪状分枝，长 1.5～5cm，厚 0.5～1.5cm。表面灰白色或黄白色，有数圈同心环节和棕色点状须根痕，上面有突起的茎痕，下面有连接另一块茎的痕迹。质坚硬，不易折断，断面类白色，角质样。气微，味苦，嚼之有黏性。

【品质】 以个大、饱满、质坚实、色白、半透明者为佳。

【饮片】 本品呈不规则的薄片。其余性状同药材。

白茅根

【来源】 本品为禾本科植物白茅的干燥根茎。

【性状】　本品呈长圆柱形，长 30～60cm，直径 0.2～0.4cm。表面黄白色或淡黄色，微有光泽，具纵皱纹，节明显，稍突起，节间长短不等，通常长 1.5～3cm。体轻，质略脆，断面皮部白色，多有裂隙，放射状排列，中柱淡黄色，易与皮部剥离。气微，味微甜。

【品质】　以条粗长、色白、无须根、味甜者为佳。

【饮片】　**白茅根**　本品呈圆柱形的段。其余性状同药材。

茅根炭　本品形如白茅根，表面黑褐色至黑色，具纵皱纹，有的可见淡棕色稍隆起的节。略具焦香气，味苦。

百　合

【来源】　本品为百合科植物卷丹、百合或细叶百合的干燥肉质鳞叶。

【性状】　本品呈长椭圆形，长 2～5cm，宽 1～2cm，中部厚 1.3～4mm。表面类白色、淡棕黄色或微带紫色，有数条纵直平行的白色维管束。顶端稍尖，基部较宽，边缘薄，微波状，略向内弯曲。质硬而脆，断面较平坦，角质样。气微，味微苦。

【品质】　以质地坚实、肉厚、色白、味苦者为佳。

【饮片】　以原药材或蜜炙后入药。

薤　白

【来源】　本品为百合科植物小根蒜或薤的干燥鳞茎。

【性状】　**小根蒜**　呈不规则卵圆形，高 0.5～1.5cm，直径 0.5～1.8cm。表面黄白色或淡黄棕色，皱缩，半透明，有类白色膜质鳞片包被，底部有突起的鳞茎盘。质硬，角质样。有蒜臭，味微辣。

薤　呈略扁的长卵形，高 1～3cm，直径 0.3～1.2cm。表面淡黄棕色或棕褐色，具浅纵皱纹。质较软，断面可见鳞叶 2～3 层。嚼之粘牙。

【品质】　以个大、饱满、质坚、色黄白、半透明者为佳。

【饮片】　以原药材入药。

甘　遂

【来源】　本品为大戟科植物甘遂的干燥块根。

【性状】　本品呈椭圆形、长圆柱形或连珠形，长 1～5μm，直径 0.5～2.5cm。表面类白色或黄白色，凹陷处有棕色外皮残留。质脆，易折断，断面粉性，白色，木部微显放射状纹理；长圆柱状者纤维性较强。气微，味微甘而辣。

【品质】　以肥大、色白、粉性足者为佳。

【饮片】　**醋甘遂**　本品形如甘遂，表面黄色至棕黄色，有的可见焦斑。微有醋香气，味微酸而辣。

地　榆

【来源】　本品为蔷薇科植物地榆或长叶地榆的干燥根。后者习称"绵地榆"。

【性状】　**地榆**　本品呈不规则纺锤形或圆柱形，稍弯曲，长 5～25cm，直径 0.5～2cm。表面灰褐色至暗棕色，粗糙，有纵纹。质硬，断面较平坦，粉红色或淡黄色，木部略呈放射状排列。气微，味微苦涩。

绵地榆　本品呈长圆柱形，稍弯曲，着生于短粗的根茎上；表面红棕色或棕紫色，有细纵纹。质坚韧，断面黄棕色或红棕色，皮部有多数黄白色或黄棕色绵状纤维。气微，味微苦涩。

【品质】 以条粗、质硬、断面色红、苦涩味浓者为佳。

【饮片】 **地榆** 本品呈不规则的类圆形片或斜切片。其余性状同药材。

地榆炭 本品形如地榆片，表面焦黑色，内部棕褐色。具焦香气，味微苦涩。

川 乌

【来源】 为毛茛科植物乌头的干燥母根。

【性状】 本品呈不规则的圆锥形，稍弯曲，顶端常有残茎，中部多向一侧膨大，长 2～7.5cm，直径 1.2～2.5cm。表面棕褐色或灰棕色，皱缩，有小瘤状侧根及子根脱离后的痕迹。质地坚实，断面类白色或浅灰黄色，形成层环纹呈多角形。气微，味辛辣、麻舌。

【品质】 以个大、饱满、质地坚实、断面色白、无空心者为佳。

【饮片】 **生川乌** 以原药材入药。

制川乌 为川乌的炮制加工品。本品为不规则或长三角形的片。表面黑褐色或黄褐色，有灰棕色形成层环纹。体轻，质脆，断面有光泽。气微，微有麻舌感。

附 子

【来源】 为毛茛科植物乌头的子根的加工品。

【性状】 **盐附子** 呈圆锥形，长 4～7cm，直径 3～5cm。表面灰黑色，被盐霜，顶端有凹陷的芽痕，周围有瘤状突起的支根或支根痕。体重，横切面灰褐色，可见充满盐霜的小空隙和多角形形成层环纹，环纹内侧导管束排列不整齐。气微，味咸而麻，刺舌。

黑顺片 为纵切片，上宽下窄，长 1.7～5cm，宽 0.9～3cm，厚 0.2～0.5cm。外皮黑褐色，切面暗黄色，油润具光泽，半透明状，并有纵向导管束。质硬而脆，断面角质样。气微，味淡。

白附片 无外皮，黄白色，半透明，厚约 0.3cm。

【品质】 盐附子以个大、质坚实、灰黑色、表面起盐霜者为佳；黑顺片以片大、薄厚均匀、表面油润、具光泽者为佳；白附片以片大、色白、半透明者为佳。

【饮片】 **附片（黑顺片、白附片）** 直接入药。

淡附片 由盐附子加工而成。本品呈纵切片，上宽下窄，长 1.7～5cm，宽 0.9～3cm，厚 0.2～0.5cm。外皮褐色。切面褐色，半透明，有纵向导管束。质硬，断面角质样。气微，味淡，口尝无麻舌感。

草 乌

【来源】 本品为毛茛科植物北乌头的干燥块根。

【性状】 本品呈不规则长圆锥形，略弯曲，长 2～7cm，直径 0.6～1.8cm。顶端常有残茎和少数不定根残基，有的顶端一侧有一枯萎的芽，一侧有一圆形或扁圆形不定根残基。表面灰褐色或黑棕褐色，皱缩，有纵皱纹、点状须根痕及数个瘤状侧根。质硬，断面灰白色或暗灰色，有裂隙，形成层环纹多角形或类圆形，髓部较大或中空。气微，味辛辣、麻舌。

【品质】 以个大、质地坚实、断面色白、粉性足者为佳。

【饮片】 **生草乌** 以原药材入药。

制川乌 本品为草乌的炮制加工品。呈不规则圆形或近三角形的片。表面黑褐色，有灰白色多角形形成层环和点状维管束，并有空隙，周边皱缩或弯曲。质脆。气微，味微辛辣，稍有麻舌感。

威灵仙

【来源】　本品为毛茛科植物威灵仙、棉团铁线莲或东北铁线莲的干燥根和根茎。

【性状】　**威灵仙**　根茎呈柱状，长 1.5～10cm，直径 0.3～1.5cm；表面淡棕黄色；顶端残留茎基；质较坚韧，断面纤维性；下侧着生多数细根。根呈细长圆柱形，稍弯曲，长 7～15cm，直径 0.1～0.3cm；表面黑褐色，有细纵纹，有的皮部脱落，露出黄白色木部；质硬脆，易折断，断面皮部较广，木部淡黄色，略呈方形，皮部与木部间常有裂隙。气微，味淡。

棉团铁线莲　根茎呈短柱状，长 1～4cm，直径 0.5～1cm。根长 4～20cm，直径 0.1～0.2cm；表面棕褐色至棕黑色；断面木部圆形。味咸。

东北铁线莲　根茎呈柱状，长 1～11cm，直径 0.5～2.5cm。根较密集，长 5～23cm，直径 0.1～0.4cm；表面棕黑色；断面木部近圆形。味辛辣。

【品质】　以根粗大、条匀、皮黑肉白、质地坚实者为佳。

【饮片】　本品呈不规则的段。其余性状同药材。

粉萆薢

【来源】　本品为薯蓣科植物粉背薯蓣的干燥根茎。

【性状】　本品为不规则的薄片，边缘不整齐，大小不一，厚约 0.5mm。有的有棕黑色或灰棕色的外皮。切面黄白色或淡灰棕色，维管束呈小点状散在。质松，略有弹性，易折断，新断面近外皮处显淡黄色。气微，味辛、微苦。

【品质】　以片大而薄、断面黄白者为佳。

京大戟

【来源】　本品为大戟科植物大戟的干燥根。

【性状】　本品呈不整齐的长圆锥形，略弯曲，常有分枝，长 10～20cm，直径 1.5～4cm。表面灰棕色或棕褐色，粗糙，有纵皱纹、横向皮孔样突起及支根痕。顶端略膨大，有多数茎基及芽痕。质坚硬，不易折断，断面类白色或淡黄色，纤维性。气微，味微苦涩。

【鉴别】　取本品手切薄片 2 片，一片加冰醋酸与硫酸各 1 滴，置显微镜下观察，在韧皮部乳管群处呈现红色，5 分钟后渐褪去；另一片加氢氧化钾试液，呈棕黄色。

【品质】　以条粗长、质坚实、断面色白者为佳。

【饮片】　**京大戟**　为不规则厚片。其余性状同药材。

醋京大戟　为京大戟的醋炙品，形如京大戟片，微有醋味。

藕节

【来源】　本品为睡莲科植物莲的干燥根茎节部。

【性状】　本品呈短圆柱形，中部稍膨大，长 2～4cm，直径约 2cm。表面灰黄色至灰棕色，有残存的须根和须根痕，偶见暗红棕色的鳞叶残基。两端有残留的藕，表面皱缩有纵纹。质硬，断面有多数类圆形的孔。气微，味微甘、涩。

【品质】　以粗壮、节部黑褐色、两头白色、无须根、无泥土者为佳。

【饮片】　**藕节炭**　本品形如藕节，表面黑褐色或焦黑色，内部黄褐色或棕褐色。断面可见多数类圆形的孔。气微，味微甘、涩。

仙茅

【来源】　本品为石蒜科植物仙茅的干燥根茎。

【性状】 本品呈圆柱形，略弯曲，长 3～10cm，直径 0.4～1.2cm。表面棕色至褐色，粗糙，有细孔状的须根痕和横皱纹。质硬而脆，易折断，断面不平坦，灰白色至棕褐色，近中心处色较深。气微香，味微苦、辛。

【饮片】 本品呈类圆形或不规则形的厚片或段。其余性状同药材。

【品质】 以条长、肥壮、色黄白者为佳。

川木香

【来源】 本品为菊科植物川木香或灰毛川木香的干燥根。

【性状】 本品呈圆柱形或有纵槽的半圆柱形，稍弯曲，长 10～30cm，直径 1～3cm。表面黄褐色或棕褐色，具纵皱纹，外皮脱落处可见丝瓜络状细筋脉；根头偶有黑色发黏的胶状物，习称"油头"。体较轻，质硬脆，易折断，断面黄白色或黄色，有深黄色稀疏油点及裂隙，木部宽广，有放射状纹理；有的中心呈枯朽状。气微香，味苦，嚼之粘牙。

【品质】 以条粗大、质坚实、少裂沟、香气浓者为佳。

【饮片】 川木香 本品呈类圆形切片。其余性状同药材。

煨川木香 本品形如川木香片，气微香，味苦，嚼之粘牙。

刺五加

【来源】 本品为五加科植物刺五加的干燥根和根茎或茎。

【性状】 本品根茎呈结节状不规则圆柱形，直径 1.4～4.2cm。根呈圆柱形，多扭曲，长 3.5～12cm，直径 0.3～1.5cm；表面灰褐色或黑褐色，粗糙，有细纵沟和皱纹，皮较薄，有的剥落，剥落处呈灰黄色。质硬，断面黄白色，纤维性。有特异香气，味微辛、稍苦、涩。

本品茎呈长圆柱形，多分枝，长短不一，直径 0.5～2cm。表面浅灰色，老枝灰褐色，具纵裂沟，无刺；幼枝黄褐色，密生细刺。质坚硬，不易折断，断面皮部薄，黄白色，木部宽广，淡黄色，中心有髓。气微，味微辛。

【饮片】 本品呈类圆形或不规则形的厚片。其余性状同药材。

第三节 茎木类中药的鉴别

苏 木

【来源】 本品为豆科植物苏木的干燥心材。

【性状】 本品呈长圆柱形或对剖半圆柱形，长 10～100cm，直径 3～12cm。表面黄红色至棕红色，具刀削痕，常见纵向裂缝。质坚硬。断面略具光泽，年轮明显，有的可见暗棕色、质松、带亮星的髓部。气微，味微涩。

【品质】 药材以粗大、质坚、色黄红者为佳。

【饮片】 本品为不规则的极薄片或小碎块。其余性状同药材。

钩 藤

【来源】 本品为茜草科植物钩藤、大叶钩藤、毛钩藤、华钩藤或无柄果钩藤的干燥带钩茎枝。

【性状】 本品茎枝呈圆柱形或类方柱形，长 2～3cm，直径 0.2～0.5cm。表面红棕色至紫红色者具细纵纹，光滑无毛；黄绿色至灰褐色者有的可见白色点状皮孔，被黄褐色柔毛。

多数枝节上对生两个向下弯曲的钩（不育花序梗），或仅一侧有钩，另一侧为突起的疤痕；钩略扁或稍圆，先端细尖，基部较阔；钩基部的枝上可见叶柄脱落后的窝点状痕迹和环状的托叶痕。质坚韧，断面黄棕色，皮部纤维性，髓部黄白色或中空。气微，味淡。

【品质】　以双钩、茎细、钩结实、光滑、色紫红者为佳。

【饮片】　本品为不规则的小段，茎节上有一对或单个向下弯曲的钩。其余性状同药材。

槲寄生

【来源】　本品为桑寄生科植物槲寄生的干燥带叶茎枝。

【性状】　本品茎枝呈圆柱形，2～5叉状分枝，长约30cm，直径0.3～1cm；表面黄绿色、金黄色或黄棕色，有纵皱纹；节膨大，节上有分枝或枝痕；体轻，质脆，易折断，断面不平坦，皮部黄色，木部色较浅，射线放射状，髓部常偏向一边。叶对生于枝梢，易脱落，无柄；叶片呈长椭圆状披针形，长2～7cm，宽0.5～1.5cm；先端钝圆，基部楔形，全缘；表面黄绿色，有细皱纹，主脉5出，中间3条明显；革质。气微，味微苦，嚼之有黏性。

【品质】　药材以枝嫩、色黄绿、叶多者为佳。

【饮片】　本品呈不规则的厚片。其余性状同药材。

常见伪品鉴别

枫香寄生　桑寄生科枫香槲寄生的干燥带叶枝。性状鉴别要点：（1）小枝扁平，节间长2～4cm，宽4～6mm，具纵肋5～7条；（2）叶小，鳞片状对生于节部。

桑寄生

【来源】　本品为桑寄生科植物桑寄生的干燥带叶茎枝。

【性状】　本品茎枝呈圆柱形，长3～4cm，直径0.2～1cm；表面红褐色或灰褐色，具细纵纹，并有多数细小突起的棕色皮孔，嫩枝有的可见棕褐色茸毛；质坚硬，断面不整齐，皮部红棕色，木部色较浅。叶多卷曲，具短柄；叶片展平后呈卵形或椭圆形，长3～8cm，宽2～5cm；表面黄褐色，幼叶被细茸毛，先端钝圆，基部圆形或宽楔形，全缘革质。气微，味涩。

【品质】　药材以枝嫩、质坚、表面红褐色者为佳。

【饮片】　本品为厚片或不规则短段。其余性状同药材。

首乌藤

【来源】　本品为蓼科植物何首乌的干燥藤茎。

【性状】　本品呈长圆柱形，稍扭曲，具分枝，长短不一，直径4～7mm。表面紫红色或紫褐色，粗糙，具扭曲的纵皱纹，节部略膨大，有侧枝痕，外皮菲薄，可剥离。质脆，易折断，断面皮部紫红色，木部黄白色或淡棕色，导管孔明显，髓部疏松，类白色。切段者呈圆柱形的段。外表面紫红色或紫褐色，切面皮部紫红色，木部黄白色或淡棕色，导管孔明显，髓部疏松，类白色。气微，味微苦涩。

【饮片】　本品呈圆柱形的段。其余性状同药材。

川木通

【来源】　本品为毛茛科植物小木通或绣球藤的干燥藤茎。

【性状】　本品呈长圆柱形，略扭曲，长50～100cm，直径2～3.5cm。表面黄棕色或黄褐色，有纵向凹沟及棱线；节处多膨大，有叶痕及侧枝痕。残存皮部易撕裂。质坚硬，不易折断。切片厚2～4mm，边缘不整齐，残存皮部黄棕色，木部浅黄棕色或浅黄色，有黄白色放射状纹理及裂隙，其间布满导管孔，髓部较小，类白色或黄棕色，偶有空腔。气微，味淡。

【品质】 药材以断面色鲜黄、无颜色变黑者为佳。

【饮片】 本品呈类圆形厚片。其余性状同药材。

降 香

【来源】 本品为豆科植物降香檀树干和根的干燥心材。

【性状】 本品呈类圆柱形或不规细块状。表面紫红色或红褐色，切面有致密的纹理。质硬，有油性。气微香，味微苦。

【品质】 药材以色紫红、质坚实、富油性、香气浓者为佳。

【饮片】 不规则的薄片，小碎块或细粉，表面紫红色或红褐色，有致密的细纹，质硬，有油性。粉末紫红色或紫褐色，气香，味微苦。

通 草

【来源】 本品为五加科植物通脱木的干燥茎髓。

【性状】 本品呈圆柱形，长 20～40cm，直径 1～2.5cm。表面白色或淡黄色，有浅纵沟纹。体轻，质松软，稍有弹性，易折断，断面平坦，显银白色光泽，中部有直径 0.3～1.5cm 的空心或半透明的薄膜，纵剖面呈梯状排列，实心者少见。气微，味淡。见数字资源 4-2 通草与小通草的鉴别视频。

数字资源 4-2

【品质】 药材以条粗、色白者为佳。

【饮片】 为圆形厚片或小段。其余性状同药材。

大血藤

【来源】 本品为木通科植物大血藤的干燥藤茎。

【性状】 本品呈圆柱形，略弯曲，长 30～60cm，直径 1～3cm。表面灰棕色，粗糙，外皮常呈鳞片状剥落，剥落处显暗红棕色，有的可见膨大的节和略凹陷的枝痕或叶痕。质硬，断面皮部红棕色，有数处向内嵌入木部，木部黄白色，有多数细孔状导管，射线呈放射状排列。气微，味微涩。见数字资源 4-3 大血藤与鸡血藤的鉴别视频。

数字资源 4-3

【品质】 药材以条匀者为佳。

【饮片】 本品为类椭圆形的厚片。其余性状同药材。

鸡血藤

【来源】 本品为豆科植物密花豆的干燥藤茎。

【性状】 本品为椭圆形、长矩圆形或不规则的斜切片，厚 0.3～1cm。栓皮灰棕色，有的可见灰白色斑，栓皮脱落处显红棕色。质坚硬。切面木部红棕色或棕色，导管孔多数；韧皮部有树脂状分泌物呈红棕色至黑棕色，与木部相间排列呈数个同心性椭圆形环或偏心性半圆形环；髓部偏向一侧。气微，味涩。

【品质】 药材以树脂状分泌物多者为佳。

【饮片】 为椭圆形不规则碎片。其余性状同药材。

桂 枝

【来源】 本品为樟科植物肉桂的干燥嫩枝。

【性状】 本品呈长圆柱形，多分枝，长 30～75cm，粗端直径 0.3～1cm。表面红棕色至棕色，有纵棱线、细皱纹及小疙瘩状的叶痕、枝痕和芽痕，皮孔点状。质硬而脆，易折断。

切片厚 2～4mm，切面皮部红棕色，木部黄白色至浅黄棕色，髓部略呈方形。有特异香气，味甜、微辛，皮部味较浓。

【品质】 以质嫩、色棕红、香气浓者为佳。

【饮片】 类圆形（斜切片）、椭圆形（横切片）厚片或不规则的段。其余性状同药材。

桑 枝

【来源】 本品为桑科植物桑的干燥嫩枝。

【性状】 本品呈长圆柱形，少有分枝，长短不一，直径 0.5～1.5cm。表面灰黄色或黄褐色，有多数黄褐色点状皮孔及细纵纹，并有灰白色略呈半圆形的叶痕和黄棕色的腋芽。质坚韧，不易折断，断面纤维性。切片厚 0.2～0.5cm，皮部较薄，木部黄白色，射线放射状，髓部白色或黄白色。气微，味淡。

【品质】 药材以枝细质嫩、断面黄白色、嚼之发黏者为佳

【饮片】 椭圆形厚片。其余性状同药材。

皂角刺

【来源】 本品为豆科植物皂荚的干燥棘刺。

【性状】 本品为主刺和 1～2 次分枝的棘刺。主刺长圆锥形，长 3～15cm 或更长，直径 0.3～1cm；分枝刺长 1～6cm，刺端锐尖。表面紫棕色或棕褐色。体轻，质坚硬，不易折断。切片厚 0.1～0.3cm，常带有尖细的刺端；木部黄白色，髓部疏松，淡红棕色；质脆，易折断。气微，味淡。

【品质】 以皮色紫棕者为佳。

【饮片】 通常为斜切片，厚 0.1～0.3cm 或段状斜片，长 1.5～3cm。其余性状同药材。

常见伪品鉴别

野皂荚刺 为带树枝的棘刺，主刺近长圆锥形，长 2～10cm，基部直径 0.2～0.5cm，往上渐细；分枝刺多为 1～3 个，常两个对称着生，长 0.2～1.5cm，灰绿色，有纵皱黄白色皮孔。刺红棕色或棕褐色，木部黄白色，髓部浅棕色。

山莓枝 为带有皮刺的茎枝，多斜切成段状，呈斜圆柱形。长 2～8cm，直径 0.15～0.5cm，枝条上着生稀疏皮刺，皮刺类扁三角形，刺长 0.1～0.3cm，先端略呈钩状，表面淡棕色至棕褐色，木部黄白色，髓部较宽疏松，淡黄棕色。

马甲子 为带刺枝条，刺常对分生叶柄两侧，长 0.3～1.5cm，直径 0.2～0.5cm，先端极尖细，灰棕色，具点状皮孔，木部黄白色，髓较小，类白色。

木 通

【来源】 本品为木通科植物木通、三叶木通或白木通的干燥藤茎。

【性状】 本品呈圆柱形，常稍扭曲，长 30～70cm，直径 0.5～2cm。表面灰棕色至灰褐色，外皮粗糙而有许多不规则的裂纹或纵沟纹，具突起的皮孔。节部膨大或不明显，具侧枝断痕。体轻，质坚实，不易折断，断面不整齐，皮部较厚，黄棕色，可见淡黄色颗粒状小点，木部黄白色，射线呈放射状排列，髓小或有时中空，黄白色或黄棕色。气微，味微苦而涩。

【品质】 以断面鲜黄色者为佳。断面颜色变黑者不可供药用。

【饮片】 为圆形薄片。其余性状同药材。

络石藤

【来源】 本品为夹竹桃科植物络石的干燥带叶藤茎。

【性状】 本品茎呈圆柱形，弯曲，多分枝，长短不一，直径 1～5mm；表面红褐色，有点状皮孔和不定根；质硬，断面淡黄白色，常中空。叶对生，有短柄；展平后叶片呈椭圆形或卵状披针形，长 1～8cm，宽 0.7～3.5cm；全缘，略反卷，上表面暗绿色或棕绿色，下表面色较淡；革质。气微，味微苦。

【品质】 药材以叶多、色绿者为佳。

【饮片】 为不规则小段。其余性状同药材。

灯心草

【来源】 本品为灯心草科植物灯心草的干燥茎髓。

【性状】 本品呈细圆柱形，长达 90cm，直径 0.1～0.3cm。表面白色或淡黄白色，有细纵纹。体轻，质软，略有弹性，易拉断，断面白色。气微，味淡。

【品质】 以色白、条长、粗细均匀、有弹性者为佳。

【饮片】 灯心草 呈细圆形条状，长 40～60mm。其余性状同药材。

灯心炭 形如灯心草段，表面黑色，质轻松，易碎，无臭，无味。

竹 茹

【来源】 本品为禾本科植物青秆竹、大头典竹或淡竹的茎秆的干燥中间层。

【性状】 本品为卷曲成团的不规则丝条或呈长条形薄片状。宽窄厚薄不等，浅绿色、黄绿色或黄白色。纤维性，体轻松，质柔韧，有弹性。气微，味淡。

【品质】 以丝细均匀、色绿，质柔软，有弹性者为佳。

【饮片】 竹茹 同药材。

姜竹茹 形如竹茹，浅绿色或黄绿色，显黄色焦斑，微具有姜味。

第四节 皮类中药的鉴别

牡丹皮

【来源】 本品为毛茛科植物牡丹的干燥根皮。

【性状】 连丹皮 呈筒状或半筒状，有纵剖开的裂缝，略向内卷曲或张开，长 5～20cm，直径 0.5～1.2cm，厚 0.1～0.4cm。外表面灰褐色或黄褐色，有多数横长皮孔样突起和细根痕，栓皮脱落处粉红色；内表面淡灰黄色或浅棕色，有明显的细纵纹，常见发亮的结晶。质硬而脆，易折断，断面较平坦，淡粉红色，粉性。气芳香，味微苦而涩。

刮丹皮 外表面有刮刀削痕，外表面红棕色或淡灰黄色，有时可见灰褐色斑点状残存外皮。

【品质】 以条粗、皮厚、断面色淡红、粉性足、结晶多、香气浓者为佳。

【饮片】 本品呈圆形或卷曲形的薄片。其余性状同药材。

厚 朴

【来源】 本品为木兰科植物厚朴或凹叶厚朴的干燥干皮、根皮及枝皮。

【性状】 干皮 呈卷筒状或双卷筒状，长 30～35cm，厚 0.2～0.7cm，习称"筒朴"。

外表面灰棕色或灰褐色，粗糙，有时呈鳞片状，较易剥落，有明显椭圆形皮孔和纵皱纹，刮去粗皮者显黄棕色。内表面紫棕色或深紫褐色，较平滑，具细密纵纹，划之显油痕。切面颗粒性，外层灰棕色，内层紫褐色或棕色，有油性，有的可见多数小亮星。质坚硬，不易折断。气香，味辛辣、微苦。

根皮（根朴） 呈单筒状或不规则块片，有的弯曲似鸡肠，习称"鸡肠朴"。质硬，较易折断，断面纤维性。

枝皮（枝朴） 呈单筒状，质脆，易折断，断面纤维性。

【品质】 以皮厚、肉细、内表面色紫棕、油性足、断面有亮星、香气浓者为佳。

【饮片】 本品呈弯曲的丝条状或单、双卷筒状。其余性状同药材。

姜厚朴 色较深，表面无细小结晶。

常见伪品鉴别

新木姜皮 较光滑，灰色至深灰色，有白色或白绿色斑块相间，内表面棕色至黑色，较粗糙，具不明显的皱纹。断面，颗粒性，中间有亮的浅棕色条带。

木莲皮 灰色或灰褐色，有皮孔和环状纹。内表面光滑。

肉 桂

【来源】 本品为樟科植物肉桂的干燥树皮。

【性状】 本品呈槽状或卷筒状，长30～40cm，宽或直径3～10cm，厚0.2～0.8cm。外表面灰棕色，稍粗糙，有不规则的细皱纹和横向突起的皮孔，有的可见灰白色的斑纹；内表面红棕色，略平坦，有细纵纹，划之显油痕。质硬而脆，易折断，断面不平坦，外层棕色而较粗糙，内层红棕色而油润，两层间有1条黄棕色的线纹。气香浓烈，味甜、辣。

【品质】 以体重、肉厚、外皮细、断面色紫、油性大、香气浓厚、味甜辣、嚼之渣少者为佳。

【饮片】 呈小碎块或细丝，表面红棕色或棕色，气香浓烈，味淡、辣。

常见伪品鉴别

川桂 板片状，厚2～3mm，内、外层不明显。无1条黄棕色线纹，气微香，味辛、凉。嚼之有黏性。

少花桂 多呈板片状，厚3～5mm，外层不明显。无1条黄棕色线纹，气微香，味辛、凉。嚼之有黏性。

阴香 不规则片状，厚3～8mm，红棕色。有乳白色断续带纹，具樟脑气。味微辛、涩，嚼之有黏性。

杜 仲

【来源】 本品为杜仲科植物杜仲的干燥树皮。

【性状】 本品呈板片状或两边稍向内卷，大小不一，厚3～7mm。外表面淡棕色或灰褐色，有明显的皱纹或纵裂槽纹，有的树皮较薄，未去粗皮，可见明显的皮孔。内表面暗紫色，光滑。质脆，易折断，断面有细密、银白色、富弹性的橡胶丝相连。气微，味稍苦。

【品质】 一般以皮厚、块大、内表面暗紫色、断面丝多、弹性大者为佳。

【饮片】 本品呈小方块或丝状。其余性状同药材。

常见伪品鉴别

丝绵木 板状，卷片状，外表面，灰黄与灰褐色相同有纵裂或横皱纹。内表面，黄白或淡黄棕色，有细皱纹，质脆。断面，有白丝，拉之即断，味稍苦。

藤杜仲 卷筒状或槽状，外表面棕红色或灰褐色，有皱纹及横向皮孔。内表面红棕色。质地坚硬。断面，可见稀疏白色丝相连，稍有弹性，一拉即断，味涩。

合欢皮

【来源】 本品为豆科植物合欢的干燥树皮。

【性状】 本品呈卷曲筒状或半筒状，长 40～80cm，厚 0.1～0.3cm。外表面灰棕色至灰褐色，稍有纵皱纹，有的成浅裂纹，密生明显的椭圆形横向皮孔，棕色或棕红色，偶有突起的横棱或较大的圆形枝痕，常附有地衣斑；内表面淡黄棕色或黄白色，平滑，有细密纵纹。质硬而脆，易折断，断面呈纤维性片状，淡黄棕色或黄白色。气微香，味淡、微涩、稍刺舌，而后喉头有不适感。

【品质】 药材以皮细嫩、无栓皮、皮孔明显者为佳。

【饮片】 本品呈弯曲的丝或块片状。其余性状同药材。

黄 柏

【来源】 本品为芸香科植物黄皮树的干燥树皮。

【性状】 本品呈板片状或浅槽状，长宽不一，厚 1～6mm。外表面黄褐色或黄棕色，平坦或具纵沟纹，有的可见皮孔痕及残存的灰褐色粗皮；内表面暗黄色或淡棕色，具细密的纵棱纹。体轻，质硬，断面纤维性，呈裂片状分层，深黄色。气微，味极苦，嚼之有黏性。

【品质】 药材以皮厚、断面色鲜黄、去净粗皮者为佳。

【饮片】 本品呈丝条状。其余性状同药材。

白鲜皮

【来源】 本品为芸香科植物白鲜的干燥根皮。

【性状】 本品呈卷筒状，长 5～15cm，直径 1～2cm，厚 0.2～0.5cm。外表面灰白色或淡灰黄色，具细纵皱纹和细根痕，常有突起的颗粒状小点；内表面类白色，有细纵纹。质脆，折断时有粉尘飞扬，断面不平坦，略呈层片状，剥去外层，迎光可见闪烁的小亮点。有羊膻气，味微苦。

【品质】 药材以条大、肉厚、色类白者为佳。

【饮片】 本品呈不规则的厚片。其余性状同药材。

常见伪品鉴别

阳雀花根皮 豆科植物锦鸡儿的干燥根皮。

性状鉴别要点：(1) 呈卷筒状；(2) 外表面褐色或棕褐色，横向皮孔样突起明显；(3) 质硬而脆；断面呈淡黄色纤维状；(4) 气微，味微淡或微甜。

秦 皮

【来源】 本品为木犀科植物苦枥白蜡树、白蜡树、尖叶白蜡树或宿柱白蜡树的干燥枝皮或干皮。

【性状】 **枝皮** 呈卷筒状或槽状，长 10～60cm，厚 1.5～3mm。外表面灰白色、灰棕色至黑棕色或相间呈斑状，平坦或稍粗糙，并有灰白色圆点状皮孔及细斜皱纹，有的具分枝痕。内表面黄白色或棕色，平滑。质硬而脆，断面纤维性，黄白色。气微，味苦。

干皮 为长条状块片，厚 3～6mm。外表面灰棕色，具龟裂状沟纹及红棕色圆形或横长的皮孔。质坚硬，断面纤维性较强。

【品质】　药材以条长呈筒状，皮薄，面光滑者为佳。

【鉴别】　取本品，加热水浸泡，浸出液在日光下可见碧蓝色荧光。见数字资源 4-4 秦皮水试视频。

数字资源 4-4

【饮片】　本品为长短不一的丝条状。其余性状同药材。

常见伪品鉴别

核桃楸皮　本品常扭曲成单卷筒状，长短不一，厚 1~2mm。外表面浅灰色或灰棕色，稍平滑有细纵皱纹，有浅棕色圆形突起皮孔，呈三角形；内表面暗棕色，平滑而有细纵纹。质坚韧，不易折断，折断面黄白色纤维性。气微弱，味微苦而略涩。

合欢皮　本品为卷曲筒状或半筒状，长 40~80cm，厚 1~3mm。外表面灰绿色或灰棕色，稍有纵皱纹，横向皮孔密生，椭圆形，棕红色，偶有突起的横棱或较大的圆形枝痕；内表面淡黄棕色或黄白色，平滑，有细纵纹。质硬而脆，易折断，断面黄白色，呈纤维性裂片状。气微，味微涩，稍刺舌，而后喉头有不适感。

香加皮

【来源】　本品为萝摩科植物杠柳的干燥根皮。

【性状】　本品呈卷筒状或槽状，少数呈不规则的块片状，长 3~10cm，直径 1~2cm，厚 0.2~0.4cm。外表面灰棕色或黄棕色，栓皮松软常呈鳞片状，易剥落。内表面淡黄色或淡黄棕色，较平滑，有细纵纹。体轻，质脆，易折断，断面不整齐，黄白色。有特异香气，味苦。

【饮片】　本品呈不规则的厚片。其余性状同药材。

【品质】　药材以皮厚、香气浓者为佳。

地骨皮

【来源】　本品为茄科植物枸杞或宁夏枸杞的干燥根皮。

【性状】　本品呈筒状或槽状，长 3~10cm，宽 0.5~1.5cm，厚 0.1~0.3cm。外表面灰黄色至棕黄色，粗糙，有不规则纵裂纹，易成鳞片状剥落。内表面黄白色至灰黄色，较平坦，有细纵纹，体轻，质脆，易折断，断面不平坦，外层黄棕色，内层灰白色。气微，味微甘而后苦。

【品质】　药材以皮厚，色黄者为佳。

【饮片】　本品呈筒状或槽状，长短不一。其余性状同药材。

常见伪品鉴别

大青木　呈筒状或槽片状，长短不一，厚 0.5~1cm。外表面淡灰黄色，裂纹处有黄色粉状物；内表面棕色，质坚脆，易折断，断面灰棕色。气微香，味微苦。

香加皮　其有特异香气，味苦，易与地骨皮区别。

荃皮　根皮呈槽状或卷筒状，外表面黄色或灰黄褐色，有纵裂纹，裂纹处有黄色粉状物，栓皮较宽，无鳞片状剥落；内表面棕色，有不规则条纹。质脆，易折断，断面可分两层，外层淡黄色，内层浅棕色。气微香，味浓而苦。

五加皮

【来源】　本品为五加科植物细柱五加的干燥根皮。

【性状】　本品呈不规则卷筒状，长 5~15cm，直径 0.4~1.4cm，厚约 0.2cm。外表面灰褐色，有稍扭曲的纵皱纹和横长皮孔样瘢痕；内表面淡黄色或灰黄色，有细纵纹。体轻，质脆，易折断，断面不整齐，灰白色。气微香，味微辣而苦。

【品质】　药材以肉厚、气香、断面灰白色为佳。

【饮片】　本品呈不规则的厚片。其余性状同药材。

常见伪品鉴别

香加皮　卷筒状或槽状，外表面灰棕色或黄棕色，栓皮松软常呈鳞片状，易剥落，有特异香气，味苦。

红毛五加皮　长条形卷筒状，外表面叶黄色或黄棕色，密被红棕色或棕褐色毛状针刺，倒向一端，内表面黄绿色或黄棕色，具浅纵条纹。气微，味淡。

桑白皮

【来源】　本品为桑科植物桑的干燥根皮。

【性状】　本品呈扭曲的卷筒状、槽状或板片状，长短宽窄不一，厚1～4mm。外表面白色或淡黄白色，较平坦，有的残留橙黄色或棕黄色鳞片状粗皮；内表面黄白色或灰黄色，有细纵纹。体轻，质韧，纤维性强，难折断，易纵向撕裂，撕裂时有粉尘飞扬。气微，味微甘。

【品质】　药材以色白、皮厚、质柔韧、粉性足者为佳。

【饮片】　为白色粗条片，形弯卷曲，长1.5～2cm，宽3～6mm，切断面酥松有细纹。

苦楝皮

【来源】　本品为楝科植物川楝或楝的干燥树皮和根皮。

【性状】　本品呈不规则板片状、槽状或半卷筒状，长宽不一，厚2～6mm。外表面灰棕色或灰褐色，粗糙，有交织的纵皱纹和点状灰棕色皮孔，除去粗皮者淡黄色；内表面类白色或淡黄色。质韧，不易折断，断面纤维性，呈层片状，易剥离。气微，味苦。

【品质】　一般以长宽、厚度均匀，质韧，皮细、可见多数皮孔，淡黄色者为佳。

【饮片】　本品呈不规则的丝状。其余性状同药材。

土荆皮

【来源】　本品为松科植物金钱松的干燥根皮或近根树皮。

【性状】　**根皮**　呈不规则的长条状，扭曲而稍卷，大小不一，厚2～5mm。外表面灰黄色，粗糙，有皱纹和灰白色横向皮孔样突起，粗皮常呈鳞片状剥落，剥落处红棕色；内表面黄棕色至红棕色，平坦，有细致的纵向纹理。质韧，折断面呈裂片状，可层层剥离。气微，味苦而涩。

树皮　呈板片状，厚约至8mm，粗皮较厚。外表面龟裂状，内表面较粗糙。

【饮片】　本品呈条片状或卷筒状。其余性状同药材。

第五节　花类中药的鉴别

辛　夷

【来源】　本品为木兰科植物望春花、玉兰或武当玉兰的干燥花蕾。

【性状】　**望春花**　呈长卵形，似毛笔头，长1.2～2.5cm，直径0.8～1.5cm。基部常具短梗，长约5mm，梗上有类白色点状皮孔。苞片2～3层，每层2片，两层苞片间有小鳞芽，苞片外表面密被灰白色或灰绿色茸毛，内表面类棕色，无毛。花被片9，棕色，外轮花被片3，条形，约为内两轮长的1/4，呈萼片状，内两轮花被片6，每轮3，轮状排列。雄蕊和雌蕊多数，螺旋状排列。体轻，质脆。气芳香，味辛凉而稍苦。

玉兰　长 1.5～3cm，直径 1～1.5cm。基部枝梗较粗壮，皮孔浅棕色。苞片外表面密被灰白色或灰绿色茸毛。花被片 9，内外轮同型。

武当玉兰　长 2～4cm，直径 1～2cm。基部枝梗粗壮，皮孔红棕色。苞片外表面密被淡黄色或淡黄绿色茸毛，有的最外层苞片茸毛已脱落而呈黑褐色。花被片 10～12 (15)，内外轮无显著差异。

【饮片】　呈长卵形，似毛笔头，有的基部具有短梗，花蕾长 15～30mm，长 10～15mm，苞片外密被灰白色绒毛，体轻质碎，有特异香气，味辛而稍苦。

【品质】　药材以完整未开花蕾、内瓣、紧密、色绿、无枝梗、香气浓者为佳。

丁　香

【来源】　本品为桃金娘科植物丁香的干燥花蕾。

【性状】　本品略呈研棒状，长 1～2cm。花冠圆球形，直径 0.3～0.5cm，花瓣 4，复瓦状抱合，棕褐色或褐黄色，花瓣内为雄蕊和花柱，搓碎后可见众多黄色细粒状的花药。萼筒圆柱状，略扁，有的稍弯曲，长 0.7～1.4cm，直径 0.3～0.6cm，红棕色或棕褐色，上部有 4 枚三角状的萼片，十字状分开。质坚实，富油性。气芳香浓烈，味辛辣、有麻舌感。

【品质】　药材以完整、朵大、色紫红、油性足、香气浓郁者为佳。

金银花

【来源】　本品为忍冬科植物忍冬的干燥花蕾或带初开的花。

【性状】　本品呈棒状，上粗下细，略弯曲，长 2～3cm，上部直径约 3mm，下部直径约 1.5mm。表面黄白色或绿白色（贮久色渐深），密被短柔毛。偶见叶状苞片。花萼绿色，先端 5 裂，裂片有毛，长约 2mm。开放者花冠筒状，先端二唇形；雄蕊 5，附于筒壁，黄色；雌蕊 1，子房无毛。气清香，味淡、微苦。

【品质】　药材以花蕾多、色黄白、气清香者为佳。

【饮片】　**金银花**　同药材。

款冬花

【来源】　本品为菊科植物款冬的干燥花蕾。

【性状】　本品呈长圆棒状。单生或 2～3 个基部连生，长 1～2.5cm，直径 0.5～1cm。上端较粗，下端渐细或带有短梗，外面被有多数鱼鳞状苞片。苞片外表面紫红色或淡红色，内表面密被白色絮状茸毛。体轻，撕开后可见白色茸毛。气香，味微苦而辛。

【品质】　药材以朵大、色紫红、花梗短者为佳。

【饮片】　**款冬花**　同药材。

蜜款冬花　形如款冬花，表面棕黄色或棕褐色，具光泽，略带黏性，味甜。

红　花

【来源】　本品为菊科植物红花的干燥花。

【性状】　本品为不带子房的管状花，长 1～2cm。表面红黄色或红色。花冠筒细长，先端 5 裂，裂片呈狭条形，长 5～8mm；雄蕊 5，花药聚合成筒状，黄白色；柱头长圆柱形，顶端微分叉。质柔软。气微香，味微苦。

【品质】　药材以花细、色红黄鲜艳、无枝刺、质柔软者为佳。

西红花

【来源】 本品为鸢尾科植物番红花的干燥柱头。

【性状】 本品呈线形，三分枝，长约 3cm。暗红色，上部较宽而略扁平，顶端边缘显不整齐的齿状，内侧有一短裂隙，下端有时残留一小段黄色花柱。体轻，质松软，无油润光泽，干燥后质脆易断。气特异，微有刺激性，味微苦。

【品质】 以身长、色暗红、油性足，黄色花柱少者为佳。

【鉴别】

1. 水试鉴别

取本品少许，放入装有清水的玻璃杯中（水装至八九成满），可见橙黄色成直线下降，黄线从水面可直达杯底，并逐渐扩散，水被染成黄色，无沉淀。柱头呈喇叭状，有短缝，顶端边缘有细齿，一头粗，一头细（俗称龙头凤尾）。在短时间内，用针拨之不破碎，这便是真品，是西红花典型的现象之一。水试是一种快速、简便、有效的方法。此法鉴别口诀：番红浸入清水中，喇叭筒状顶齿形，龙头凤尾似漏斗，伪品没有此特征。见数字资源 4-5 西红花水试视频。

数字资源 4-5

2. 理化鉴别

取本品少量，置白瓷板上，加硫酸 1 滴，酸液显蓝色，渐变为紫色，后变为红褐色或棕色（检查番红花苷和苷元）。伪品没有此特征。

常见伪品鉴别

1. 掺入番红花的非药用部位

（1）掺有花柱：番红花花柱的上部有三个线形分枝，为柱头，是药用部位。柱头下面的黄色花柱为非药用部位，采收时可留有一小段黄色花柱使之与三个暗红色柱头相连，但花柱不可太长。有些商家为了增加重量，将番红花的黄色花柱掺入其中，或者柱头下留有过长的黄色花柱。花柱呈淡黄色，完整者可见上端有三叉分裂的柱头，扁平，扭曲状，气微香，味涩。

（2）雄蕊被染色：雄蕊长约 1cm，花丝呈条形或线形。条形者对等 2 分枝或不等 3 分枝，螺旋状扭曲，花药基部箭形。

鉴别方法：①正品西红花长约 3cm，上部较宽而略扁平，顶端边缘显不整齐的齿状，内侧有一短裂隙，可之鉴别；②水试，水被染成红色，无正品"可见橙黄色成直线下降"的现象，无"龙头凤尾"形状。

2. 莲须

（1）性状鉴别：系睡莲科植物莲的干燥雄蕊，经染色加工而制成伪品。由多数雄蕊集合成松散线状，常为红色，无黄色部分，花药长 1～1.5cm，直径约 0.5mm，花丝丝状略扁，体轻，质松脆易断，气微香，味微涩。

（2）水试鉴别：取本品浸于水中，水被染成红色。无正品"可见橙黄色成直线下降"的现象，无"龙头凤尾"形状。

（3）理化鉴别：用正品西红花的"理化鉴别"方法，无正品西红花的显色现象。

3. 玉米须

（1）性状鉴别：由玉米须加工染色而成。由花柱和柱头剪成短线状或短须状，有细纵纹，柱头短又裂，深红色或暗红棕色，有光泽，质柔软，气微味淡。

（2）水试、理化鉴别：同"莲须"，无正品鉴别现象。

4. 红花

（1）性状鉴别：系菊科植物红花的干燥花，加工染色制成伪品。花呈管状，长 1～2cm，表面紫红色，明显用油拌润，质柔软，草红花之气味明显（气微香，味微苦）。

（2）水试、理化鉴别：同"莲须"，无正品鉴别现象。

5. 菊花

（1）性状鉴别：以菊科植物菊花的舌状花经加工染色制成的伪品。本品呈线状，长约 1.5cm，表面暗红色，花冠上端平展成扁舌状，基部短筒状，内藏先端 2 裂的柱头。

（2）水试、理化鉴别：同"莲须"，无正品鉴别现象。

6. 纸浆条花

指用纸浆、染料和油性物质加工而成的伪品。本品多呈丝状，表面红色或深红色。

水试鉴别：入水后边缘不整齐，顶端不呈喇叭状，无正品"可见橙黄色成直线下降"的现象，水被染成红色或橙黄色。若掺有淀粉，加碘试液变蓝色。

合欢花

【来源】　本品为豆科植物合欢的干燥花序或花蕾。

【性状】　**合欢花**　头状花序，皱缩成团。总花梗长 3～4cm，有时与花序脱离，黄绿色，有纵纹，被稀疏毛茸。花全体密被毛茸，细长而弯曲，长 0.7～1cm，淡黄色或黄褐色，无花梗或几无花梗。花萼筒状，先端有 5 小齿；花冠筒长约为萼筒的 2 倍，先端 5 裂，裂片披针形；雄蕊多数，花丝细长，黄棕色至黄褐色，下部合生，上部分离，伸出花冠筒外。气微香，味淡。

合欢米　呈棒槌状，长 2～6mm，膨大部分直径约 2mm，淡黄色至黄褐色，全体被毛茸，花梗极短或无。花萼筒状，先端有 5 小齿；花冠未开放；雄蕊多数，细长并弯曲，基部连合，包于花冠内。气微香，味淡。

【品质】　以色淡黄棕、梗短者为佳。

旋覆花

【来源】　本品为菊科植物旋覆花或欧亚旋覆花的干燥头状花序。

【性状】　本品呈扁球形或类球形，直径 1～2cm。总苞由多数苞片组成，呈覆瓦状排列，苞片披针形或条形，灰黄色，长 4～11mm；总苞基部有时残留花梗，苞片及花梗表面被白色茸毛，舌状花 1 列，黄色，长约 1cm，多卷曲，常脱落，先端 3 齿裂；管状花多数，棕黄色，长约 5mm，先端 5 齿裂；子房顶端有多数白色冠毛，长 5～6mm。有的可见椭圆形小瘦果。体轻，易散碎。气微，味微苦。

【品质】　药材以朵大、完整、色黄绿者为佳。

菊　花

【来源】　本品为菊科植物菊的干燥头状花序。按产地和加工方法不同，分为"亳菊""滁菊""贡菊""杭菊""怀菊"。

【性状】　**亳菊**　呈倒圆锥形或圆筒形，有时稍压扁呈扇形，直径 1.5～3cm，离散。总苞碟状；总苞片 3～4 层，卵形或椭圆形，草质，黄绿色或褐绿色，外面被柔毛，边缘膜质。花托半球形，无托片或托毛。舌状花数层，雌性，位于外围，类白色，劲直，上举，纵向折缩，散生金黄色腺点；管状花多数，两性，位于中央，为舌状花所隐藏，黄色，顶端 5 齿裂。瘦果不发育，无冠毛。体轻，质柔润，干时松脆。气清香，味甘、微苦。

　　滁菊　呈不规则球形或扁球形，直径 1.5~2.5cm。舌状花类白色，不规则扭曲，内卷，边缘皱缩，有时可见淡褐色腺点；管状花大多隐藏。

　　贡菊　呈扁球形或不规则球形，直径 1.5~2.5cm。舌状花白色或类白色，斜升，上部反折，边缘稍内卷而皱缩，通常无腺点；管状花少，外露。

　　杭菊　呈碟形或扁球形，直径 2.5~4cm，常数个相连成片。舌状花类白色或黄色，平展或微折叠，彼此粘连，通常无腺点；管状花多数，外露。

　　怀菊　呈不规则球形或扁球形，直径 1.5~2.5cm。多数为舌状花，舌状花类白色或黄色，不规则扭曲，内卷，边缘皱缩，有时可见腺点；管状花大多隐藏。

　　【品质】　以花朵完整、颜色鲜艳、气清香而浓者为佳。

蒲　黄

　　【来源】　本品为香蒲科植物水烛香蒲、东方香蒲或同属植物的干燥花粉。

　　【性状】　本品为黄色粉末。体轻，放水中则飘浮水面。手捻有滑腻感，易附着手指上。气微，味淡。

　　【品质】　药材以粉细、体轻、色鲜黄、滑腻感强者为佳。

　　【饮片】　**蒲黄**　同药材。

　　蒲黄炭　形如蒲黄，表面黑褐色。

密蒙花

　　【来源】　本品为马钱科植物密蒙花的干燥花蕾和花序。

　　【性状】　本品多为花蕾密聚的花序小分枝，呈不规则圆锥状，长 1.5~3cm。表面灰黄色或棕黄色，密被茸毛。花蕾呈短棒状，上端略大，长 0.3~1cm，直径 0.1~0.2cm；花萼钟状，先端 4 齿裂；花冠筒状，与萼等长或稍长，先端 4 裂，裂片卵形；雄蕊 4，着生在花冠管中部。质柔软。气微香，味微苦、辛。

　　【品质】　药以花蕾密聚、色灰黄、有茸毛、质柔软者为佳。

　　常见伪品鉴别

　　结香花　本品为许多小花结成的头状花序或单独散在。花序呈半球形，下有披针形总苞片 6~8 枚，花轴多弯曲呈钩状，全体密被白色或淡黄色有绢样光泽的毛茸。单独散在的花蕾呈短棒状，稍弯曲，长 6~9mm，直径 3~5mm，单被花（无花瓣），花萼圆筒状，先端 4 裂，呈花瓣状，花筒内部黄色或黄棕色，雄蕊 8 枚，排成 2 轮。质脆，易折断，花朵易脱离花序。臭微，味淡。

玫瑰花

　　【来源】　本品为蔷薇科植物玫瑰的干燥花蕾。

　　【性状】　本品略呈半球形或不规则团状，直径 0.7~1.5cm。残留花梗上被细柔毛，花托半球形，与花萼基部合生；萼片 5，披针形，黄绿色或棕绿色，被有细柔毛；花瓣多皱缩，展平后宽卵形，呈覆瓦状排列，紫红色，有的黄棕色；雄蕊多数，黄褐色；花柱多数，柱头在花托口集成头状，略突出，短于雄蕊。体轻，质脆。气芳香浓郁，味微苦涩。

　　【品质】　药材以朵大、完整、色紫红、不露芯、香气浓者为佳。

野菊花

　　【来源】　本品为菊科植物野菊的干燥头状花序。

　　【性状】　本品呈类球形，直径 0.3~1cm，棕黄色。总苞由 4~5 层苞片组成，外层苞片卵形或条形，外表面中部灰绿色或浅棕色，通常被白毛，边缘膜质；内层苞片长椭圆形，膜质，外表面无毛。总苞基部有的残留总花梗。舌状花1轮，黄色至棕黄色，皱缩卷曲；管状花多数，深黄色。体轻。气芳香，味苦。

【品质】 以完整、色黄、香气浓者为佳。

槐 花

【来源】 本品为豆科植物槐的干燥花及花蕾。前者习称"槐花"，后者习称"槐米"。

【性状】 **槐花** 皱缩而卷曲，花瓣多散落。完整者花萼钟状，黄绿色，先端5浅裂；花瓣5，黄色或黄白色，1片较大，近圆形，先端微凹，其余4片长圆形。雄蕊10，其中9个基部连合，花丝细长。雌蕊圆柱形，弯曲。体轻。气微，味微苦。

槐米 呈卵形或椭圆形，长2~6mm，直径约2mm。花萼下部有数条纵纹。萼的上方为黄白色未开放的花瓣。花梗细小。体轻，手捻即碎。气微，味微苦涩。

【品质】 以花头将开而未开，粒大紧缩，色黄绿者为佳。

月季花

【来源】 本品为蔷薇科植物月季的干燥花。

【性状】 本品呈类球形，直径1.5~2.5cm。花托长圆形，萼片5，暗绿色，先端尾尖；花瓣呈覆瓦状排列，有的散落，长圆形，紫红色或淡紫红色；雄蕊多数，黄色。体轻，质脆。气清香，味淡、微苦。

【品质】 以完整、色紫红，气清香者为佳。

常见伪品鉴别

玫瑰花 本品为半球形或不规则团状，直径0.7~1.5cm。花萼先端5裂，下端合生并膨大成半球形的花托，萼片5，披针形，长于花冠，黄绿色或棕绿色，披有细柔毛。花冠宽卵形呈覆瓦状排列，重瓣花，紫红色，有的黄棕色。雄蕊多数，着生于花托周围，体轻质脆。气芳香浓郁，味微苦涩。

第六节 叶类中药的鉴别

艾 叶

【来源】 本品为菊科植物艾的干燥叶。

【性状】 本品多皱缩、破碎，有短柄。完整叶片展平后呈卵状椭圆形，羽状深裂，裂片椭圆状披针形，边缘有不规则的粗锯齿；上表面灰绿色或深黄绿色，有稀疏的柔毛和腺点；下表面密生灰白色绒毛。质柔软。气清香，味苦。

【品质】 以背面灰白色，绒毛多，香气浓郁，无杂质者为佳。

淫羊藿

【来源】 本品为小檗科植物淫羊藿、箭叶淫羊藿、柔毛淫羊藿或朝鲜淫羊藿的干燥叶。

【性状】 **淫羊藿** 三出复叶，小叶片卵圆形，长3~8cm，宽2~6cm；先端微尖，顶生小叶基部心形，两侧小叶较小，偏心形，外侧较大，呈耳状，边缘具黄色刺毛状细锯齿；上表面黄绿色，下表面灰绿色，主脉7~9条，基部有稀疏细长毛，细脉两面突起，网脉明显；小叶柄长1~5cm。叶片近革质。气微，味微苦。

箭叶淫羊藿 三出复叶，小叶片长卵形至卵状披针形，长4~12cm，宽2.5~5cm；先端渐尖，两侧小叶基部明显偏斜，外侧呈箭形。下表面疏被粗短伏毛或近无毛。叶片革质。

柔毛淫羊藿 叶下表面及叶柄密被绒毛状柔毛。

朝鲜淫羊藿 小叶较大，长 4～10cm，宽 3.5～7cm，先端长尖。叶片较薄。

【品质】 药材以叶多、色黄绿、不破碎者为佳。

【饮片】 呈丝片状，其余性状特征同药材。

常见伪品鉴别

尖叶淫羊藿 叶背面具短粗纺锤毛。

大青叶

【来源】 本品为十字花科植物菘蓝的干燥叶。

【性状】 本品多皱缩卷曲，有的破碎。完整叶片展平后呈长椭圆形至长圆状倒披针形，长 5～20cm，宽 2～6cm；上表面暗灰绿色，有的可见色较深稍突起的小点；先端钝，全缘或微波状，基部狭窄下延至叶柄呈翼状；叶柄长 4～10cm，淡棕黄色。质脆。气微，味微酸、苦、涩。

【品质】 药材以叶完整而大、色暗灰绿者为佳。

【饮片】 为不规则破碎片状，多皱缩，卷曲。

常见伪品鉴别

马蓝叶 长圆形或椭圆状披针形，叶缘有钝锯齿。叶对生，黑色或黑绿色。气孔直轴式。

路边青叶 长卵圆形或狭长卵圆形，叶缘全缘或有微波状刺，叶对生，棕黄色。上、下表皮细胞垂周壁波状弯曲，气孔不定式、平轴式。

番泻叶

【来源】 本品为豆科植物狭叶番泻或尖叶番泻的干燥小叶。

【性状】 **狭叶番泻** 呈长卵形或卵状披针形，长 1.5～5cm，宽 0.4～2cm，叶端急尖，叶基稍不对称，全缘。上表面黄绿色，下表面浅黄绿色，无毛或近无毛，叶脉稍隆起。革质。气微弱而特异，味微苦，稍有黏性。

尖叶番泻 呈披针形或长卵形，略卷曲，叶端短尖或微突，叶基不对称，两面均有细短毛茸。

【品质】 以干燥、叶形狭尖、片大、完整、色绿、梗小，无泥沙者为佳。

【饮片】 同药材。

石 韦

【来源】 本品为水龙骨科植物庐山石韦、石韦或有柄石韦的干燥叶。

【性状】 **庐山石韦** 叶片略皱缩，展平后呈披针形，长 10～25cm，宽 3～5cm。先端渐尖，基部耳状偏斜，全缘，边缘常向内卷曲；上表面黄绿色或灰绿色，散布有黑色圆形小凹点；下表面密生红棕色星状毛，有的侧脉间布满棕色圆点状的孢子囊群。叶柄具四棱，长 10～20cm，直径 1.5～3mm，略扭曲，有纵槽，叶片革质。气微，味微涩苦。

石韦 叶片披针形或长圆披针形，长 8～12cm，宽 1～3cm。基部楔形，对称。孢子囊群在侧脉间，排列紧密而整齐。叶柄长 5～10cm，直径约 1.5mm。

有柄石韦 叶片多卷曲呈筒状，展平后呈长圆形或卵状长圆形，长 3～8cm，宽 1～2.5cm。基部楔形，对称；下表面侧脉不明显，布满孢子囊群。叶柄长 3～12cm，直径约 1mm。

【品质】 药材以叶厚、完整者为佳。

【饮片】 为丝条状，叶面草绿色，有黑色斑点，叶背棕黄色，有残留绒毛，叶片厚，革质、硬而碎，无臭，味微苦涩。

枇杷叶

【来源】 本品为蔷薇科植物枇杷的干燥叶。

【性状】 本品呈长圆形或倒卵形，长 12～30cm，宽 4～9cm。先端尖，基部楔形，边缘有疏锯齿，近基部全缘。上表面灰绿色、黄棕色或红棕色，较光滑；下表面密被黄色绒毛，主脉于下表面显著突起，侧脉羽状；叶柄极短，被棕黄色绒毛。革质而脆，易折断。气微，味微苦。

【品质】 药材以叶大，色灰绿，不破碎者为佳。

【饮片】 **枇杷叶** 丝条状。其余性状同药材。

蜜枇杷叶 形如枇杷叶丝，表面黄棕色或红棕色，微显光泽，略带黏性，味微甜。

紫苏叶

【来源】 本品为唇形科植物紫苏的干燥叶（或带嫩枝）。

【性状】 本品叶片多皱缩卷曲、破碎，完整者展平后呈卵圆形，长 4～11cm，宽 2.5～9cm。先端长尖或急尖，基部圆形或宽楔形，边缘具圆锯齿。两面紫色或上表面绿色，下表面紫色，疏生灰白色毛，下表面有多数凹点状的腺鳞。叶柄长 2～7cm，紫色或紫绿色。质脆。带嫩枝者，枝的直径 2～5mm，紫绿色，断面中部有髓。气清香，味微辛。

【品质】 药材以叶完整、色紫、香气浓者为佳。

【饮片】 本品为不规则的小段，茎、叶混合。其余性状同药材。

罗布麻叶

【来源】 本品为夹竹桃科植物罗布麻的干燥叶。

【性状】 本品多皱缩卷曲，有的破碎，完整叶片展平后呈椭圆状披针形或卵圆状披针形，长 2～5cm，宽 0.5～2cm。淡绿色或灰绿色，先端钝，有小芒尖，基部钝圆或楔形，边缘具细齿，常反卷，两面无毛，叶脉于下表面突起；叶柄细，长约 4mm。质脆。气微，味淡。

【品质】 以叶片完整、色绿者为佳。

桑 叶

【来源】 本品为桑科植物桑的干燥叶。

【性状】 本品多皱缩、破碎。完整者有柄，叶片展平后呈卵形或宽卵形，长 8～15cm，宽 7～13cm。先端渐尖，基部截形、圆形或心形，边缘有锯齿或钝锯齿，有的不规则分裂。上表面黄绿色或浅黄棕色，有的有小疣状突起；下表面颜色稍浅，叶脉突出，小脉网状，脉上被疏毛，脉基具簇毛。质脆。气微，味淡、微苦涩。

【品质】 以叶片完整、大而厚、色黄绿者为佳。

【饮片】 **桑叶** 同药材。

蜜桑叶 形如桑叶片，表面暗黄色，微有光泽，略带黏性，味微甜。

侧柏叶

【来源】 本品为柏科植物侧柏的干燥枝梢和叶。

【性状】　本品多分枝，小枝扁平。叶细小鳞片状，交互对生，贴伏于枝上，深绿色或黄绿色。质脆，易折断。气清香，味苦涩、微辛。

【品质】　以枝嫩、色绿者为佳。

【饮片】　侧柏叶　同药材。

侧柏炭　本品形如侧柏叶，表面黑褐色。质脆，易折断，断面焦黄色。气香，味微苦涩。

棕　榈

【来源】　本品为棕榈科植物棕榈的干燥叶柄。

【性状】　本品呈长条板状，一端较窄而厚，另一端较宽而稍薄，大小不等。表面红棕色，粗糙，有纵直皱纹；一面有明显的凸出纤维，纤维的两侧着生多数棕色茸毛。质硬而韧，不易折断，断面纤维性。气微，味淡。

【饮片】　棕榈炭　本品呈不规则块状，大小不一。表面黑褐色至黑色，有光泽，有纵直条纹；触之有黑色炭粉。内部焦黄色，纤维性。略具焦香气，味苦涩。

第七节　果实、种子类中药的鉴别

五味子

【来源】　本品为木兰科植物五味子的干燥成熟果实。习称"北五味子"。

【性状】　本品呈不规则的球形或扁球形，直径5～8mm。表面红色、紫红色或暗红色，皱缩，显油润；有的表面呈黑红色或出现"白霜"。果肉柔软，种子1～2，肾形，表面棕黄色，有光泽，种皮薄而脆。果肉气微，味酸；种子破碎后，有香气，味辛、微苦。

【品质】　药材以粒大、肉厚者为佳。

【饮片】　五味子　同药材。

醋五味子　形如五味子，表面乌黑色，油润，稍有光泽。有醋香气。

常见伪品鉴别

南五味　（1）呈球形或扁球形，直径4～6mm；（2）表面棕红色至暗棕色，干瘪，皱缩；（3）种子1～2枚，肾形，表面黄棕色略呈颗粒性，有光泽，种皮薄而脆。

翼梗五味子　（1）呈球形，直径3～5mm；（2）表面棕红色至暗棕色，干瘪，皱缩；（3）种子1～2枚，肾状球形，种皮密被瘤状突起。

木　瓜

【来源】　本品为蔷薇科植物贴梗海棠的干燥近成熟果实。

【性状】　本品长圆形，多纵剖成两半，长4～9cm，宽2～5cm，厚1～2.5cm。外表面紫红色或红棕色，有不规则的深皱纹；剖面边缘向内卷曲，果肉红棕色，中心部分凹陷，棕黄色；种子扁长三角形，多脱落。质坚硬。气微清香，味酸。

【品质】　药材以外皮抽皱、色紫红、质坚实、味酸者为佳。

【饮片】　为类月牙形薄片。其余性状同药材。

常见伪品鉴别

西藏木瓜　本品为梨果，多纵切成2～4瓣，长4～6cm，直径约4cm。表面红棕色或灰褐色，饱满或皱缩。剖开面可见大部为子房，果肉较薄。外形饱满者果肉疏松呈海绵状，外形皱缩者果肉较致密。种子多数密集，每室约30粒，红棕色，呈扁平三角形，与光皮木瓜的种子相似。气特殊，味极酸。为藏医用药。

榅桲　本品为梨果，直径 3～4cm。外表黄棕色有淡黄色毛，果肉污黄色，粗糙成粒性，柔软富粉质，子房剖面扁圆形，种子卵形。具果香气，味甜微酸。

移依　本品为梨果，较大，卵形或矩圆形，直径 2～3cm。萼裂片宿存，果柄较长。纵切充木瓜，横切充山楂。

山　楂

【来源】　本品为蔷薇科植物山里红或山楂的干燥成熟果实。秋季果实成熟时采收，切片，干燥。

【性状】　本品为圆形片，皱缩不平，直径 1～2.5cm，厚 0.2～0.4cm。外皮红色，具皱纹，有灰白色小斑点。果肉深黄色至浅棕色。中部横切片具 5 粒浅黄色果核，但核多脱落而中空。有的片上可见短而细的果梗或花萼残迹。气微清香，味酸、微甜。

【品质】　以片大皮红、肉厚、核小者为佳。

【饮片】　**山楂**　同药材。

炒山楂　本品形如山楂片，果肉黄褐色，偶见焦斑。气清香，味酸、微甜。

焦山楂　本品形如山楂，表面焦褐色，内部黄褐色。有焦香气。

苦杏仁

【来源】　本品为蔷薇科植物山杏、西伯利亚杏、东北杏或杏的干燥成熟种子。

【性状】　本品呈扁心形，长 1～1.9cm，宽 0.8～1.5cm，厚 0.5～0.8cm。表面黄棕色至深棕色，一端尖，另端钝圆，肥厚，左右不对称，尖端一侧有短线形种脐，圆端合点处向上具多数深棕色的脉纹。种皮薄，子叶 2，乳白色，富油性。气微，味苦。

【品质】　以颗粒均匀、饱满、完整、味苦者为佳。

【饮片】　**苦杏仁**　同药材。用时捣碎。

焯苦杏仁　本品呈扁心形，表面乳白色或黄白色。其余性状同药材。

炒苦杏仁　本品形如焯苦杏仁，表面黄色至棕黄色，微带焦斑。有香气，味苦。

常见伪品鉴别

桃仁　本品为扁长卵形，长 1.2～1.8cm，宽 0.8～1.2cm，厚 2～4mm。表面黄棕色至红棕色，一端尖，中部膨大，另端钝圆稍偏斜，边缘较薄。尖端一侧有 1 短线形种脐，圆端合点处向上具多数凹脉纹。种皮薄，除去种皮，可见类白色叶 2 片，富油性，气微，味微苦。

甜杏仁　本品呈扁心形，较苦杏仁大而扁，长 1.6～2cm，宽 1.2～1.5cm，厚 4～6mm。表面淡黄色，较细腻，顶端尖，基部圆，左右略对称。种皮比苦杏仁厚。余同苦杏仁。气微，味甜。

决明子

【来源】　本品为豆科植物决明或小决明的干燥成熟种子。

【性状】　**决明**　略呈菱方形或短圆柱形，两端平行倾斜，长 3～7mm，宽 2～4mm。表面绿棕色或暗棕色，平滑有光泽。一端较平坦，另端斜尖，背腹面各有 1 条突起的棱线，棱线两侧各有 1 条斜向对称而色较浅的线形凹纹。质坚硬，不易破碎。种皮薄，子叶 2，黄色，呈 "S" 形折曲并重叠。气微，味微苦。

小决明　呈短圆柱形，较小，长 3～5mm，宽 2～3mm。表面棱线两侧各有 1 片宽广的浅黄棕色带。

【品质】 以颗粒饱满、色绿棕者为佳。

【饮片】 **决明子** 同药材。

炒决明子 形如决明子，微鼓起，色泽加深，质稍松碎，微有香气。

补骨脂

【来源】 本品为豆科植物补骨脂的干燥成熟果实。

【性状】 本品呈肾形，略扁，长 3～5mm，宽 2～4mm，厚约 1.5mm。表面黑色、黑褐色或灰褐色，具细微网状皱纹。顶端圆钝，有一小突起，凹侧有果梗痕。质硬。果皮薄，与种子不易分离；种子 1 枚，子叶 2，黄白色，有油性。气香，味辛、微苦。

【品质】 药材以颗粒饱满、黑褐色者为佳。

【饮片】 **补骨脂** 同药材。

盐补骨脂 形如补骨脂，表面黑色或黑褐色，微鼓起。气微香，味微咸。

吴茱萸

【来源】 本品为芸香科植物吴茱萸、石虎或疏毛吴茱萸的干燥近成熟果实。

【性状】 本品呈球形或略呈五角状扁球形，直径 2～5mm。表面暗黄绿色至褐色，粗糙，有多数点状突起或凹下的油点。顶端有五角星状的裂隙，基部残留被有黄色茸毛的果梗。质硬而脆，横切面可见子房 5 室，每室有淡黄色种子 1 粒。气芳香浓郁，味辛辣而苦。

【品质】 以饱满坚实、色绿、香气浓烈者为佳。

【饮片】 **甘草制吴茱萸** 顶端开裂为五瓣，外表色泽加深，呈黑褐色，气味变弱，其他特征同吴茱萸生品。

黄连制吴茱萸 形如甘草制吴茱萸，味变苦。

小茴香

【来源】 本品为伞形科植物茴香的干燥成熟果实。

【性状】 本品为双悬果，呈圆柱形，有的稍弯曲，长 4～8mm，直径 1.5～2.5mm。表面黄绿色或淡黄色，两端略尖，顶端残留有黄棕色突起的柱基，基部有时有细小的果梗。分果呈长椭圆形，背面有纵棱 5 条，接合面平坦而较宽。横切面略呈五边形，背面的四边约等长。有特异香气，味微甜、辛。

【品质】 药材以颗粒均匀、饱满、黄绿色、香气浓、无杂质者为佳。

【饮片】 **小茴香** 同药材。

盐小茴香 本品形如小茴香，微鼓起，色泽加深，偶有焦斑。味微咸。

山茱萸

【来源】 本品为山茱萸科植物山茱萸的干燥成熟果肉。

【性状】 本品呈不规则的片状或囊状，长 1～1.5cm，宽 0.5～1cm。表面紫红色至紫黑色，皱缩，有光泽。顶端有的有圆形宿萼痕，基部有果梗痕。质柔软。气微，味酸、涩、微苦。

【品质】 以肉肥厚、色紫红、油润柔软者为佳。

【饮片】 **山萸肉** 同药材。

酒山萸肉 本品形如山茱萸，表面紫黑色或黑色，质滋润柔软。微有酒香气。

常见伪品鉴别

滇刺枣皮 为鼠李科植物滇刺枣的果皮，呈不规则囊状或碎片状，稍卷缩，长 2～3cm，宽 1～2cm，厚 2～3mm。新货红色至紫红色，存放后较快变为紫黑色，表面较少光泽，稍平滑而不皱缩，内表面淡红色，渐转为紫棕色，略粗糙，果皮稍硬而脆，无柔软性。偶见类圆形果核，其淡黄棕色种子即为滇枣仁。气微，味微酸。

葡萄果皮　为葡萄科植物葡萄的干燥成熟果皮。呈不规则的卷曲囊状，长宽各 1.5～2.5cm，红褐色，色暗无光泽。果皮薄而稍硬，体轻，无柔软性。偶见残留的梨形果核，长约 6mm。气微，味微酸甜。

连　翘

【来源】　本品为木犀科植物连翘的干燥果实。秋季果实初熟尚带绿色时采收，除去杂质，蒸熟，晒干，习称"青翘"，果实熟透时采收，晒干，除去杂质，习称"老翘"。

【性状】　本品呈长卵形至卵形，稍扁，长 1.5～2.5cm，直径 0.5～1.3cm。表面有不规则的纵皱纹和多数突起的小斑点，两面各有 1 条明显的纵沟。顶端锐尖，基部有小果梗或已脱落。青翘多不开裂，表面绿褐色，突起的灰白色小斑点较少；质硬；种子多数，黄绿色，细长，一侧有翅。老翘自顶端开裂或裂成两瓣，表面黄棕色或红棕色，内表面多为浅黄棕色，平滑，具一纵隔；质脆；种子棕色，多已脱落。气微香，味苦。

【品质】　青翘以色青绿、不开裂者为佳；老翘以色较黄、壳厚、无种子者为佳。

枸杞子

【来源】　本品为茄科植物宁夏枸杞的干燥成熟果实。

【性状】　本品呈类纺锤形或椭圆形，长 6～20mm，直径 3～10mm。表面红色或暗红色，顶端有小突起状的花柱痕，基部有白色的果梗痕。果皮柔韧，皱缩；果肉肉质，柔润。种子 20～50 粒，类肾形，扁而翘，长 1.5～1.9mm，宽 1～1.7mm，表面浅黄色或棕黄色。气微，味甜。

【品质】　药材以粒大、色红、肉厚、质柔润、籽少、味甜者为佳。

常见伪品鉴别

大果枸杞子　本品为长纺锤形，颗粒长而大，身扁，长 2～3cm，宽 4～6mm，表面红色，果皮很薄，呈半透明块。果核隐约可见，味先微甜后苦涩，糖分少。

珊瑚樱果　本品为椭圆形或圆球形，两端钝圆，长 0.8～1.5cm，直径 0.6～1cm，表面暗棕色或黄棕色，具光泽，基部有深色凸起的果梗痕，果皮薄而稍硬，极皱缩，半透明，可见到里面的种子。气微香，味微酸。

栀　子

【来源】　本品为茜草科植物栀子的干燥成熟果实。

【性状】　本品呈长卵圆形或椭圆形，长 1.5～3.5cm，直径 1～1.5cm。表面红黄色或棕红色，具 6 条翅状纵棱，棱间常有 1 条明显的纵脉纹，并有分枝。顶端残存萼片，基部稍尖，有残留果梗。果皮薄而脆，略有光泽；内表面色较浅，有光泽，具 2～3 条隆起的假隔膜。种子多数，扁卵圆形，集结成团，深红色或红黄色，表面密具细小疣状突起。气微，味微酸而苦。

【品质】　以皮薄、饱满、色红黄者为佳。

【饮片】　**栀子**　本品呈不规则的碎块。表面红黄色或棕红色。微有光泽。其余性状同栀子。

炒栀子　本品形如栀子碎块，表面呈黄褐色。

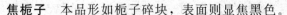

焦栀子 本品形如栀子碎块，表面则显焦黑色。

常见伪品鉴别

水栀子 本品与栀子外形相似而较长大，呈倒卵形或长椭圆形，长 3~7cm，直径 1~1.5cm。表面黄色，纵棱较高，花萼宿存。果皮厚。种子集结成团，长椭圆形，表面深黄带红色。气微，味微酸而苦。种子浸入水中，水染成黄色。

山枝仁 本品为颗粒状，为不规则的微下凹的多面体，棱面大小各不相同，直径 3~7mm，外表呈棕色或红紫色，少数呈棕褐色，光滑，质坚硬，不易粉碎，内心白色，嗅之有油香气，味苦涩。

瓜 蒌

【来源】 本品为葫芦科植物栝楼或双边栝楼的干燥成熟果实。

【性状】 本品呈类球形或宽椭圆形，长 7~15cm，直径 6~10cm。表面橙红色或橙黄色，皱缩或较光滑，顶端有圆形的花柱残基，基部略尖，具残存的果梗。轻重不一。质脆，易破开，内表面黄白色，有红黄色丝络，果瓤橙黄色，黏稠，与多数种子黏结成团。具焦糖气，味微酸、甜。

【品质】 药材以个大皮厚、糖性足者为佳。

【饮片】 **瓜蒌** 呈不规则的丝块状，果皮、果肉及种子混合。果皮橙黄色，果肉黄白色。味微酸甜。

蜜瓜蒌 形如瓜蒌丝片，带黏性，呈棕黄色，微显光泽。

常见伪品鉴别

糙点栝楼 易摘脱，墨绿色，似松子，膨胀，光滑，无边棱，味淡。

长萼栝楼 易摘脱，墨绿色，长方椭圆形，距边缘稍远有一圈棱线及细皱纹，味苦。

槟 榔

【来源】 本品为棕榈科植物槟榔的干燥成熟种子。

【性状】 本品呈扁球形或圆锥形，高 1.5~3.5cm，底部直径 1.5~3cm。表面淡黄棕色或淡红棕色，具稍凹下的网状沟纹，底部中心有圆形凹陷的珠孔，其旁有 1 明显瘢痕状种脐。质坚硬，不易破碎，断面可见棕色种皮与白色胚乳相间的大理石样花纹。气微，味涩、微苦。

【品质】 药材以个大、体重，结实、无破裂者为佳。

【饮片】 **槟榔** 为类圆形的薄片，表面呈棕色种皮与白色胚乳相间的大理石样花纹。周边淡黄棕色或淡红棕色，质坚脆易碎。气微，味涩、微苦。

焦槟榔 形如槟榔片，表面焦黄色。

砂 仁

【来源】 本品为姜科植物阳春砂、绿壳砂或海南砂的干燥成熟果实。

【性状】 **阳春砂、绿壳砂** 呈椭圆形或卵圆形，有不明显的三棱，长 1.5~2cm，直径 1~1.5cm。表面棕褐色，密生刺状突起，顶端有花被残基，基部常有果梗。果皮薄而软。种子集结成团，具三钝棱，中有白色隔膜，将种子团分成 3 瓣，每瓣有种子 5~26 粒。种子为不规则多面体，直径 2~3mm；表面棕红色或暗褐色，有细皱纹，外被淡棕色膜质假种皮；质硬，胚乳灰白色。气芳香而浓烈，味辛凉、微苦。

海南砂 呈长椭圆形或卵圆形，有明显的三棱，长 1.5~2cm，直径 0.8~1.2cm。表面被片状、分枝的软刺，基部具果梗痕。果皮厚而硬。种子团较小，每瓣有种子 3～24 粒；种子直径 1.5～2mm。气味稍淡。

【品质】 药材以个大、坚实、饱满、气味浓者为佳。

【饮片】 **砂仁** 同药材。

盐砂仁 形如砂仁，色泽加深，味微咸。

常见伪品鉴别

红壳砂仁 本品为圆球形或稍长圆形果实，长 1～1.5cm，棕褐色。每室有种子 11～15 粒，多面体，一端平截，红褐色。气微香，味微苦、微辛，

山姜 本品为球形至椭圆形果实，直径 1～1.5cm。表面黄棕色至灰绿色，光滑。脱去果皮的种子团分瓣不明显，细观可分三室，每室有种子 2～7 粒，种子多为灰绿色或土黄色，背面显凸起的细皱纹，外被白色膜质假种皮，呈多角状圆锥形，种子的一边常较长，约 5mm，质坚实，气微，味辛。

海南土砂仁 本品为长椭圆形蒴果，长 2～3cm，直径 1～1.5cm，果皮土棕色或暗棕色，厚而较硬。表面密被片状、分枝的短柔刺，刺长 2～3mm。顶端有突起，长约 1mm；基部留有长约 1.5mm 果柄。果实分三室，每室有种子 3～12 粒。种子为不规则的多面体形，直径 3～4mm，表面棕色或暗棕色，有假种皮和细皱纹。味苦微涩。

阳春牛牯缩砂仁 本品为椭圆形或球形蒴果。通常比阳春砂仁大 2～3 倍。果皮厚，表面的软刺粗而疏，多呈片状。种子团呈球形。果实被红色隔膜分为明显的三瓣，每瓣有种子 12～25 粒，种子红色或红棕色，为较规则的多面体形，直径 4～5mm，外被浅棕色假种皮，种子背面常凹陷，味苦微凉。

草果 本品为长椭圆形果实，具三钝棱，长 2～4cm，直径 1～2.5cm。表面灰棕色至红棕色，具纵沟及棱线，顶端有一宿萼脱落的圆形突起，基部有果梗或梗痕。果皮质坚韧，易纵向撕裂，剥去外皮，中间有黄棕色隔膜，将种子团分成 3 瓣，每瓣有种子 8～11 粒。种子圆锥状多面体，直径约 5mm；表面红棕色，外被红白色膜质的假种皮，种脊为 1 条纵沟，尖端有凹状种脐，质硬；破开后可见灰白色种仁。有特异香气，味辛、微苦。

豆 蔻

【来源】 本品为姜科植物白豆蔻或爪哇白豆蔻的干燥成熟果实。按产地不同分为"原豆蔻"和"印尼白蔻"。

【性状】 **原豆蔻** 呈类球形，直径 1.2～1.8cm。表面黄白色至淡黄棕色，有 3 条较深的纵向槽纹，顶端有突起的柱基，基部有凹下的果柄痕，两端均具浅棕色绒毛。果皮体轻，质脆，易纵向裂开，内分 3 室，每室含种子约 10 粒；种子呈不规则多面体，背面略隆起，直径 3～4mm，表面暗棕色，有皱纹，并被有残留的假种皮。气芳香，味辛凉略似樟脑。

印尼白蔻 个略小。表面黄白色，有的微显紫棕色。果皮较薄，种子瘦瘪。气味较弱。

【品质】 药材以个大饱满、果皮薄而完整、气味浓厚者为佳。

葶苈子

【来源】 本品为十字花科植物播娘蒿或独行菜的干燥成熟种子。前者习称"南葶苈子"，后者习称"北葶苈子"。

【性状】 **南葶苈子** 呈长圆形略扁，长 0.8～1.2mm，宽约 0.5mm。表面棕色或红棕色，微有光泽，具纵沟 2 条，其中 1 条较明显。一端钝圆，另端微凹或较平截，种脐类白

色，位于凹入端或平截处。气微，味微辛、苦，略带黏性。

北葶苈子 呈扁卵形，长 1~1.5mm，宽 0.5~1mm。一端钝圆，另端尖而微凹，种脐位于凹入端。味微辛辣，黏性较强。

【品质】 药材以籽粒充实均匀、色黄棕，无杂质者为佳。

【饮片】 **葶苈子** 同药材。

炒葶苈子 形如葶苈子，微鼓起，表面色泽加深，有油香气，不带黏性。

桃 仁

【来源】 本品为蔷薇科植物桃或山桃的干燥成熟种子。

【性状】 **桃仁** 呈扁长卵形，长 1.2~1.8cm，宽 0.8~1.2cm，厚 0.2~0.4cm。表面黄棕色至红棕色，密布颗粒状突起。端尖，中部膨大，另端钝圆稍偏斜，边缘较薄。尖端侧有短线形种脐，圆端有颜色略深不甚明显的合点，自合点处散出多数纵向维管束。种皮薄，子叶 2，类白色，富油性。气微，味微苦。

山桃仁 呈类卵圆形，较小而肥厚，长约 0.9cm，宽约 0.7cm，厚约 0.5cm。

【品质】 药材以粒饱满完整者为佳。

【饮片】 **桃仁** 同药材。

焯桃仁 形如桃仁，乳白色，表面有细皱纹。

炒桃仁 形如桃仁，微黄色，略具焦斑。

火麻仁

【来源】 本品为桑科植物大麻的干燥成熟果实。

【性状】 本品呈卵圆形，长 4~5.5mm，直径 2.5~4mm。表面灰绿色或灰黄色，有微细的白色或棕色网纹，两边有棱，顶端略尖，基部有 1 圆形果梗痕。果皮薄而脆，易破碎。种皮绿色，子叶 2，乳白色，富油性。气微，味淡。

【品质】 药材以粒饱满、种仁色乳白，不泛油者为佳。

【饮片】 **火麻仁** 同药材。

炒火麻仁 多数为破碎不完整碎粒。色泽加深，具焦香气。

郁李仁

【来源】 本品为蔷薇科植物欧李、郁李或长柄扁桃的干燥成熟种子。前二种习称"小李仁"，后一种习称"大李仁"。

【性状】 **小李仁** 呈卵形，长 5~8mm，直径 3~5mm。表面黄白色或浅棕色，一端尖，另端钝圆。尖端一侧有线形种脐，圆端中央有深色合点，自合点处向上具多条纵向维管束脉纹。种皮薄，子叶 2，乳白色，富油性。气微，味微苦。

大李仁 长 6~10mm，直径 5~7mm。表面黄棕色。

【品质】 药材以粒饱满、完整、色黄白者为佳。

【饮片】 **郁李仁** 同药材。

炒郁李仁 形如郁李仁，表面深黄色，有香气。

常见伪品鉴别

蒙古扁桃 扁平，基部两侧对称，9~13mm，种皮石细胞纹孔多而密。

毛樱桃 长卵形，基部两侧对称，5~10mm，种皮石细胞纹孔多而密。

乌 梅

【来源】 本品为蔷薇科植物梅的干燥近成熟果实。

【性状】 本品呈类球形或扁球形，直径 1.5～3cm。表面乌黑色或棕黑色，皱缩不平，基部有圆形果梗痕。果核坚硬，椭圆形，棕黄色，表面有凹点；种子扁卵形，淡黄色。气微，味极酸。

【品质】 药材以个大、肉厚、色黑、柔润、味极酸者为佳。

常见伪品鉴别

杏 本品为扁球形或椭圆形，两端略尖，直径 1.5～2.5cm，表面灰棕色或棕黑色，皱缩不平。果肉较软，易剥离；果核坚硬，扁圆形，黄棕色，表面光滑，一侧边缘较厚，且具一浅沟。内含红色扁心形种子 1 枚。果肉气微，味酸。

山杏 本品为扁球形，直径 1.5～2.5cm，表面棕褐色或灰棕色，皱缩不平，被有毛茸，基部常残留果柄，顶端有一小突尖果肉，薄而硬，不易剥离；果核坚硬，扁圆形，棕黑色，表面具细网纹，具有锋利之边缘。内含黄棕色或暗棕色扁心形种子 1 枚。果肉气微，味酸。

苦李子 本品为卵球形或椭圆形，直径 1～2cm。表面灰黑色至红黑色，皱缩不平。果肉薄且质硬紧贴于核上；果核坚硬，椭圆形，棕色，表面无凹点。内含长椭圆形淡棕色或棕色种子 1 枚。果肉酸涩，气微。

桃子 本品为扁球形，直径 1～2.5cm。表面灰黑色，皱缩不平，被有毛茸，基部钝圆有果梗痕，顶端尖。果肉较薄，果核圆球形而稍扁，质坚硬，表面有众多凹点和网状凹沟。内含红棕色或黄棕色扁卵状心形种子 1 枚。果肉味淡而不酸。

金樱子

【来源】 本品为蔷薇科植物金樱子的干燥成熟果实。

【性状】 本品为花托发育而成的假果，呈倒卵形，长 2～3.5cm，直径 1～2cm。表面红黄色或红棕色，有突起的棕色小点，系毛刺脱落后的残基。顶端有盘状花萼残基，中央有黄色柱基，下部渐尖。质硬。切开后，花托壁厚 1～2mm，内有多数坚硬的小瘦果，内壁及瘦果均有淡黄色绒毛。气微，味甘、微涩。

【品质】 药材以个大、色红黄者为佳。

【饮片】 呈倒卵形纵剖瓣。其余性状同药材。

沙苑子

【来源】 本品为豆科植物扁茎黄芪的干燥成熟种子。

【性状】 本品略呈肾形而稍扁，长 2～2.5mm，宽 1.5～2mm，厚约 1mm。表面光滑，褐绿色或灰褐色，边缘一侧微凹处具圆形种脐。质坚硬，不易破碎。子叶 2，淡黄色，胚根弯曲，长约 1mm。气微，味淡，嚼之有豆腥味。

【品质】 以粒大、饱满、绿褐色者为佳。

【饮片】 **盐沙苑子** 本品形如沙苑子，表面鼓起，深褐绿色或深褐色。气微，味微咸，嚼之有豆腥味。

常见伪品鉴别

猪屎豆 本品为三角状肾形，较饱满，长 2.5～3.5mm，厚 1～1.5mm。表面黄绿色或淡黄棕色，光滑，放大镜下可见暗色花纹，一端较窄而钝圆，另一端较宽，一侧微凹入，腹面凹陷处有三角形种脐。质坚硬，不易破碎。气微，嚼之有豆腥味，稍苦。

田皂角　本品为长椭圆形，两侧饱满，长 3～3.5mm，宽 2～2.5mm，厚约 2mm。表面棕黑色或黑色，有光泽，一端钝圆，另一端较平截。嚼之有豆腥气，味淡。

苦马豆　本品为扁圆略呈肾形，长 2.5～3.5mm，宽 2～5.3mm，表面棕褐色，光滑一侧略凹陷，有点状种脐，种皮坚硬，不易破碎。气微，味苦。

紫云英种子　本品为斜长方状肾形，两侧压扁凹较明显，长 2.5～3.5mm，宽 1.5～2mm。表面黄绿色或棕黄色，较光滑。一端平截，向下弯成钩状；另一端钝圆或平截，腹面中央内陷较深，似三角形种脐。质硬，不易破碎。气微，味淡，嚼之有豆腥味。

枳　实

【来源】　本品为芸香科植物酸橙及其栽培变种或甜橙的干燥幼果。

【性状】　本品呈半球形，少数为球形，直径 0.5～2.5cm。外果皮黑绿色或棕褐色，具颗粒状突起和皱纹，有明显的花柱残迹或果梗痕。切面中果皮略隆起，厚 0.3～1.2cm，黄白色或黄褐色，边缘有 1～2 列油室，瓤囊棕褐色。质坚硬。气清香，味苦、微酸。

【品质】　以外皮黑绿色、肉厚色白、瓤小、体坚实、香气浓者为佳。

【饮片】　枳实　为不规则，弧状条形或圆形薄片。其余性状同药材。

麸炒枳实　形如枳实片，表面深黄色，有焦斑，质脆易折断，气焦香，味微苦、微酸。

枳　壳

【来源】　本品为芸香科植物酸橙及其栽培变种的干燥未成熟果实。7 月果皮尚绿时采收，自中部横切为两半，晒干或低温干燥。

【性状】　本品呈半球形，直径 3～5cm。外果皮棕褐色至褐色，有颗粒状突起，突起的顶端有凹点状油室；有明显的花柱残迹或果梗痕。切面中果皮黄白色，光滑而稍隆起，厚 0.4～1.3cm，边缘散有 1～2 列油室，瓤囊 7～12 瓣，少数至 15 瓣，汁囊干缩呈棕色至棕褐色，内藏种子。质坚硬，不易折断。气清香，味苦、微酸。

【品质】　药材以外皮色绿褐、果肉厚、质坚硬、香气浓者为佳。

【饮片】　枳壳　为不规则薄片。其余性状同药材。

麸炒枳壳　形如枳壳片，表面黄色，偶有焦斑，质脆易折断，气香，味较弱。

青　皮

【来源】　本品为芸香科植物橘及其栽培变种的干燥幼果或未成熟果实的果皮。5～6 月收集自落的幼果，晒干，习称"个青皮"，7～8 月采收未成熟的果实，在果皮上纵剖成四瓣至基部，除尽瓤瓣，晒干，习称"四花青皮"。

【性状】　四花青皮　果皮剖成 4 裂片，裂片长椭圆形，长 4～6cm，厚 0.1～0.2cm。外表面灰绿色或黑绿色，密生多数油室；内表面类白色或黄白色，粗糙，附黄白色或黄棕色小筋络。质稍硬，易折断，断面外缘有油室 1～2 列。气香，味苦、辛。

个青皮　呈类球形，直径 0.5～2cm。表面灰绿色或黑绿色，微粗糙，有细密凹下的油室，顶端有稍突起的柱基，基部有圆形果梗痕。质硬，断面果皮黄白色或淡黄棕色，厚 0.1～0.2cm，外缘有油室 1～2 列。瓤囊 8～10 瓣，淡棕色。气清香，味酸、苦、辛。

【品质】　药材以瓣大、整齐、色鲜艳、质柔软、香气浓者为佳。

【饮片】　青皮　本品呈类圆形厚片或不规则丝状。其余性状同药材。

醋青皮　形如青皮丝或片，色泽加深，微有酸气。

陈　皮

【来源】　本品为芸香科植物橘及其栽培变种的干燥成熟果皮。药材分为"陈皮"和"广陈皮"。

【性状】　**陈皮**　常剥成数瓣，基部相连，有的呈不规则的片状，厚 1～4mm。外表面橙红色或红棕色，有细皱纹和凹下的点状油室；内表面浅黄白色，粗糙，附黄白色或黄棕色筋络状维管束。质稍硬而脆。气香，味辛、苦。

广陈皮　常 3 瓣相连，形状整齐，厚度均匀，约 1mm。点状油室较大，对光照视，透明清晰。质较柔软。

【品质】　药材以瓣大、整齐、色鲜艳、质柔软、香气浓者为佳。

【饮片】　本品呈不规则的条状或丝状。其余性状同药材。

酸枣仁

【来源】　本品为鼠李科植物酸枣的干燥成熟种子。

【性状】　本品呈扁圆形或扁椭圆形，长 5～9mm，宽 5～7mm，厚约 3mm。表面紫红色或紫褐色，平滑有光泽，有的有裂纹。有的两面均呈圆隆状突起；有的一面较平坦，中间有 1 条隆起的纵线纹；另一面稍突起。一端凹陷，可见线形种脐；另端有细小突起的合点。种皮较脆，胚乳白色，子叶 2，浅黄色，富油性。气微，味淡。

【品质】　药材以粒大饱满、完整、外皮紫红色、种仁黄白色、无核壳者为佳。

【饮片】　**炒酸枣仁**　形如酸枣仁生品，表面微鼓起，呈微黄色而具焦斑，略有香气。

常见伪品鉴别

滇枣仁　本品为扁圆形，长 4～8mm，宽 4～6mm，厚 1～3mm。表面棕黄色，平滑有光泽。一面平坦，无纵线纹。气微，味微酸。

枳椇子　本品为扁平圆形，背面稍隆起，腹面较平坦，直径 3～5mm，厚约 2mm，表面棕红色至红褐色，平滑有光泽。基部有椭圆形点状种脐，顶端有微凸的合点，腹面有一条纵行而隆起的种脊。种皮坚硬，胚乳乳白色，子叶 2 片，淡黄色，肥厚而富油质。气微，味苦而涩。

使君子

【来源】　本品为使君子科植物使君子的干燥成熟果实。

【性状】　本品呈椭圆形或卵圆形，具 5 条纵棱，偶有 4～9 棱，长 2.5～4cm，直径约 2cm。表面黑褐色至紫黑色，平滑，微具光泽。顶端狭尖，基部钝圆，有明显圆形的果梗痕。质坚硬，横切面多呈五角星形，棱角处壳较厚，中间呈类圆形空腔。种子长椭圆形或纺锤形，长约 2cm，直径约 1cm；表面棕褐色或黑褐色，有多数纵皱纹；种皮薄，易剥离；子叶 2，黄白色，有油性，断面有裂隙。气微香，味微甜。

【品质】　以个大、表面紫黑色、具光泽、种仁饱满、色黄白者为佳。

【饮片】　**使君子**　同药材。

使君子仁　呈长椭圆形或纺锤形，子叶 2 片，黄白色。

炒使君子　形如使君子，表面黄白色，有香气。

蛇床子

【来源】　本品为伞形科植物蛇床的干燥成熟果实。

【性状】　本品为双悬果，呈椭圆形，长 2～4mm，直径约 2mm。表面灰黄色或灰褐色，顶端有 2 枚向外弯曲的柱基，基部偶有细梗。分果的背面有薄而突起的纵棱 5 条，接合面平坦，有 2 条棕色略突起的纵棱线。果皮松脆，揉搓易脱落。种子细小，灰棕色，显油性。气香，味辛凉，有麻舌感。

【品质】 药材以颗粒饱满、灰黄色、气味浓厚、无杂质者为佳。

常见伪品鉴别

鹤虱 本品为瘦果呈细圆柱形，长 3～4mm，直径不及 1mm。表面黄褐色或褐色，具多数纵棱及凹沟，顶端收缩呈线形短喙状，其先端有灰白色圆环状物；另端稍尖，有着生痕迹。果皮薄，纤维性。种皮菲薄透明，子叶 2，类白色，稍有油性。气特异，味微苦。

菟丝子

【来源】 本品为旋花科植物南方菟丝子或菟丝子的干燥成熟种子。

【性状】 本品呈类球形，直径 1～2mm。表面灰棕色至棕褐色，粗糙，种脐线形或扁圆形。质坚实，不易以指甲压碎。气微，味淡。

【品质】 药材以粒饱满者为佳。

【饮片】 **盐菟丝子** 本品形如菟丝子，微鼓起。表面棕黄色，裂开，略有香气。

常见伪品鉴别

大菟丝子 本品为旋花科植物金灯藤的干燥种子。外形与菟丝子相似，但粒较大，长径约 3mm，短径 2～3mm，表面黄棕色，呈多角形或类圆形，在放大镜下看，表面具不整齐的短线状斑纹，一端有线形种脐。气微，味微苦涩。

牵牛子

【来源】 本品为旋花科植物裂叶牵牛或圆叶牵牛的干燥成熟种子。

【性状】 本品似橘瓣状，长 4～8mm，宽 3～5mm。表面灰黑色或淡黄白色，背面有一条浅纵沟，腹面棱线的下端有一点状种脐，微凹。质硬，横切面可见淡黄色或黄绿色皱缩折叠的子叶，微显油性。气微，味辛、苦，有麻感。

【品质】 药材以粒饱满者为佳。

【饮片】 **牵牛子** 同药材。

炒牵牛子 本品形如牵牛子，表面黑褐色或黄棕色，稍鼓起。微具香气。

夏枯草

【来源】 本品为唇形科植物夏枯草的干燥果穗。

【性状】 本品呈圆柱形，略扁，长 1.5～8cm，直径 0.8～1.5cm；淡棕色至棕红色。全穗由数轮至 10 数轮宿萼与苞片组成，每轮有对生苞片 2 片，呈扇形，先端尖尾状，脉纹明显，外表面有白毛。每一苞片内有花 3 朵，花冠多已脱落，宿萼二唇形，内有小坚果 4 枚，卵圆形，棕色，尖端有白色突起。体轻。气微，味淡。

【品质】 药材以穗大，色棕红者为佳。

王不留行

【来源】 本品为石竹科植物麦蓝菜的干燥成熟种子。

【性状】 本品呈球形，直径约 2mm。表面黑色，少数红棕色，略有光泽，有细密颗粒状突起，一侧有 1 凹陷的纵沟。质硬。胚乳白色，胚弯曲成环，子叶 2。气微，味微涩、苦。

【品质】 药材以子粒均匀、充实饱满、色乌黑者为佳。

【饮片】　炒王不留行　本品呈类球形爆花状，表面白色，质松脆。

常见伪品鉴别

野豌豆　本品为略扁的圆球形，直径3～4mm。表面黑棕色或黑色，种脐白色。质地坚硬，破开后可见两片黄白色大形子叶。无香气，味淡，有豆腥气。

四籽野豌豆　本品为正圆球形，直径2～2.5mm。表面棕色或黑棕色。种脐棕色。余同野豌豆。

肉豆蔻

【来源】　本品为肉豆蔻科植物肉豆蔻的干燥种仁。

【性状】　本品呈卵圆形或椭圆形，长2～3cm，直径1.5～2.5cm。表面灰棕色或灰黄色，有时外被白粉（石灰粉末）。全体有浅色纵行沟纹和不规则网状沟纹。种脐位于宽端，呈浅色圆形突起，合点呈暗凹陷。种脊呈纵沟状，连接两端。质坚，断面显棕黄色相杂的大理石花纹，宽端可见干燥皱缩的胚，富油性。气香浓烈，味辛。

【品质】　药材以个大、体重、坚实、油足、香气浓者为佳。

【饮片】　肉豆蔻　同药材。

煨肉豆蔻　形如肉豆蔻，表面棕黄色或淡棕黄色，显油润。香气更浓郁，味辛辣。

覆盆子

【来源】　本品为蔷薇科植物华东覆盆子的干燥果实。

【性状】　本品为聚合果，由多数小核果聚合而成，呈圆锥形或扁圆锥形，高0.6～1.3cm，直径0.5～1.2cm。表面黄绿色或淡棕色，顶端钝圆，基部中心凹入。宿萼棕褐色，下有果梗痕。小果易剥落，每个小果呈半月形，背面密被灰白色茸毛，两侧有明显的网纹，腹部有突起的棱线。体轻，质硬。气微，味微酸涩。

【品质】　药材以粒完整、饱满、色黄绿，具酸味者为佳。

马兜铃

【来源】　本品为马兜铃科植物北马兜铃或马兜铃的干燥成熟果实。

【性状】　本品呈卵圆形，长3～7cm，直径2～4cm。表面黄绿色、灰绿色或棕褐色，有纵棱线12条，由棱线分出多数横向平行的细脉纹。顶端平钝，基部有细长果梗。果皮轻而脆，易裂为6瓣，果梗也分裂为6条。果皮内表面平滑而带光泽，有较密的横向脉纹。果实分6室，每室种子多数，平叠整齐排列。种子扁平而薄，钝三角形或扇形，长6～10mm，宽8～12mm，边缘有翅，淡棕色。气特异，味微苦。

【品质】　药材以个大、完整、色黄绿、种子充实者为佳。

【饮片】　马兜铃　同药材。

蜜马兜铃　形如马兜铃碎片，表面深黄色，略有光泽，带有黏性，味微甜。

化橘红

【来源】　本品为芸香科植物化州柚或柚的未成熟或近成熟的干燥外层果皮。前者习称"毛橘红"，后者习称"光七爪""光五爪"。夏季果实未成熟时采收，置沸水中略烫后，将果皮割成5或7瓣，除去果瓤和部分中果皮，压制成形，干燥。

【性状】　化州柚　呈对折的七角或展平的五角星状，单片呈柳叶形。完整者展平后直径15～28cm，厚0.2～0.5cm，外表面黄绿色，密布茸毛，有皱纹及小油室；内表面黄白色或淡黄棕色，有脉络纹。质脆，易折断，断面不整齐，外缘有1列不整齐的下凹的油室，内侧稍柔而有弹性。气芳香，味苦、微辛。

柚　外表面黄绿色至黄棕色，无毛。

【品质】　药材以皮厚、毛多、气味浓香为佳。

【饮片】　本品呈不规则丝状或片、块状。其余性状同药材。

鸦胆子

【来源】　本品为苦木科植物鸦胆子的干燥成熟果实。

【性状】　本品呈卵形，长 6～10mm，直径 4～7mm。表面黑色或棕色，有隆起的网状皱纹，网眼呈不规则的多角形，两侧有明显的棱线，顶端渐尖，基部有凹陷的果梗痕。果壳质硬而脆，种子卵形，长 5～6mm，直径 3～5mm，表面类白色或黄白色，具网纹；种皮薄，子叶乳白色，富油性。气微，味极苦。

【品质】　以粒大、饱满、种仁色白、油性足者为佳。

胡芦巴

【来源】　本品为豆科植物胡芦巴的干燥成熟种子。

【性状】　本品略呈斜方形或矩形，长 3～4mm，宽 2～3mm，厚约 2mm。表面黄绿色或黄棕色，平滑，两侧各具一深斜沟，相交处有点状种脐。质坚硬，不易破碎。种皮薄，胚乳呈半透明状，具黏性；子叶 2，淡黄色，胚根弯曲，肥大而长。气香，味微苦。

【品质】　以粒大、饱满、坚实者为佳。

【饮片】　**胡芦巴**　同药材。

炒胡芦巴　形如胡芦巴，微鼓起，有裂口，表面黄棕色，气香。

盐胡芦巴　形如胡芦巴，微鼓起，色泽加深，偶见焦斑，有香气，味微咸。

白　果

【来源】　本品为银杏科植物银杏的干燥成熟种子。

【性状】　本品略呈椭圆形，一端稍尖，另端钝，长 1.5～2.5cm，宽 1～2cm，厚约 1cm。表面黄白色或淡棕黄色，平滑，具 2～3 条棱线。中种皮（壳）骨质，坚硬。内种皮膜质，种仁宽卵球形或椭圆形，一端淡棕色，另一端金黄色，横断面外层黄色，胶质样，内层淡黄色或淡绿色，粉性，中间有空隙。气微，味甘，微苦。

【品质】　药材以外壳白色、种仁饱满者为佳。

【饮片】　**白果仁**　为除去外壳的白果仁，淡黄色，粉质。

炒白果仁　形如白果仁，色泽加深。

柏子仁

【来源】　本品为柏科植物侧柏的干燥成熟种仁。

【性状】　本品呈长卵形或长椭圆形，长 4～7mm，直径 1.5～3mm。表面黄白色或淡黄棕色，外包膜质内种皮，顶端略尖，有深褐色的小点，基部钝圆。质软，富油性。气微香，味淡。

【品质】　药材以饱满、色黄白者为佳。

【饮片】　**柏子仁**　同药材。

炒柏子仁　形如柏子仁，表面油黄色，偶见焦斑，具焦香气。

柏子仁霜　本品为均匀、疏松的淡黄色粉末，微显油性，气微香。

女贞子

【来源】 本品为木犀科植物女贞的干燥成熟果实。

【性状】 本品呈卵形、椭圆形或肾形，长 6～8.5mm，直径 3.5～5.5mm。表面黑紫色或灰黑色，皱缩不平，基部有果梗痕或具宿萼及短梗。体轻。外果皮薄，中果皮较松软，易剥离，内果皮木质，黄棕色，具纵棱，破开后种子通常为 1 粒，肾形，紫黑色，油性。气微，味甘、微苦涩。

【品质】 以粒大、饱满、色黑紫者为佳。

【饮片】 **酒女贞子** 本品形如女贞子，表面黑褐色或灰黑色，常附有白色粉霜。微有酒香气。

常见伪品鉴别

冬青子 本品为椭圆形，粒子较女贞子大，表面棕褐色，上部有凹窝内含分核 4～5 枚，核壳骨质坚硬，背面有一深沟，味苦而涩。

蔓荆子

【来源】 本品为马鞭草科植物单叶蔓荆或蔓荆的干燥成熟果实。

【性状】 本品呈球形，直径 4～6mm。表面灰黑色或黑褐色，被灰白色粉霜状茸毛，有纵向浅沟 4 条，顶端微凹，基部有灰白色宿萼及短果梗。萼长为果实的 1/3～2/3，5 齿裂，其中 2 裂较深，密被茸毛。体轻，质坚韧，不易破碎，横切面可见 4 室，每室有种子 1 枚。气特异而芳香，味淡、微辛。

【品质】 药材以粒大、饱满、气味浓者为佳。

【饮片】 **蔓荆子** 同药材。

炒蔓荆子 本品形如蔓荆子，表面黑色或黑褐色，基部有的可见残留宿萼和短果梗。气特异而芳香，味淡、辛。

牛蒡子

【来源】 本品为菊科植物牛蒡的干燥成熟果实。

【性状】 本品呈长倒卵形，略扁，微弯曲，长 5～7mm，宽 2～3mm。表面灰褐色，带紫黑色斑点，有数条纵棱，通常中间 1～2 条较明显。顶端钝圆，稍宽，顶面有圆环，中间具点状花柱残迹；基部略窄，着生面色较淡。果皮较硬，子叶 2，淡黄白色，富油性。气微，味苦后微辛而稍麻舌。

【品质】 药材以粒大、饱满、色灰褐者为佳。

【饮片】 **炒牛蒡子** 形如牛蒡子，色泽加深，质脆。微有香气。

大腹皮

【来源】 本品为棕榈科植物槟榔的干燥果皮。冬季至次春采收未成熟的果实，煮后干燥，纵剖两瓣，剥取果皮，习称"大腹皮"；春末至秋初采收成熟果实，煮后干燥，剥取果皮，打松，晒干，习称"大腹毛"。

【性状】 **大腹皮** 略呈椭圆形或长卵形瓢状，长 4～7cm，宽 2～3.5cm，厚 0.2～0.5cm。外果皮深棕色至近黑色，具不规则的纵皱纹及隆起的横纹，顶端有花柱残痕，基部有果梗及残存萼片。内果皮凹陷，褐色或深棕色，光滑呈硬壳状。体轻，质硬，纵向撕裂后可见中果皮纤维。气微，味微涩。

大腹毛 略呈椭圆形或瓢状。外果皮多已脱落或残存。中果皮棕毛状，黄白色或淡棕色，疏松质柔。内果皮硬壳状，黄棕色或棕色，内表面光滑，有时纵向破裂。气微，味淡。

【品质】 大腹皮以色深褐，皱皮结实者为佳；大腹毛以色黄白，质柔韧者为佳。

【饮片】 为不规则小段，呈纤维状，黄白色或黄棕色，体轻松，质柔韧，无臭，味淡。

草　果

【来源】 本品为姜科植物草果的干燥成熟果实。

【性状】 本品呈长椭圆形，具三钝棱，长2～4cm，直径1～2.5cm。表面灰棕色至红棕色，具纵沟及棱线，顶端有圆形突起的柱基，基部有果梗或果梗痕。果皮质坚韧，易纵向撕裂。剥去外皮，中间有黄棕色隔膜，将种子团分成3瓣，每瓣有种子多为8～11粒。种子呈圆锥状多面体，直径约5mm，表面红棕色，外被灰白色膜质的假种皮，种脊为一条纵沟，尖端有凹状的种脐；质硬，胚乳灰白色。有特异香气，味辛、微苦。

【品质】 药材以个大、饱满、色红棕、气味浓者为佳。

【饮片】 草果仁　本品为草果照清炒法炒至焦黄色并微鼓起，去壳，取仁。用时捣碎。本品呈圆锥状多面体，直径约5mm；表面棕色至红棕色，有的可见外被残留灰白色膜质的假种皮。质坚硬。有特异香气，味辛辣、微苦。

姜草果仁　为草果仁的姜炙品。形如草果仁，棕褐色，偶见焦斑。有特异香气，味辛辣、微苦。

草豆蔻

【来源】 本品为姜科植物草豆蔻的干燥近成熟种子。

【性状】 本品为类球形的种子团，直径1.5～2.7cm。表面灰褐色，中间有黄白色的隔膜，将种子团分成3瓣，每瓣有种子多数，粘连紧密，种子团略光滑。种子为卵圆状多面体，长3～5mm，直径约3mm，外被淡棕色膜质假种皮，种脊为一条纵沟，一端有种脐；质硬，将种子沿种脊纵剖两瓣，纵断面观呈斜心形，种皮沿种脊向内伸入部分约占整个表面积的1/2；胚乳灰白色。气香，味辛、微苦。

【品质】 药材以个大、饱满，气味浓者为佳。

常见伪品鉴别

云南草豆蔻　类球形，直径1.3～1.7cm，灰黄棕色，略光滑，分成三瓣，每瓣种子有14～25枚，气微，味涩、微辛。

宽唇山姜　椭圆形或类球形，有的一端略尖，直径1～1.6cm，黄棕色或棕褐色，每瓣种子有8～13枚。气微，味微辛。

小草蔻　类球形，直径0.9～1.2cm，浅灰色或浅棕色，每瓣种子6～13枚，气香，味辛。

长柄山姜　类球形，直径1.1～1.6cm，黑棕褐色或灰黄棕色，每瓣种子有12～18枚，气微，味微辛。

益　智

【来源】 本品为姜科植物益智的干燥成熟果实。

【性状】 本品呈椭圆形，两端略尖，长1.2～2cm，直径1～1.3cm。表面棕色或灰棕色，有纵向凹凸不平的突起棱线13～20条，顶端有花被残基，基部常残存果梗。果皮薄而稍韧，与种子紧贴，种子集结成团，中有隔膜将种子团分为3瓣，每瓣有种子6～11粒。种子呈不规则的扁圆形，略有钝棱，直径约3mm，表面灰褐色或灰黄色，外被淡棕色膜质的假种皮；质硬，胚乳白色。有特异香气，味辛、微苦。

【品质】 药材以个大、饱满、气味浓者为佳。

【饮片】 **益智仁** 除去杂质及外壳。用时捣碎。

盐益智仁 形如益智仁，外表棕褐至黑褐色，有特异香气。味辛、微咸。

蒺藜

【来源】 本品为蒺藜科植物蒺藜的干燥成熟果实。

【性状】 本品由 5 个分果瓣组成，呈放射状排列，直径 7～12mm。常裂为单一的分果瓣，分果瓣呈斧状，长 3～6mm；背部黄绿色，隆起，有纵棱和多数小刺，并有对称的长刺和短刺各 1 对，两侧面粗糙，有网纹，灰白色。质坚硬。气微，味苦、辛。

【品质】 以颗粒均匀、饱满、坚实、色灰白者为佳。

【饮片】 **炒蒺藜** 形如蒺藜，无刺，表面微黄色，气微香，味苦、辛。

盐蒺藜 形如蒺藜，表面浅黄色，味微咸。

常见伪品鉴别

软蒺藜 本品为胞果，外被两片宿存苞片。直径 0.5～1.4cm。灰棕色，粗糙。果苞有两种类型：一种呈扁平扇形，有 3 条放射状隆起的主脉及网状细脉，无刺状突起，另一种是果苞基部具珊瑚刺状突起，但不刺手。苞片上部扇形，边缘波状或稍成浅裂，基部渐细成短果柄。剥开两苞片露出扁圆形胞果 1 枚，幼时黄白色，老熟后成棕色，直径约 3mm。表面光滑，一侧有喙状突起。果皮与种皮薄，剥开后呈淡黄色，富油质。气微弱，味微酸、咸。

胖大海

【来源】 本品为梧桐科植物胖大海的干燥成熟种子。

【性状】 本品呈纺锤形或椭圆形，长 2～3cm，直径 1～1.5cm。先端钝圆，基部略尖而歪，具浅色的圆形种脐。表面棕色或暗棕色，微有光泽，具不规则的干缩皱纹。外层种皮极薄，质脆，易脱落。中层种皮较厚，黑褐色，质松易碎，遇水膨胀成海绵状。断面可见散在的树脂状小点。内层种皮可与中层种皮剥离，稍革质，内有 2 片肥厚胚乳，广卵形；子叶 2 枚，菲薄，紧贴于胚乳内侧，与胚乳等大。气微，味淡，嚼之有黏性。见数字资源 4-6 胖大海水试视频。

数字资源 4-6

【品质】 药材以个大、坚实、棕色，表面有细皱纹及光泽，无破皮者为佳。

薏苡仁

【来源】 本品为禾本科植物薏苡的干燥成熟种仁。

【性状】 本品呈宽卵形或长椭圆形，长 4～8mm，宽 3～6mm。表面乳白色，光滑，偶有残存的黄褐色种皮；一端钝圆，另端较宽而微凹，有 1 淡棕色点状种脐；背面圆凸，腹面有 1 条较宽而深的纵沟。质坚实，断面白色，粉性。气微，味微甜。

【品质】 药材以粒大、饱满、色白者为佳。

青葙子

【来源】 本品为苋科植物青葙的干燥成熟种子。

【性状】 本品呈扁圆形，少数呈圆肾形，直径 1～1.5mm。表面黑色或红黑色，光亮，中间微隆起，侧边微凹处有种脐。种皮薄而脆。气微，味淡。

【品质】 药材以粒饱满、色黑、光亮者为佳。

车前子

【来源】 本品为车前科植物车前或平车前的干燥成熟种子。

【性状】 本品呈椭圆形、不规则长圆形或三角状长圆形，略扁，长约 2mm，宽约 1mm。表面黄棕色至黑褐色，有细皱纹，一面有灰白色凹点状种脐。质硬。气微，味淡。

【品质】 药材以粒大、均匀、饱满、色黑、无杂质者为佳。

【饮片】 **盐车前子** 本品为车前子的盐炙品，形如车前子，表面黑褐色。气微香，味微咸。

莱菔子

【来源】 本品为十字花科植物萝卜的干燥成熟种子。

【性状】 本品呈类卵圆形或椭圆形，稍扁，长 2.5～4mm，宽 2～3mm。表面黄棕色、红棕色或灰棕色。一端有深棕色圆形种脐，一侧有数条纵沟。种皮薄而脆，子叶 2，黄白色，有油性。气微，味淡、微苦辛。

【品质】 药材以粒饱满者为佳。

【饮片】 **炒莱菔子** 形如莱菔子，表面微鼓起，色泽加深，质酥脆，气微香。

紫苏子

【来源】 本品为唇形科植物紫苏的干燥成熟果实。

【性状】 本品呈卵圆形或类球形，直径约 1.5mm。表面灰棕色或灰褐色，有微隆起的暗紫色网纹，基部稍尖，有灰白色点状果梗痕。果皮薄而脆，易压碎。种子黄白色，种皮膜质，子叶 2，类白色，有油性。压碎有香气，味微辛。

【品质】 药材以粒饱满，色灰棕，油性足者为佳。

【饮片】 **炒紫苏子** 形如紫苏子，表面灰褐色，有细裂口，有焦香气。

川楝子

【来源】 本品为楝科植物川楝的干燥成熟果实。

【性状】 本品呈类球形，直径 2～3.2cm。表面金黄色至棕黄色，微有光泽，少数凹陷或皱缩，具深棕色小点。顶端有花柱残痕，基部凹陷，有果梗痕。外果皮革质，与果肉间常成空隙，果肉松软，淡黄色，遇水润湿显黏性。果核球形或卵圆形，质坚硬，两端平截，有 6～8 条纵棱，内分 6～8 室，每室含黑棕色长圆形的种子 1 粒。气特异，味酸、苦。

【品质】 药材以个大、饱满、外皮金黄色，果肉黄白色为佳。

【饮片】 **川楝子** 为不规则的厚片或碎块。其余性状同药材。

炒川楝子 形如川楝子片，表面黄色，外皮焦黄色，有焦斑，气焦香，味苦而涩。

盐川楝子 形如川楝子片，色泽加深，味咸、苦。

醋川楝子 形如川楝子片，色泽加深，略有醋气。

诃 子

【来源】 本品为使君子科植物诃子或绒毛诃子的干燥成熟果实。

【性状】 本品为长圆形或卵圆形，长 2～4cm，直径 2～2.5cm，表面黄棕色或暗棕色，略具光泽，有 5～6 条纵棱线和不规则的皱纹，基部有圆形果梗痕。质坚实。果肉厚 0.2～0.4cm，黄棕色或黄褐色。果核长 1.5～2.5cm，直径 1～1.5cm，浅黄色，粗糙，坚硬。种子狭长纺锤形，长约 1cm，直径 0.2～0.4cm，种皮黄棕色，子叶 2，白色，相互重叠卷旋。气微，味酸涩后甜。

【品质】 药材以粒大、质坚实、肉厚、外皮黄棕色、微皱、有光泽者为佳。

苍耳子

【来源】 本品为菊科植物苍耳的干燥成熟带总苞的果实。

【性状】 本品呈纺锤形或卵圆形，长 1～1.5cm，直径 0.4～0.7cm。表面黄棕色或黄绿色，全体有钩刺，顶端有 2 枚较粗的刺，分离或相连，基部有果梗痕。质硬而韧，横切面中央有纵隔膜，2 室，各有 1 枚瘦果。瘦果略呈纺锤形，一面较平坦，顶端具 1 突起的花柱基，果皮薄，灰黑色，具纵纹。种皮膜质，浅灰色，子叶 2，有油性。气微，味微苦。

【饮片】 **炒苍耳子** 为苍耳子的清炒品，形如苍耳子，表面黄褐色，有刺痕。微有香气。

芡 实

【来源】 本品为睡莲科植物芡的干燥成熟种仁。

【性状】 本品呈类球形，多为破粒，完整者直径 5～8mm。表面有棕红色或红褐色内种皮，一端黄白色，约占全体 1/3，有凹点状的种脐痕，除去内种皮显白色。质较硬，断面白色，粉性。气微，味淡。

【品质】 药材以断面色白、粉性足，无碎末者为佳。

罗汉果

【来源】 本品为葫芦科植物罗汉果的干燥果实。

【性状】 本品呈卵形、椭圆形或球形，长 4.5～8.5cm，直径 3.5～6cm。表面褐色、黄褐色或绿褐色，有深色斑块和黄色柔毛，有的具 6～11 条纵纹。顶端有花柱残痕，基部有果梗痕。体轻，质脆，果皮薄，易破。果瓤（中、内果皮）海绵状，浅棕色。种子扁圆形，多数，长约 1.5cm，宽约 1.2cm；浅红色至棕红色，两面中间微凹陷，四周有放射状沟纹，边缘有槽。气微，味甜。

【品质】 以个大形圆，完整不破，色泽黄褐，摇不响，味甜者为佳。

莲 子

【来源】 本品为睡莲科植物莲的干燥成熟种子。

【性状】 本品略呈椭圆形或类球形，长 1.2～1.8cm，直径 0.8～1.4cm。表面红棕色，有细纵纹和较宽的脉纹。一端中心呈乳头状突起，棕褐色，多有裂口，其周边略下陷。质硬，种皮薄，不易剥离。子叶 2，黄白色，肥厚，中有空隙，具绿色莲子心。气微，味甘、微涩；莲子心味苦。

【品质】 以个大、饱满者为佳。

木鳖子

【来源】 本品为葫芦科植物木鳖的干燥成熟种子。

【性状】 本品呈扁平圆板状，中间稍隆起或微凹陷，直径 2～4cm，厚约 0.5cm。表面灰棕色至黑褐色，有网状花纹，在边缘较大的一个齿状突起上有浅黄色种脐。外种皮质硬而脆，内种皮灰绿色，绒毛样。子叶 2，黄白色，富油性。有特殊的油腻气，味苦。

【品质】 以籽粒饱满、外壳无破裂，种仁黄白色、不泛油者为佳。

佛 手

【来源】 本品为芸香科植物佛手的干燥果实。

【性状】 本品为类椭圆形或卵圆形的薄片，常皱缩或卷曲，长 6～10cm，宽 3～7cm，厚 0.2～0.4cm。顶端稍宽，常有 3～5 个手指状的裂瓣，基部略窄，有的可见果梗痕。外皮黄绿色或橙黄色，有皱纹和油点。果肉浅黄白色或浅黄色，散有凹凸不平的线状或点状维管束。质硬而脆，受潮后柔韧。气香，味微甜后苦。

香　橼

【来源】　本品为芸香科植物枸橼或香圆的干燥成熟果实。秋季果实成熟时采收，趁鲜切片，晒干或低温干燥。香圆亦可整个或对剖两半后，晒干或低温干燥。

【性状】　**枸橼**　本品呈圆形或长圆形片，直径 4～10cm，厚 0.2～0.5cm。横切片外果皮黄色或黄绿色，边缘呈波状，散有凹入的油点；中果皮厚 1～3cm，黄白色或淡棕黄色，有不规则的网状突起的维管束；瓤囊 10～17 室。纵切片中心柱较粗壮。质柔韧。气清香，味微甜而苦辛。

香圆　本品呈类球形，半球形或圆片，直径 4～7cm。表面黑绿色或黄棕色，密被凹陷的小油点及网状隆起的粗皱纹，顶端有花柱残痕及隆起的环圈，基部有果梗残基。质坚硬。剖面或横切薄片，边缘油点明显；中果皮厚约 0.5cm；瓤囊 9～11 室，棕色或淡红棕色，间或有黄白色种子。气香，味酸而苦。

【饮片】　本品成不规则的小块丝状。其余性状同药材。

第八节　全草类中药的鉴别

全草类中药大多数为草本植物的地上部分或全株，亦有少数为植物的草质茎或肉质茎。

伸筋草

【来源】　本品为石松科植物石松的干燥全草。

【性状】　本品匍匐茎呈细圆柱形，略弯曲，长可达 2m，直径 1～3mm，其下有黄白色细根；直立茎作二叉状分枝。叶密生茎上，螺旋状排列，皱缩弯曲，线形或针形，长 3～5mm，黄绿色至淡黄棕色，无毛，先端芒状，全缘，易碎断。质柔软，断面皮部浅黄色，木部类白色。气微，味淡。

【品质】　以茎长、黄绿色、杂质少者为佳。

【饮片】　伸筋草呈不规则的段。其余性状同药材。

麻　黄

【来源】　本品为麻黄科植物草麻黄、中麻黄或木贼麻黄的干燥草质茎。

【产地】　主产于吉林、辽宁、内蒙古、河南、河北、山西等省。

【性状】　**草麻黄**　呈细长圆柱形，少分枝，直径 1～2mm。有的带少量棕色木质茎。表面淡绿色至黄绿色，有细纵棱线，触之微有粗糙感。节明显，节间长 2～6cm。节上有膜质鳞叶，长 3～4mm；裂片 2（稀 3），锐三角形，先端灰白色，反曲，基部联合成筒状，红棕色。体轻，质脆，易折断，断面略呈纤维性，周边绿黄色，髓部红棕色，近圆形。气微香，味涩、微苦。

中麻黄　多分枝，直径 1.5～3mm，有粗糙感。节上膜质鳞叶长 2～3mm，裂片 3（稀 2），先端锐尖。断面髓部呈三角状圆形。

木贼麻黄　较多分枝，直径 1～1.5mm，无粗糙感。节间长 1.5～3cm。膜质鳞叶长 1～2mm；裂片 2（稀 3），上部为短三角形，灰白色，先端多不反曲，基部棕红色至棕黑色。

【品质】　以茎粗、色淡绿或黄绿、髓部红棕色、味苦涩者为佳。

【饮片】 **麻黄** 呈圆柱形的段。其余性状同药材。

蜜麻黄 呈圆柱形的段。表面深黄色，微有光泽，略具黏性。有蜜香气，味甜。

常见伪品鉴别

膜果麻黄 为麻黄科植物膜果麻黄的干燥草质茎。茎粗壮，分枝较少，有的分枝端部弯曲，膜质鳞叶多 3 裂；断面髓部类三角形。

问荆 为木贼科植物问荆的干燥地上部分。细长圆柱形，多分枝；表面灰绿色或灰蓝色，微有粗糙感；膜质鳞叶裂片多个，基部联合成筒状；断面中空。

鱼腥草

【来源】 本品为三白草科植物蕺菜的新鲜全草或干燥地上部分。

【性状】 **鲜鱼腥草** 茎呈圆柱形，长 20～45cm，直径 0.25～0.45cm；上部绿色或紫红色，下部白色，节明显，下部节上生有须根，无毛或被疏毛。叶互生，叶片心形，长 3～10cm，宽 3～11cm；先端渐尖，全缘；上表面绿色，密生腺点，下表面常紫红色；叶柄细长，基部与托叶合生成鞘状。穗状花序顶生。具鱼腥气，味涩。

干鱼腥草 茎呈扁圆柱形，扭曲，表面黄棕色，具纵棱数条；质脆，易折断。叶片卷折皱缩，展平后呈心形，上表面暗黄绿色至暗棕色，下表面灰绿色或灰棕色。穗状花序黄棕色。

【品质】 以叶多、灰绿色、有花穗、鱼腥气浓者为佳。

【饮片】 **鲜鱼腥草** 同药材。

干鱼腥草 为不规则的段。其余性状同药材。

瞿 麦

【来源】 本品为石竹科植物瞿麦或石竹的干燥地上部分。

【性状】 **瞿麦** 茎圆柱形，上部有分枝，长 30～60cm；表面淡绿色或黄绿色，光滑无毛，节明显，略膨大，断面中空。叶对生，多皱缩，展平叶片呈条形至条状披针形。枝端具花及果实，花萼筒状，长 2.7～3.7cm；苞片 4～6，宽卵形，长约为萼筒的 1/4；花瓣棕紫色或棕黄色，卷曲，先端深裂成丝状。蒴果长筒形，与宿萼等长。种子细小，多数。气微，味淡。

石竹 萼筒长 1.4～1.8cm，苞片长约为萼筒的 1/2；花瓣先端浅齿裂。

【品质】 以色绿、无根、花未开放、无杂质者为佳。

【饮片】 呈不规则段，切面中空，叶多破碎。其余性状同药材。

萹 蓄

【来源】 本品为蓼科植物萹蓄的干燥地上部分。

【性状】 茎呈圆柱形而略扁，有分枝，长 15～40cm，直径 0.2～0.3cm。表面灰绿色或棕红色，有细密微突起的纵纹；节部稍膨大，有浅棕色膜质的托叶鞘，节间长约 3cm；质硬，易折断，断面髓部白色。叶互生，近无柄或具短柄，叶片多脱落或皱缩、破碎，完整者展平后呈披针形，全缘，两面均呈棕绿色或灰绿色。气微，味微苦。

【品质】 以色绿、叶多、质嫩、杂质少者为佳。

【饮片】 呈不规则的段。其余性状同药材。

仙鹤草

【来源】 本品为蔷薇科植物龙芽草的干燥地上部分。

【性状】 全体被白色柔毛。茎下部圆柱形，直径 4～6mm，红棕色，上部方柱形，四面略凹陷，绿褐色，有纵沟及棱线，有节；体轻，质硬，易折断，断面中空。单数羽状复叶互生，暗绿色，皱缩卷曲；质脆，易碎；叶片有大小 2 种，相间生于叶轴上，顶端小叶较大，完整小叶片展平后呈卵形或长椭圆形，先端尖，基部楔形，边缘有锯齿；托叶 2，抱茎，斜卵形。总状花序细长，花萼下部呈筒状，萼筒上部有钩刺，先端 5 裂，花瓣黄色。气微，味微苦。

【饮片】 呈不规则的段，茎、叶混合。

【品质】 以茎红棕色、叶多、质嫩、杂质少者为佳。

广金钱草

【来源】 本品为豆科植物广金钱草的干燥地上部分。

【性状】 本品茎呈圆柱形，长可达 1m；密被黄色伸展的短柔毛；质稍脆，断面中部有髓。叶互生，小叶 1 或 3，圆形或矩圆形，直径 2～4cm；先端微凹，基部心形或钝圆，全缘；上表面黄绿色或灰绿色，无毛，下表面具灰白色紧贴的绒毛，侧脉羽状；叶柄长 1～2cm，托叶 1 对，披针形，长约 0.8cm。气微香，味微甘。

【品质】 以叶多、色绿为佳。

【饮片】 呈不规则的段，茎、叶混合。其余性状同药材。

紫花地丁

【来源】 本品为堇菜科植物紫花地丁的干燥全草。

【性状】 多皱缩成团。主根长圆锥形，直径 1～3mm；淡黄棕色，有细纵皱纹。叶基生，灰绿色，展平后叶片呈披针形或卵状披针形，长 1.5～6cm，宽 1～2cm；先端钝，基部截形或稍心形，边缘具钝锯齿，两面有毛；叶柄细，长 2～6cm，上部具明显狭翅。花茎纤细；花瓣 5，紫堇色或淡棕色；花距细管状。蒴果椭圆形或 3 裂，种子多数，淡棕色。气微，味微苦而稍黏。

【品质】 以叶绿、根黄、完整、杂质少者为佳。

【饮片】 呈不规则的段，茎、叶、花、果混合。

鸡骨草

【来源】 本品为豆科植物广州相思子的干燥全株。

【性状】 根多呈圆锥形，上粗下细，有分枝，长短不一，直径 0.5～1.5cm；表面灰棕色，粗糙，有细纵纹，支根极细，有的断落或留有残基；质硬。茎丛生，长 50～100cm，直径约 0.2cm；灰棕色至紫褐色，小枝纤细，疏被短柔毛。羽状复叶互生，小叶 8～11 对，多脱落，小叶矩圆形，长 0.8～2cm；先端平截，有小突尖，下表面被伏毛。气微香，味微苦。

【品质】 以根粗、茎、叶全者为佳。

【饮片】 为不规则段。其余性状同药材。

金钱草

【来源】 本品为报春花科植物过路黄的干燥全草。

【性状】 常缠结成团，无毛或被疏柔毛。茎扭曲，表面棕色或暗棕红色，有纵纹，下部茎节上有时具须根，断面实心。叶对生，多皱缩，展平后呈宽卵形或心形，长 1～4cm，宽 1～5cm，基部微凹，全缘；上表面灰绿色或棕褐色，下表面色较浅，主脉明显突起，用水浸后，对光透视可见黑色或褐色条纹；叶柄长 1～4cm。有的带花，花黄色，单生叶腋，具长梗。蒴果球形。气微，味淡。

【品质】　以色绿、叶多、完整、须根及杂质少者为佳。

【饮片】　为不规则的段。其余性状同药材。

常见伪品鉴别

聚花过路黄　同属植物聚花过路黄的干燥全草。全株被长柔毛；叶片卵形到宽卵形，具红色或黑色颗粒状的腺点，主侧脉均明显，水浸后对光透视无黑色或褐色短条纹；花常 2～4 朵聚生于茎顶。

点腺过路黄　同属植物点腺过路黄的干燥全草。全株被短毛；叶片用水浸后，对光透视有淡黄色或橘红色颗粒状的腺点，无黑色或褐色短条纹。

广藿香

【来源】　唇形科植物广藿香的干燥地上部分。枝叶茂盛时采割，日晒夜闷，反复至干。

【性状】　茎略呈方柱形，多分枝，枝条稍曲折，长 30～60cm，直径 0.2～0.7cm；表面被柔毛；质脆，易折断，断面中部有髓；老茎类圆柱形，直径 1～1.2cm，被灰褐色栓皮。叶对生，皱缩成团，展平后叶片呈卵形或椭圆形，长 4～9cm，宽 3～7cm；两面均被灰白色绒毛；先端短尖或钝圆，基部楔形或钝圆，边缘具大小不规则的钝齿；叶柄细，长 2～5cm，被柔毛。气香特异，味微苦。

【品质】　以茎粗壮、叶多、香气浓郁、杂质少者为佳。

【饮片】　呈不规则的段。其余性状同药材。

易混品鉴别

藿香　唇形科藿香的干燥地上部分。茎方柱形，多分枝，老茎坚硬，易折断，断面白色，髓部中空；叶对生，叶片灰绿色，完整者展开后呈卵形或三角状长卵形，先端急尖或钝尖，两面微具毛茸；气芳香，味淡，微凉。

半枝莲

【来源】　本品为唇形科植物半枝莲的干燥全草。

【性状】　长 15～35cm，无毛或花轴上疏被毛。根纤细。茎丛生，较细，方柱形；表面暗紫色或棕绿色。叶对生，有短柄；叶片多皱缩，展平后呈三角状卵形或披针形，长 1.5～3cm，宽 0.5～1cm；先端钝，基部宽楔形，全缘或有少数不明显的钝齿；上表面暗绿色，下表面灰绿色。花单生于茎枝上部叶腋，花萼裂片钝或较圆；花冠二唇形，棕黄色或浅蓝紫色，长约 1.2cm，被毛。果实扁球形，浅棕色。气微，味微苦。

【品质】　以色绿、味苦者为佳。

【饮片】　呈不规则的段。其余性状同药材。

薄　荷

【来源】　本品为唇形科植物薄荷的干燥地上部分。

【性状】　茎呈方柱形，有对生分枝，长 15～40cm，直径 0.2～0.4cm；表面紫棕色或淡绿色，棱角处具茸毛，节间长 2～5cm；质脆，断面白色，髓部中空。叶对生，有短柄；叶片皱缩卷曲，完整者展平后呈宽披针形、长椭圆形或卵形，长 2～7cm，宽 1～3cm；上表面深绿色，下表面灰绿色，稀被茸毛，有凹点状腺鳞。轮伞花序腋生，花萼钟状，先端 5 齿裂，花冠淡紫色。揉搓后有特殊清凉香气，味辛凉。

【品质】　以叶多（不少于 30%）、色深绿、气味浓者为佳。

【饮片】 呈不规则的段，叶多破碎。其余性状同药材。

【鉴别】 取本品叶的粉末少量，经微量升华得油状物，加硫酸2滴及香草醛结晶少量，初显黄色至橙黄色，再加水1滴，即变紫红色。

伪品鉴别

留兰香 为唇形科植物留兰香的干燥地上部分。原产南欧，我国河南、河北、江苏等省有栽培。由于其形态、气味与薄荷相近，市场多有混淆。其鉴别要点为：茎四棱，具槽或条纹，无毛或近无毛；叶无柄或近无柄，叶片展平后卵状长圆形或长圆状披针形；轮伞花序生于茎及分枝顶端，间断但向上密集的圆柱形穗状花序；叶揉搓后有特殊香气，味辛，无凉感。

荆　芥

【来源】 本品为唇形科植物荆芥的干燥地上部分。夏、秋二季花开到顶，穗绿时采割，除去杂质，晒干。

【性状】 茎呈方柱形，上部有分枝，长50~80cm，直径0.2~0.4cm；表面淡黄绿色或淡紫红色，被短柔毛；体轻，质脆，断面类白色。叶对生，多已脱落，叶片3~5羽状分裂，裂片细长。穗状轮伞花序顶生，长2~9cm，直径约0.7cm。花冠多脱落，宿萼钟状，先端5齿裂，淡棕色或黄绿色，被短柔毛；小坚果棕黑色。气芳香，味微涩而辛凉。

【品质】 以色淡黄绿、穗长而密、香气浓者为佳。

【饮片】 **荆芥** 呈不规则的段。其余性状同药材。

荆芥炭 呈不规则的段，全体黑褐色。茎呈方柱形，体轻，质脆，断面焦褐色。略具焦香气，味苦而辛。

益母草

【来源】 本品为唇形科植物益母草的新鲜或干燥地上部分。鲜品春季幼苗期至初夏花前期采割；干品夏季茎叶茂盛、花未开或初开时采割，晒干，或切段晒干。

【性状】 **鲜益母草** 幼苗期无茎，基生叶圆心形，5~9浅裂，每裂片有2~3钝齿。花前期茎呈方柱形，上部多分枝，四面凹下成纵沟，长30~60cm，直径0.2~0.5cm；表面青绿色；质鲜嫩，断面中部有髓。叶交互对生，有柄；叶片青绿色，质鲜嫩，揉之有汁；下部茎生叶掌状3裂，上部叶羽状深裂或浅裂成3片，裂片全缘或具少数锯齿。气微，味微苦。

干益母草 茎表面灰绿色或黄绿色；体轻，质韧，断面中部有髓。叶片灰绿色，多皱缩、破碎，易脱落。轮伞花序腋生，小花淡紫色，花萼筒状，花冠二唇形。切段者长约2cm。

【品质】 以质嫩、色灰绿、叶多者为佳。

【饮片】 **鲜益母草** 同原药材。

干益母草 呈不规则的段。其余性状同药材。

泽　兰

【来源】 本品为唇形科植物毛叶地瓜儿苗的干燥地上部分。

【性状】 茎呈方柱形，少分枝，四面均有浅纵沟，长50~100cm，直径0.2~0.6cm；表面黄绿色或带紫色，节处紫色明显，有白色茸毛；质脆，断面黄白色，髓部中空。叶对生，有短柄或近无柄；叶片多皱缩，展平后呈披针形或长圆形，长5~10cm；上表面黑绿色或暗绿色，下表面灰绿色，密具腺点，两面均有短毛；先端尖，基部渐狭，边缘有锯齿。轮伞花序腋生，花冠多脱落，苞片和花萼宿存，小包片披针形，有缘毛，花萼钟形，5齿。气微，味淡。

【品质】 以质嫩、色绿、叶多者为佳。

【饮片】 呈不规则的段。其余性状同药材。

常见伪品鉴别

地瓜儿苗 唇形科植物地瓜儿苗的干燥地上部分。茎节明显，节上疏生小硬毛；叶两面无毛，下面有凹陷的腺点。

石吊兰 苦苣苔科植物吊石苣苔的全草。茎圆柱形，略扭曲，茎基部有的节上具须根；叶轮生或对生，无毛。

香　薷

【来源】 本品为唇形科植物石香薷的干燥地上部分。前者习称"青香薷"，后者习称"江香薷"。

【性状】 **青香薷** 长30~50cm，基部紫红色，上部黄绿色或淡黄色，全体密被白色茸毛。茎方柱形，基部类圆形，直径1~2mm，节明显，节间长4~7cm；质脆，易折断。叶对生，多皱缩或脱落，叶片展平后呈长卵形或披针形，暗绿色或黄绿色，边缘有3~5疏浅锯齿。穗状花序顶生及腋生，苞片圆卵形或圆倒卵形，脱落或残存；花萼宿存，钟状，淡紫红色或灰绿色，先端5裂，密被茸毛。小坚果4，直径0.7~1.1mm，近圆球形，具网纹。气清香而浓，叶微辛而凉。

江香薷 长55~66cm。表面黄绿色，质较柔软。边缘有5~9疏浅锯齿。果实直径0.9~1.4mm，表面具疏网纹。

【品质】 以枝嫩、穗多、香气浓者为佳。

【饮片】 为不规则的段，其余性状同药材。

肉苁蓉

【来源】 本品为列当科植物肉苁蓉或管花肉苁蓉的干燥带鳞叶的肉质茎。

【性状】 **肉苁蓉** 呈扁圆柱形，稍弯曲，长3~15cm，直径2~8cm。表面棕褐色或灰棕色，密被覆瓦状排列的肉质鳞叶，通常鳞叶先端已断。体重，质硬，微有柔性，不易折断，断面棕褐色，有淡棕色点状维管束，排列成波状环纹。气微，味甜、微苦。

管花肉苁蓉 呈类纺锤形、扁纺锤形或扁柱形，稍弯曲，长5~25cm，直径2.5~9cm。表面棕褐色至黑褐色。断面颗粒状，灰棕色至灰褐色，散生点状维管束。

【品质】 以肉质茎肥厚粗壮、密被鳞叶、表面色棕褐、质柔润者为佳。

【饮片】 **肉苁蓉片** 呈不规则形的厚片。表面棕褐色或灰棕色。有的可见肉质鳞叶。切面有淡棕色或棕黄色点状维管束，排列成波状环纹。气微，味甜、微苦。

管花肉苁蓉片 切面散生点状维管束。

酒苁蓉 形如肉苁蓉片。表面黑棕色，切面点状维管束，排列成波状环纹。质柔润，略有酒香气，味甜、微苦。

锁　阳

【来源】 本品为锁阳科植物锁阳的干燥肉质茎。

【性状】 呈扁圆柱形，微弯曲，长5~15cm，直径1.5~5cm。表面棕色或棕褐色，粗糙，具明显纵沟和不规则凹陷，有的残存三角形的黑棕色鳞片。体重，质硬，难折断，断面浅棕色或棕褐色，有黄色三角状维管束。气微，味甘而涩。

【品质】　以肥大、色红、质坚实者为佳。

【饮片】　为不规则形或类圆形的片。其余性状同药材。

穿心莲

【来源】　本品为爵床科植物穿心莲的干燥地上部分。

【性状】　茎呈方柱形，多分枝，长 50～70cm，节稍膨大；质脆，易折断。单叶对生，叶柄短或近无柄；叶片皱缩、易碎，完整者展平后呈披针形或卵状披针形，长 3～12cm，宽 2～5cm，先端渐尖，基部楔形下延，全缘或波状；上表面绿色，下表面灰绿色，两面光滑。气微，味极苦。

【品质】　以色绿、叶多（不得少于 30％）者为佳。

【饮片】　呈不规则的段。其余性状同药材。

半边莲

【来源】　本品为桔梗科植物半边莲的干燥全草。

【性状】　常缠结成团。根茎极短，直径 1～2mm；表面淡棕黄色，平滑或有细纵纹。根细小，黄色，侧生纤细须根。茎细长，有分枝，灰绿色，节明显，有的可见附生的细根。叶互生，无柄，叶片多皱缩，绿褐色，展平后叶片呈狭披针形，长 1～2.5cm，宽 0.2～0.5cm，边缘具疏而浅的齿或全缘。花梗细长，花小，单生于叶腋，花冠基部筒状，上部 5 裂，偏向一边，浅紫红色，花冠筒内有白色茸毛。气微特异，味微甘而辛。

【品质】　以色深绿、气浓者为佳。

【饮片】　呈不规则的段。余同药材。

佩　兰

【来源】　本品为菊科植物佩兰的干燥地上部分。

【性状】　茎呈圆柱形，长 30～100cm，直径 0.2～0.5cm；表面黄棕色或黄绿色，有的带紫色，有明显的节和纵棱线；质脆，断面髓部白色或中空。叶对生，有柄，叶片多皱缩、破碎，绿褐色；完整叶片 3 裂或不分裂，分裂者中间裂片较大，展平后呈披针形或长圆状披针形，基部狭窄，边缘有锯齿，不分裂者展平后呈卵圆形、卵状披针形或椭圆形。气芳香，味微苦。

【品质】　以质嫩、叶多、色绿、香气浓者为佳。

【饮片】　呈不规则的段。余同药材。

青　蒿

【来源】　本品为菊科植物黄花蒿的干燥地上部分。秋季花盛开时采割，除去老茎，阴干。

【性状】　茎呈圆柱形，上部多分枝，长 30～80cm，直径 0.2～0.6cm；表面黄绿色或棕黄色，具纵棱线；质略硬，易折断，断面中部有髓。叶互生，暗绿色或棕绿色，卷缩易碎，完整者展平后为三回羽状深裂，裂片和小裂片矩圆形或长椭圆形，两面被短毛。气香特异，味微苦。

【品质】　以色绿、叶多、香气浓者为佳。

【饮片】　呈不规则的段，茎、叶混合。余同药材。

茵　陈

【来源】　本品为菊科植物滨蒿或茵陈蒿的干燥地上部分。春季幼苗高 6～10cm 时采收或秋季花蕾长成至花初开时采割，除去杂质和老茎，晒干。春季采收的习称"绵茵陈"，秋季采割的称"花茵陈"。

【性状】　绵茵陈　多卷曲成团状，灰白色或灰绿色，全体密被白色茸毛，绵软如绒。茎细小，长 1.5～2.5cm，直径 0.1～0.2cm，除去表面白色茸毛后可见明显纵纹；质脆，易折断。叶具柄；展平后叶片呈一至三回羽状分裂，叶片长 1～3cm，宽约 1cm；小裂片卵形或稍呈倒披针形、条形，先端锐尖。气清香，味微苦。

花茵陈　茎呈圆柱形，多分枝，长 30～100cm，直径 2～8mm；表面淡紫色或紫色，有纵条纹，被短柔毛；体轻，质脆，断面类白色。叶密集，或多脱落；下部叶二至三回羽状深裂，裂片条形或细条形，两面密被白色柔毛；茎生叶一至二回羽状全裂，基部抱茎，裂片细丝状。头状花序卵形，多数集成圆锥状，长 1.2～1.5mm，直径 1～1.2mm，有短梗；总苞片 3～4 层，卵形，苞片 3 裂；外层雌花 6～10 个，可多达 15 个，内层两性花 2～10 个。瘦果长圆形，黄棕色。气芳香，味微苦。

【品质】　以质嫩、绵软、色灰白、香气浓者为佳。花茵陈以身干，无杂质者为佳。

【饮片】　呈不规则的段。其余性状同药材。

小　蓟

【来源】　本品为菊科植物刺儿菜的干燥地上部分。

【性状】　茎呈圆柱形，有的上部分枝，长 5～30cm，直径 0.2～0.5cm；表面灰绿色或带紫色，具纵棱及白色柔毛；质脆，易折断，断面中空。叶互生，无柄或有短柄；叶片皱缩或破碎，完整者展平后呈长椭圆形或长圆状披针形，长 3～12cm，宽 0.5～3cm；全缘或微齿裂至羽状深裂，齿尖具针刺；上表面绿褐色，下表面灰绿色，两面均具白色柔毛。头状花序单个或数个顶生；总苞钟状，苞片 5～8 层，黄绿色；花紫红色。气微，味微苦。

【品质】　以叶多、色绿者为佳。

【饮片】　呈不规则的段。其余性状同药材。

蒲公英

【来源】　本品为菊科植物蒲公英、碱地蒲公英或同属数种植物的干燥全草。

【性状】　呈皱缩卷曲的团块。根呈圆锥状，多弯曲，长 3～7cm；表面棕褐色，抽皱；根头部有棕褐色或黄白色的茸毛，有的已脱落。叶基生，多皱缩破碎，完整叶片呈倒披针形，绿褐色或暗灰绿色，先端尖或钝，边缘浅裂或羽状分裂，基部渐狭，下延呈柄状，下表面主脉明显。花茎 1 至数条，每条顶生头状花序，总苞片多层，内面一层较长，花冠黄褐色或淡黄白色，有的可见多数具白色冠毛的长椭圆形瘦果。气微，味微苦。

【品质】　以叶多、色绿、有花序者为佳。

【饮片】　为不规则的段。余同药材。

墨旱莲

【来源】　本品为菊科植物鳢肠的干燥地上部分。花开时采割，晒干。

【性状】　全体被白色茸毛。茎呈圆柱形，有纵棱，直径 2～5mm；表面绿褐色或墨绿色。叶对生，近无柄，叶片皱缩卷曲或破碎，完整者展平后呈长披针形，全缘或具浅齿，墨绿色。头状花序直径 2～6mm。瘦果椭圆形而扁，长 2～3mm，棕色或浅褐色。气微，味微咸。

【品质】　以茎长、色墨绿、带叶者为佳。

【饮片】　呈不规则的段。余同药材。

淡竹叶

【来源】 本品为禾本科植物淡竹叶的干燥茎叶。夏季未抽花穗前采割,晒干。

【性状】 长 25～75cm。茎呈圆柱形,有节,表面淡黄绿色,断面中空。叶鞘开裂。叶片披针形,有的皱缩卷曲,长 5～20cm,宽 1～3.5cm;表面浅绿色或黄绿色。叶脉平行,具横行小脉,形成长方形的网格状,下表面尤为明显。体轻,质柔韧。气微,味淡。

【品质】 以叶多、质软、色青绿、不带根及花穗者为佳。

【饮片】 呈不规则的段。余同药材。

马齿苋

【来源】 本品为马齿苋科植物马齿苋的干燥地上部分。

【性状】 多皱缩卷曲,常结成团。茎圆柱形,长可达 30cm,直径 0.1～0.2cm,表面黄褐色,有明显纵沟纹。叶对生或互生,易破碎,完整叶片倒卵形,长 1～2.5cm,宽 0.5～1.5cm;绿褐色,先端钝平或微缺,全缘。花小,3～5 朵生于枝端,花瓣 5,黄色。蒴果圆锥形,长约 5mm,内含多数细小种子。气微,味微酸。

【品质】 以质嫩、叶多、色青绿者为佳。

【饮片】 呈不规则的段。余同药材。

垂盆草

【来源】 本品为景天科植物垂盆草的干燥全草。

【性状】 茎纤细,长可达 20cm 以上,部分节上可见纤细的不定根。3 叶轮生,叶片倒披针形至矩圆形,绿色,肉质,长 1.5～2.8cm,宽 0.3～0.7cm,先端近急尖,基部急狭,有距。气微,味微苦。

【品质】 以质嫩、色绿、无杂质者为佳。

【饮片】 为不规则的段。余同药材。

石 斛

【来源】 本品为兰科植物金钗石斛、鼓槌石斛或流苏石斛的栽培品及其同属植物近似种的新鲜或干燥茎。

【性状】 **鲜石斛** 呈圆柱形或扁圆柱形,长约 30cm,直径 0.4～1.2cm。表面黄绿色,光滑或有纵纹,节明显,色较深,节上有膜质叶鞘。肉质多汁,易折断。气微,味微苦而回甜,嚼之有黏性。

金钗石斛 呈扁圆柱形,长 20～40cm,直径 0.4～0.6cm,节间长 2.5～3cm。表面金黄色或黄中带绿色,有深纵沟。质硬而脆,断面较平坦而疏松。气微,味苦。

鼓槌石斛 呈粗纺锤形,中部直径 1～3cm,具 3～7 节。表面光滑,金黄色,有明显凸起的棱。质轻而松脆,断面海绵状。气微,味淡,嚼之有黏性。

流苏石斛 呈长圆柱形,长 20～150cm,直径 0.4～1.2cm,节明显,节间长 2～6cm。表面黄色至暗黄色,有深纵槽。质疏松,断面平坦或呈纤维性。味淡或微苦,嚼之有黏性。

【品质】 以色金黄、有光泽、质柔韧者为佳。

【饮片】 **鲜石斛** 呈圆柱形或扁圆柱形的段。直径 0.4～1.2cm。表面黄绿色,光滑或有纵纹,肉质多汁。气微,味微苦而回甜,嚼之有黏性。

干石斛 呈扁圆柱形或圆柱形的段。表面金黄色、绿黄色或棕黄色,有光泽,有深纵沟或纵棱,有的可见棕褐色的节。切面黄白色至黄褐色,有多数散在的筋脉点。气微,味淡或微苦，嚼之有黏性。

常见伪品鉴别

有瓜石斛 兰科金石斛属或石仙桃属多种植物的根状茎及假鳞茎。根状茎呈圆柱状或匍匐状，节上生有纺锤形或圆形的假鳞茎。

铁皮石斛

【来源】 本品为兰科植物铁皮石斛的干燥茎。11月至翌年3月采收，除去杂质，剪去部分须根，边加热边扭成螺旋形或弹簧状，烘干；或切成段，干燥或低温烘干，前者习称"铁皮枫斗"（耳环石斛）；后者习称"铁皮石斛"。

【性状】 铁皮枫斗 本品呈螺旋形或弹簧状，通常为2～6个旋纹，茎拉直后长3.5～8cm，直径0.2～0.4cm。表面黄绿色或略带金黄色，有细纵皱纹，节明显，节上有时可见残留的灰白色叶鞘；一端可见茎基部留下的短须根，习称"龙头"。质坚实，易折断，断面平坦，灰白色至灰绿色，略角质状。气微，味淡，嚼之有黏性。

铁皮石斛 本品呈圆柱形的段，长短不等。

【品质】 以肥满、色鲜艳、嚼之发黏者为佳。

第九节 动物类中药的鉴别

动物类中药是指用动物的整体或动物体的某一部分、动物体的生理或病理产物、动物体的加工品等供药用的一类中药。

石决明

【来源】 本品为鲍科动物杂色鲍、皱纹盘鲍、羊鲍、澳洲鲍、耳鲍或白鲍的贝壳。

【性状】 杂色鲍 呈长卵圆形，内面观略呈耳形，长7～9cm，宽5～6cm，高约2cm。表面暗红色，有多数不规则的螺肋和细密生长线，螺旋部小，体螺部大，从螺旋部顶处开始向右排列有20余个疣状突起，末端6～9个开孔，孔口与壳面平。内面光滑，具珍珠样彩色光泽。壳较厚，质坚硬，不易破碎。气微，味微咸。

皱纹盘鲍 呈长椭圆形，长8～12cm，宽6～8cm，高2～3cm。表面灰棕色，有多数粗糙而不规则的皱纹，生长线明显，常有苔藓类或石灰虫等附着物，末端4～5个开孔，孔口突出壳面，壳较薄。

羊鲍 近圆形，长4～8cm，宽2.5～6cm，高0.8～2cm。壳顶位于近中部而高于壳面，螺旋部与体螺部各占1/2，从螺旋部边缘有两行整齐的突起，尤以上部较为明显，末端4～5个开孔，呈管状。

澳洲鲍 呈扁平卵圆形，长13～17cm，宽11～14cm，高3.5～6cm。表面砖红色，螺旋部约为壳面的1/2，螺肋和生长线呈波状隆起，疣状突起30余个，末端7～9个开孔，孔口突出壳面。

耳鲍 狭长，略扭曲，呈耳状，长5～8cm，宽2.5～3.5cm，高约1cm。表面光滑，具翠绿色、紫色及褐色等多种颜色形成的斑纹，螺旋部小，体螺部大，末端5～7个开孔，孔口与壳面平，多为椭圆形，壳薄，质较脆。

白鲍 呈卵圆形，长11～14cm，宽8.5～11cm，高3～6.5cm。表面砖红色，光滑，壳顶高于壳面，生长线颇为明显，螺旋部约为壳面的1/3，疣状突起30余个，末端9个开孔，孔口与壳面平。

【饮片】 石决明不规则碎块或粗粉。灰白色有光泽，质坚硬。气微，味微咸。

牡　蛎

【来源】 本品为牡蛎科动物长牡蛎、大连湾牡蛎或近江牡蛎的贝壳。

【性状】 长牡蛎 呈长片状，背腹缘几平行，长 10～50cm，高 4～15cm。右壳较小，鳞片坚厚，层状或层纹状排列。壳外面平坦或具数个凹陷，淡紫色、灰白色或黄褐色；内面瓷白色，壳顶两侧无小齿。左壳凹陷深，鳞片较右壳粗大，壳顶附着面小。质硬，断面层状，洁白。气微，味微咸。

大连湾牡蛎 呈类三角形，背腹缘呈八字形。右壳外面淡黄色，具疏松的同心鳞片，鳞片起伏成波浪状，内面白色。左壳同心鳞片坚厚，自壳顶部放射肋数个，明显，内面凹下呈盒状，铰合面小。

近江牡蛎 呈圆形、卵圆形或三角形等。右壳外面稍不平，有灰、紫、棕、黄等色，环生同心鳞片，幼体者鳞片薄而脆，多年生长后鳞片层层相叠，内面白色，边缘有的淡紫色。

【品质】 以质坚，色白，内面光洁者为佳。

【饮片】 牡蛎 为不规则的碎块。白色。质硬，断面层状。气微，味微咸。

珍　珠

【来源】 本品为珍珠贝科动物马氏珍珠贝、蚌科动物三角帆蚌或褶纹冠蚌等双壳类动物受刺激形成的珍珠。

【性状】 呈类球形、长圆形、卵圆形或棒形，直径 1.5～8mm。表面类白色、浅粉红色、浅黄绿色或浅蓝色，半透明，光滑或微有凹凸，具特有的彩色光泽。质坚硬，破碎面显层纹。气微，味淡。

【品质】 以纯净，质坚实，有彩色光泽者为佳。

【鉴别】 (1) 火烧，表面变黑，有爆裂声，并可见层层剥落的银灰色小片。

(2) 取本品，置紫外光灯（365nm）下观察，显浅蓝紫色或亮黄绿色荧光，通常环周部分较明亮。

【饮片】 珍珠粉 白色粉末，无光点，质重。气微，味微咸，尝之无渣。

珍珠母

【来源】 本品为蚌科动物三角帆蚌或褶纹冠蚌或珍珠贝科动物马氏珍珠贝的贝壳。

【性状】 三角帆蚌 略呈不等边四角形。壳面生长轮呈同心环状排列。后背缘向上突起，形成大的三角形帆状后翼。壳内面外套痕明显；前闭壳肌痕呈卵圆形，后闭壳肌痕略呈三角形。左右壳均具两枚拟主齿，左壳具两枚长条形侧齿，右壳具一枚长条形侧齿；具光泽。质坚硬。气微腥，味淡。

褶纹冠蚌 呈不等边三角形。后背缘向上伸展成大形的冠。壳内面外套痕略明显；前闭壳肌痕大呈楔形，后闭壳肌痕呈不规则卵圆形，在后侧齿下方有与壳面相应的纵肋和凹沟。左、右壳均具一枚短而略粗后侧齿和一枚细弱的前侧齿，均无拟主齿。

马氏珍珠贝 呈斜四方形，后耳大，前耳小，背缘平直，腹缘圆，生长线极细密，成片状。闭壳肌痕大，长圆形。具一凸起的长形主齿。

【品质】 以完整，彩色光泽明显，洁净者为佳。

【饮片】 珍珠母 不规则碎块，黄玉白色或银灰色，有光泽，表面多不平整，呈明显的颗粒性，有的呈层状。断面大多平截，有明显的横向条纹，少数条纹不明显。质硬而重，气微，味淡。

煅珍珠母 粉末状，青灰色，"珠光"少见或消失。质松脆，易碎。

<h2 style="text-align:center">地 龙</h2>

【来源】 本品为钜蚓科动物参环毛蚓、通俗环毛蚓、威廉环毛蚓或栉盲环毛蚓的干燥体。前一种习称"广地龙"，后三种习称"沪地龙"。

【性状】 **广地龙** 呈长条状薄片，弯曲，边缘略卷，长 15～20cm，宽 1～2cm。全体具环节，背部棕褐色至紫灰色，腹部浅黄棕色；第 14～16 环节为生殖带，习称"白颈"，较光亮。体前端稍尖，尾端钝圆，刚毛圈粗糙而硬，色稍浅。雄生殖孔在第 18 环节腹侧刚毛圈一小孔突上，外缘有数环绕的浅皮褶，内侧刚毛圈隆起，前面两边有横排（一排或二排）小乳突，每边 10～20 个不等。受精囊孔 2 对，位于 7/8 至 8/9 环节间一椭圆形突起上，约占节周 5/11。体轻，略呈革质，不易折断，气腥，味微咸。

沪地龙 长 8～15cm，宽 0.5～1.5cm。全体具环节，背部棕褐色至黄褐色，腹部浅黄棕色；第 14～16 环节为生殖带，较光亮。第 18 环节有一对雄生殖孔。通俗环毛蚓的雄交配腔能全部翻出，呈花菜状或阴茎状；威廉环毛蚓的雄交配腔孔呈纵向裂缝状；栉盲环毛蚓的雄生殖孔内侧有 1 或多个小乳突。受精囊孔 3 对，在 6/7 至 8/9 环节间。

【品质】 以条大，肥厚，身干，杂质少者为佳。

【饮片】 **广地龙** 为薄片状小段，边缘略卷；具环节，背部棕褐色至紫灰色，腹部浅黄棕色，生殖环带较光亮；体前端稍尖，尾端钝圆，刚毛圈粗糙而硬；体轻，略呈革质，不易折断；气腥，味微咸。

沪地龙 不规则碎块，表面灰褐色或灰棕色；体轻，质脆易折断；气腥，味微咸。

<h2 style="text-align:center">水 蛭</h2>

【来源】 本品为水蛭科动物蚂蟥、水蛭或柳叶蚂蟥的干燥全体。

【性状】 **蚂蟥** 呈扁平纺锤形，有多数环节，长 4～10cm，宽 0.5～2cm。背部黑褐色或黑棕色，稍隆起，用水浸后，可见黑色斑点排成 5 条纵纹；腹面平坦，棕黄色。两侧棕黄色，前端略尖，后端钝圆，两端各具 1 吸盘，前吸盘不显著，后吸盘较大。质脆，易折断，断面胶质状。气微腥。

水蛭 扁长圆柱形，体多弯曲扭转，长 2～5cm，宽 0.2～0.3cm。

柳叶蚂蟥 狭长而扁，长 5～12cm，宽 0.1～0.5cm。

【品质】 以整齐，黑棕色，断面有光泽，无杂质者为佳。

【饮片】 **水蛭** 呈不规则扁块状或扁圆柱形，表面黑褐色或棕黄色，切面胶质状。气微腥。

烫水蛭 呈不规则扁块状或扁圆柱形，略鼓起，表面棕黄色至黑褐色，附有少量白色滑石粉。断面松泡，灰白色至焦黄色。气微腥。

<h2 style="text-align:center">海螵蛸</h2>

【来源】 本品为乌贼科动物无针乌贼或金乌贼的干燥内壳。

【性状】 **无针乌贼** 呈扁长椭圆形，中间厚，边缘薄，长 9～14cm，宽 2.5～3.5cm，厚约 1.3cm。背面有磁白色脊状隆起，两侧略显微红色，有不甚明显的细小疣点；腹面白色，自尾端到中部有细密波状横层纹；角质缘半透明，尾部较宽平，无骨针。体轻，质松，易折断，断面粉质，显疏松层纹。气微腥，味微咸。

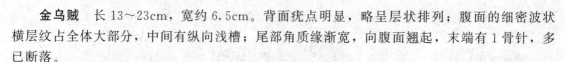

金乌贼 长 13～23cm，宽约 6.5cm。背面疣点明显，略呈层状排列；腹面的细密波状横层纹占全体大部分，中间有纵向浅槽；尾部角质缘渐宽，向腹面翘起，末端有 1 骨针，多已断落。

【品质】 以完整，色白，身干，体大，洁净者为佳。

【饮片】 为不规则形或类方形小块，类白色或微黄色，气微腥，味微咸。

全 蝎

【来源】 本品为钳蝎科动物东亚钳蝎的干燥体。

【产地】 主产河南、山东、河北、辽宁等地。

【性状】 本品头胸部与前腹部呈扁平长椭圆形，后腹部呈尾状，皱缩弯曲，完整者体长约 6cm。头胸部呈绿褐色，前面有 1 对短小的螯肢和 1 对较长大的钳状脚须，形似蟹螯，背面覆有梯形背甲，腹面有足 4 对，均为 7 节，末端各具 2 爪钩；前腹部由 7 节组成，第 7 节色深，背甲上有 5 条隆脊线。背面绿褐色，后腹部棕黄色，6 节，节上均有纵沟，末节有锐钩状毒刺，毒刺下方无距。气微腥，味咸。

【品质】 以完整，色绿褐，身干，腹中杂质少者为佳。

蜈 蚣

【来源】 本品为蜈蚣科动物少棘巨蜈蚣的干燥体。

【性状】 呈扁平长条形，长 9～15cm，宽 0.5～1cm。由头部和躯干部组成，全体共 22 个环节。头部暗红色或红褐色，略有光泽，有头板覆盖，头板近圆形，前端稍突出，两侧贴有颚肢一对，前端两侧有触角一对。躯干部第一背板与头板同色，其余 20 个背板为棕绿色或墨绿色，具光泽，自第四背板至第二十背板上常有两条纵沟线；腹部淡黄色或棕黄色，皱缩；自第二节起，每节两侧有步足一对；步足黄色或红褐色，偶有黄白色，呈弯钩形，最末一对步足尾状，故又称尾足，易脱落。质脆，断面有裂隙。气微腥，有特殊刺鼻的臭气，味辛、微咸。

【品质】 以条长，身干，头红色，足黄色，身墨绿色，完整者为佳。

土鳖虫

【来源】 本品为鳖蠊科昆虫地鳖或冀地鳖的雌虫干燥体。

【性状】 **地鳖** 呈扁平卵形，长 1.3～3cm，宽 1.2～2.4cm。前端较窄，后端较宽，背部紫褐色，具光泽，无翅。前胸背板较发达，盖住头部；腹背板 9 节，呈覆瓦状排列。腹面红棕色，头部较小，有丝状触角 1 对，常脱落，胸部有足 3 对，具细毛和刺。腹部有横环节。质松脆，易碎。气腥臭，味微咸。

冀地鳖 长 2.2～3.7cm，宽 1.4～2.5cm。背部黑棕色，通常在边缘带有淡黄褐色斑块及黑色小点。

【品质】 以完整，均匀，体肥，色紫褐，无杂质者为佳。

常见伪品鉴别

金边地鳖 姬蠊科动物东方后片蠊的雌虫体。呈长椭圆形；背部黑棕色，有光泽，腹部红棕色，在前胸背板前缘有一黄色的镶边；足 3 对，生于胸部；体轻；气腥臭。

桑螵蛸

【来源】 本品为螳螂科昆虫大刀螂、小刀螂或巨斧螳螂的干燥卵鞘。以上三种分别习称"团螵蛸""长螵蛸"及"黑螵蛸"。深秋至次春收集，除去杂质，蒸至虫卵死后，干燥。

【性状】　**团螵蛸**　略呈圆柱形或半圆形，由多层膜状薄片叠成，长 2.5～4cm，宽 2～3cm。表面浅黄褐色，上面带状隆起不明显，底面平坦或有凹沟。体轻，质松而韧，横断面可见外层为海绵状，内层为许多放射状排列的小室，室内各有一细小椭圆形卵，深棕色，有光泽。气微腥，味淡或微咸。

长螵蛸　略呈长条形，一端较细，长 2.5～5cm，宽 1～1.5cm。表面灰黄色，上面带状隆起明显，带的两侧各有一条暗棕色浅沟和斜向纹理。质硬而脆。

黑螵蛸　略呈平行四边形，长 2～4cm，宽 1.5～2cm。表面灰褐色，上面带状隆起明显，两侧有斜向纹理，近尾端微向上翘。质硬而韧。

【品质】　以完整，色黄，体轻而带韧性，卵未孵出，无杂质者为佳。

蝉　蜕

【来源】　本品为蝉科昆虫黑蚱的若虫羽化时脱落的皮壳。

【性状】　略呈椭圆形而弯曲，长约 3.5cm，宽约 2cm。表面黄棕色，半透明，有光泽。头部有丝状触角 1 对，多已断落，复眼突出。额部先端突出，口吻发达，上唇宽短，下唇伸长成管状。胸部背面呈十字形裂开，裂口向内卷曲，脊背两旁具小翅 2 对；腹面有足 3 对，被黄棕色细毛。腹部钝圆，共 9 节。体轻，中空，易碎。气微，味淡。

【品质】　以完整，体轻，色亮黄者为佳。

九香虫

【来源】　本品为蝽科昆虫九香虫的干燥体。

【性状】　本品略呈六角状扁椭圆形，长 1.6～2cm，宽约 1cm。表面棕褐色或棕黑色，略有光泽。头部小，与胸部略呈三角形，复眼突出，卵圆状，单眼 1 对，触角 1 对，各 5 节，多已脱落。背部有翅 2 对，外面的 1 对基部较硬，内部 1 对为膜质，透明。胸部有足 3 对，多已脱落。腹部棕红色至棕黑色，每节近边缘处有突起的小点。质脆，折断后腹内有浅棕色的内含物。气特异，味微咸。

【品质】　以虫体完整，具油性，色棕褐，发亮，无霉蛀者为佳。

僵　蚕

【来源】　本品为蚕蛾科昆虫家蚕 4～5 龄的幼虫感染（或人工接种）白僵菌而致死的干燥体。

【性状】　略呈圆柱形，多弯曲皱缩。长 2～5cm，直径 0.5～0.7cm。表面灰黄色，被有白色粉霜状的气生菌丝和分生孢子。头部较圆，足 8 对，体节明显，尾部略呈二分歧状。质硬而脆，易折断，断面平坦，外层白色，中间有亮棕色或亮黑色的丝腺环 4 个。气微腥，味微咸。

【品质】　以条粗，色白，断面光亮，杂质少者为佳。表面无白色粉霜，中空者不可入药。

龟　甲

【来源】　本品为龟科动物乌龟的背甲及腹甲。

【性状】　背甲及腹甲由甲桥相连，背甲稍长于腹甲，与腹甲常分离。背甲呈长椭圆形拱状，长 7.5～22cm，宽 6～18cm；外表面棕褐色或黑褐色，脊棱 3 条；颈盾 1 块，前窄后宽；椎盾 5 块，第 1 椎盾长大于宽或近相等，第 2～4 椎盾宽大于长；肋盾两侧对称，各 4 块；缘盾每侧 11 块；臀盾 2 块。腹甲呈板片状，近长方椭圆形，长 6.4～21cm，宽 5.5～

17cm；外表面淡黄棕色至棕黑色，盾片12块，每块常具紫褐色放射状纹理，腹盾、胸盾和股盾中缝均长，喉盾、肛盾次之，肱盾中缝最短；内表面黄白色至灰白色，有的略带血迹或残肉，除净后可见骨板9块，呈锯齿状嵌接；前端钝圆或平截，后端具三角形缺刻，两侧残存呈翼状向斜上方弯曲的甲桥。质坚硬。气微腥，味微咸。

【品质】 以块大，完整，洁净，无腐肉者为佳。

【饮片】 龟甲 同药材。

醋龟甲 呈不规则的块状。背甲盾片略呈拱状隆起，腹甲盾片呈平板状，大小不一。表面黄色或棕褐色，有的可见深棕褐色斑点，有不规则纹理。内表面棕黄色或棕褐色，边缘有的呈锯齿状。断面不平整，有的有蜂窝状小孔。质松脆。气微腥，味微咸，微有醋香气。

鳖 甲

【来源】 本品为鳖科动物鳖的背甲。

【性状】 本品呈椭圆形或卵圆形，背面隆起，长10～15cm，宽9～14cm。外表面黑褐色或墨绿色，略有光泽，具细网状皱纹和灰黄色或灰白色斑点，中间有一条纵棱，两侧各有左右对称的横凹纹8条，外皮脱落后，可见锯齿状嵌接缝。内表面类白色，中部有突起的脊椎骨，颈骨向内卷曲，两侧各有肋骨8条，伸出边缘。质坚硬。气微腥，味淡。

【品质】 以个大，甲厚，无残肉者为佳。

【饮片】 鳖甲块 为不规则的碎块，外表面灰白色，略有光泽，具细网状皱纹，有的边缘呈细锯齿状。

醋鳖甲 形如鳖甲块，表面黄色，微有醋酸气。

蛤 蚧

【来源】 本品为壁虎科动物蛤蚧的干燥体。

【性状】 本品呈扁片状，头颈部及躯干部长9～18cm，头颈部约占三分之一，腹背部宽6～11cm，尾长6～12cm。头略呈扁三角状，两眼多凹陷成窟窿，口内有细齿，生于颚的边缘，无异型大齿。吻部半圆形，吻鳞不切鼻孔，与鼻鳞相连，上鼻鳞左右各1片，上唇鳞12～14对，下唇鳞（包括颏鳞）21片。腹背部呈椭圆形，腹薄。背部呈灰黑色或银灰色，有黄白色、灰绿色或橙红色斑点散在或密集成不显著的斑纹，脊椎骨和两侧肋骨突起。四足均具5趾；趾间仅具蹼迹，足趾底有吸盘。尾细而坚实，微现骨节，与背部颜色相同，有6～7个明显的银灰色环带，有的再生尾较原生尾短，且银灰色环带不明显。全身密被圆形或多角形微有光泽的细鳞。气腥，味微咸。

【品质】 以体大，尾长，无虫蛀者为佳。

常见伪品鉴别

守宫 为壁虎科动物壁虎、无蹼壁虎或多疣壁虎等去内脏的干燥体，又称为"小蛤蚧"。体长20cm以下，头体长超过尾长，无眼睑，吻鳞切鼻孔；背褐色或灰褐色，粒鳞微小，镶嵌排列，散有小疣鳞；腹部淡黄色。

西藏蛤蚧 为鬣蜥科动物喜山鬣蜥除去内脏的干燥体，呈片块状，全体暗褐色；头较小，呈三角形，有眼睑，吻鳞不切鼻孔；头顶、躯干背部及四肢鳞片较大，背鳞具棱，覆瓦状排列；足呈鸟足状，指趾狭长，无蹼及吸盘；尾长于体长。

红点蛤蚧 为鬣蜥科动物蜡皮蜥除去内脏的干燥体。尾长为体长的2倍；头较小，三角形，眼闭合；背部灰黑色，背鳞细小，密布橘红色圆形斑点，体两侧有条形横向橘红色斑纹；前肢较短，后肢长而粗壮；头顶及尾背部鳞片较大，均起棱。

金钱白花蛇

【来源】 本品为眼镜蛇科动物银环蛇的幼蛇干燥体。

【性状】 本品呈圆盘状，盘径 3～6cm，蛇体直径 0.2～0.4cm。头盘在中间，尾细，常纳口内，口腔内上颌骨前端有毒沟牙 1 对，鼻间鳞 2 片，无颊鳞，上下唇鳞通常各为 7 片。背部黑色或灰黑色，有白色环纹 45～58 个，黑白相间，白环纹在背部宽 1～2 行鳞片，向腹面渐增宽，黑环纹宽 3～5 行鳞片，背正中明显突起一条脊棱，脊鳞扩大呈六角形，背鳞细密，通身 15 行，尾下鳞单行。气微腥，味微咸。

【品质】 以身干、头尾俱全，盘径小，无虫蛀、霉变、异臭者为佳。

常见伪品鉴别

金环蛇 为眼镜蛇科动物金环蛇的幼蛇加工品。全体有横环纹 23～33 个，黑黄纹相间，两者的宽度相近，为 3～5 个鳞片，横环纹绕腹部；背部脊鳞扩大呈六角形，背鳞通身 15 行；气微腥，味微咸。

赤链蛇 为游蛇科动物赤链蛇的幼蛇加工品。全体有黑白相间的窄环纹，有 60 个以上浅灰色（鲜时红色）横环纹，排列紧密，每条纹宽 1～2 个鳞片，腹部灰白色，腹侧有黑褐色斑点；脊鳞片不扩大，尾下鳞双行。

水赤链蛇 为游蛇科动物水赤链蛇的幼蛇加工品。全体有多数环纹，灰褐色与淡黄色纹相间，淡黄纹略宽于灰褐纹，横环纹环绕腹部。脊棱不扩大，尾下鳞双行。

蕲　蛇

【来源】 本品为蝰科动物五步蛇的干燥体。

【性状】 蛇体卷成盘形，盘径 17～35cm，体长可达 2m。头在中间稍向上，呈三角形而扁平，吻端向上，习称"翘鼻头"。上腭有管状毒牙，中空尖锐。背部两侧各有黑褐色与浅棕色组成的"V"形斑纹 17～25 个，其"V"形的两上端在背中线上相接，习称"方胜纹"，有的左右不相接，呈交错排列。腹部撑开或不撑开，灰白色，鳞片较大，有黑色类圆形的斑点，习称"连珠斑"；腹内壁黄白色，脊椎骨的棘突较高，呈刀片状上突，前后椎体下突基本同形，多为弯刀状，向后倾斜，尖端明显超过椎体后隆面。尾部骤细，末端有三角形深灰色的角质鳞片一枚，习称"佛指甲"。气腥，味微咸。

【品质】 以条大、头尾齐全，花纹明显、内壁洁净者为佳。

【饮片】 **蕲蛇** 小段状，表面黑褐色或浅棕色，有鳞片痕；近腹部呈灰白色，内面腹壁黄白色，质坚硬，气腥，味微咸。

蕲蛇肉 小段片状，无骨、鳞片，黄白色，质较柔软，略有酒气。

酒蕲蛇 为段块状，表面黑褐色或棕黄色，有鳞片痕。近腹部黄色或棕黄色，腹内可见脊椎骨或肋骨。偶见焦斑，略有酒气。

乌梢蛇

【来源】 本品为游蛇科动物乌梢蛇的干燥体。

【性状】 本品呈圆盘状，盘径约 16cm。表面黑褐色或绿黑色，密被菱形鳞片；背鳞行数成双，背中央 2～4 行鳞片强烈起棱，形成两条纵贯全体的黑线。头盘在中间，扁圆形，眼大而下凹陷，有光泽。上唇鳞 8 枚，第 4、5 枚入眶，颊鳞 1 枚，眼前下鳞 1 枚，较小，眼后鳞 2 枚。脊部高耸成屋脊状。腹部剖开边缘向内卷曲，脊肌肉厚，黄白色或淡棕色，可见排列整齐的肋骨。尾部渐细而长，尾下鳞双行。剥皮者仅留头尾之皮鳞，中段较光滑。气腥，味淡。

【品质】 以头尾齐全，皮黑肉黄，质坚实者为佳。

鸡内金

【来源】 本品为雉科动物家鸡的干燥沙囊内壁。

【性状】 本品为不规则卷片，厚约 2mm，表面黄色、黄绿色或黄褐色，薄而半透明，具明显的条状皱纹。质脆，易碎，断面角质样，有光泽。气微腥，味微苦。

【品质】 以个大，色黄，完整者为佳。

【饮片】 **炒鸡内金** 表面暗黄褐色或焦黄色，用放大镜观察，显颗粒状或微细泡状。轻折即断，断面有光泽。

阿 胶

【来源】 本品为马科动物驴的干燥皮或鲜皮经煎煮、浓缩制成的固体胶。

【性状】 本品呈长方形块、方形块或丁状。棕色至黑褐色，有光泽。质硬而脆，断面光亮，碎片对光照视呈棕色半透明状。气微，味微甘。

【品质】 以色乌黑光亮，稍透明，无腥臭气，夏天不软化者为佳。

【饮片】 **阿胶珠** 为阿胶的炮制品。呈类球形。表面棕黄色或灰白色，附有白色粉末。体轻，质酥，易碎。断面中空或多孔状，淡黄色至棕色。气微，味微甘。

麝 香

【来源】 本品为鹿科动物林麝、马麝或原麝成熟雄体香囊中的干燥分泌物。野麝多在冬季至次春猎取，猎获后，割取香囊，阴干，习称"毛壳麝香"；剖开香囊，除去囊壳，习称"麝香仁"。家麝直接从其香囊中取出麝香仁，阴干或用干燥器密闭干燥。

【性状】 **毛壳麝香** 为扁圆形或类椭圆形的囊状体，直径 3～7cm，厚 2～4cm。开口面的皮革质，棕褐色，略平，密生白色或灰棕色短毛，从两侧围绕中心排列，中间有 1 小囊孔。另一面为棕褐色略带紫的皮膜，微皱缩，偶显肌肉纤维，略有弹性，剖开后可见中层皮膜呈棕褐色或灰褐色，半透明，内层皮膜呈棕色，内含颗粒状、粉末状的麝香仁和少量细毛及脱落的内层皮膜。

麝香仁 野生者质软，油润，疏松；其中呈不规则圆球形或颗粒状者，称为"当门子"，表面多呈紫黑色，油润光亮，微有麻纹，断面深棕色或黄棕色；粉末状者多呈棕褐色或黄棕色，并有少量脱落的内层皮膜和细毛。饲养者呈颗粒状、短条或不规则团块；表面不平，紫黑色或深棕色，显油性，微有光泽，并有少量毛和脱落的内层皮膜。气香浓烈而特异，味微辣、微苦带咸。

【品质】 毛壳麝香以饱满，皮薄，有弹性，香气浓烈者为佳；麝香仁以颗粒色紫黑，粉末色棕褐，质柔，油润，香气浓烈者为佳。

【鉴别】

（1）取毛壳麝香用特制槽针从囊孔插入，转动槽针，提取麝香仁，立即检视，槽内的麝香仁应有逐渐膨胀高出槽面的现象，习称"冒槽"。麝香仁油润，颗粒疏松，无锐角，香气浓烈。不应有纤维等异物或异常气味。

（2）取麝香仁粉末少量，置手掌中，加水润湿，用手搓之能成团，再用手指轻揉即散，不应粘手、染手、顶指或结块。

（3）取麝香仁少量，撒于炽热的坩埚中灼烧，初则迸裂，随即融化膨胀起泡似珠，香气浓烈四溢，应无毛、肉焦臭，无火焰或火星出现。灰化后，残渣呈白色或灰白色。

鹿 茸

【来源】 本品为鹿科动物梅花鹿或马鹿的雄鹿未骨化密生茸毛的幼角。前者习称"花鹿茸"，后者习称"马鹿茸"。

【性状】 **花鹿茸** 呈圆柱状分枝，具一个分枝者习称"二杠"，主枝习称"大挺"，长17～20cm，锯口直径4～5cm，离锯口约1cm处分出侧枝，习称"门庄"，长9～15cm，直径较大挺略细。外皮红棕色或棕色，多光润，表面密生红黄色或棕黄色细茸毛，上端较密，下端较疏；分岔间具1条灰黑色筋脉，皮茸紧贴。锯口黄白色，外围无骨质，中部密布细孔。具两个分枝者，习称"三岔"，大挺长23～33cm，直径较二杠细，略呈弓形，微扁，枝端略尖，下部多有纵棱筋及突起疙瘩；皮红黄色，茸毛较稀而粗。体轻。气微腥，味微咸。

二茬茸与头茬茸相似，但挺长而不圆或下粗上细，下部有纵棱筋。皮灰黄色，茸毛较粗糙，锯口外围多已骨化。体较重。无腥气。

马鹿茸 较花鹿茸粗大，分枝较多，侧枝一个者习称"单门"，两个者习称"莲花"，三个者习称"三岔"，四个者习称"四岔"或更多。按产地分为"东马鹿茸"和"西马鹿茸"。

东马鹿茸"单门"大挺长25～27cm，直径约3cm。外皮灰黑色，茸毛灰褐色或灰黄色，锯口面外皮较厚，灰黑色，中部密布细孔，质嫩；"莲花"大挺长可达33cm，下部有棱筋，锯口面蜂窝状小孔稍大；"三岔"皮色深，质较老；"四岔"茸毛粗而稀，大挺下部具棱筋及疙瘩，分枝顶端多无毛，习称"捻头"。

西马鹿茸大挺多不圆，顶端圆扁不一，长30～100cm。表面有棱，多抽缩干瘪，分枝较长且弯曲，茸毛粗长，灰色或黑灰色。锯口色较深，常见骨质。气腥臭，味咸。

【品质】 以粗壮，饱满，皮毛完整，质嫩，油润，无骨棱者为佳。

【饮片】

1. 鹿茸片

（1）花鹿茸片 血片、蜡片为角尖部所切圆形薄片，表面浅棕色或浅黄白色，半透明，微显光泽，外皮无骨质。周边粗糙，红棕色或棕色，质坚韧。中上部切出的习称"粉片"，下部习称"老角片"，为圆形或类圆形厚片。直径稍大，表面粉白色或浅棕色，中间有蜂窝状细孔，外皮无骨质或略具骨质。质坚脆。

（2）马鹿茸片 血片、蜡片表面灰黑色，中央米黄色，外皮较厚无骨质，周边灰黑色，质坚韧，气微腥，味微咸。粉片、老角片为圆形或类圆形厚片，表面灰黑色，中央米黄色，有细蜂窝状小孔，外皮较厚，无骨质或略具骨质，周边灰黑色，质坚脆。气微腥，味微咸。

2. 鹿茸粉

为灰白色或米黄色粉末，气微腥，味微咸。

附：

鹿角 为马鹿或梅花鹿已骨化的角或锯茸后翌年春季脱落的角基，分别习称"马鹿角""梅花鹿角""鹿角脱盘"。

鹿角胶 为鹿角经水煎煮、浓缩制成的固体胶。呈扁方形块或丁状。黄棕色或红棕色，半透明，有的上部有黄白色泡沫层。质脆，易碎，断面光亮。气微，味微甜。

鹿角霜 为鹿角熬去胶质后的角块。呈长圆柱形或不规则的块状，大小不一。表面灰白色，显粉性，常具纵棱，偶见灰色或灰棕色斑点。体轻，质酥，断面外层较致密，白色或灰白色，内层有蜂窝状小孔，灰褐色或灰黄色。有吸湿性。气微，味淡，嚼之有粘牙感。

常见伪品鉴别

驼鹿茸 为鹿科动物驼鹿雄鹿的幼角。主枝伸展成掌状，长 30～50cm，直径 2～6cm。侧枝 1～2 个，枝端又分数小枝，外皮灰黑色。表面密生灰棕色粗茸毛，硬而长，手摸粗糙。

驯鹿茸 为鹿科动物驯鹿雄鹿的幼角。主枝呈弓形，侧枝 1～2 个，枝端又分数小叉，外皮灰褐色。表面密生灰棕色茸毛，软而长，手摸柔软。

水鹿茸（春茸） 为鹿科动物水鹿的雄鹿未骨化的幼角。茸角分生第 1 侧枝距大挺基部较远，第 2 侧枝距第 1 侧枝也较远，有的约距 30cm。大挺中、上端及第 2～4 侧枝均呈扁圆形。皮褐色，毛茸软长而粗，且交错零乱。

白鹿茸（草茸） 为鹿科动物白鹿雄鹿未骨化的幼角。茸体呈多分叉的圆柱形，长 10～36cm，分叉 3～6 个，端顶钝圆如卵形。表面茸毛短，均匀整齐，柔和而有光泽，白色、灰白色或淡棕色。断面小孔细密而均匀，呈鲜红、肉红或猪肝色。气腥，微香。

白唇鹿茸（岩茸） 为鹿科动物白唇鹿茸雄鹿未骨化的嫩角。外形似马鹿茸，茸长达 90cm。表面显棱，多抽缩干瘪，侧枝较长而略弯曲，毛粗呈灰色或黑灰色。

羚羊角

【来源】 本品为牛科动物赛加羚羊的角。

【性状】 本品呈长圆锥形，略呈弓形弯曲，长 15～33cm；类白色或黄白色，基部稍呈青灰色。嫩枝对光透视有"血丝"或紫黑色斑纹，光润如玉，无裂纹，老枝则有细纵裂纹。除尖端部分外，有 10～16 个隆起环脊，间距约 2cm，用手握之，四指正好嵌入凹处。角的基部横截面圆形，直径 3～4cm，内有坚硬质重的角柱，习称"骨塞"，骨塞长约占全角的 1/2 或 1/3，表面有突起的纵棱与其外面角鞘内的凹沟紧密嵌合，从横断面观，其结合部呈锯齿状。除去"骨塞"后，角的下半段成空洞，全角呈半透明，对光透视，上半段中央有一条隐约可辨的细孔道直通角尖，习称"通天眼"。质坚硬。气微，味淡。

【品质】 以色白，质嫩，光润，有红色斑纹，无裂纹者为佳。

【饮片】 **羚羊角镑片** 为纵向薄片。类白色或黄白色，表面光滑，半透明，有光泽。无臭，味淡。

羚羊角粉 为乳白色的细粉。无臭，味淡。

常见伪品鉴别

鹅喉羚羊角 为牛科动物鹅喉羚（长尾黄羊）雄兽的角。角稍弯曲，角尖显著向内弯转。表面黑色，粗糙，多纵裂纹，不透明。中下部有不明显的斜向环脊 4～8 个，间距约 1.5cm。基部无锯齿状骨塞。

黄羊角 为牛科动物黄羊的角；表面淡棕色，不透明，自基部向上有密集、斜向、弯曲的环脊 17～20 个，环脊间距约 0.5cm，基部无锯齿状骨塞。

山羊角 为牛科动物山羊的角。稍扁，背侧呈纵沟状，黄色，不透明，有多个不规则隆起的环脊，间距 0.5～1cm，基部骨塞多圆形，无锯齿状嵌合。

藏羚羊角 为牛科动物藏羚羊的角。侧扁而较细长，长 50～70cm，中下部较直，表面深棕色，不透明，一侧有明显隆起的半环脊约 16 个，间距约 2cm。

水牛角

【来源】 本品为牛科动物水牛的角。

【性状】 本品呈稍扁平而弯曲的锥形，长短不一。表面棕黑色或灰黑色，一侧有数条横向的沟槽，另一侧有密集的横向凹陷条纹。上部渐尖，有纵纹，基部略呈三角形，中空。角质，坚硬。气微腥，味淡。

【品质】 以洁净、无角塞者为佳。

【饮片】 水牛角，洗净，镑片或锉成粗粉。

第十节 矿物类中药的鉴别

矿物是因地质作用形成的天然单质或化合物。矿物药按来源可分为三类：可供药用的天然矿物（如朱砂、石膏）；动物或动物骨骼的化石（如龙骨、石燕）；以矿物为原料的加工品（如轻粉、秋石）。

朱 砂

【来源】 本品为硫化物类矿物辰砂族辰砂。主含硫化汞（HgS）。其片状者称为"镜面砂"，块状者称"豆瓣砂"，粉末状者称"朱宝砂"。

【性状】 本品为粒状或块状集合体，呈颗粒状或块片状。鲜红色或暗红色，条痕红色至褐红色，具光泽。体重，质脆，片状者易破碎，粉末状者有闪烁的光泽。气微，味淡。

【品质】 以色红鲜艳、有光泽、微透明、无杂质者为佳。

【鉴别】 取本品，用盐酸湿润后，在光洁的铜片上摩擦，铜片表面显银白色光泽，加热烘烤后，银白色即消失。

【饮片】 **朱砂粉** 为朱红色极细粉末，体轻，以手指撮之无粒状物，以磁铁吸之，无铁末。气微，味淡。

自然铜

【来源】 本品为硫化物类矿物黄铁矿族黄铁矿。主含二硫化铁（FeS_2）。

【性状】 本品晶形多为立方体，集合体呈致密块状。表面亮淡黄色，有金属光泽；有的黄棕色或棕褐色，无金属光泽。具条纹，条痕绿黑色或棕红色。体重，质坚硬或稍脆，易砸碎，断面黄白色，有金属光泽；或断面棕褐色，可见银白色亮星。

【品质】 以块整齐、色黄、断面白亮者为佳。

【饮片】 **自然铜** 为小方块状或不规则碎块状。表面亮淡黄色，有金属光泽；有的表面黄棕色或棕褐色，无金属光泽；具条纹，条痕绿黑色或棕红色。体重，质坚硬而稍脆，易砸碎，断面黄白色，有金属光泽；或断面棕褐色，可见银白色亮星。

醋自然铜 为不规则的碎粒或粉末，黑褐色或灰黑色，无金属光泽。质地疏松，微有醋气。

磁 石

【来源】 本品为氧化物类矿物尖晶石族磁铁矿。主含四氧化三铁（Fe_3O_4）。

【性状】 本品为块状集合体，呈不规则块状，或略带方形，多具棱角。灰黑色或棕褐色，条痕黑色，具金属光泽。体重，质坚硬，断面不整齐。具磁性。有土腥气，味淡。

【品质】 以色灰黑、断面致密有光泽、吸铁能力强者为佳。

【饮片】 **磁石** 为不规则块状，多具棱角。灰黑色或棕褐色，有金属样光泽。体重，质坚硬，断面不整齐。具磁性，有土腥气，无味。

醋磁石 为深灰黑色颗粒或粉末状，无光泽，质酥脆，不具磁性。微具醋气。

赭 石

【来源】 本品为氧化物类矿物刚玉族赤铁矿。主含三氧化二铁（Fe_2O_3）。

【性状】 多呈不规则的扁平块状。暗棕红色或灰黑色，条痕樱红色或红棕色，有的有金属光泽。一面多有圆形的突起，习称"钉头"；另一面与突起相对应处有同样大小的凹窝。体重，质硬，砸碎后断面显层叠状。气微，味淡。

【品质】 以色红棕，断面层次明显，有"钉头"，无杂石者为佳。

【饮片】 **赭石** 为不规则块状或粗粉，有棱角。暗棕红色或灰褐色，条痕樱红色或红棕色，有的有金属光泽。一面多有圆形的突起，习称"钉头"；另一面与突起相对应处有同样大小的凹窝。体重，质坚硬，碎断面显层叠状。气微，味淡。

醋赭石 为不规则碎粒或粉末状，暗褐色或暗红棕色，无光泽，质地疏松，略有醋气。

石 膏

【来源】 本品为硫酸盐类矿物硬石膏族石膏。主含含水硫酸钙（$CaSO_4 \cdot 2H_2O$）。

【性状】 本品为纤维状的集合体，呈长块状、板块状或不规则块状。白色、灰白色或淡黄色，有的半透明。体重，质软，纵断面具绢丝样光泽。气微，味淡。

【品质】 以块大、色白、半透明、纵断面如丝者为佳。

【鉴别】 取本品一小块（约 2g），置具有小孔软木塞的试管内，灼烧，管壁有水生成，小块变为不透明体。

【饮片】 **生石膏** 为不规则块状或粉末。白色、灰色或淡黄色，有的半透明。体重，质软，纵断面呈纤维状或板状，并有绢丝样光泽。无臭，味淡。

煅石膏 为不规则酥松碎块或粉白色的粉末，表面透出微红色的光泽，不透明。体较轻，质软，易碎，捏之成粉。无臭，味淡。

雄 黄

【来源】 本品为硫化物类矿物雄黄族雄黄的矿石。主含二硫化二砷（As_2S_2）。

【性状】 呈不规则块状。深红色或橙红色，条痕淡橘红色，晶面有金刚石样光泽。质脆，易碎，断面具树脂样光泽。微有特异的臭气，味淡。精矿粉为粉末状或粉末集合体，质松脆，手捏即成粉，橙黄色，无光泽。

【品质】 以块大、色红、质酥脆、有光泽者为佳。

【鉴别】 燃之熔融成红紫色液体，并产生黄白色烟气，有强烈蒜臭。

【饮片】 **雄黄粉** 极细腻的粉末，橙红色或橙黄色。质重。气特异而刺鼻，味淡。

芒 硝

【来源】 本品为硫酸盐类矿物芒硝族芒硝、经加工精制而成的提纯品。主含含水硫酸钠（$Na_2SO_4 \cdot 10H_2O$）。

【产地】 主产于河北、山东、河南、江苏、安徽、山西等省。

【性状】 本品为棱柱状、长方形或不规则块状及粒状。无色透明或类白色半透明。质脆，易碎，断面呈玻璃样光泽。气微，味咸。

【品质】 以无色、透明、呈结晶块者为佳。

【鉴别】 取本品少许，置火焰上燃烧，呈黄色火焰。

玄明粉

【来源】 本品为芒硝经风化干燥制得。主含硫酸钠（Na_2SO_4）。

【性状】 本品为白色粉末。用手搓之微有涩感，有引湿性。气微，味咸。

【品质】 以色白、无杂质者为佳。

滑 石

【来源】 本品为硅酸盐类矿物滑石族滑石。主含含水硅酸镁〔$Mg_3(Si_4O_{10}) \cdot (OH)_2$〕。

【性状】 本品多为块状集合体。呈不规则的块状。白色、黄白色或淡蓝灰色，有蜡样光泽。质软，细腻，手摸有滑润感，无吸湿性，置水中不崩散。气微，味淡。

【品质】 以整洁、色青白、滑润者为佳。

【饮片】 **滑石粉** 为白色或类白色、微细、无砂性的粉末。手摸有滑腻感。无臭，无味。

白 矾

【来源】 本品为硫酸盐类矿物明矾石经加工提炼制成。主含含水硫酸铝钾〔$KAl(SO_4)_2 \cdot 12H_2O$〕。

【性状】 本品呈不规则的块状或粒状。无色或淡黄白色，透明或半透明。表面略平滑或凹凸不平，具细密纵棱，有玻璃样光泽。质硬而脆。气微，味酸、微甘而极涩。

【品质】 以无色、透明者为佳。

【饮片】 **白矾** 同原药材。

枯矾 为不透明、白色、蜂窝状或海绵状固体块状物或细粉。体轻质松，手捻易碎，有颗粒感。味酸涩。

硫 黄

【来源】 本品为自然元素类矿物硫族自然硫，主要用含硫物质或含硫矿物经炼制升华的结晶体。主含硫（S）。

【性状】 本品呈不规则块状。黄色或略呈绿黄色，表面不平坦，呈脂肪光泽，常有多数小孔。用手握紧置于耳旁，可闻轻微的爆裂声。体轻，质松，易碎，断面常呈粗针状结晶形。有特异的臭气，味淡。

【品质】 以块整齐、色黄、有光泽、质松脆者为佳。

【鉴别】 硫黄燃烧时易熔融，火焰为蓝色，并有二氧化硫的刺激性臭气。

【饮片】 **硫黄** 同原药材。

制硫黄 不规则小块，黄褐色或黄绿色，臭气不明显。

第十一节 其他类中药的鉴别

其他类中药是指本章其他各节未收载的中药。包括：藻、菌、地衣类，植物的树脂类，植物的提取加工品；植物体分泌或渗出的非树脂类混合物，蕨类植物的成熟孢子等。

冬虫夏草

【来源】 本品为麦角菌科真菌冬虫夏草菌寄生在蝙蝠蛾科昆虫幼虫上的子座和幼虫尸体的干燥复合体。

【性状】 本品由虫体与从虫头部长出的真菌子座相连而成。虫体似蚕，长 3～5cm，直径 0.3~0.8cm；表面深黄色至黄棕色，有环纹 20~30 个，近头部的环纹较细；头部红棕色；足 8 对，中部 4 对较明显；质脆，易折断，断面略平坦，淡黄白色。子座细长圆柱形，长 4~7cm，直径约 0.3cm；表面深棕色至棕褐色，有细纵皱纹，上部稍膨大；质柔韧，断面类白色。气微腥，味微苦。

【品质】　以身干，枝粗，虫身色黄发亮，丰满肥壮，断面类白色，子座短者为佳。

常见伪品鉴别

凉山虫草　为麦角菌科真菌凉山虫草寄生于鳞翅目昆虫幼虫上的子座及幼虫尸体的干燥复合体。虫体头部较小，虫身较粗长，表面棕褐色，环纹 9~12 个，外被锈色绒毛。子座细长弯曲，长 10~30cm。头柄无明显区别。质脆，易折断。气微腥，味淡。

亚香棒虫草　为麦角菌科真菌亚香棒虫草寄生在蝙蝠蛾科昆虫幼虫上的子座及幼虫尸体的干燥复合体。虫体似蚕，外表类白色，去掉菌膜呈黄棕色至栗褐皮，有黑点状气门。子座体灰白色或灰褐色，单生或偶有 2~3 个长于头部，无不孕顶端。

蛹草　又称"北冬虫草"，为麦角菌科真菌蛹草菌寄生在鳞翅目或鞘翅目昆虫上形成的子座与蛹体的复合体。蛹体圆锥形，环纹 9 个，表面黄褐色。子座为橙黄色棒状，多单生，气微，味甘。

古尼虫草　为麦角菌科真菌古尼虫草菌寄生在蝙蝠蛾科昆虫幼虫或蛹上的子座和幼虫尸体或蛹的干燥复合体。虫体似蚕，头部褐红棕色；表面棕色至棕褐色，常被白色菌膜，环纹约 25 个；子座圆柱形，粗壮而长，顶端钝圆，无不孕顶端。

地蚕　为唇形科植物地蚕的干燥根茎。呈梭形或长梭形，略弯曲。形似幼虫体，长1.5~5cm，直径 0.4~0.8m。表面淡黄色至灰黑色，有根痕，环节 2~11 个。易折断。断面类白色，颗粒状，可见棕色形成层环，环上有 4 个较大的棕色维管束。气微，味微甘、微辛。

茯　苓

【来源】　本品为多孔菌科真菌茯苓的干燥菌核。多于 7~9 月采挖，挖出后除去泥沙，堆置"发汗"后，摊开晾至表面干燥，再"发汗"，反复数次至现皱纹、内部水分大部散失后，阴干，称为"茯苓个"；或将鲜茯苓按不同部位切制，阴干，分别称为"茯苓块"和"茯苓片"。

【产地】　主产于湖北、安徽、云南、贵州等省。

【性状】　**茯苓个**　呈类球形、椭圆形、扁圆形或不规则团块，大小不一。外皮薄而粗糙，棕褐色至黑褐色，有明显的皱缩纹理。体重，质坚实，断面颗粒性，有的具裂隙，外层淡棕色，内部白色，少数淡红色，有的中间抱有松根。气微，味淡，嚼之粘牙。

茯苓块　为去皮后切制的茯苓，呈立方块状或方块状厚片，大小不一。白色、淡红色或淡棕色。

茯苓片　为去皮后切制的茯苓，呈不规则厚片，厚薄不一。白色、淡红色或淡棕色。

【品质】　以体重质坚实，外皮棕褐色，皮纹细无裂隙，断面色白细腻者为佳。

【鉴别】

(1) 本品粉末灰白色。不规则颗粒状团块和分枝状团块，无色，遇水合氯醛液渐溶化。菌丝无色或淡棕色，细长，稍弯曲，有分枝，直径 3~8μm，少数至 16μm。

(2) 取本品粉末少量，加碘化钾碘试液 1 滴，显深红色。

猪　苓

【来源】　本品为多孔菌科真菌猪苓的干燥菌核。

【性状】　本品呈条形、类圆形或扁块状，有的有分枝，长 5～25cm，直径 2～6cm。表面黑色、灰黑色或棕黑色，皱缩或有瘤状突起。体轻，质硬，断面类白色或黄白色，略呈颗粒状。气微，味淡。

【品质】　以个大、皮黑、肉白、质地细密者为佳。

【饮片】　呈类圆形或不规则的厚片。外表皮黑色或棕黑色，皱缩。切面类白色或黄白色，略呈颗粒状。气微，味淡。

灵　芝

【来源】　本品为多孔菌科真菌赤芝或紫芝的干燥子实体。

【性状】　**赤芝**　外形呈伞状，菌盖肾形、半圆形或近圆形，直径 10～18cm，厚 1～2cm。皮壳坚硬，黄褐色至红褐色，有光泽，具环状棱纹和辐射状皱纹，边缘薄而平截，常稍内卷。菌肉白色至淡棕色。菌柄圆柱形，侧生，少偏生，长 7～15cm，直径 1～3.5cm，红褐色至紫褐色，光亮。孢子细小，黄褐色。气微香，味苦涩。

紫芝　皮壳紫黑色，有漆样光泽。菌肉锈褐色。菌柄长 17～23cm。

栽培品　子实体较粗壮、肥厚，直径 12～22cm，厚 1.5～4cm。皮壳外常被有大量粉尘样的黄褐色孢子。

【品质】　以体大，完整，肥厚，有光泽者为佳。

【饮片】　为不规则形的厚片。切面由多数菌管构成，类白色至淡棕色；菌盖面黄褐色至红褐色或紫黑色，皮壳坚硬，有光泽；栽培品菌盖面常被有大量粉尘样的黄褐色孢子；菌柄面红褐色至紫褐色，光亮。气微香，味苦涩。

海　藻

【来源】　本品为马尾藻科植物海蒿子或羊栖菜的干燥藻体。前者习称"大叶海藻"，后者习称"小叶海藻"。

【性状】　**大叶海藻**　皱缩卷曲，黑褐色，有的被白霜，长 30～60cm。主干呈圆柱状，具圆锥形突起，主枝自主干两侧生出，侧枝自主枝叶腋生出，具短小的刺状突起。初生叶披针形或倒卵形，长 5～7cm，宽约 1cm，全缘或具粗锯齿；次生叶条形或披针形，叶腋间有着生条状叶的小枝。气囊黑褐色，球形或卵圆形，有的有柄，顶端钝圆，有的具细短尖。质脆，潮润时柔软；水浸后膨胀，肉质，黏滑。气腥，味微咸。

小叶海藻　较小，长 15～40cm。分枝互生，无刺状突起。叶条形或细匙形，先端稍膨大，中空。气囊腋生，纺锤形或球形，囊柄较长。质较硬。

【品质】　以身干、盐霜少、色黑褐、枝嫩、无砂石者为佳。

【饮片】　为不规则小段，余同药材。

昆　布

【来源】　本品为海带科植物海带或翅藻科植物昆布的干燥叶状体。

【性状】　**海带**　卷曲折叠成团状，或缠结成把。全体呈黑褐色或绿褐色，表面附有白霜。用水浸软则膨胀成扁平长带状，长 50～150cm，宽 10～40cm，中部较厚，边缘较薄而呈波状。类革质，残存柄部扁圆柱状。气腥，味咸。

昆布　卷曲皱缩成不规则团状。全体呈黑色，较薄。用水浸软则膨胀呈扁平的叶状，长宽为 16～26cm，厚约 1.6mm；两侧呈羽状深裂，裂片呈长舌状，边缘有小齿或全缘。质柔滑。

【品质】　以身干、盐霜少、体厚者为佳。

【鉴别】　本品体厚，以水浸泡即膨胀，表面黏滑，附着透明黏液质。手捻不分层者为海带，分层者为昆布。

【饮片】　为扁平或皱缩成不规则的丝。表面绿褐色至黑褐色。类革质，柔韧。气腥，味微咸。

乳　香

【来源】　本品为橄榄科植物乳香树及同属植物的树皮渗出的油胶树脂。

【性状】　本品呈长卵形滴乳状、类圆形颗粒或黏合成大小不等的不规则块状物。大者长达 2cm（乳香珠）或 5cm（原乳香）。表面黄白色，半透明，被有黄白色粉末，久存则颜色加深。质脆，遇热软化。破碎面有玻璃样或蜡样光泽。具特异香气，味微苦。

【品质】　以黄白色，颗粒状，半透明，无砂石树皮杂质，气芳香者为佳。

【鉴别】　本品燃烧时显油性，有香气（但不应有松香气），冒黑烟，并遗留黑色残渣；加水研磨成白色或黄白色乳状液。见数字资源 4-7 乳香水试视频；数字资源 4-8 乳香火试视频。

数字资源 4-7

数字资源 4-8

【饮片】　醋乳香　表面深黄色，显油亮光泽，略有醋气，质坚脆。

没　药

【来源】　本品为橄榄科植物地丁树或哈地丁树的干燥树脂。分为天然没药和胶质没药。

【性状】　天然没药　呈不规则颗粒性团块，大小不等，大者直径长达 6cm 以上。表面黄棕色或红棕色，近半透明部分呈棕黑色，被有黄色粉尘。质坚脆，破碎面不整齐，无光泽。有特异香气，味苦而微辛。

胶质没药　呈不规则块状和颗粒，多黏结成大小不等的团块，大者直径长达 6cm 以上，表面棕黄色至棕褐色，不透明，质坚实或疏松，有特异香气，味苦而有黏性。

【品质】　以块大，色黄棕，半透明，香气浓而持久，无杂质者为佳。

【鉴别】　取本品与水共研形成黄棕色乳状液。见数字资源 4-9 没药水试视频。

数字资源 4-9

【饮片】　醋没药　呈不规则小块状或类圆形颗粒状，表面棕褐色或黑褐色，有光泽。具特异香气，略有醋香气，味苦而微辛。

血　竭

【来源】　本品为棕榈科植物麒麟竭果实渗出的树脂经加工而成。

【性状】　本品略呈类圆四方形或方砖形，表面暗红，有光泽，附有因摩擦而成的红粉。质硬而脆，破碎面红色，研粉为砖红色。气微，味淡。在水中不溶，在热水中软化。

【品质】　以外表色黑如铁，研末红如血，燃之其烟呛鼻者佳。

【鉴别】　取本品粉末，置白纸上，用火隔纸烘烤即熔化，但无扩散的油迹，对光照视呈鲜艳的红色。以火燃烧则产生呛鼻的烟气。

青　黛

【来源】　本品为爵床科植物马蓝、蓼科植物蓼蓝或十字花科植物菘蓝的叶或茎叶经加工制得的干燥粉末、团块或颗粒。

【性状】　为深蓝色的粉末，体轻，易飞扬；或呈不规则多孔性的团块、颗粒，用手搓捻即成细末。微有草腥气，味淡。

【品质】　以蓝色均匀，体轻能浮于水面，火烧产生紫红色烟雾较长者为佳。

【鉴别】

（1）取本品少量，用微火灼烧，有紫红色的烟雾产生。见数字资源 4-10 青黛火试视频。

数字资源 4-10

（2）取本品少量，滴加硝酸，产生气泡并显棕红色或黄棕色。

儿　茶

【来源】　本品为豆科植物儿茶的去皮枝、干的干燥煎膏。

【性状】　本品呈方形或不规则块状，大小不一。表面棕褐色或黑褐色，光滑而稍有光泽。质硬，易碎，断面不整齐，具光泽，有细孔，遇潮有黏性。气微，味涩、苦，略回甜。

【品质】　以黑棕色，不糊不碎，品尝收涩性强者为佳。

【鉴别】

（1）本品粉末棕褐色。水装片于显微镜下可见针状结晶及黄棕色块状物。

（2）取火柴杆浸于本品水浸液中，使轻微着色，待干燥后，再浸入盐酸中立即取出，置火焰附近烘烤，杆上即显深红色。

苏合香

【来源】　本品为金缕梅科植物苏合香树的树干渗出的香树脂经加工精制而成。

【性状】　本品为半流动性的浓稠液体。棕黄色或暗棕色，半透明，质黏稠，气芳香。

【品质】　以黏稠，挑之成丝，质细腻，半透明，香气浓，无杂质者为佳。

【鉴别】　取本品 1g 与细沙 3g 混合后，置试管中，加高锰酸钾试液 5ml，微热，即产生显著的苯甲醛香气。

海金沙

【来源】　本品为海金沙科植物海金沙的干燥成熟孢子。

【性状】　本品呈粉末状，棕黄色或浅棕黄色。体轻，手捻有光滑感，置手中易由指缝滑落。气微，味淡。

【品质】　以色黄棕，体轻，手捻光滑，无杂质者为佳。

【鉴别】

（1）取本品少量，撒于火上，即发出轻微爆鸣及明亮的火焰。见数字资源 4-11 海金沙水及火试视频。

（2）显微镜下观察，孢子呈四面体，顶面观三角锥形，直径 $60\sim85\mu m$，周壁具颗粒状雕纹。

数字资源 4-11

冰片（合成龙脑）

【来源】　本品为松节油、樟脑等经化学方法合成的结晶，习称"机制冰片"。

【性状】　本品为无色透明或白色半透明的片状松脆结晶。气清香，味辛、凉。具挥发性，点燃发生浓烟，并有带光的火焰。

【品质】　以片大而薄，色洁白，质松脆，气清香，凉气大者为佳。

附：中药冰片尚有类型

艾片　菊科植物艾纳香的新鲜叶经提取加工制成的结晶，为左旋龙脑。为白色半透明块状、片状或颗粒状结晶，质稍硬而脆，手捻不易碎；气清香，味辛、凉；具挥发性；燃烧有浓黑烟，火焰呈黄色，无残迹遗留。

天然冰片（右旋龙脑）　樟科植物樟的新鲜枝、叶经提取加工制成。为白色结晶性粉末或片状结晶。气清香，味辛、凉；具挥发性；点燃时有浓烟，火焰黄色。

龙脑冰片　龙脑香科植物龙脑香的树干提取的结晶，又称为"梅片"。为类白色至淡灰棕色的半透明块状、片状或颗粒状结晶，气清香，味清凉，嚼之则慢慢溶化。燃烧时无黑烟或微有黑烟。

芦　荟

【来源】　本品为百合科植物库拉索芦荟、好望角芦荟或其他同属近缘植物叶的液汁浓缩干燥物。前者习称"老芦荟"，后者习称"新芦荟"。

【性状】　**库拉索芦荟**　呈不规则块状，常破裂为多角形，大小不一。表面呈暗红褐色或深褐色，无光泽，体轻，质硬，不易破碎，断面粗糙或显麻纹。富吸湿性。有特殊臭气，味极苦。

好望角芦荟　表面呈暗褐色，略显绿色，有光泽。体轻，质松，易碎，断面玻璃样而有层纹。

【品质】　以色棕黑（或墨绿）、破碎面具光泽、松脆、气浓者为佳。

天竺黄

【来源】　本品为禾本科植物青皮竹或华思劳竹等秆内的分泌液干燥后的块状物。

【性状】　为不规则的片块或颗粒，大小不一。表面灰蓝色、灰黄色或灰白色，有的洁白色，半透明，略带光泽。体轻，质硬而脆，易破碎，吸湿性强。气微，味淡。

【品质】　以干燥、块大、淡黄白色、光亮、吸水力强者为佳。

附：人工合成的天竺黄，其形、色、粘舌均似天然品，但质坚而重，不易碎，其水浸液加酚酞试液呈红色，可与天然竺黄区别。

附录　不同级别需掌握和熟悉中药品种目录

级别	中药品种
四级	掌握(158种)：细辛、狗脊、绵马贯众、大黄、何首乌、牛膝、白芍、黄连、防己、甘草、黄芪、人参、西洋参、三七、延胡索、白芷、当归、川芎、防风、柴胡、龙胆、丹参、黄芩、地黄、熟地黄、桔梗、党参、白术、苍术、泽泻、半夏、天南星、川贝母、郁金、天麻、苦参、葛根、浙贝母、天冬、麦冬、知母、山药、独活、羌活、秦艽、香附、骨碎补、商陆、百合、川乌、附子、草乌、川牛膝、银柴胡、赤芍、巴戟天、太子参、板蓝根、北沙参、厚朴、肉桂、杜仲、黄柏、秦皮、香加皮、地骨皮、桑白皮、苏木、钩藤、槲寄生、通草、大血藤、鸡血藤、桂枝、牡丹皮、艾叶、番泻叶、石韦、枇杷叶、桑叶、辛夷、丁香、金银花、红花、西红花、菊花、玫瑰花、五味子、木瓜、苦杏仁、决明子、枳壳、枸杞子、豆蔻、桃仁、栀子、瓜蒌、槟榔、砂仁、乌梅、金樱子、枳实、使君子、菟丝子、夏枯草、肉豆蔻、益智、胖大海、车前子、罗汉果、吴茱萸、山茱萸、马兜铃、麻黄、广金钱草、金钱草、广藿香、益母草、薄荷、肉苁蓉、锁阳、穿心莲、青蒿、茵陈、石斛、冬虫夏草、茯苓、猪苓、灵芝、乳香、没药、血竭、青黛、海金沙、冰片、石决明、珍珠、地龙、水蛭、全蝎、蜈蚣、土鳖虫、蝉蜕、僵蚕、龟甲、鳖甲、蛤蚧、金钱白花蛇、蕲蛇、乌梢蛇、麝香、鹿茸、羚羊角、自然铜、石膏（煅石膏）、芒硝（玄明粉）、朱砂、雄黄 熟悉(22种)：远志、天花粉、黄精、玉竹、射干、茜草、白鲜皮、苦楝皮、川木通、旋覆花、蒲黄、松花粉、女贞子、牛蒡子、草果、草豆蔻、蒲公英、芦荟、天竺黄、海螵蛸、桑螵蛸、赭石
三级	掌握(180种)：远志、天花粉、黄精、玉竹、射干、茜草、白鲜皮、苦楝皮、川木通、旋覆花、蒲黄、松花粉、女贞子、牛蒡子、草果、草豆蔻、蒲公英、芦荟、天竺黄、海螵蛸、桑螵蛸、赭石 熟悉(40种)：紫草、百部、白头翁、升麻、北豆根、莪术、姜黄、木香、胡黄连、续断、土茯苓、玄参、五加皮、皂角刺、木通、竹茹、大青叶、罗布麻叶、款冬花、山楂、小茴香、连翘、覆盆子、酸枣仁、蛇床子、陈皮、补骨脂、沙苑子、薏苡仁、伸筋草、鱼腥草、瞿麦、荆芥、泽兰、海藻、儿茶、鸡内金、阿胶、滑石、硫黄

续表

级别	中药品种
二级	掌握(220 种)：紫草、百部、白头翁、升麻、北豆根、莪术、姜黄、远志、胡黄连、续断、土茯苓、玄参、五加皮、皂角刺、木通、竹茹、大青叶、罗布麻叶、款冬花、山楂、小茴香、连翘、覆盆子、酸枣仁、蛇床子、陈皮、补骨脂、沙苑子、薏苡仁、伸筋草、鱼腥草、瞿麦、荆芥、泽兰、海藻、儿茶、鸡内金、阿胶、滑石、硫黄
	熟悉(40 种)：前胡、石菖蒲、虎杖、白薇、白前、徐长卿、甘遂、地榆、重楼、威灵仙、粉萆薢、京大戟、白茅根、乌药、南沙参、白及、干姜、络石藤、淫羊藿、紫苏叶、郁李仁、牵牛子、王不留行、鸦胆子、化橘红、紫苏子、川楝子、诃子、火麻仁、苍耳子、莲子、萹蓄、紫花地丁、佩兰、仙鹤草、半枝莲、香薷、苏合香、牡蛎、磁石
一级	掌握(260 种)：前胡、石菖蒲、虎杖、白薇、白前、徐长卿、甘遂、地榆、重楼、威灵仙、粉萆薢、京大戟、白茅根、乌药、南沙参、白及、干姜、络石藤、淫羊藿、紫苏叶、郁李仁、牵牛子、王不留行、鸦胆子、化橘红、紫苏子、川楝子、诃子、火麻仁、苍耳子、莲子、萹蓄、紫花地丁、佩兰、仙鹤草、半枝莲、香薷、苏合香、牡蛎、磁石
	熟悉(40 种)：山豆根、紫菀、三棱、漏芦、高良姜、芦根、薤白、藕节、仙茅、川木香、刺五加、合欢皮、降香、桑枝、灯心草、桑寄生、首乌藤、土荆皮、野菊花、槐花、侧柏叶、棕榈、柏子仁、大腹皮、莱菔子、青皮、芡实、佛手、香橼、半边莲、小蓟、墨旱莲、淡竹叶、垂盆草、鸡骨草、昆布、珍珠母、九香虫、水牛角、白矾

（第 1~2 节，赵华；第 3~7 节，朱忠华；第 8~11 节，李林岚）

第五章
中药检测

学习目标

1. 掌握中药饮片中常见的杂质及检测方法。
2. 掌握中药饮片中常见的类型、规格及检查方法。
3. 掌握中药饮片质量检测的主要内容及检测方法。
4. 了解中药材的净制目的和方法。
5. 了解中药材切制前的软化方法及切制方法。

第一节 中药饮片中常见杂质的检测

一、材料与器具

供试品饮片、容器、分度值 1/100 的天平、2 号药筛、3 号药筛、计算器、放大镜（5～10 倍）、记录表。

二、操作步骤

（1）取样　取供试品饮片 50～100g 或取最小单位包装，称定重量。

（2）挑拣　将供试品饮片摊开，用肉眼或放大镜（5～10 倍）观察，拣出杂质。

（3）过筛　分次置药筛内，草类、细小种子类过 3 号筛，其他类过 2 号筛，往返筛动 2 分钟，将通过药筛的尘土、药屑等合并。

（4）称重　将拣出和筛出的杂质、药屑合并称定重量。

（5）计算

公式：
$$药屑、杂质(\%)=\frac{(药屑+杂质)重量}{供试品饮片重量}\times100\%$$

（6）记录　将取样量（供试品饮片重量），杂质和药屑重量，及计算公式、过程、结果填写在记录表内，以便备查。

（7）结果　符合标准（见饮片净度检查项下）判定为合格，否则判定为不合格。

三、注意事项

（1）每次检测可取 3 份供试品，分别测定，取其平均值。
（2）注意取样的代表性，计算的准确性，操作的规范性及记录的真实性、完整性等。

第二节　中药饮片常见类型规格检查

一、材料与器具

供试品饮片、容器、直尺、卡尺。

二、操作步骤

（1）用肉眼检查饮片的均匀程度。
（2）用直尺或卡尺量其厚度、宽度、长度等。
（3）符合规格标准的判定为合格品，否则为不合格品。

三、常见中药饮片类型规格

中药饮片常见类型有片、丝、块、段之分，又有厚薄、直斜、细宽、长短、大小之别。其规格见表 5-2-1 常见中药饮片类型规格一览表。

表 5-2-1　常见中药饮片类型规格一览表

类型	规格	适用药材	举例
极薄片	厚 0.5mm 以下	木质类,动物骨、角质类药材	羚羊角、鹿角、松节、苏木、降香等
薄片	厚 1～2mm	质地致密坚实,切薄片不易破碎的药材	白芍、乌药、槟榔、当归、木通、天麻、三棱等
厚片	厚 2～4mm	质地松泡,黏性大,切薄片易破碎的药材	茯苓、山药、泽泻、丹参、升麻、南沙参等
斜片	厚 2～4mm	长条形而纤维性强的药材。斜度小的称瓜子片;斜度稍大而体粗者称马蹄片;斜度大而较细者称柳叶片	桂枝、桑枝(瓜子片)、大黄(马蹄片)、甘草、黄芪、川牛膝、银柴胡、漏芦、紫苏梗、鸡血藤、木香(柳叶片)等
直片(顺片)	厚 2～4mm	形状肥大,组织致密,色泽鲜艳和鉴别特征突出的药材	大黄、天花粉、白术、附子、何首乌、防己、升麻等
丝	细丝 宽 2～3mm	皮类、果皮类	黄柏、厚朴、桑白皮、秦皮、合欢皮、陈皮等
	宽丝 宽 5～10mm	叶类、较薄的果皮类	荷叶、枇杷叶、淫羊藿、冬瓜皮、瓜蒌皮等
段(咀、节)	短段 5～10mm 长段 10～15mm	全草类和形态细长,有效成分易于煎出的药材。长段称节,短段称咀	薄荷、荆芥、香薷、益母草、党参、青蒿、佩兰、怀牛膝、北沙参、白茅根、藿香、木贼、石斛、芦根、麻黄、忍冬藤、谷精草、大蓟、小蓟等
块	8～12mm 的方块	煎熬时易糊化的药材	阿胶丁等

注：此表仅供参考，各地可根据用药习惯，炮制、鉴别、用药要求进行加工。

第三节   中药饮片外观质量检测

一、材料与器具

供试品饮片、容器、分度值 1/100 天平、计算器、直尺、卡尺。

二、操作步骤

（一）片型检测

1. 规格

用肉眼检查饮片的均匀程度，用直尺和卡尺量其厚度、宽度、长度，符合规定为合格品。

2. 异型片

取一定量饮片称定重量，挑出异型片称定重量，计算异型片的百分含量，低于 10％者为合格品。

（二）颜色气味检测

根据饮片的鉴别特征，用眼、鼻、口进行直观检测。

（三）炮炙饮片中不合格饮片含量检测

（1）取炮炙饮片 50～100g 或最小单位包装称量。

（2）检出其中不合格品并称定重量。

（3）计算不合格品的百分含量。

（4）符合规定标准的定为合格炮炙饮片。

三、中药饮片外观质量检测的主要内容

（一）片型

片、丝、块、段的厚薄、长短、直斜、细宽、大小等是否符合切制规范要求。

异型片（包括连刀片、掉边片、炸心片、翘片、败片等）应不超过规定标准的 10％。

（二）颜色

（1）原药材饮片应保持原药材固有颜色。

（2）炮炙饮片应带有火色或辅料颜色等。

（3）色泽变异，不仅是外观质量不合格，也是内在质量变化的标志之一。

（三）气味

（1）原药材饮片应保持原药材固有气味。

（2）炮炙饮片应带有辅料气味或特有香气等。

（3）气味散失或变淡薄或出现异味均为不合格饮片。

（四）表面

（1）植物类、动物类饮片，没有发霉、虫蛀、走油、粘连等。

（2）矿物类饮片，没有风化、潮解、溶化等。

（3）鲜药类饮片，没有变色、腐烂等。

（4）粉末类饮片，没有吸潮、结块等。

（五）饮片的药屑杂质含量应符合规定

具体规定见本章第四节表 4-4-1 饮片含药屑杂质标准。

（六）炮炙饮片中的不合格饮片含量应符合规定

具体内容见表 5-3-1 炮炙饮片中不合格饮片的含量规定表。

表 5-3-1　炮炙饮片中不合格饮片的含量规定表

类型	不合格饮片含量规定	类型	不合格饮片含量规定
麸炒	生片、糊片不得超过 2%	炒黄	生片、糊片不得超过 2%
土炒	生片、糊片不得超过 2%	炒焦	生片、炭化片不得超过 3%
米炒	生片、糊片不得超过 2%	炒炭	生片、完全炭化不得超过 5%
蜜炙	生片、糊片不得超过 2%	烫	僵片、生片、糊片不得超过 2%
酒炙	生片、糊片不得超过 2%	蒸	未蒸透的不得超过 3%；未煮透的不得超过 2%
醋炙	生片、糊片不得超过 2%	煨	未煨透的、糊片不得超过 5%
盐炙	生片、糊片不得超过 2%	煅	未煅透的及灰化的不得超过 3%
油炙	生片、糊片不得超过 2%	发芽	发芽率大于 85%，芽超长的小于 20%
姜汁炙	生片、糊片不得超过 2%		

第四节　中药饮片的质量标准

一、饮片的净度标准

净度系指饮片的纯净度，亦即饮片中所含杂质及药屑的限度。饮片不应夹带泥砂、灰屑、霉烂品、虫蛀品，规定除去的壳、核、芦、毛、头、足等不得带入。饮片中所含的杂质、药屑必须符合有关规定。见表 5-4-1 饮片含药屑杂质标准。

表 5-4-1　饮片含药屑杂质标准

饮片类型	含药屑杂质量
蜜炙、油炙	0.5%
炒黄、米炒、酒炙、盐炙、姜汁炙、米泔水炙、发芽、发酵	1%
根、根茎、藤木、叶、花、皮、矿物、菌藻、动物、炒焦、麦炒、煮制、煅制	2%
果实、种子、全草、树脂、炒炭、土炒、烫炙、煨制	3%

二、片型及粉碎粒度标准

1. 片型

经净选和水软化后的药材，根据药材特征和炮制要求，制成一定规格的片型，使之便于制剂、调配、鉴别、干燥和储藏。切制后的饮片应均匀整齐，色泽鲜明，表面光洁，片面无机油污染，无整体，无长梗，无连刀片、掉边片、边缘卷曲等不合规格的饮片。异型片不得超过10%，饮片应符合以下要求（表5-4-2）。

表5-4-2　片型标准

类型	标准	类型	标准
极薄片	0.5mm 以下	长段	10～15mm
薄片	1～2mm	块	8～12mm^3
厚片	2～4mm	细丝	2～3mm
短段	5～10mm	宽丝	5～10mm

2. 粉碎粒度

一些不宜切制的药材，根据医疗上特殊需要可粉碎成颗粒或粉末，粉碎后的颗粒应粒度均匀，无杂质、粉末，分等应符合《中国药典》要求。

最粗粉：指能全部通过1号筛，但混有能通过3号筛不超过20%的粉末。

粗粉：指能全部通过2号筛，但混有能通过4号筛不超过40%的粉末。

中粉：指能全部通过4号筛，但混有能通过5号师不超过60%的粉末。

细粉：指能全部通过5号筛，并含能通过6号筛不少于95%的粉末。

最细粉：指能全部通过6号筛，并含能通过7号筛不少于95%的粉末。

极细粉：指能全部通过8号筛，并含能通过9号筛不少于95%的粉末。

按药典规定，所用药筛，选用国家标准的R40/3系列药筛，分等标准见表5-4-3。

表5-4-3　药筛分等标准

筛号	筛孔内径（平均值）	目号
一号筛	2000μm±70μm	10目
二号筛	850μm±29μm	24目
三号筛	355μm±13μm	50目
四号筛	250μm±9.9μm	65目
五号筛	180.0μm±7.6μm	80目
六号筛	150.0μm±6.6μm	100目
七号筛	125.0μm±5.8μm	120目
八号筛	90.0μm±4.6μm	150目
九号筛	75.0μm±4.1μm	200目

三、饮片的含水量标准

饮片中水分含量多少直接影响饮片的质量和疗效。饮片中含水量过多，不仅在储存保管过程中易生虫、霉变，使有效成分分解、水解变质，且在配方称量时相对减少了实际用量，影响治疗效果。饮片含水量太少又会影响其质量，如胶类饮片易出现龟裂、硬度增大、花类饮片易破碎等。因此，必须控制饮片的水分含量。其标准为：一般饮片的含水量控制在7%～13%，菌藻类饮片含水量控制在5%～10%，醋淬类饮片含水量控制在10%以下，蜜炙类饮片含水量控制在 15％以下。特殊饮片的含水量另有规定。

四、其他标准

1. 饮片的灰分标准

饮片的灰分是指饮片经高温（500～600℃）炽灼产生的灰分，其包括两部分。

（1）总灰分 由杂质灰分和生理灰分组成，杂质灰分由混入到饮片中的无机杂质形成，生理灰分由饮片组织内的无机成分组成。

（2）酸不溶性灰分 是将总灰分用盐酸处理，将生理灰分溶解，所留下的残渣，即无机杂质灰分。其可以直接反映饮片的纯度。

饮片的灰分标准可参照中国药典的药材的灰分标准检测，但应指出，某些饮片在炮制过程中，可能带入一些无机杂质，如土炒可能带入土，砂烫可能带入砂等，故检测结果可能高于药材标准。因此，制定饮片的灰分标准对于改进炮制工艺，提高饮片质量极为重要。

2. 饮片的浸出物标准

饮片的浸出物，包括水溶性浸出物和醇溶性浸出物。测定浸出物含量对于有效成分不明或尚无定量方法的饮片质量控制有重要意义。

饮片的浸出物尚无明确的标准，也不能完全套用药材标准。因为药材在炮制过程中发生了许多变化，直接影响浸出物的含量测定，如切制前大部分药材要经过水处理，水溶性成分就有所流失；药材经炒、烫、煅后，浸出物量有所增加；加辅料炙后，浸出量也有所变化（如醋炙延胡索的水溶性浸出物的量远比生品高等）。所以浸出物的测定，还可以检验炮制工艺方法，对于提高饮片的质量也具有重要意义。

3. 饮片中有害成分的限量标准

饮片中的有害成分，主要包括重金属、砷盐、农药残留物等，对这类有害成分建立限量标准，严格检测，才能确保用药安全。

4. 饮片的卫生学标准

由于饮片所含成分复杂，又经过采收、加工、炮制、保管、储存运输诸多环节，很容易遭受微生物及螨的污染。尤其是饮片中所含糖、蛋白质、淀粉等都是微生物滋生繁殖的营养物质，更容易受到污染。因此，应该对饮片中可能含有的致病菌、大肠杆菌、细菌总数、霉菌总数及活螨等做必要的检测，并客观地制定出相应的标准。

五、中药检测相关定义

1. 败片

在饮片切制过程中，出现的所有不符合切制规格、类型及片型标准的饮片，统称为败片。主要包括连刀片、掉边与炸心、皱纹片、斧头片、破碎片。

2. 翘片

饮片边缘卷曲而不平整，或卷曲呈马鞍状，故称为马鞍片。如槟榔、白芍、木通等。是由于药材软化时，内部含水分过多，即"伤水"所致。

3. 变色与走味

变色是饮片干燥后失去了原药材的色泽；走味是饮片干燥后失去了原药材的气味。二者都是由于药材软化时浸泡时间太长或切制后的饮片干燥不及时，或干燥方法选用不当所致。如黄芩、槟榔、白芍、大黄、薄荷、荆芥、藿香、香薷、黄连等。

4. 油片

油片是指药材或饮片的表面有油分或黏液质渗出的现象，又称走油。是由于药材软化时，吸水量"太过"，即"伤水"，或环境温度过高所致。如苍术、白术、独活、当归等。

5. 霉片

霉片是药材或饮片表面长出菌丝。是由于药材软化时间太长，或干燥不透，或干燥未放凉即储藏或储藏处潮湿所致。如山药、白术、白芍、枳壳、枳实、当归、远志、麻黄、黄芩、泽泻、芍药等。

（黄沐）

第六章
中药调剂

◯ 学习目标

掌握中药饮片处方调剂操作规程及要领。掌握处方应付常规。

◯ 技能要求

级别	技能要求
四级	能根据处方应付常规调配无附加术语或脚注的处方
三级	能调配含特殊管理药品的处方

第一节　中药处方

一、处方的含义

处方是指由注册的执业医师和执业助理医师（以下简称医师）在诊疗活动中为患者开具的、由取得药学专业技术职务任职资格的药学专业技术人员（以下简称药师）审核、调配、核对，并作为患者用药凭证的医疗文书。处方包括医疗机构病区用药医嘱单。

二、处方的意义

处方是药学专业技术人员为患者调配、发药的凭据，是处方开具者与处方调配者之间的书面依据，具有法律、技术和经济上的意义。

1. 法律性

医师具有诊断权和处方权，但无调配处方权。药师有审核、调配处方权，但无诊断权和处方权。因开具处方不正确所造成的医疗差错或事故，由处方医师承担相应的法律责任。因调配处方不正确所造成的医疗差错或事故，由有关药师承担相应的法律责任。处方是用药和发药凭证，是追究责任人的有效凭证。

2. 技术性

开具和调配处方需要很强的专业技术，需由经资格认定的医药卫生技术人员担任。必须

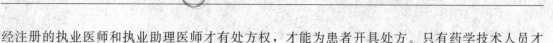

经注册的执业医师和执业助理医师才有处方权，才能为患者开具处方。只有药学技术人员才能调配处方。

3. 经济性

处方是药房药品消耗及药品经济收入结账的凭证和原始依据。也是患者用药的真实凭证。

三、处方格式

处方由处方前记、处方正文和处方后记三部分组成。

1. 处方前记

包括医院名称、费别、患者姓名、性别、年龄、门诊或住院病历号，科别或病区和床位号、临床诊断、开具日期等。可添列特殊要求的项目。处方前记也称为处方的自然项目。

2. 处方正文

以 Rp 或 R（拉丁文 Recipe "请取"的缩写）标示，分列药品名称、剂型、规格、数量、用法用量。

3. 处方后记

医师签名或者加盖专用签章，药品金额以及审核、调配，核对、发药药师签名或者加盖专用签章。

4. 电子处方的要求

医师利用计算机开具、传递普通处方时，应当同时打印出纸质处方，其格式与手写处方一致；打印的纸质处方经签名或者加盖签章后有效。药师核发药品时，应当核对打印的纸质处方，无误后发给药品，并将打印的纸质处方与计算机传递处方同时收存备查。

四、中药饮片处方的常用术语

医师为了表达用药意图和要求，在中药处方中常用不同的术语，对中药饮片的产地、炮制、质量、调剂和煎煮等特殊要求加以注明。

1. 与药名有关的术语

对产地、炮制、质量等的特殊要求，应当在药品名称之前写明，如杭白芍（产地）、炙麻黄（蜜炙）、明天麻（品质）等。

2. 脚注

中药处方的脚注是指医师在处方中某味药的上角处加的注解，又称旁注。脚注是医师对处方中某味中药的煎煮方法或用法提出的特殊要求，指示调剂人员在调剂时要采用特定的处理方法。脚注属于特殊医嘱，一般包括制法、煎法等内容。要求特殊煎煮的常见脚注主要有先煎、后下、包煎、另煎、冲服、烊化等；要求临时加工的脚注主要有碾碎、捣碎等；另外还有单包、配方用等脚注。脚注应写在药品右上方，并加括号，如砂仁（后下）、石决明（先煎）、阿胶（烊化）等。调剂人员要按医师注明的要求，认真执行医嘱。

五、处方保管与销毁

1. 已调配处方的保管

普通处方、急诊处方、儿科处方保存期限为 1 年，医疗用毒性药品、第二类精神药品处方保存期限为 2 年，麻醉药品和第一类精神药品处方保存期限为 3 年。

处方保存期满后，经医院（药店）主要负责人批准、登记备案，方可销毁。

2. 处方笺的印制和空白处方笺的保存

处方笺由当地卫生行政部门统一格式，指定印刷厂印制；空白处方笺由库房统一保管，发出应登记签字。

第二节　中药调剂操作规程

中药处方调剂工作过程包括：工作准备→处方调配→结束三个程序。每个工序都有具体的操作规范和要求，要严格遵守和执行。

一、工作准备

工作准备包括更衣（穿工作服、戴工作帽）→佩戴工作牌→进岗三个环节，每个环节都有具体的操作要求，要认真做好。

（一）更衣

药剂人员进入工作岗位前首先要进入更衣室更衣。

1. 更衣操作

（1）进入更衣室（或生活间）更换工作服，戴好工作帽。

（2）将换下的衣、帽放入指定地方。

（3）对镜自检，衣帽整洁。

2. 实施标准

（1）工作服、工作帽要清洁，不得有脏污不洁现象。

（2）工作服、工作帽不得破损、开裂，纽扣不得缺失。

（3）穿戴要整洁、规范。不准衣领不整、帽子不正。

衣帽整洁不仅是自我良好形象的表现，能给人以美的感受，受人赞美，愉悦心情，提高精神状态，同时，良好的形象也是对别人的尊重，是单位整体形象的体现。

（二）佩戴工作牌

工作牌是个人在药房（店）中身份、职业、技术能力的展现，是个人正在工作期间的标志。因此，医院（药店）要求所有员工都要佩戴工作牌。

（三）进岗

1. 进岗操作

（1）药剂人员穿戴完毕后，从生活区进入调配室各自工作岗位。

（2）收方人员打开电脑，按操作规程进入收方程序，等候患者前来。

2. 实施标准

（1）进岗后不准撤离岗位。

（2）不准在调配室接待客人。

（3）不得边工作边聊天。

（4）操作电脑要规范。严格遵守操作规程。

药剂人员进入工作岗位后，要坚守工作岗位，不得擅离。特别是收方窗口的药剂人员，特殊情况需要暂时离开的，必须有其他药剂人员顶岗，不得空岗。确保及时为患者服务，避免因空岗，患者不能及时取药而引起患者不满，甚至引起医疗纠纷。有客人来访，可在安排好工作后到生活间接待。不准边工作边聊天，以免因精神不集中而发生差错。

二、处方调配

处方调配也称处方调剂，是指药房（店）的调剂人员，按照医师处方要求进行调配发药的过程。中药处方调配的程序分为以下六个环节：

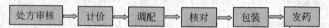

```
处方审核 → 计价 → 调配 → 核对 → 包装 → 发药
```

按顺序进行，前一环节没完成不得进入下一环节。

药学技术人员调配处方时应做到"四查十对"。查处方，对科别、姓名、年龄；查药品，对药名、剂型、规格、数量；查配伍禁忌，对药品性状、用法用量；查用药合理性，对临床诊断。

（一）处方审核

处方审核是保证患者安全、有效、合理用药的第一关，是一项技术性要求很高的工作。要求从事处方审核的药剂人员要有较全面的药学知识与技能。规定要有药师以上专业技术职称或执业药师资格的人员负责。审核不合格的处方不能调配。处方审核的主要内容及要点如下。

1. 处方的合法性

（1）处方医师必须具有处方权，并在处方权限内开写药品。没有中药饮片处方权的医生不得开具中药饮片处方。

（2）医师不得为本人开具处方。

（3）每张处方只限开一名患者所需的药品。

审核不合法处方不予调配。无处方权限处方要及时与处方医师联系更正。

2. 处方的有效期

处方当日有效。特殊情况下，处方医师注明有效期限，但最长不得超过 3 天。过期处方不予调配。要告知患者处方已过期，需找原处方医师更改日期，并重新签字后方可调配。

3. 处方书写是否规范

（1）现在医院处方多为电脑打印，如果手写处方，必须用钢笔、不褪色的碳素笔或毛笔书写。处方不得涂改，否则须在涂改处重新签字，药师方可调配。

（2）处方前记　包括患者姓名、性别、年龄、日期、科别、临床诊断等项目，医师填写要完整无缺，规范正确，字迹清楚。否则就是不合格处方，不予调配，应退还处方医师更正。审核要点如下。

① 患者姓名要填写全名，必须是患者的真实姓名。不准写张氏、李氏等简写、缩写。

② 性别项医师必须填写，否则，对妇女用药的特殊性（妊娠期、哺乳期、月经期等）往往被忽略，容易导致不良后果。

③ 年龄要写实足年龄，不准写"成人""成""小儿""老人"等模糊年龄。特别是婴幼儿要写实足月龄、日龄。必要时要注明婴幼儿体重，以便于药师审方。因为 18 岁以上的人都是成年人，但 60 岁以上老人的用药量只是一般成人用量的 3/4，婴幼儿和儿童因年龄不同，用药量相差更大，不规范的书写给药师审方带来困难。

④ 除特殊情况外必须注明临床诊断，以便于药学专业技术人员审核处方。

（3）处方后记　处方医师的签名和专用签章必须与在药学部门留样的样式相一致。处方医师签名要完整，不准只签姓或名，字迹清楚。否则就是不合格处方，不予调配，应退回处方医师更正。

（4）处方正文

① 中成药、中药饮片要分别开具处方。

② 中成药处方每一种药品须另起一行，每张处方不得超过五种药品。中药饮片处方的书写要按君、臣、佐、使的顺序书写。对中药饮片调配、煎煮有特殊要求的要注明在药名之后上方，并加括号。如：包煎、先煎、后下等。对药物产地、质地、炮制等有特殊要求的要在药名之前写出。如杭白芍、明天麻、酒黄连等。

③ 开具处方的空白处应画一斜线，以示处方完毕。

④ 药品名称应当使用规范的中文名称书写，没有中文名称的可以使用规范的英文名称书写；医师、药师不得自行编制药品缩写名称或者使用代号；凡不规范药名要退回处方医师更正。

⑤ 处方上药品数量与剂量单位书写要规范。数量一律用阿拉伯数字书写。剂量应当使用规定的公制单位。饮片以剂或付为单位。

4. 处方用药是否合理

（1）处方限量　处方用药限量应符合有关规定，特别是毒性中药的剂量要严格审核。

（2）重味　重味即重复用药。中医处方常有并开药名、别名等情况，有时会导致重复用药现象，应认真审核。如：处方开二术（苍术、白术）、白术，即白术重复用药。处方开益母草、坤草（益母草别名），即益母草重复用药。

（3）药物配伍禁忌和不合理用药的审核　中药配伍禁忌主要是审查"十八反""十九畏"和妊娠禁忌。对有配伍禁忌或者超剂量的处方，应当拒绝调配；必要时，经处方医师更正或者重新签字，方可调配。

药学技术人员审核处方后，认为存在安全问题时，应告知处方医师，请其确认或重新开具处方，并记录在处方调剂问题专用记录表上，经办药学技术人员应当签名，同时注明时间。

（4）对特殊管理药品，按相关管理办法执行。

（5）处方用药必须与临床诊断相符合。

（6）对处方中短缺的药品，建议医师使用其他代用品。药剂人员对处方所列药品不得擅自更改或者代用，只能建议医师更改。

5. 签名

审核合格，审核药师在处方后记"审核"处签名，以示负责。

目前，大多医院都电脑联网，电脑上有处方软件，具有处方开具及审方系统。医生在电脑上开具的处方，电脑"处方审核"系统会自动审核，并传到药房由审方药师网上审核，审核通过后，处方医生才能打印出处方，同时处方传到收费处，并自动计价。审核不合格的处方将被拦截，处方不能打印。所以，患者在医生处拿到的处方都是经过审核合格的处方，患者（或取药人）可直接拿处方到收费处缴费，不需到药房审方。

（二）计价

目前，大多医院都电脑联网，医生在电脑上开具的处方，自动传到收费处，自动计价。所以，患者从医师处拿到的打印处方，可直接到收费处缴费。

有些社区医院和药店没有电脑联网设施或处方管理系统，药品计价（划价）工作由药房负责。人工计价的，要求计价要准确。计价完成后交由患者到收费处缴费。缴费后凭处方及缴费凭证到药房取药。

（三）处方调配

按照医师处方进行配药的过程称为调配。《处方管理办法》规定：从事中药处方调配人员应具有中药士以上专业技术职称。《药品质量管理规范》规定：中药饮片调剂人员应当具有中药学中专以上学历或者具备中药调剂员资格。中药处方调配包括中药饮片处方调配和中成药处方调配，本部分主要讲授中药饮片处方调配。

药房调剂人员收方后，首先要确认处方是否收费，确认收费后再进行调配。如果没有缴费，应和蔼地告知患者（或取药人）本处方需要缴费，并详细告诉患者（或取药人）收费处位置及走向。热情地为患者提供服务，显示药学人员良好的职业素质和形象。

中药饮片处方调配分为准备→阅览处方→上台纸→称量→复查→签字六个步骤。

1. 准备

（1）清洁台面　保证调剂台台面清洁，无杂物。

（2）清洁戥称、冲筒　检查戥称、冲筒是否清洁，如有异物应清洁干净再用。

（3）验戥　检查戥称是否准确。验戥方法见本节"戥秤的操作方法"。

（4）检查包装纸（或袋）、捆扎绳、剪刀、包煎袋等是否齐全、规范、有序放置。

2. 阅览处方

调配人员接到已交费的处方后，首先要从头到尾认真阅览处方，发现问题及时与收方人员联系解决。无误后方可进行调配。

3. 上台纸

上台纸（包装纸）就是按处方所开中药剂数将相应数量的包装纸（或称量盘，以下同）分放在调剂台上。要求按序摆放，不能重叠。

4. 称量

称量就是按照处方称取中药饮片的过程。称量时精神要集中，称量要准确，以免发生错误。中药调剂有"三分辨、七分量"之古训，由此可见调剂称量的重要性。

（1）验戥　称量前，首先要验戥，即检验戥秤的准确性。首先检查戥秤是否清洁、配件是否坚固、将砣弦放置戥杆是否光滑、戥星是否清楚齐全；然后，检视戥秤的定盘星是否准确，方法是：将砣弦放至定盘星上（第一个戥星），右手提起头毫，将戥杆举至与双目平齐，放开左手，检视戥杆是否平衡。如有偏差，不得使用，应及时送有关部门修理。见数字资源 6-1 戥称的构造视频；数字资源 6-2 验戥视频。

数字资源 6-1

数字资源 6-2

（2）称量　称量时，以左手持戥杆，戥杆头（戥盘端）朝右，秤杆梢朝左，并用拇指和掌心扣住砣弦以固定戥砣，以防止戥杆挑头和戥砣滑落。右手取药放入戥盘，依据称量需求选择头毫或后毫，然后用右手提起戥毫，将戥杆举至与双目平齐，左手将砣弦移至欲称量的戥星刻度上，放开左手并检视平衡，俗称"齐眉对戥"，根据称量情况，多退少补，直至检视平衡。见数字资源 6-3 戥称的使用视频。

数字资源 6-3

称量操作标准如下。

① 一味一称，逐剂回戥　每张中药处方可能开具多味中药，并且开具多付。称量时要做到一味一称，即一次只能称取一味中药。每味中药，一次可以称取处方付数的总量（剂量×付数），然后再用减量法均匀分成相应的若干份。具体做法如下。

当称好一味药总量以后，以左手持戥杆并用拇指和掌心固定戥砣，右手扶住戥盘，返回到调剂台边上，再以右手从戥盘内分出一定量药物，按照处方顺序摆放在已准备好的第一张包装纸上，然后右手提起称毫，将戥杆举至与双目平齐，左手将砣弦按照递减算法移至剩余重量对应的戥星刻度上，放开左手并检视平衡，如有偏差再行增减药品，直至检视平衡。以此类推，每分一剂药就要重新称量一次，直至均匀分完，俗称"一剂一回戥"，也称为"逐剂回戥"。严禁以手代称，估计分包，"天女散花"。

② 按序称量、按序摆放

a. 称量时，要按处方所开中药的顺序逐一称量，不得颠倒。

b. 每味中药称好后，要按顺序放置在包装纸上，单独放置，不能混淆，以便于核对。

c. 一张处方未调配结束前不得收第二张处方，以免药品混淆，造成差错。

③ 需特殊煎煮的中药应单独包（如：包煎、另煎、先煎、后下等），并在小包上注明煎煮方法。常用需特殊煎煮的中药见第七章第一节中药的煎煮方法。

（3）需临时处理的药物要按规定做好临时处理。如多数果实、种子类中药用时要捣碎。医师处方中一般不单独注明，这时应依常规处理。

（4）对处方所列药品不得擅自更改或者代用。调配处方时必须与处方所列药品完全相同。不得擅自用性味、功能相似的其他中药代用。

（5）每剂药之间的重量误差不得超过百分之五。

5. 复查

全部称量完毕，调剂人员要自行复查一遍，防止差错。要逐个核对所调配药品是否与处方一致，发现问题及时更正。

6. 签字

确认无误后，调配人员在处方后记"调配"处签字，转入核对环节。见数字资源 6-4 称量操作视频。

数字资源 6-4

（四）核对

《中华人民共和国药品管理法》及《处方管理办法》规定：药剂人员调配处方，必须经过核对。中药处方调配完成后要由中药师以上专业技术职称的药剂人员进行核对。

1. 核对内容

（1）再次全面审核一遍处方内容。

（2）核对处方药品与所调配的药品是否一致。要逐个核对所调配药品的规格、用法、用量是否与处方一致，发现疑问及时与调配人员联系，如有问题要及时更正。

（3）逐个检查药品外观、质量是否合格。发现有虫蛀、霉变、走油等变质中药要及时更正。

（4）核对所调配药物剂数与处方所开剂数是否一致。

（5）核对药物的临时处理要求。处方中如有需临时处理的中药要按规定正确处理，如果发现不符要与调配人员联系，及时更正。

（6）核对药物的另包情况是否正确。处方中如有需单包中药要按规范正确单包，如果发现不符要与调配人员联系，及时更正。

（7）核对处方用药是否合理。重点核对用法、用量、配伍禁忌。发现问题及时与处方医师联系。

（8）签字　核对无误，核对人员在处方相应处签字，以示负责。签字要签全名。

2. 实施标准（质量控制点）

（1）调配的药品、规格、用法、用量、剂（付）数必须与处方一致。

（2）药品外观质量合格。

（3）用药必须合理。

（4）核对人员签名（或专用签章）样式，要与药房留样备查的式样一致。

核对工作完成后转入包装环节。

（五）包装

包装包括包包和捆扎，是指将调配好并已核对过的中药按剂分别用包装纸包包并捆扎在一起的过程。需单包的中药，在小包上注明用法（如先煎、后下等），一并包入大包中。捆扎时，将各药包叠放在一起（每捆不超过 5 包，超过 5 包扎 2 捆），用捆扎绳一并捆扎好。

数字资源 6-5

数字资源 6-6

包扎要求：包形美观，牢固，无漏药，捆扎结实。见数字资源 6-5 单包视频；数字资源 6-6 包包视频；数字资源 6-7 捆扎视频。

也可将调配好的中药分别装入中药袋中。要在中药袋上注明患者姓名、用法。

包装工作完成后转入发药环节。

数字资源 6-7

（六）发药

发药是指将调配好并已包装好的药品发给患者的过程。发药是处方调配工作的最后环节，要使差错不出门，必须把好这一关。发药操作的程序如下。

1. 核对患者姓名

发药时应核对取药患者姓名。有时，等候取药的患者较多，要确保将药品发给正确的患者，发药时应认真核对取药患者的姓名，防止张冠李戴。

2. 向患者交付药品

向患者交付药品时，应双手递药，礼貌服务，向患者交代清楚用法、用量、注意事项。特别是一些需特殊煎煮的中药要详细向患者交代清楚。

3. 提供用药咨询服务

发药时要更多地为患者提供用药咨询服务。当患者咨询有关用药问题时，发药人员应当热情、认真、详细、正确地予以解答，尽可能满足患者对用药知识的需求。

4. 打印并交付药品清单

医院内已电脑联网，在药房电脑上输入处方号（或其他规定信息）即可调出处方用药信息，按打印操作，即可打印出药品清单，药品清单主要内容包括：药品名称、数量、单价、金额。将药品清单发给患者，以便患者核对。

5. 签名

发药完成后，发药人要在处方相应处签名或者加盖专用签章，以示负责。签名要签全名，不准只签姓或名。签名或专用签章样式要与药房留存样式一致。

三、结束

1. 处方保存

把当天已调配的处方叠放在一起，整理整齐，用处方封面把叠放整齐的处方封装好，按规定保管。

2. 清场

（1）清洁调剂台，清洁戥秤并复原（戥砣放戥盘内），清洁冲筒及其他调剂用具，按规定放回原处，摆放整齐。

（2）按药房有关规定清洁卫生。

（3）到生活间更衣，更换下的工作服、工作帽放到规定地方。

第三节 中药处方应付常规

一、中药饮片处方常规用名

中药历史悠久，品种繁多，中药名称是在长期的历史实践过程中沉积而得，由于地域差异、历史沿袭、书写习惯等多种原因，常出现同物异名、同名异物、名称相似等现象。为了保证安全正确用药，我国《处方管理办法》规定"药品名称应当使用规范的中文名称书写"，《中华人民共和国药典》收载的药名为规范化名称（正名）。

但是，由于历史原因，有些老中医已经用惯了某些别名，一时难改，所以，中药调剂人员除必须掌握中药的正名外，还应掌握中药常用别名、并开药名等习惯用名，做到正确的处方应付。

现在，大多数医院都使用电脑开具处方，处方管理系统软件中只有规范化名称，没有别名，这样就强迫医师必须使用正名。相信，随着时间的推移，社会的发展进步，中药别名的使用会逐渐减少。

1. 正名与别名

中药正名是中药的规范化名称，以《中华人民共和国药典》（现行版）和《药品标准》（现行版）或《炮制规范》（现行版）为依据。中药正名，一药一名，一般都是最为习惯，最具代表性的名称，都有一定的来历和解释，如大黄、金银花、黄连、防风等。

别名，即正名以外的名称。由于历史原因，许多中药除正名外，还有一至几个别名。中药别名一般也有一定的来历和解释，具有较为广泛的共识。如黄连的别名有川连、味连、鸡爪连；金银花的别名有二花、双花、忍冬花等。常见中药饮片的别名见表6-3-1。

表 6-3-1　常见中药饮片别名

正名	别名	正名	别名
防风	口防风、软防风、屏风	郁金	玉金、川郁金、广郁金、黑郁金、黄郁金
葛根	甘葛根、甘葛、干葛根、干葛	牛膝	怀牛膝
知母	肥知母、毛知母、知母肉	北沙参	辽沙参、莱阳沙参、东沙参
芦根	苇根	南沙参	泡参、空沙参
白茅根	茅根、二茅根	延胡索	元胡、元胡索、玄胡索
黄连	味连、川连、川黄连、雅连、云连	山药	怀山药、淮山药
玄参	元参、黑参	川贝母	川贝、松贝、炉贝
白芷	香白芷、杭白芷、川白芷	浙贝母	大贝、象贝、元宝贝
柴胡	北柴胡、南柴胡、硬柴胡、软柴胡	三棱	荆三棱
天花粉	花粉、瓜蒌根、栝楼根	大黄	将军、川军、生军、锦纹
山豆根	广豆根、南豆根	香附	香附子、沙草根
黄芩	枯芩、条芩、子芩、片芩	麦冬	麦门冬、寸冬、杭麦冬、杭寸冬
丹参	紫丹参、赤参	天冬	天门冬

续表

正名	别名	正名	别名
甘草	粉甘草、国老	罂粟壳	米壳
白芍	杭白芍	紫苏叶	苏叶
续断	川断、川续断、接骨草	紫苏梗	苏梗
防己	粉防己、汉防己	紫苏子	苏子、黑苏子
苍术	茅苍术	桑椹	黑桑椹
细辛	北细辛、辽细辛	桑叶	冬桑叶、霜桑叶
茜草	红茜草、茜草根、活血丹、血见愁、地血	桑枝	嫩桑枝
独活	川独活、香独活	菊花	白菊花、黄菊花、甘菊花、杭菊、滁菊、贡菊、亳菊
大血藤	红藤、血藤、活血藤	野菊花	苦薏
首乌藤	夜交藤	辛夷	辛夷花、木笔花、望春花、毛辛夷
忍冬藤	金银藤、银花藤	金银花	忍冬花、双花、二花、银花
火麻仁	麻子仁、麻仁、大麻仁	西红花	番红花、藏红花
陈皮	橘皮、广橘皮、新会皮、广陈皮	红花	草红花
砂仁	缩砂仁、缩砂、广砂仁、阳春砂、春砂仁、西砂仁	荆芥	荆芥咀、假苏
豆蔻	白豆蔻、白蔻仁、蔻仁、紫豆蔻、紫蔻仁、肉果、玉果	鱼腥草	蕺菜
草豆蔻	草蔻	蒲公英	公英、黄花地丁
肉豆蔻	肉蔻、肉果、玉果	广藿香	藿香
川楝子	金铃子	益母草	坤草
吴茱萸	吴黄	淫羊藿	仙灵脾
槟榔	大腹子、海南子	肉苁蓉	大芸
沙苑子	潼蒺藜、沙苑蒺藜	墨旱莲	旱莲草
山茱萸	山萸肉、萸肉、枣皮	黄柏	川黄柏
牵牛子	黑丑、白丑、黑白丑、二丑	牡丹皮	丹皮、粉丹皮
苦杏仁	杏仁	桑白皮	桑皮
牛蒡子	大力子、牛子	土鳖虫	地鳖虫、土元、蛰虫
决明子	草决明	海螵蛸	乌贼骨
酸枣仁	枣仁	全蝎	全虫
薏苡仁	薏仁、苡仁、苡米	蝉蜕	蝉衣
补骨脂	破故纸	芒硝	朴硝、皮硝、赤硝
五味子	辽五味子、北五味子、五梅子	玄明粉	元明粉、风化硝
瓜蒌	全瓜蒌、栝楼	赭石	代赭石
栀子	山栀子、山栀	茯苓	云茯苓、云苓、白茯苓、赤茯苓
莱菔子	萝卜子	天竺黄	竺黄

2. 并开药名

并开药名，又称一名多药。是将 2~3 种经常配伍使用的中药名称缩写在一起，而成的药名。如：二术（白术、苍术）、青陈皮（青皮、陈皮）、焦三仙（焦山楂、焦麦芽、焦神曲）等。并开药的剂量有两种表示方法，如果在并开药名后直接写剂量，该剂量表示并开药的总剂量，各单味药的剂量为总剂量的平均值。如二术 20g，表示白术和苍术总量 20g，二药剂量均分，即白术 10g，苍术 10g；焦三仙 30g，表示焦山楂、焦麦芽、焦神曲三药的总量是 30g，三药剂量均分，即焦山楂 10g，焦麦芽 10g，焦神曲 10g。如果在剂量前加"各"字，该剂量表示并开药中各药的剂量。如二术各 10g，表示白术、苍术各 10g。即白术 10g，苍术 10g。常见中药并开药名见表 6-3-2。

表 6-3-2 常见中药并开药名

处方药名	调配应付	处方药名	调配应付
二冬	麦冬、天冬	荷叶梗	荷叶、荷梗
二门冬	麦冬、天冬	生熟枣仁	生枣仁、炒枣仁
二术	苍术、白术	生熟薏米	生薏苡仁、炒薏苡仁
苍白术	苍术、白术	知柏	知母、黄柏
二母	知母、贝母	炒知柏	盐知母、盐黄柏
二芍	赤芍、白芍	盐知柏	盐知母、盐黄柏
赤白芍	赤芍、白芍	酒知柏	酒知母、酒黄柏
二地	生地黄、熟地黄	谷麦芽	炒谷芽、炒麦芽
生熟地	生地黄、熟地黄	生熟麦芽	生麦芽、炒麦芽
二活	羌活、独活	龙牡	煅龙骨、煅牡蛎
羌独活	羌活、独活	生龙牡	生龙骨、生牡蛎
砂蔻仁	砂仁、蔻仁(白豆蔻)	桃杏仁	桃仁、杏仁
二乌	制川乌、制草乌	猪茯苓	猪苓、茯苓
二地丁	紫花地丁、蒲公英	棱术	三棱、莪术
二决明	生石决明、决明子	乳没	炙乳香、炙没药
全荆芥	荆芥、荆芥穗	芦茅根	芦根、茅根
全紫苏	紫苏子、紫苏梗、紫苏叶	腹皮子	大腹皮、槟榔
苏子叶	紫苏子、紫苏叶	冬瓜皮子	冬瓜皮、冬瓜子
青陈皮	青皮、陈皮	全藿香	藿香叶、藿香梗
金银花藤	金银花、忍冬藤	炒三仙	炒山楂、炒麦芽、炒神曲
忍冬花藤	金银花、忍冬藤	焦三仙	焦山楂、焦麦芽、焦神曲
荆防	荆芥、防风	焦四仙	焦山楂、焦麦芽、焦神曲、焦槟榔

二、中药处方应付常规

处方应付常规是指根据医师处方要求和传统调配习惯形成的一套用药规律。在未注明生熟炒炙的情况下，可根据处方应付常规合理调配生熟炒炙等不同饮片。所以，处方应付常规是调配中医处方的主要依据之一。处方应付包括中药正名、别名和并开药名应付，以及中药炮制品应付。目前由于各地传统用药习惯不同，所以各地区的处方应付常规也不尽相同，这不利于处方应付的统一，有待以后逐步规范。现将具有多地共识的处方应付常规介绍如下。

（一）处方药名即付炮制品的品种

1. 处方写药名（或炒）即付清炒品的品种

主要有：紫苏子、莱菔子、谷芽、麦芽、苦杏仁、桃仁、山楂、王不留行、酸枣仁、苍耳子、牛蒡子、决明子、牵牛子、鸡内金（或砂烫）等。

2. 处方写药名（或炒）即付麸炒的品种

主要有：僵蚕、白术、枳壳、枳实、苍术、神曲等。

3. 处方写药名（或炙）即付烫制品的品种

砂烫的品种主要有有：龟甲（醋淬）、鳖甲（醋淬）、狗脊、骨碎补、马钱子等。滑石粉烫的品种主要有：水蛭等。

4. 处方写药名（或炙）即付蜜炙品的品种

主要有：罂粟壳、枇杷叶、马兜铃、桑白皮、槐角等。

5. 处方写药名（或炙）即付酒炙的品种

主要有：肉苁蓉、女贞子、山茱萸、熟大黄、黄精、乌梢蛇、蕲蛇等。

6. 处方写药名（或炙）即付醋炙的品种

主要有：乳香、没药、延胡索、莪术、青皮、香附、甘遂、芫花、京大戟、商陆、五味子等。

7. 处方写药名（或炙）即付盐炙的品种

主要有：补骨脂、小茴香、车前子、益智、杜仲等。

8. 处方写药名（或煅）即付煅制的品种

主要有：龙骨、珍珠母、磁石、赭石、自然铜等。

9. 处方写药名即付炭制的品种

主要有：艾叶、炮姜、地榆、蒲黄、棕榈、侧柏叶等。

10. 处方写药名即付炮制的品种

主要有：川乌、草乌、附子、半夏、天南星、吴茱萸、何首乌、远志、厚朴、淫羊藿、肉豆蔻、斑蝥、蟾蜍、硫黄、藤黄。

（二）处方注明炮制要求的，按要求调配

1. 处方药名写炙应调配蜜炙的品种

主要有：炙麻黄、炙甘草、炙黄芪、炙紫菀、炙款冬花、炙百部、炙前胡、炙白前、炙百合、炙桑叶等。

2. 处方药名注焦，应调配炒焦品

如：焦麦芽、焦山楂、焦栀子、焦神曲、焦槟榔、焦白术、焦苍术等。

3. 处方药名注酒炙，应调配酒炙品

如：酒大黄、酒黄芩、酒黄柏、酒白芍、酒当归、酒川芎等。

4. 处方药名注醋炙，应调配醋炙品

如：醋大黄、醋柴胡、醋当归、醋白芍、醋川芎等。

5. **处方药名注姜炙，应调配姜炙品**

如姜半夏、姜黄连。

6. **处方药名注盐炙，应调配盐炙品**

如：盐知母、盐泽泻、盐砂仁、盐黄柏等。

7. **处方药名注煅，应调配煅制品**

如：煅石膏、煅石决明、煅白矾等。

8. **处方药名注炭，应调配炭制品**

如：黄芩炭、黄连炭、地黄炭、荆芥炭、槐花炭、贯众炭、升麻炭、藕节炭、茅根炭、荆芥炭、金银花炭、小蓟炭、贯众炭等。

9. **处方药名注土炒，应调配土炒品**

如：土白芍、土白术、土山药、土苍术、土当归、土薏苡仁等。

10. **处方药名注煨，应调配煨制品**

如：煨木香、煨葛根、煨生姜、煨肉蔻等。

11. **处方药名注霜，应调配霜制品**

如：柏子仁霜、千金子霜等。

第四节 毒、麻中药饮片的调配

一、毒性中药的管理

医疗用毒性药品（以下简称毒性药品），系指毒性剧烈、治疗剂量与中毒剂量相近，使用不当会致人中毒或死亡的药品。毒性药品在药品管理法中被列为特殊管理药品。国务院于1988年12月27日颁布的《医疗用毒性药品管理办法》中列为毒性药品管理范围的中药有27种，西药有11种。

《医疗用毒性药品管理办法》规定：毒性药品的收购、经营，由各级医药管理部门指定的药品经营单位负责；配方用药由国营药店、医疗单位负责。其他任何单位或者个人均不得从事毒性药品的收购、经营和配方业务。

1. **毒性中药饮片的调配**

医疗单位供应和调配毒性药品，凭医生签名的正式处方。国营药店供应和调配毒性药品，凭盖有医生所在的医疗单位公章的正式处方。每次处方剂量不得超过两日极量。

调配处方时，必须认真负责，计量准确，按医嘱注明要求，并由配方人员及具有药师以上技术职称的复核人员签名盖章后方可发出。对处方未注明"生用"的毒性中药，应当付炮制品。如发现处方有疑问时，须经原处方医生重新审定后再行调配。处方一次有效，取药后处方保存两年备查。

2. **毒性中药的品种**

砒石（红砒、白砒）、砒霜、水银、生马钱子、生川乌、生草乌、生白附子、生附子、生半夏、生天南星、生巴豆、斑蝥、青娘虫、红娘虫、生甘遂、生狼毒、生藤黄、生千金子、生天仙子、闹阳花、雪上一枝蒿、白降丹、蟾酥、洋金花、红粉、轻粉、雄黄。其中砒石、砒霜、水银、青娘虫、红娘虫、生藤黄、雪上一枝蒿、白降丹《中华人民共和国药典》（2015版）没有收载，不做详细介绍。

<h2 style="text-align:center">生草乌</h2>

【功能】 祛风除湿，温经止痛。

【用法与用量】 一般炮制后用。

【注意】 生品内服宜慎；孕妇禁用；不宜与半夏、瓜蒌、瓜蒌子、瓜蒌皮、天花粉、川贝母、浙贝母、平贝母、伊贝母、湖北贝母、白蔹、白及同用。

<h2 style="text-align:center">生白附子</h2>

【功能与主治】 祛风痰，定惊搐，解毒散结，止痛。用于中风痰壅，口眼㖞斜，语言謇涩，惊风癫痫，破伤风，痰厥头痛，偏正头痛，瘰疬痰核，毒蛇咬伤。

【用法与用量】 内服一般炮制后用，3～6g。外用生品适量，捣烂，熬膏或研末以酒调敷患处。

【注意】 孕妇慎用；生品内服宜慎。

<h2 style="text-align:center">生甘遂</h2>

【功能与主治】 泻水逐饮，消肿散结。用于水肿胀满，胸腹积水，痰饮积聚，气逆咳喘，二便不利，风痰癫痫，痈肿疮毒。

【用法与用量】 0.5～1.5g，炮制后多入丸、散用。生品外用适量。

【注意】 孕妇禁用；不宜与甘草同用。

<h2 style="text-align:center">生狼毒</h2>

【功能与主治】 散结，杀虫。外用于淋巴结结核、皮癣；灭蛆。

【用法与用量】 熬膏外敷。

【注意】 不宜与密陀僧同用。

<h2 style="text-align:center">生马钱子</h2>

【功能】 通络止痛，散结消肿。

【用法与用量】 0.3～0.6g，炮制后入丸、散用。

【注意】 孕妇禁用；不宜多服、久服及生用；运动员慎用；有毒成分能经皮肤吸收，外用不宜大面积涂敷。

<h2 style="text-align:center">生巴豆</h2>

【功能与主治】 外用蚀疮。用于恶疮疥癣，疣痣。

【用法与用量】 生品只供外用，不可内服。外用适量，研末涂患处，或捣烂以纱布包擦患处。

【注意】 孕妇禁用；不宜与牵牛子同用。

<h2 style="text-align:center">生千金子</h2>

【功能与主治】 泻下逐水，破血消癥；外用疗癣蚀疣。用于二便不通，水肿，痰饮，积滞胀满，血瘀经闭；外治顽癣，赘疣。

【用法与用量】 1～2g，去壳，去油用，多入丸、散服。外用适量，捣烂敷患处。

【注意】 孕妇禁用，以免中毒。

<h2 style="text-align:center">生天仙子</h2>

【功能与主治】 解痉止痛，平喘，安神。用于胃脘挛痛，喘咳，癫狂。

【用法与用量】 0.06～0.6g。

【注意】 心脏病、心动过速、青光眼患者及孕妇禁用。

闹羊花

【功能与主治】 祛风除湿，散瘀定痛。用于风湿痹痛，偏正头痛，跌扑肿痛，顽癣。

【用法与用量】 0.6～1.5g，浸酒或入丸、散。外用适量，煎水洗。

【注意】 不宜多服、久服；体虚者及孕妇禁用。

洋金花

【功能与主治】 平喘止咳，解痉定痛。用于哮喘咳嗽，脘腹冷痛，风湿痹痛，小儿慢惊风；外科麻醉。

【用法与用量】 0.3～0.6g，宜入丸、散；亦可作卷烟分次燃吸（一日量不超过1.5g）。外用适量。

【注意】 孕妇、外感及痰热咳喘、青光眼、高血压及心动过速患者禁用。

斑蝥

【功能与主治】 破血逐瘀，散结消癥，攻毒蚀疮。用于癥瘕，经闭，顽癣，瘰疬，赘疣，痈疽不溃，恶疮死肌。

【用法与用量】 0.03～0.06g，炮制后多入丸、散用。外用适量，研末或浸酒醋，或制油膏涂敷患处，不宜大面积用。

【注意】 内服慎用；孕妇禁用。

蟾酥

【功能与主治】 解毒，止痛，开窍醒神。用于痈疽疔疮，咽喉肿痛，中暑神昏，痧胀腹痛吐泻。

【用法与用量】 0.015～0.03g，多入丸、散用。外用适量。

【注意】 孕妇慎用。

红粉

【来源】 本品为红氧化汞（HgO）。

【功能与主治】 拔毒，除脓，去腐，生肌。用于痈疽疔疮，梅毒下疳，一切恶疮，肉暗紫黑，腐肉不去，窦道瘘管，脓水淋漓，久不收口。

【用法与用量】 外用适量，研极细粉单用或与其他药味配成散剂或制成药捻。

【注意】 本品有毒，只可外用，不可内服；外用亦不宜久用；孕妇禁用。

轻粉

【来源】 本品为氯化亚汞（Hg_2Cl_2）。

【功能与主治】 外用杀虫，攻毒，敛疮；内服祛痰消积，逐水通便。外治用于疥疮，顽癣，臁疮，梅毒，疮疡，湿疹；内服用于痰涎积滞，水肿臌胀，二便不利。

【用法与用量】 外用适量，研末掺敷患处。内服每次0.1～0.2g，一日1～2次，多入丸剂或装胶囊服，服后漱口。

【注意】 本品有毒，不可过量；内服慎用；孕妇禁服。

雄黄

【来源】 本品为硫化物类矿物雄黄族雄黄，主含二硫化二砷（As_2S_2）。

【功能与主治】 解毒杀虫，燥湿祛痰，截疟。用于痈肿疔疮，蛇虫咬伤，虫积腹痛，惊痫，疟疾。

【用法与用量】 0.05～0.1g，入丸、散用。外用适量，熏涂患处。

【注意】 内服宜慎；不可久用；孕妇禁用。

生川乌、生附子、生半夏、天南星的功能主治、用法用量、注意事项见第二章中药学相关中药。

二、麻醉药品的管理

麻醉药品是指连续使用后，易产生身体依赖性、能成瘾癖的药品。麻醉药品在药品管理法中被列为特殊管理药品。列为麻醉药品管理的中药只有罂粟壳一种。对麻醉药品应实行"五专"管理，即：专人负责，专柜加锁储存，专用账册，专册登记，专用处方。

罂粟壳在乡镇卫生院以上医疗单位严格凭医生处方使用。经县（市、区）以上药品监督管理部门指定的中药饮片经营药店应凭盖有乡镇卫生院以上医疗单位公章的医生处方销售。罂粟壳只能在复方中配方使用，严禁单味药调配（销售），不准生用，调配时不得单包，必须混入群药。处方保存三年备查。

罂粟壳

【功能与主治】 敛肺，涩肠，止痛。用于久咳，久泻，脱肛，脘腹疼痛。

【用法与用量】 3～6g。

【注意】 本品易成瘾，不宜常服；孕妇及儿童禁用；运动员慎用。

（杜明华）

第七章
中药的煎煮与服用方法

🌐 **学习目标**

掌握中药汤剂的煎煮与服用方法，熟悉汤剂的特点和服药禁忌。

🌐 **技能要求**

级别	技能要求
四级	能根据汤剂处方判断中药的特殊煎煮方法
三级	能根据汤剂处方信息对患者进行正确的用药交代

第一节 中药的煎煮方法

汤剂又称汤液，是通过用煎煮或浸泡去渣取汁，将药物制成液体的剂型。在中医几千年防病治病的用药实践中，汤剂始终作为中药的最重要剂型在发展运用。汤剂具有便于随症加减、吸收快、制备简单、服用安全等优点，沿用至今。

一、一般药物的煎煮方法

1. 煎药器具

中药汤剂的质量与选用煎药器具有着十分密切的关系。古人首推陶器煎药，陶器性质稳定，传热均匀，与药物所含的各种成分不发生化学反应，且价格低廉，煎出的药汁质量好，因而沿用至今。另外搪瓷锅、不锈钢锅、玻璃容器等亦可选用。禁用铁、铝、锡等易腐蚀材料或有毒塑料制成的容器，药汁与以上容器接触，会发生化学反应而产生沉淀、降低溶解度等现象，影响治疗效果，甚至产生副作用。

随着医药科技的不断发展，对中药煎药工具的不断改进与更新，出现了很多新型自动煎药机。

2. 煎药用水

煎药用水，以洁净、不含或少含矿物质及其他杂质为原则。现在多用自来水、井水或干

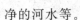

净的河水等。

3. 加水量

煎药加水量直接影响药汁质量。药材质地不同，其吸水量有显著差异。加水浸泡时应根据药材质地加入适量洁净水。质地松泡的饮片，吸水量较多，如花类、叶类和全草类中药饮片；质地坚实的中药饮片，吸水量较少，如根类、矿物类、贝壳类中药。最终加水量以浸泡后水面高出中药饮片2～3cm，每次煎出药汁在150～250ml为宜。

4. 浸泡时间

煎药前，要先将药物放入煎药容器内，加冷水漫过药面，浸透后再煎煮。这样有效成分易于煎出。一般中药饮片冷水浸泡30分钟左右。可根据中药饮片的性质、体积大小、厚度等情况适当调整浸泡时间。一般以花、叶、草等类药材为主的可浸泡20～30分钟，以根及根茎、种子、果实等类为主的药材，可浸泡40～60分钟。使水分充分浸入药材组织，利于有效成分的溶出。但浸泡时间不宜过长，以免造成药物酶解或霉败。

5. 煎煮方法

中药饮片用冷水浸透后再煎煮。一般煎药火候宜先武后文，即开始用武火，煎沸后改用文火，保持微沸状态。煎药时不宜频频打开锅盖，以减少挥发性成分的损失。

一剂中药一般煎煮两次，煎煮时间应根据药物和疾病性质，用药情况而定。以沸腾开始计时，一般药物第一煎25～30分钟，二煎15～20分钟；解表药第一煎15～20分钟，二煎10分钟；滋补药第一煎30～40分钟，二煎25～30分钟。

汤剂煎得后，应趁热立即滤取药汁，不宜久置锅中，以防含胶体过多的药液，遇冷产生胶凝，增加过滤困难，同时亦易酸败。第二煎在滤取药液时，应挤榨药渣，尽量减少药渣中残留量，以利疗效。将两次煎液合并混匀后分两次服用。

二、特殊药物煎煮方法

为了提高汤剂的质量，确保疗效，有些中药煎煮时需特殊处理。

1. 先煎

先煎是指入汤剂的一些药物需在未入其他药时，先行煎煮。目的是为了增加药物的溶出度；降低或缓解药物的毒性。

（1）贝壳类、矿物类、动物角甲类等药物

贝壳类：生海蛤壳、生珍珠母、生瓦楞子、生紫贝齿、生牡蛎、生石决明。

矿物类：生赭石、生龙骨、生龙齿、生磁石、生石膏、生紫石英、生寒水石、生自然铜、青礞石、花蕊石等。

动物角甲类：生龟甲、生鳖甲、穿山甲等。

因这些药物质地坚硬，成分难以煎出，应打碎先煎，经武火煮沸后，改文火煎煮10～15分钟，再投入其他浸泡好的药物同煎。

（2）毒性中药饮片 有些毒性中药饮片可经过先煎0.5～2小时，能降低或消除毒性。如有毒成分为乌头碱的川乌和草乌，经过煎煮0.5～2小时，乌头碱水解为乌头次碱，进一步水解为乌头原碱而大大降低了毒性。

2. 后下

后下是指在其他药物快要煎好时才下，稍煎即可。中药饮片后下的目的是为了减少挥发性成分的损耗或防止有效成分被破坏。

(1) 气味芳香、含挥发性成分的中药饮片　如薄荷、青蒿、玫瑰花、细辛、鱼腥草、紫苏叶、砂仁、豆蔻、降香、沉香等饮片，煎煮时间不宜太久，以免有效成分散失，一般在其他药物煎好前 5~10 分钟加入共煎。

(2) 久煎破坏有效成分的中药饮片　应在其他药物煎好前 5~10 分钟加入共煎。如苦杏仁、钩藤、徐长卿、番泻叶、大黄等。

钩藤降压成分钩藤碱，煎煮 20 分钟以上，成分易被破坏，降压效果减弱；苦杏仁含苦杏仁苷，久煎则水解一部分，产生氢氰酸而减弱止咳作用；大黄、番泻叶泻下成分久煎亦被破坏，一般在煎好前 10~15 分钟加入共煎即可。

3. 包煎

包煎是指将药物装入专用包煎袋或用纱布包裹后，再与其他药物同煎。

(1) 富含绒毛的饮片宜包煎，以免脱落的绒毛混入药汁后刺激咽喉，引起咳嗽。如旋覆花、辛夷等。

(2) 花粉等粉粒状中药饮片宜包煎，避免漂浮于液面上，影响有效成分的煎出。如蒲黄、松花粉、青黛、滑石粉、海金沙、马勃、儿茶、菟丝子、六一散、蛤粉等。

(3) 含黏液质、淀粉较多的中药饮片，在煎煮过程中容易煳锅底、焦化，宜包煎。如葶苈子、车前子、浮小麦等。

4. 另煎

(1) 某些贵重中药饮片，为使其有效成分充分煎出及减少有效成分被其他药渣吸附引起的损失，需要在另一容器中单独煎煮取汁，再将药渣并入其他群药中合并，然后将前后不同煎煮的药液混匀分服。如人参、红参、西洋参、西红花、冬虫夏草等。

(2) 质地坚硬的贵重中药饮片，应单独煎煮 2~3 小时取汁，再将药渣并入群药中同煎，最后将前后不同煎煮的药液混匀分服，如羚羊角片、水牛角片、鹿茸片、鹿角片等。

5. 烊化

胶类、蜜膏类药物，煎煮后药液黏稠而影响其他有效成分的煎出及结底糊化，将药物加入适量热水或加热炖熔化，兑入煎好的药液同服。如阿胶、龟甲胶、鹿角胶、鳖甲胶、龟鹿二仙胶、饴糖、蜂蜜等。

6. 煎汤代水

目的是使药物充分煎出，发挥药效。将需要煎汤代水的中药饮片先煎 15~25 分钟，去渣、过滤，取其汁，再按照汤剂的类型，分头煎、二煎的用水量和其他药物同煎，如伏龙肝、葫芦壳等。

7. 冲服

一些用量少的贵重或成分易被破坏的中药饮片，宜研磨成粉末用药液冲服，避免有效成分被其他药渣吸附影响药效。如牛黄、三七、鹿茸、羚羊角、紫河车、蕲蛇、金钱白花蛇、琥珀、雷丸、沉香等。

8. 兑水冲服

液体类中药，放入其他药中同煎，会影响其他成分，所以应待其他药物煎煮去渣取汁后，再进行兑入服用，如竹沥、黄酒、姜汁、梨汁、藕汁、酸石榴汁等。

第二节　汤剂的服用方法

中药汤剂的服用方法包括服药的温度、时间、剂量以及服药食忌等几个方面。

一、服药温度

1. 温服

一般汤剂均宜温服，特别是一些对胃肠道有刺激性的药物，如瓜蒌子、乳香等，温服可以和胃益脾，减轻对胃肠道的刺激。

2. 冷服

呕吐患者或中毒患者所用汤剂均宜冷服，热证用药宜冷服。

3. 热服

解表药煎后应趁热服下，避风寒，覆盖衣被，令其微汗，促使汗解，表解即可停药；寒证用药宜热服，以助药力。

二、服药时间

服药时间应根据患者疾病情况而定，一般中药汤剂宜饭后 30～60 分钟时服用，有特殊要求的例外。

（1）补益药、驱虫药、攻下药宜空腹服用，药力集中，起效快。

（2）对胃肠道有刺激性的药应在饭后立即服用，以减轻对胃肠的刺激。

（3）健胃消食药宜饭后服用。

（4）慢性病服药必须定时，使体内保持一定的血药浓度。

（5）治疗疟疾药物应在疟疾发作前 2～3 小时服，使之达到截疟的目的。

（6）镇静安神药宜在临睡前服用。

三、服药剂量

汤剂的服药剂量往往存在煎的量或多或少、其质或淡或浓的问题，难以适合病情的需要。为了保证煎药质量，除加水量、煎煮火候及时间要严格按照规定操作外，对汤剂的服用量也有相应的规定。

（1）成人服用量一般每次 150～200ml，每日 2 次。

（2）儿童服用量一般每次 50～150ml，每日 2 次，婴儿酌情减少。必须注意的是，小儿服药宜浓缩汤液，以少量多次为好，切忌极速灌服，以免呛咳；对于病情危重者，应遵医嘱。

四、服药的饮食禁忌

1. 疾病忌口

一般疾病，在服药期间应少食豆类、肉类、生冷、油腻、辛辣等不易消化及有特殊刺激性的食物，以免增加患者的消化负担，影响患者恢复健康。

有些疾病，有特殊的饮食禁忌。如水肿患者，忌多食盐；发热患者忌油腻；疮痈患者忌食用羊肉、蟹、虾等物；麻疹初期患者忌食油腻、酸涩食物；胃病、消化不良、腹泻患者忌食生冷、油腻、煎炸等食品；失眠患者忌饮浓茶等。

2. 服药忌口

服药期间应忌食与药性相反的及影响药物疗效和吸收的食物。如服用温中散寒药时，因药性多温热，应忌服生冷、寒性食物；服用清热药时，因药性多寒凉，不宜吃辛辣助热类食物；服用健胃消食药时，不宜吃黏滞、油煎类不易消化的食物；服用镇静安神药时，不宜用辛辣、酒、浓茶等刺激性和兴奋中枢神经的食物；服含有铁的补血药时，应忌茶水（其中的鞣质能与铁结合，影响铁的吸收）；服用解表、透疹药时，宜少食生冷及酸味食物，因冷物、酸味有收敛作用，有碍于药物的解表、透疹作用发挥。

　　另外，一些中药有禁忌，在服用含以下中药的汤剂或中成药时应加以注意。如：人参忌萝卜、大蒜；地黄、何首乌忌葱、蒜、萝卜；丹参、茯苓忌醋；甘草、黄连、桔梗、乌梅、苍耳子、吴茱萸忌猪肉；薄荷忌鳖肉；商陆忌犬肉；鳖甲忌苋菜；荆芥忌虾、蟹等海鲜；厚朴忌煎炒豆类；苍术、白术忌桃、李；土茯苓、使君子忌茶；常山忌生葱等。

（何雪莲）

第八章
中药临方制剂

○ **学习目标**

1. 掌握散剂、煎膏剂、蜜丸、水丸的制备方法。
2. 熟悉散剂、煎膏剂、蜜丸、水丸的含义、特点、质量要求和检查、包装与储藏。

○ **技能要求**

能代客加工散剂、膏剂、蜜丸、水泛丸。

第一节　中药临方制剂的基本要求

中医临床用药，除内服汤剂和一般成药外，有时因治疗上的需要，医师处方要求将药物临时加工制成丸、散、膏、酒等剂型，称之为"临方制剂"。

临方制剂室应安静卫生，空气洁净，无尘土飞扬，无污水及垃圾，有良好的照明、取暖及通风设备。工作室内应备齐常用的粉碎、搅拌、熬制等制剂设备。要符合国家相关规定。

第二节　常用的临方制剂及操作

中药临方制剂主要以丸、散、膏、酒等传统制剂为常用剂型。

一、散剂的制备技能

散剂系指饮片或提取物经粉碎、均匀混合制成的粉末状制剂，分为内服散剂和外用散剂。

（一）散剂的特点

（1）分散度大，起效迅速。

（2）制作简便，剂量易于随症加减。

（3）运输、携带方便。

（4）服用口感差，较大剂量服用困难。

（5）比表面积大，稳定性差，腐蚀性强，易吸潮的药物不宜制成散剂。

（二）散剂的分类

（1）按用途分　分为内服散和外用散。

（2）按组成分　分为单方散和复方散。

（3）按剂量分　分为单剂量散和多剂量散。

（三）散剂的制备工艺

1. 散剂的制备工艺流程图

原料→备料→粉碎→过筛→混合→分剂量→包装→成品

2. 制法

（1）备料　按照处方要求，准确称量配齐经加工炮制合格的药材。

（2）粉碎　根据药物的性质、用药需求等，选择适当的方法和设备进行粉碎。除特殊中药外，一般药物均采用干法粉碎。即将药物经适当干燥，使药物的水分降低到一定程度（一般应少于5%），再粉碎的方法。

干法粉碎分为单独粉碎和混合粉碎。

通常需要单独粉碎的药材包括：贵重中药（如牛黄、羚羊角、西洋参、麝香等，主要目的是避免损失）、毒性或刺激性强的中药（如红粉、轻粉、蟾酥、斑蝥等，主要目的是避免损失、便于劳动保护和避免对其他药品的污染）、氧化性与还原性强的中药（如雄黄、火硝、硫黄等，主要目的是避免混合粉碎发生爆炸），以及质地坚硬不便与其他药物混合粉碎的中药（如磁石、赭石等）。

混合粉碎是将方中某些性质和硬度相似的中药，全部或部分混合在一起进行粉碎的方法。该法将药物的粉碎与混合结合在一起同时完成，可以克服单独粉碎中的困难。

根据药物的性质和粉碎方式的不同，特殊的混合粉碎方法包括：串料粉碎和串油粉碎。

含黏性酯类的药物粉碎时比较困难，如地黄、黄精、玉竹、大枣等，一般采用"串料"的方法进行粉碎，即将上述药物烘热（或加入适量水煮烂），与处方中其他含淀粉较多的药物同捣，烘干后再研粉过筛。

含脂肪油类药物如与其他药物混研，则难以成粉末。如桃仁、杏仁、柏子仁、核桃仁（胡桃肉）、郁李仁等，所以常采用"串油"的方法，即掺研法。将这些药物单独捣碎研磨后，再掺入其他适量的细粉同研，过筛。这样边研、边掺、边筛，直至完全研成细粉为度。

对某些矿物药、较强刺激性或毒性的药物，可采用湿法粉碎（水飞法），既可避免粉尘飞扬，又可减少对操作人员的伤害，并且可以得到极细粉。

（3）过筛　粉碎后的粉末必须经过过筛才能得到粒度均匀的粉末，从而达到粉末分等级的目的，以适应临床用药需要。过筛采用标准筛，内服散剂，一般要求过80～100目筛；如用于消化道溃疡病、儿科和外用散剂，则过120目筛；眼用散剂过200目筛。

（4）混合　混合是指将两种以上固体粉末互相均匀分散的过程或操作。

混合方法有搅拌混合、研磨混合和过筛混合，临方制备散剂时主要用乳钵。当处方中组分药物比例量相差悬殊，不易混合均匀，需采用"等量递增法"混合。当处方中组分药物密度相差悬殊时，较难混匀，应采用"轻者在下，重者在上"原则混合。当处方中组分药物的色泽相差悬殊时，可采用"打底套色法"混合。

（5）分剂量 分剂量是将混合均匀的散剂按剂量要求进行分装的过程。多剂量包装的散剂应附分剂量的用具，含毒性药物的内服散剂应单剂量包装。常用方法如下。

① 重要法 系指用戥秤或天平逐包称量。该法剂量准确，但操作麻烦，效率低，难以机械化。适用于含毒性药物、贵重细料药物的散剂。

② 容量法 系指用容量代替重量，用容量药匙或分量器等进行分剂量。该法效率高，可机械化生产，适用于大多数散剂。

（6）包装 选用适宜的包装材料与储存条件是保证散剂质量的重要措施，除另有规定外，散剂应密闭储存，含挥发性药物或易吸潮药物的散剂应密封储存。

常用的包装材料有塑料袋、玻璃瓶、包装纸袋等。

3. 散剂的质量要求

散剂应干燥、疏松、混合均匀、色泽一致。

二、煎膏剂的制备技能

煎膏剂系指饮片用水煎煮，取煎煮液浓缩，加炼蜜或糖（转化糖）制成的半流体制剂。具有浓度高、体积小、效果显著、剂型稳定、服用方便、口感良好等诸多优点。

1. 工艺流程图

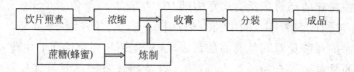

2. 制法

（1）煎煮 饮片一般以煎煮法浸提，加水煎煮2～3次，每次2～3小时，滤取煎液，药渣压榨，压榨液与滤液合并，静置澄清后滤过。新鲜果类则宜洗净后压榨取汁，果渣加水煎煮，煎液与果汁合并，滤过备用。处方中若含胶类，如阿胶、鹿角胶等，除发挥治疗作用外，还有助于药液增稠收膏，应烊化后在收膏时加入。贵重细料药可粉碎成细粉待收膏后加入。

（2）浓缩 将上述滤液加热浓缩至规定的相对密度，即得清膏（膏方在制作过程中如果没有加入糖类（如蜂蜜、冰糖、白糖、红糖、饴糖等），称为"清膏"）。清膏的相对密度视品种而定，一般在1.21～1.25（80℃）。少量制备时也可用搅拌棒趁热蘸取浓缩液，滴于桑皮纸上，液滴周围无渗出水迹，或入冷水中不迅速分散和溶化为度。

（3）炼糖（或炼蜜） 煎膏剂的常用辅料有蜂蜜、蔗糖。蜂蜜和糖须经过炼制。

炼糖的目的是去除杂质，杀死微生物，减少水分，控制糖的适宜转化率以防止煎膏剂产生"返砂"现象。

炼糖的方法是：蔗糖加入糖量一半的水及0.1%的酒石酸，加热溶解保持微沸，炼至"滴水成珠，脆不粘牙，色泽金黄"，蔗糖转化率达40%～50%，即得。炼制时加入适量枸橼酸或酒石酸，可促进糖的转化。

炼蜜的目的是：除去杂质、降低水分含量破坏酶类、杀死微生物、增强黏合力。

炼蜜的方法是：

取蜂蜜，置于铜锅或不锈钢内，加入适量纯化水（蜜与水总量不得超过锅总容积的1/3，以防沸腾时溢出），加热至沸腾，继续加热至蜂蜜中水分大部分蒸发，至呈浅红色，表面出现均匀的淡黄色有光泽的细气泡（俗称"鱼眼泡"）；用手捻有黏性，当两手指分开无长白丝出现或白丝易拉断。

（4）收膏 清膏中加入规定量的炼糖或炼蜜，不断搅拌，继续加热，并捞除液面上的泡沫，熬炼至规定的稠度。收膏稠度视品种而定，靠经验判断。

收膏期间要加入珍珠粉、冬虫夏草、川贝母贵细药物粉末，还要加入阿胶、鹿角胶、冰糖、蜂蜜、饴糖、木糖醇等辅料。将上述药物及辅料倒入清膏中，用文火慢慢熬炼，不断搅拌，直至能扯拉成旗即"夏天挂旗，冬天挂丝"或滴水成珠（将膏汁滴入冷水中凝结成珠而不散）或将膏液滴于食指与拇指共捻，能拉出约2cm左右的白丝（俗称"打白丝"），即可。

收膏必须用文火。每个膏方必须由专人负责搅拌，搅拌人员不得离开，注意搅拌必须从药锅底部开始，以避免药液黏稠后造成糊锅。一旦糊锅，膏方药液即成废品。所以，收膏是整个制膏过程中最为关键的工序。

（5）分装与储存 煎膏剂应分装在洁净、干燥、灭菌的大口容器中，待充分冷却后加盖密闭，以免水蒸气冷凝后流回膏滋表面，久储后表面易长霉。

煎膏剂应密封，置阴凉处储存，服用时取用器具亦须干燥、洁净。

3. 煎膏剂的质量要求与检查

煎膏剂呈稠厚的半流体状，应无焦臭、异味，无糖的结晶析出。

三、蜜丸的制备技能

蜜丸系指饮片细粉以蜂蜜为黏合剂制成的丸剂。其中每丸重量在0.5g以上的称为大蜜丸。每丸重量在0.5g以下的称小蜜丸。蜜丸采用塑制法制备。

（一）蜜丸的特点

（1）以蜂蜜为黏合剂，中医认为其具有补中、润燥、止痛、解毒、缓和药性、矫臭矫味等作用。多用于镇咳祛痰药、补中益气药。

（2）蜂蜜黏合力强，蜜丸崩解缓慢，作用缓慢持久。

（3）较易吸潮霉变，服用剂量偏大。

（二）蜂蜜的选择

蜂蜜种类多样，质量各异，蜂蜜的选择对蜜丸的质量有很大影响。蜂蜜为半透明、带光泽、浓稠的液体，白色至淡黄色或橘黄色至黄褐色，放久或遇冷渐有白色颗粒状结晶析出。气芳香，味极甜。25℃时，相对密度应在1.349以上。水分不得过24.0%。

（三）蜜丸的制备工艺

1. 蜜丸的制备工艺流程图

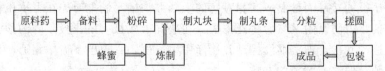

2. 制法

（1）蜂蜜的炼制 蜂蜜的炼制是指将蜂蜜加水稀释溶化，滤过，加热熬炼至一定程度的操作。炼制的目的是为了除去杂质、降低水分杀死微生物、破坏酶类、增强黏合力。

蜂蜜根据炼制程度，分为嫩蜜、中蜜、老蜜三种规格。三种规格黏性不同，以适应不同性质的药材细粉制丸。

① 嫩蜜 将蜂蜜加热至105～115℃，使含水量为17％～20％，相对密度为1.35左右，色泽与生蜜相比无明显变化，稍有黏性。适合于含较多油脂、黏液质、胶质、糖、淀粉、动物组织等黏性较强的药材细粉制丸。

② 中蜜 又称炼蜜，是将嫩蜜继续加热，温度达到116～118℃，含水量为14％～16％，相对密度为1.37左右，出现浅黄色有光泽的翻腾的均匀细气泡，用手捻有黏性，当两手指分开时无白丝出现。适于中等黏性的药材细粉制丸。

③ 老蜜 将中蜜继续加热，温度达到119～122℃，含水量在10％以下，相对密度为1.40左右，出现红棕色的较大气泡，手捻之甚黏，当两手指分开出现长白丝，滴水成珠。适于黏性差的矿物质或和纤维质药材细粉制丸。

（2）原料处理 将饮片洁净、灭菌后，粉碎成细粉或最细粉，混匀备用。

（3）制丸块 又称合坨、和药。是塑制法的关键工序，即将已混合均匀的药粉加入定量定温的炼制好的蜂蜜，充分混匀，制成软硬适宜、可塑性良好的丸块。手工操作可在盆中进行。和好的药坨应放置一段时间（即"醒坨"），待蜜充分渗透到药粉内，使制好的药坨更加柔润。为使和药工序顺利进行，应注意一些因素的影响，主要有：

① 炼蜜的程度 应根据药粉的黏性强弱、粉末粗细、存放时间、药粉含水量高低、制备时的气温等选择不同程度的炼蜜。否则蜜过嫩，则蜜粉结合不好，丸粒搓不光滑；蜜过老，丸块发硬，难于搓圆。

② 下蜜的温度 和药温度应根据药性而定。一般药用热蜜（80～90℃）、滋补药用温蜜（60～70℃）和药。含多量树脂、胶质、糖、油质类的药物如乳香、没药、阿胶、熟地黄、乌鸡等，具有较强的黏性，宜用温蜜（60℃左右）和药。处方中有冰片、麝香等芳香挥发性药时，为防药物遇热挥散，也应用低温蜜（50～60℃）和药。处方中含大量茎、叶、全草类或矿物性药物时，如益母草、紫苏叶、赭石、磁石等，其黏性很小，须用老蜜趁热（100℃左右）和药。

③ 用蜜量 用蜜量的多少直接影响到和药制成的团块的柔软性和成丸。一般药粉：蜜量为1∶（0.7～1.5），通常为1∶1。在实际操作中视具体情况用蜜可多可少。一般含糖量多、胶质类及油脂类的药粉本身黏性大，用蜜量少。相反含较多纤维质和质地疏松而黏性差的药粉则用蜜量多，最多可达1∶2以上。夏天温度高，用蜜量应少；冬季温度低，用蜜量应多。手工和药用蜜量较多；机械和药蜜量较少。

（4）制丸条 醒坨后的丸块，即可搓丸条，丸条要求粗细适中，均匀一致，表面光滑，内部充实无空隙。临方少量制备时一般采用手工搓条板搓丸条。

（5）分粒、搓圆 手工搓丸可用搓丸板。搓丸板由硬质木料制成，主要由上压板和下压板组成，上下压板的接触面被制成互相对应的半圆形沟槽。制丸时先在上下压板沟槽内均匀涂布少量润滑剂，以防黏附，然后将丸条横放在搓丸板底板（下压板）的沟槽上，用上压板先轻轻地前后搓动几次，即可继续搓动并逐渐用力下压，直至上下齿槽相遇，将丸条切成小段，再前后搓动，使之成圆滑的丸粒。

（6）包装 蜜丸一般成丸后应立即包装，以保证丸药的滋润状态。为防止霉变和控制含水量，可进行适当干燥，可达到干燥和灭菌的双重效果。

3. 蜜丸的质量要求

除另有规定外，丸剂外观应圆整，大小、色泽应均匀，无粘连现象，所含水分不得过 15.0%。

四、水丸的制备技能

（一）水丸的含义

水丸系指饮片细粉以水（或根据制法用黄酒、醋、稀药汁、糖液、含 5% 以下炼蜜的水溶液等）为黏合剂制成的丸剂。水丸传统采用泛制法制备。

（二）水丸的赋形剂

水丸的制备是依靠水等极性液体赋形剂润湿药材细粉，诱导其黏性，使之黏结并滚圆成型。其中有些赋形剂如酒、醋、药汁等还具有协同和改变药物性能的作用。

1. 水

水是水丸的主要赋形剂，常用纯化水或新鲜的冷开水。水本身无黏性，但可诱导中药某些成分，如黏液质、胶质、多糖、淀粉，使之产生黏性泛制成丸。

2. 酒

酒常用白酒和黄酒。酒性大热，味甘、辛。借"酒力"发挥引药上行、祛风散寒、活血通络、矫腥除臭等作用。由于酒中含有不同浓度的乙醇，能溶解树脂、油脂，使药材细粉产生黏性，但高浓度乙醇不溶解蛋白质、多糖等成分，故其诱导药材细粉黏性较水小，应根据药粉中的成分酌情选用。如在制备六神丸时，以水为润湿剂，其黏合力太强不利于制丸，可用酒代替水。

3. 醋

醋常用米醋，含乙酸 3%～5%。醋性温，味酸、苦。具有引药入肝、理气止痛、行水消肿、解毒杀虫、矫味矫臭等作用。另外可使药粉中生物碱成盐，增加其溶解度，利于吸收，提高药效。

4. 药汁

当处方中含有一些不易制粉的药材时，可根据其性质提取或压榨制成药汁，既可起赋形剂作用，又可以减少服用量，保存药性。如富含纤维的药材、质地坚硬的药材、黏性大难以制粉的药材等可煎汁；树脂类、浸膏类、可溶性盐类以及液体药物（如乳汁、牛胆汁）可加水溶化后泛丸；新鲜药材捣碎压榨取汁泛丸。

（三）水丸的特点

（1）以水或水性液体为赋形剂，服用后易于崩解、易于吸收、显效较蜜丸、糊丸、蜡丸快。

（2）一般不另加其他固体赋形剂，实际含药量高。

（3）泛制法制丸时，可将易挥发、有刺激气味、性质不稳定的药物泛入内层，降低对消化道的刺激性，提高稳定性；也可将速释药物泛入外层，缓释药物泛入内层，或将药物分别包衣，以达到控制药物释放速度和部位的目的。

（4）丸粒小，表面致密光滑，既便于吞服，又不易吸潮，利于储藏。

（5）泛制法制丸工时长、经验性强、丸粒规格与溶散时限较难控制。

（6）水丸的规格　水丸的规格历代均以实物比拟，如芥子大、梧桐子大、赤小豆大等。

现代统一以重量为标准。如灵宝护心丹每 10 丸重 0.08g，竹沥达痰丸每 50 丸重 3g，麝香保心丸每丸重 22.5mg。

（四）水丸的制备工艺

1. 水丸的制备工艺流程图

原料药→粉碎→起模→成型→盖面→干燥→选丸→包装→成品

2. 水丸的制法

（1）原料的准备　药材饮片应进行洗涤、干燥、灭菌。除另有规定外，将饮片粉碎成细粉或最细粉。起模和盖面工序一般用过七号筛的细粉或根据处方规定选用方中特定药材的细粉；成型工序用过 5～6 号筛的药粉。需制汁的药材按规定制备。

（2）起模　系指制备丸粒基本母核的操作。丸模通常为直径约 1mm 的球形粒子，是泛丸成型的基础。起模的方法主要有以下两种。

粉末直接起模：在泛丸锅中喷少量水，在其上撒布少量药粉使之润湿，转动泛丸锅，刷下锅壁附着的药粉，再喷水、撒粉，如此反复循环多次，使药粉逐渐增大，至泛成直径约 1mm 的球形颗粒时，筛取一号筛与二号筛之间的丸粒，即成丸模。

湿颗粒起模：将药粉用水润湿、混匀，制成软材，过二号筛，取颗粒置泛丸锅中，经旋转、滚撞、摩擦，即成圆形，取出过筛分等，即得丸模。

（3）成型　系指将已经筛选均匀的丸模，逐渐加大至成品规格的操作，即在丸模上反复加水湿润、撒粉、黏附滚圆。必要时可根据中药性质不同，采用分层泛入的方法。

（4）盖面　系指将已近成品规格并筛选均匀的丸粒，用药材细粉或清水继续在泛丸锅内滚动，使达到规定的成品粒径标准的操作。通过盖面使丸粒表面致密、光洁、色泽一致。根据盖面用的材料不同，分为干粉盖面、清水盖面和粉浆盖面三种方式。

（5）干燥　泛制丸含水量大，易发霉，应及时干燥。干燥温度一般控制在 80℃ 以下，含挥发性成分的水丸，应控制在 50～60℃。可采用热风循环干燥、微波灭菌干燥、沸腾干燥、螺旋震动干燥等设备。

（6）选丸　丸粒干燥后，用筛选设备分离出不合格丸粒，以保证丸粒圆整、大小均匀、剂量准确。

（7）包装　水丸一般成丸后应及时分装。一般水丸常用玻璃瓶、塑料瓶、瓷瓶包装。

除另有规定外，水丸应储藏于阴凉、通风、干燥处。见数字资源 8-1 水泛丸视频。

数字资源 8-1

3. 水丸的质量要求

除另有规定外，水丸外观应圆整均匀，色泽一致，含水分不得过 9.0%。

（孙彤伟）

第九章
中药临方炮制

学习目标

1. 掌握中药炮制的目的及对药物的影响。
2. 掌握中药饮片切制的知识与技能。
3. 掌握中药炮制常用辅料。掌握炒法和炙法的操作技能。

技能要求

级别	技能要求
四级	能切制中药饮片；能清炒中药饮片
三级	能酒炙、醋炙、蜜炙、姜汁炙、盐炙中药饮片
二级	能砂炒、麸炒中药饮片

第一节　中药炮制的目的及对药物的影响

一、中药炮制的目的

（一）降低或消除药物的毒性或副作用

有些中药虽有较好的疗效，但因毒性或副作用较大，临床用药不安全。炮制后可降低其毒副作用，以发挥其特有疗效并保证用药安全。如川乌、草乌等生品有大毒，炮制后，毒性降低，可供内服；又如厚朴生品辛辣峻烈，对咽喉有刺激性，姜炙后，则可消除其副作用。

（二）增强疗效

有些中药炮制后可增强疗效。如种子类药物炒黄后，种皮爆裂，有效成分易于煎出，使药效增强。炮制所用的辅料大多能与药物产生协同作用而增强疗效。如麸炒能增强健脾胃作用，醋炙能增强疏肝止痛作用，蜜炙能增强润肺止咳作用等。

（三）改变或缓和药物的性能

药物过偏的性能，会带来一定的副作用。如大寒伤阳、大热伤阴、过酸损齿伤筋、过苦伤胃耗液、过甘生湿助满、过辛损津耗气、过咸助湿等。通过炮制可改变或缓和药物偏盛的性味。如麻黄生品辛温发散，发汗力强，蜜炙后，辛散作用缓和，发汗作用减弱，止咳平喘作用增强；生地黄味苦性寒，能清热凉血，蒸后的熟地黄味甘性微温，具滋阴补血的功能。

（四）改变或增强药物的作用部位和趋向

中医对疾病的部位通常以经络、脏腑来归纳，对药物作用趋向以升降浮沉来表示。炮制能引药入经。如香附生品归肝、脾、三焦经，上行胸膈，外达肌表，醋炙后引药入肝，增强疏肝止痛作用；生小茴香入肝、肾、脾、胃经，能散寒止痛，理气和胃，盐炙后引药入肾，专行下焦，暖肾散寒，疗疝止痛。

炮制还可改变药物的作用部位和趋向。如生黄连味苦性寒，善清心火，酒炙后能引药上行，清上焦头目之火；黄柏生品性寒而沉降，酒炙后借酒升腾之力，引药上行，转降为升，清上焦湿热。

（五）便于调剂和制剂

药物切制成一定规格的饮片，便于调剂时称量和配方的煎煮。如自然铜、石决明、穿山甲等矿物类、贝壳类及动物骨甲类药物，质地坚硬，难于粉碎，不便于制剂和调剂，采用明煅、煅淬、砂烫等方法炮制能使其质地酥脆，易于粉碎和煎出有效成分。

（六）矫臭矫味，利于服用

动物类或其他具有腥臭味的药物，往往为患者所厌恶，难以口服或服后出现恶心、呕吐等不良反应。炮制能矫其腥臭味，以便于服用。如九香虫用清炒法，僵蚕用麸炒法，鳖甲、龟甲用砂烫法，乌梢蛇、蕲蛇用酒炙法，乳香、没药用醋炙法等，都能达到矫臭矫味的目的。

（七）利于储藏及保存药效

药物在加工炮制过程中都经过干燥处理，使其含水量降低，并能杀死霉菌，避免霉烂变质；某些药物蒸后还可杀死虫卵，防止孵化，如桑螵蛸等；有效成分为苷类的药物，经加热处理能破坏酶，避免有效成分被酶解损失，如黄芩、苦仁仁、芥子、槐花等。利于久存。

（八）提高药物净度，确保用药质量

中药在采收、运输、储藏保管过程中，常混有泥沙杂质、霉败品、非药用部位或疗效不同的药用部位；在切制炮炙过程中，常产生碎屑或残存辅料，这些情况都不利于保证用药剂量的准确。通过净制处理，可使其达到规定的药用净度标准。

（九）制造新药，扩大用药品种

炮制可制造某些新的药物，以扩大用药品种。如人头发通常不做药用，但经扣锅煅法制成的血余炭，则为止血散瘀之良药；棕榈生品一般不入药，煅制成的棕榈炭具有收涩止血的功能；大麦经发芽制成麦芽，具有消食、疏肝的作用。某些药物又可通过炮制使一药多用，如黑豆生品具滋补肝肾、养血祛风、解毒的功能；黑豆经干馏制成的黑豆馏油，具有止痒、收敛的功能；经发酵制成的淡豆豉，具有解表、除烦的功能；经发芽制成的大豆黄卷，具有清热利湿、发汗解表的功能。

二、炮制对中药成分的影响

（一）对含生物碱类药物的影响

游离生物碱易溶于乙醇等有机溶剂，难溶于水，但可与酸结合成盐而溶于水。

1. 水制的影响

大多数生物碱盐可溶于水，水处理可使生物碱溶解于水而降低含量，从而影响药物疗效。如槟榔、半夏。

2. 加热的影响

生物碱不耐热，故加热可能破坏生物碱而使药效降低，如山豆根；同时，加热也可能使生物碱所表现的毒性降低，如马钱子。

3. 辅料的影响

醋是弱酸，能与游离生物碱形成盐，增加溶出率，提高疗效。如醋炙延胡索。

生物碱易溶于酒，酒制能提高生物碱的溶出率，提高疗效。如酒炙黄连、酒炙黄柏等。

（二）对含苷类药物的影响

1. 水制的影响

苷易溶解于水而降低含量，使药效降低；且易于水解，使成分变得复杂，而使药效难于把握。一般不用常规水处理法处理。

2. 加热的影响

苷类成分一般加热不会破坏，但加热温度较高时仍会被破坏，从而使药效降低或改变。加热可使共存的酶因变性而失去活性。常用炒、蒸、烘、焯或曝晒的方法破坏或抑制酶的活性，保存药效。

3. 辅料的影响

醋具有酸性而易使苷水解，使成分变得复杂，药效难于把握。一般少用或不用醋处理。常用酒作辅料，提高溶解度，如黄芩。

（三）对含挥发油类药物的影响

挥发油通常也是一种具有治疗作用的成分，具有特殊气味和辛辣感，在常温下能挥发。

1. 水处理的影响

常规水处理不会影响其含量，但若药材含水较多，且堆积时间较长，则挥发油会因药材"冲烧"而产生变异；同时挥发加速。

2. 加热的影响

加热可促进挥发油挥发，从而降低药效；也可使挥发油产生化学变化，改变其性质（如折光率），从而改变药效。如生姜制成"煨姜"，其功效产生变化。尽量少加热或不加热，宜阴干。

所含挥发油若有毒性或强烈的刺激性，通过加热炮制可大部分除去，如乳香、苍术。

3. 辅料的影响

具吸附作用的固体辅料可吸附挥发油，降低药物中挥发油的含量。

（四）对含鞣质类药物的影响

1. 水处理的影响

鞣质易溶解于水，尤其易溶于热水，用水处理时应尽量采用少泡多润的方法，防止成分损失。如地榆、虎杖等。

2. 加热的影响

高温加热，可使其他成分被破坏，而使鞣质的含量相对提高。如大黄，经酒蒸、炒炭后，具有泻下作用的蒽苷含量明显减少，而具有收敛作用的鞣质变化不大，故可使大黄的泻

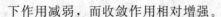

下作用减弱，而收敛作用相对增强。

3. 辅料的影响

鞣质能溶于乙醇中，故辅料炮制时多用酒制，以增强疗效；鞣质与生物碱会形成难溶于水的盐。

4. 其他影响

鞣质为强还原剂，能被空气中的氧所氧化，生成鞣红。避免暴露于日光和空气中，以防鞣质氧化。如槟榔、白芍等切片时露置空气中有时泛红，是其所含鞣质氧化成鞣红所致。切制后要及时烘干或阴干，防止变色。

炮制时忌铁器，避免鞣质与铁发生化学反应，生成黑绿色的鞣酸铁盐沉淀，影响药品质量。炮制时要用竹刀、铜刀切，避免在铁制容器中洗润。

（五）对含有机酸类药物的影响

（1）低分子的有机酸多能溶于水，故宜少泡多润，以免成分损失。

（2）有些有机酸能与生物碱成盐，利于药效发挥，如吴茱萸制黄连。

（3）具有强烈酸性的有机酸对口腔、胃刺激性大，加热处理可破坏一部分，使酸性降低，如山楂。

（六）对含油脂类药物的影响

油脂类通常具有润肠通便或致泻等作用，有的作用峻烈，有一定毒性。经加热使油脂由生变熟，或经压榨除去部分油脂类成分，可以避免滑肠或降低毒副作用。如柏子仁去油制霜降低或消除滑肠作用；瓜蒌子制霜除去令人恶心、呕吐之弊，适用于脾胃虚弱患者。

（七）对含树脂类药物的影响

树脂类一般不溶于水，而溶于乙醇等有机溶剂中。

（1）常用酒、醋处理，提高溶解度，增强疗效。

（2）加热炮制可增强某些药物的疗效，如藤黄。但温度过高，使树脂变性，反会影响疗效，如乳香、没药。牵牛子树脂具有泻下去积作用，经炒制后部分树脂破坏，可缓和泻下作用。

（八）对含蛋白质、氨基酸类药物的影响

（1）有毒蛋白质可通过加热处理，使毒性蛋白变性而消除毒性，如巴豆、白扁豆。

（2）有效蛋白质应避免加热，如雷丸、天花粉以生用为宜。

（3）某些蛋白质加热处理后，产生一系列变化生成新物质，而具有治疗作用。如鸡蛋黄、黑大豆等经过干馏，能得到含氮的吡啶类、卟啉类生物而具有解毒、镇痉、止痒、抗菌、抗过敏的作用。

（九）对矿物类药物的影响

（1）矿物药采用煅制方法，可改变其物理性状，易于粉碎，利于有效成分的煎出，利于其在胃肠道的吸收，增强疗效，如自然铜、赭石等。

（2）含结晶水的药物炮制后失去结晶水，改变药效，如石膏、白矾等。

（3）改变化学成分，产生治疗作用。如炉甘石生品不入药用，煅制后，其成分由碳酸锌变为氧化锌，具有解毒、明目退翳、收湿止痒、敛疮的作用。

总之，中药经过不同的炮制，所含的各类成分均会发生不同程度的量变或质变，这些变

化必然会影响药物的药效或毒性。同时，研究炮制对中药化学成分的影响，对探讨中药炮制原理，优选炮制工艺，制定饮片质量标准等皆有指导意义。

第二节　中药饮片净制与切制

一、中药材净制的目的

1. 除去泥沙杂质及虫蛀霉变品
除去药材在产地采收加工、运输、储藏等过程中混入的杂质、虫蛀品和霉变品。

2. 除去非药用部位
除去残留的非药用部位，保证调配时剂量准确或减少服用时产生的副作用。如去芦、去心、去毛、去核、去瓤。

3. 分离药用部位
将作用不同的药用部位区分开来，使之更好地发挥疗效。如麻黄与麻黄根、莲子心与莲子肉、花椒与椒目。

4. 药材分档
在净选时，将药材进行大小、粗细分档，使其均匀一致，便于进一步炮制，控制火制和水制时工艺质量，防止太过而不及。如半夏、天南星、大黄、白术等。

二、中药材的净制

净制，即净选加工，是将原药材进行洗净、分选等净化处理的过程。目的是除去非药用部位、泥沙、尘土、杂质，使药材达到药用的净度和纯度标准。经净制后的药材称"净药材"。药材在切制、炮炙或调配、制剂前，均应净制。净制药材可根据其具体情况，分别选用挑选、风选、水选、筛选、剪、砸、切、刮、刷、烫、撞、碾及泡洗等方法，达到质量标准。

（一）清除杂质

1. 挑选
挑选是清除混在药材中的砂石、枯枝、杂草、非药用部位及霉烂、虫蛀品等，或将药物按大小、粗细等进行分档，以便使其洁净或进一步加工处理。如挑出莱菔子中的砂石和紫苏叶中的硬梗等。

2. 筛选
筛选是根据药物和杂质的体积大小不同，选用不同规格的筛和箩，以筛去药物中的沙石或其他细小固体杂质，使其达到洁净；或者对形体大小不等的药材需用不同孔径的筛子进行筛选分档，使大小规格趋于一致，便于进一步炮制，使其受热均匀，质量一致；或筛去药物在炮制中的辅料，如麦麸、土粉、蛤粉、滑石粉、河沙等。如筛去紫菀中的尘土、泥砂。

3. 风选
风选是利用药物和杂质的比重不同，经过簸扬（一般可利用簸箕或风车），借药材起伏的风力，使之与杂质分离，以达到纯净之目的；常用于细小的种子类药材需去除果柄、果皮、花梗、干瘪种子等质地较轻的杂质。如簸去苏子瘪粒和种皮等。

4. 水选

水选是将药物通过水洗或漂除去杂质的方法。其方法是将药材倒入水中，略加浸泡、搅拌，倾出漂浮在水面、溶于水中或沉在水底杂质。水选可分为洗净、淘洗、浸漂三种方法。

（1）洗净 系用清水将附在药材表面的泥土、灰尘、霉斑或其他不洁之物洗去。如用水洗除乌梅中的泥沙。

（2）淘洗 把药材置于盛器内，潜入水中，来回抖动盛器，使杂质与药材分离，除去上浮的皮、壳杂质和下沉的泥沙。如用淘洗法除去蝉蜕、蛇蜕、地鳖虫中的泥砂等。

（3）浸漂 将药物置于大量清水中浸较长时间，适当翻动，每次换水，至药材毒质、盐分或臭异味得以减除为度。如用浸漂法除海藻、昆布中的盐分。

（二）分离和除去非药用部位

1. 剪、砸

用剪子、锤子，剪去、砸掉非药用部位的方法，如剪去斑蝥、红娘虫的头足翅，砸去白果的硬壳等。

2. 切、刮

用刀子切掉、刮除非药用部位的方法，如切去益母草、马齿苋的地下茎，刮去杜仲、黄柏的粗栓皮等。

3. 刷

用刷子刷去药材表面的绒毛、鳞毛等的方法，如刷去枇杷叶的绒毛。

4. 烫、燎

烫是用热砂烫除药材表面绒毛、鳞毛的方法。如用砂烫法烫去骨碎补、狗脊表面的鳞毛；燎是用火烧除药材表面绒毛的方法。如用酒精燃火将鹿茸表面的毛燎焦、去除。

5. 撞、碾

撞是将药材装入竹筐、麻袋或机械中，旋转或振动容器，使须根粗皮等杂质在碰撞、摩擦中脱落，以便除去的方法。碾是用石碾、电碾碾去种皮等非药用部位等的方法。如撞去香附的须根，去杏仁的种皮等。

三、中药饮片切制

将净选后的中药材进行软化，切成一定规格的片、丝、块、段等炮制工艺，称为饮片切制。

（一）药材的软化处理

药材切制前都需要经过适当的软化处理，以利于药材的切制。药材软化的要求是"软硬适度""药透水尽""避免伤水"。大多数中药材常用水软化处理，少数不宜用水软化的药材，可用其他方法进行软化。软化的方法可分为用水软化和其他软化处理。

1. 用水软化方法

将干燥的药材经过用水处理，可使药材吸收一定量的水分，使药物质地由硬变软，便于切制。用水处理软化药材要遵循"少泡多润，药透水尽"的原则，以避免药材有效成分的损失。用水处理的方法包括淋法、洗法、泡法、漂法、润法等。

（1）喷淋法 喷淋法即是用清水喷淋药材至湿润的方法。操作方法为：将药材整齐堆放，用清水均匀喷淋，喷淋的次数根据药材质地而异，一般为2～3次，均需稍润，以适合切制。本法适用于质地疏松的全草类、叶类、果皮类和有效成分易随水流失的药材，如薄荷、荆芥、佩兰、香薷、枇杷叶、陈皮、甘草等。

（2）淘洗法　淘洗法是用清水淘洗或快速洗涤药物的方法。操作方法为：将药材投入清水中，经淘洗或快速洗涤后，及时取出，稍润，即可切制。由于药材与水接触时间短，故又称"抢水洗"。本法适用于质地松软、水分易渗入、有效成分易溶于水的药材，如五加皮、白鲜皮、合欢皮、南沙参、石斛、瞿麦、陈皮、防风、龙胆、细辛等。

（3）泡法　泡法是将药材用清水泡一定时间，使其吸入适量水分，然后捞起，润软切片的方法。本法适用于质地坚硬，水分较难渗入的药材。如天花粉、木香、乌药、土茯苓、泽泻、姜黄、三棱等。泡的时间长短视药材坚硬程度、体积大小及泡的季节而定。体积粗大、质地坚实者，泡的时间宜长；体积细小，质轻者，泡的时间宜短。春、冬季节浸泡时间宜长，夏、秋季节浸泡时间宜短。

（4）漂法　漂法是将药材用多量水，并经常换水，反复清洗的方法。以漂去有毒成分，盐分及腥臭异味。本法适用于毒性药材、用盐腌制过的药物及具腥臭异常气味的药材，如川乌、草乌、天南星、半夏、附子、肉苁蓉、昆布、海藻、紫河车等。漂的时间根据药材的质地、季节、水温灵活掌握，以去除其刺激性、咸味及腥臭气味为度。

（5）润法　润法是把泡、洗、淋过的药材，用适当器具盛装，以湿物遮盖，或继续喷洒适量清水，保持湿润状态，使药材外部的水分徐徐渗透到药物组织内部，达到内外湿度一致，利于切制的方法。

2. 其他软化方法

对于有些不适宜采用常水软化处理的药材，可采用烘、蒸润、蒸汽喷雾润等方法进行软化处理，胶类药材常用烘烤法进行软化，如阿胶置文火上烘软后切成小丁块；而黄芩要蒸润后趁热切片，使其断面呈现黄色，若用冷水浸淘后切片，断面则变为绿色，药材就发生了质变，使疗效降低或丧失。木瓜也要蒸至棕红色后，趁热切片；鹿茸刮去茸毛后，可加酒稍润，再置高压锅脐上以喷汽加热，趁热切片，边蒸边切，既保证质量又利于切制。

（二）常见的饮片类型及规格

详见第五章第二节中药饮片常见类型规格检查。

（三）饮片类型的选择原则

（1）质地致密、坚实者，宜切薄片。

（2）质地松泡、粉性大者，宜切厚片。

（3）为了突出鉴别特征，或为了美观和便利，选择直片、斜片等。

（4）药材形态细长，内含成分又易煎出的，可切制成段。

（5）皮类药材和宽大的叶类药材，可切制成丝。

（6）为了便于炮制，还可选择切成一定规格的块或片。

（四）饮片的切制方法

（1）切　取软化适宜的药材。根据不同的形状，按规定用机械或刀制成片、丝、块、段。

（2）镑　用镑刀将软化后的药材镑成极薄片的方法。适用于动物角类药物，如羚羊角、水牛角等。

（3）刨　用刀将药材刨成薄片的方法。适用于木质或角质坚硬类药材，如檀香、松节、苏木、牛角等。若利用机械刨刀，药材需预先进行水处理。

（4）锉 用钢锉将药材锉成粉末的方法。适用于质地坚硬的贵细药材，如水牛角、羚羊角。

（5）劈 用斧类工具将药材劈成块或厚片的方法。适用于动物骨骼类或木质类药材，如降香、松节等。

除此之外，还可采用擂、研、捣、打、磨等方法粉碎坚硬的矿物及果实种子类药物，常用的工具包括铜冲（铁冲）、碾槽、石臼、研钵等。

（五）饮片干燥

药物切成饮片后，为保存药效，便于储存，必须及时干燥，否则影响质量。干燥方法分为自然干燥和人工干燥。

1. 自然干燥

自然干燥是指利用自然条件干燥药物的方法。多选择把切制好的饮片置日光下晒干或置阴凉通风处阴干，必要时烘焙至干。主要可分为晒干法和阴干法。

（1）晒干法 是将湿饮片摊放在晒具上，在日光下晒，晒时不断翻动至干燥的方法。基本特点是干燥较快，适用于黏性类（如天冬、玉竹）、粉质类（如山药、浙贝母）、油质类（如当归、怀牛膝）及某些色类药材（如白色类的桔梗、浙贝母），根须类和根皮类药物、草叶类药物也可采用晒干的方法进行干燥。

（2）阴干法 是将湿饮片放置阴凉通风处，使水分缓缓蒸发，晾至干燥的方法。基本特点是干燥较慢，适用于含挥发性成分较多的饮片（如紫苏、藿香）、色泽鲜艳及日晒易变色、走油的饮片（如当归、槟榔）。

2. 人工干燥

人工干燥是利用一定的干燥设备对饮片进行干燥的方法。人工干燥的温度，应视药物性质而灵活掌握。一般药材以不超过80℃为宜，含芳香挥发性成分的药材以不超过50℃为宜。已干燥的饮片需放凉后再储存，否则，余热会使饮片回潮，易于发生霉变。干燥后的饮片含水量应控制在7%～13%为宜。本法的基本特点是不受气候影响，比自然干燥卫生，并能缩短干燥时间，降低劳动强度，提高生产率。

第三节 中药炮制常用辅料

中药炮制的辅料是指炮制过程中对药物具有辅助作用的附加物料。它具有与主药起协同作用而增强疗效，或降低毒性，或影响主药的理化性质，或作为主药的中间传热体等作用。常用的辅料有固体辅料和液体辅料两大类。

一、固体辅料

1. 麦麸

麦麸味甘、淡，性平，具有和中益脾的作用。药物经麦麸制后，能缓和燥性，增强健脾和中作用，并能矫臭矫味、赋色、吸附油脂。常用麦麸制的药物有白术、苍术、枳壳、枳实、僵蚕、薏苡仁、肉豆蔻、葛根等。

2. 稻米

稻米味甘，性平，具有补中益气、健脾和胃、除烦止渴、止泻痢的作用。药物经稻米制后，能降低刺激性和毒性，或增强补中益气的作用。常用米炮制的药物有斑蝥、红娘子、党参等。

3. 河砂

为经筛选、洗净泥土、除去杂质后的中等粒度的河砂。炮制用河砂主要作为中间传热体，取其温度高、传热快、受热均匀的特点。质地坚硬的药物经河砂烫后变得松脆，利于粉碎和煎出有效成分；高温砂烫还可破坏药物毒性，易于除去非药用部分。常用砂烫的药物有马钱子、骨碎补、狗脊、穿山甲、龟甲、鳖甲等。

4. 蛤粉

为帘蛤科动物文蛤、青蛤的贝壳，经煅制粉碎后的灰白色粉末。蛤粉味苦、咸，性寒，具有清热化痰、软坚散结、制酸止痛的作用。药物经蛤粉制后，能除去腥味，增强清肺化痰作用，并可作为中间传热体，使药物受热均匀，质地变脆，利于粉碎。常用蛤粉炒的药物有阿胶、鹿角胶等。

6. 滑石粉

为硅酸盐类矿物滑石经精选、净化、粉碎、干燥而制得的细粉。滑石粉味甘、淡，性寒，具有利尿通淋、清热解暑、祛湿敛疮的作用。炮制用滑石粉作为中间传热体，使药物受热均匀，形体鼓起，质变酥松，还能降低毒性，矫臭矫味。常用滑石粉炒的药物有刺猬皮、鱼鳔胶、水蛭等。

7. 朱砂

朱砂味甘，性微寒，有毒，具有清心镇惊、安神、解毒的作用。药物经朱砂制后，能起协同作用，增强疗效。常用朱砂拌制的药物有麦冬、茯苓、茯神、远志、灯心草等。

二、液体辅料

1. 酒

炮制用酒一般为黄酒。酒味甘、辛，性大热，具有宣行药势、活血通络、祛风散寒、矫臭矫味的作用。药物经酒制后，能缓和苦寒之性，引药上行，增强活血通络的作用，并能矫臭矫味。同时酒中含有乙醇，是一种良好的溶剂，有助于有效成分的溶出而提高疗效。常用酒制的药物有黄连、大黄、白芍、当归、川芎、牛膝、续断、乌梢蛇、蕲蛇、黄芩、熟地黄、山茱萸、女贞子、黄精等。

2. 醋

醋味酸、苦，性温，具有散瘀止痛、理气、止血、行水消肿、解毒、矫味矫臭的作用。药物经醋制后，能引药入肝经，入血分，增强散瘀止痛、疏肝行气解郁的作用，并能解毒，矫臭矫味。同时醋具有酸性，能与药物中所含的游离生物碱等成分结合成盐，增大溶解度而易于煎出有效成分。常用醋制的药物有延胡索、香附、柴胡、青皮、三棱、莪术、乳香、没药、芫花、甘遂、大戟、五味子、鳖甲、穿山甲、龟甲、自然铜、磁石、赭石、紫石英等。

3. 食盐水

食盐味咸，性寒，具有强筋骨、软坚散结、清热凉血、解毒、防腐的作用。药物经盐水制后，能引药入肾，引火下行，增强补肝肾、治疝、利尿、泻相火的作用，并能缓和药物辛燥之性。常用食盐水制的药物有杜仲、巴戟天、砂仁、黄柏、知母、车前子、泽泻、小茴香、橘核、荔枝核等。

4. 姜汁

系生姜经捣碎取汁，或由生姜或干姜加入适量水煎煮去渣而得的黄白色液体。生姜味辛，性温，具有发表、散寒、温中止呕、豁痰、解毒的作用。药物经姜汁制后，能增强温中化痰止呕的作用，缓和寒性和刺激性，降低毒性。常用姜汁制的药物有厚朴、草果、竹茹、黄连、栀子、半夏、天南星、白附子等。

5. 蜂蜜

蜂蜜味甘，性平，具有补中益气、润肺止咳、润肠通便、缓急止痛、解毒、矫味的作用。药物经蜜制后，能增强补中益气、润肺止咳的作用，并能解毒，缓和药性，矫臭矫味。常用蜜制的药物有黄芪、甘草、麻黄、枇杷叶、款冬花、紫菀、马兜铃、百部、白前等。

6. 羊脂油

羊脂油味甘，性热，具有温散寒邪、补肾助阳、润燥、解毒的作用。药物经羊脂油制后，能增强补虚助阳的作用。常用羊脂油的药物有淫羊藿。

7. 麻油

为胡麻科植物脂麻的干燥成熟种子经压榨而得的油脂。麻油味甘，性微寒，具有清热、润燥、生肌的作用。因沸点较高，常用作炮制质地坚硬或有毒的药物，使之酥脆，降低毒性。常用麻油制的药物有马钱子、地龙、蛤蚧、穿山甲等。

8. 黑豆汁

黑豆味甘，性平，具有滋补肝肾、活血、利水、祛风、解毒的作用。药物经黑豆汁制后，能增强疗效，降低毒性或副作用。常用黑豆汁制的药物有何首乌、川乌、草乌、附子等。

9. 甘草汁

为甘草饮片经水煮去渣而得的黄棕色至深棕色液体。甘草味甘，性平，具有补脾益气、清热解毒、祛痰止咳、缓急止痛的作用。药物经甘草汁制后能缓和药性，降低毒性。常用甘草汁制的药物有远志、巴戟天、吴茱萸、半夏、乌头、附子等。

第四节　炒法

药物经净制或切制后，加辅料或不加辅料，置预热容器内，用适当火力连续加热，并不断翻动或转动，炒至一定程度的炮制方法，称为炒法。

炒法的操作步骤：预热——投药——翻炒——出锅。

（1）预热　先将炒制容器加热到一定程度，可提高质量和工效；防止某些种子类药物炒成"僵子"（俗称"炒哑"）。

（2）投药　要根据锅的大小和品种确定投料量。加辅料炒者，一般先处理辅料，后投入药物拌炒。

（3）翻炒　翻动要快、要勤，要有规律，要"亮锅底"。

（4）出锅　炒至要求程度后，要迅速出锅、摊开晾凉。

用辅料炒的药物，出锅后应筛去辅料，再摊开晾凉。

炒法可分为清炒法和加固体辅料炒法。清炒法根据加热程度不同而分为炒黄、炒焦和炒炭；加辅料炒法根据加辅料的不同而分为麸炒、米炒、土炒、砂炒、蛤粉炒和滑石粉炒。

一、清炒法

将净制或切制后的药物，不加辅料，置预热炒制容器内，不断加热翻动，炒至一定程度要求的方法，称为清炒法。根据炒制药物时火力及程度标准要求不同，可分为炒黄、炒焦和炒炭。

（一）炒黄

1. 炒黄目的

（1）增强疗效：有效成分易于溶出；杀酶保苷；增加香气。如白芥子、槐花。

（2）降低毒副作用：如白果。

（3）缓和或改变药性：如山楂。

（4）矫味矫臭，如九香虫。

（5）利于制剂和储存。

2. 炒黄的操作方法

将净制或切制后的药物，置预热炒制容器内，用文火或中火加热，并不断翻动炒至规定程度，取出，晾凉。

炒黄的药物多为果实种子类，传统有"逢子必炒"之说。由于药物的形态、色泽、质地和大小存在一定的差异，其炒制时程度、标准要求也不尽相同。一般炒至药物表面呈黄色或较原色加深；或发泡鼓起或微鼓起；或种（果）皮开裂，有爆裂声或爆裂成花状；透出固有气味；内部浅黄色或黄色；质地酥脆。

3. 注意事项

（1）炒制前应将容器洗干净，并将炒制容器预热到一定程度，才能投入药物。

（2）控制好锅温与火力，是炒制技术的关键。温度太高，受热太急，药物易焦化，受热不均匀，温度太低，受热时间长，药物发泡膨胀爆裂效果差，影响质量。

（3）多数药物炒黄选用文火，少数药物宜选用中火，如王不留行、水红花子、苍耳子等。

（二）炒焦

1. 炒焦的目的

药物经炒焦后，可增强药物消食健脾的功效，如山楂；缓和药性，如焦栀子；降低毒性，如川楝子。

2. 炒焦的操作方法

将净选或切制后的药物，置预热炒制容器内，用中火或武火加热，炒至药物表面呈焦黄或焦褐色，内部颜色加深，并具有焦香气味时，取出，晾凉。

（三）炒炭

1. 炒炭的目的

（1）增强或产生止血、止作用。

（2）缓和药性，降低毒副作用。如山楂、乌梅等。

2. 炒炭的操作方法

将净选或切制后的药物，置炒制容器内，用武火或中火加热，炒至药物表面焦黑色或焦褐色，内部呈棕褐色或棕黄色时，取出，晾凉。

炒炭要求存性。"炒炭存性"是指药物在炒炭时只能使其部分炭化，更不能灰化，未炭化部分仍应保存药物的固有气味。花、叶、草等类药材炒炭后仍可清晰辨别药物原形，如槐花、侧柏叶、荆芥之类。

3. 注意事项

（1）掌握好火候，炒炭存性，防太过或不及。质地坚实的药物宜用武火，质地松的花、花粉、叶、全草类药物可用中火，视具体药物灵活掌强。

（2）炒炭过程中及时喷洒清水熄灭火星，防止燃烧。药物炒至一定程度时，因温度很高，易出现火星，特别是质地疏松的药物如蒲黄、荆芥等，须及时喷淋适量清水熄灭，以免引起燃烧。

（3）取出后必须摊开晾凉，经检查确无余热后再收储，避免复燃。

二、加辅料炒

（一）麸炒

麸炒是将净制或切制后的药物用麦麸熏炒至一定程度的方法。

麦麸用量一般为：每 100kg 药物，用麦麸 10～15kg。

1. 麸炒目的

（1）增强疗效　具有补脾作用的药物，如山药、白术等。

（2）缓和药性　某些作用强烈的药物，如枳实、枳壳、苍术等。

（3）娇臭娇味　某些气味腥臭的药物，如僵蚕。

2. 麸炒的操作方法

先用中火或武火将锅烧热，再将麦麸均匀撒入热锅中，至起烟时投入药物，快速均匀翻动并适当控制火力，炒至药物表面呈黄色或深黄色时取出，筛去麦麸，放凉。

3. 注意事项

（1）辅料用量要适当。麦麸量少则烟气不足，达不到熏炒要求；麦麸量多则造成浪费。

（2）注意火力适当。炒一般用中火，并要求火力均匀；锅要预热好，可先取少量麦麸投锅预试，以"麸下烟起"为度。

（3）麦麸要均匀撒布热锅中，待起烟投药。

（4）待炒药物要求干燥，以免药物黏附焦化麦麸。

（5）炒至药物达到标准时要迅速出锅，以免造成炮制品发黑、火斑过重等现象。

（二）砂炒

将净选或切制后的药物与热砂共同拌炒的方法，称为砂炒。亦称砂烫。砂作为中间传热体，由于质地坚硬，传热较快，与药材接触面积较大，所以用砂炒药物可使其受热均匀，又因砂炒火力强，温度高，故适用于炒制质地坚硬的药材。

1. 砂炒的目的

（1）增强疗效，便于调剂和制剂　质地坚硬的药物，经砂炒，质变酥泡，易于粉碎，易于出有效成分，可以提高疗效。如狗脊、穿山甲等。

（2）降低毒性　砂炒温度较高，使某些药物的毒性成分结构改变或破坏，可降低其毒性如马钱子等。

（3）便于去毛　有些药物表面长有绒毛，属非药用部分，经砂炒后，容易除去，可以提高药物的纯度。如骨碎补等。

（4）矫臭矫味 某些药物有臭气味，经砂炒后可矫正其臭味。如鸡内金、脐带等。

2. 制砂方法

（1）制普通砂 一般选用颗粒均匀的洁净河砂，先筛去粗砂粒及杂质，再置锅内用武火加热炒，以除净其中夹杂的有机物及水分等。取出晾干，备用。

（2）油砂的制备 取去粗砂和细砂的中间河砂，用清水洗净泥土，干燥后置锅内加热，加入 $1\% \sim 2\%$ 的食用植物油拌炒至油尽烟散，砂的色泽均匀加深时取出，放凉备用。

3. 砂炒的操作方法

取制过的砂置锅内，用武火加热至灵活状态，容易翻动时，投入药物，不断用砂掩埋、翻动，至质地酥脆或鼓起，外表呈黄色或较原色加深时，取出，筛去砂，放凉。或趁热投入醋中略浸，取出，干燥即得。

砂的用量以能掩盖所加药物为度。

4. 注意事项

（1）用过的河砂可反复使用，炒过毒性药物的砂不可再炒其他药物。

（2）若反复使用油砂时，每次用前均需添加适量油拌炒后再用。

（3）砂炒温度要适中 温度过高时可通过添加冷砂或减小火力等方法调节。砂量也应适宜，量过大易产生积热使砂温过高，反之砂量过少，药物受热不均匀，易烫焦，也会影响炮制品质量。

（4）砂炒时一般都用武火，操作时翻动要勤，成品出锅要快，并立即将砂筛去。有需醋浸淬的药物，砂炒后应趁热浸淬、干燥。

第五节 炙法

将净选或切制后的药物，加入一定量的液体辅料拌炒，使液体辅料逐渐渗入药物组织内部的炮制方法称为炙法。药物吸入液体辅料经加工炒制后在性味、功效、作用趋向、归经和理化性质方面均能发生某些变化，起到降低毒性、抑制偏性、增强疗效、矫臭矫味、使有效成分易于溶出等作用，从而达到最大限度地发挥疗效。

炙法根据所用辅料不同，可分为酒炙、醋炙、盐炙、姜炙、蜜炙、油炙等方法。

（一）酒炙法

将净选或切制后的药物，加入定量的酒拌匀，加热拌炒至规定程度的方法称为酒炙法。用酒量一般为药物量的 $10\% \sim 20\%$。

1. 酒炙目的

（1）改变药性，引药上行 临床上常用的一些苦寒药，性本沉降下行，多用于清中、下焦湿热。酒炙后不但能缓和寒性，免伤脾胃阳气，并可借酒之升提之力引药上行，而清上焦邪热。如大黄、黄连、黄柏等。

（2）增强活血通络作用 一些活血祛瘀、祛风通络药多用酒炙，酒与药物起协同作用，而且使药物有效成分易于出而增强疗效。如当归、川芎等。

（3）矫臭矫味 具有腥气的药物如乌梢蛇、蕲蛇等，经酒炙后可除去或减弱腥气。

2. 酒炙操作方法

酒炙多用黄酒，一般先拌酒后炒药。将净制或切制后的药物，加入一定量的酒拌匀，闷润，待酒被吸尽后，置炒制容器内，用文火炒至一定程度，取出晾凉，即得。

3. 注意事项

（1）用酒闷润药物的过程中，容器上面应加盖，以免酒迅速挥发。

（2）若酒的用量较小，不易与药物拌匀时，可先将酒加水适量稀释后，再与药物拌润。

（3）药物加热炒制时，火力不可过大，一般用文火，勤加翻动，一般炒至近干，颜色加深时，即可取出，晾凉。

（二）醋炙法

将净选或切制后的药物，加入定量的米醋炒至规定程度的方法称为醋炙法。用醋量一般为药物量的 20%～30%，最多不超过 50%。

1. 醋炙的目的

（1）引药入肝，增强活血止痛的作用　如乳香、没药、三棱、莪术等，经醋炙后可增强活血散瘀的作用；柴胡、香附、青皮、延胡索等，经醋炙后能增强疏肝止痛的作用。

（2）降低毒性，缓和药性　如京大戟、甘遂、芫花、商陆等，经醋炙后，可消减毒性，缓和峻下作用。

（3）矫臭矫味　如乳香、没药、五灵脂等，经醋炙后，不但增强活血散瘀作用，而且还减少了不良气味，便于服用。

2. 醋炙操作方法

（1）先拌醋后炒药　将净制或切制后的药物，加入定量的米醋拌匀、闷润，待醋被吸尽后，置炒制容器内，用文火炒至一定程度，取出晾凉，即得。此法适用于大多数植物类药材。

（2）先炒药后喷醋　将净选后的药物置炒制容器内，炒至表面熔化发亮（树脂类）或炒至表面颜色改变，有腥气溢出（动物粪便类）时，喷洒定量米醋，炒至微干，取出后继续翻动，摊开晾干。此法适于用树脂类、动物粪便类药材。

3. 注意事项

（1）醋炙前药材应大小分档。

（2）若醋的用量较少，不易与药材拌匀时，可加适量水稀释后，再与药材拌匀。

（3）应文火炒制，勤加翻动，使受热均匀，炒至规定的程度。

（4）树脂类、动物粪便类药材必须用先炒药后喷醋的方法；且出锅要快，防熔化粘锅，摊晾时宜勤翻动，以免相互黏结成团块。

（三）蜜炙法

将净选或切制后的药物，加入定量炼蜜拌炒的方法称为蜜炙法。炼蜜的用量，除另有规定外，通常为每 100kg 药物，用炼蜜 25kg。

1. 蜜炙目的

（1）增强润肺止咳作用　如枇杷叶、款冬花、紫菀等，蜜炙后能增强润肺止咳的作用，故有"蜜炙甘缓而润肺"之说。

（2）增强补脾益气作用　如甘草、黄芪、党参等，蜜炙能起协同作用，增强其补中益气的功效。

（3）缓和药性　如麻黄发汗作用较猛，蜜炙后能缓和其发汗之力，并可增强其止咳平喘的功效。

（4）矫味和消除副作用　如马兜铃，其味苦劣，对胃有一定刺激性。蜜炙后除能增强本身的止咳作用外，还能娇味，以免引起呕吐。

2. 蜜炙的操作方法

(1) 先拌蜜后炒药　先取一定量的炼蜜，加适量开水稀释，与药物拌匀，放置闷润，使蜜逐渐渗入药物组织内部，然后置炒制容器内，用文火炒至颜色加深、不粘手时，取出摊晾，凉后及时收储。此法一般药物均可采用。

(2) 先炒药后加蜜　先将药物置炒制容器内，用文火炒至颜色加深时，再加入一定量的炼蜜，迅速翻动，使蜜与药物拌匀，继续炒至不粘手时，取出摊晾，凉后及时收储。此法适用于质地致密，蜜不易被吸收的药物。其目的是先除去一部分水分，使药物质地略变疏脆，使蜜易被吸收。

3. 炼蜜制备

将蜂蜜置锅内，加热至徐徐沸腾后，改用文火，保持微沸，并除去泡沫及上浮蜡质，然后用箩筛或纱布滤去死蜂、杂质，再倾入锅内，加热至 $116 \sim 118℃$，满锅起鱼眼泡，用手捻之有黏性，两指间尚无长白丝出现时，迅速出锅。炼蜜的含水量控制在 $10\% \sim 13\%$ 为宜。加热时应注意蜂蜜沸腾外溢或焦化，当蜜液微沸时，及时用勺上下搅动，防止外溢。

4. 注意事项

(1) 蜜炙法所用的蜂蜜均须加热炼过，一般不用生蜜。炼蜜时，火力不宜过大，以免溢出锅外或焦化。若蜂蜜过于浓稠，可加适量开水稀释。

(2) 蜜炙药物所用的炼蜜不宜过多、过老，否则黏性太强，不易与药物拌匀，也不利于蜜被药物吸收。

(3) 炼蜜用开水稀释时，要严格控制加水量（炼蜜量的 $1/3 \sim 1/2$），以蜜汁能与药物拌匀而又无剩余为宜。若加水量过多，则药物过湿，不易炒干，成品容易发霉。

(4) 炼蜜的用量视药物的性质而定。一般质地疏松、纤维多的药物用蜜量宜大；质地坚实，黏性较强，油分较多的药物用蜜量宜小。

(5) 蜜炙时，火力一定要小，以免药物焦化。炙的时间可稍长，要尽量将水分除去，避免发霉。

(6) 蜜炙后须凉后及时收储，且应密闭储存，以免吸潮或发霉变质；应置阴凉通风干燥处，不宜受日光直接照射。

(四) 姜炙法

将净选或切制后的药物，加入定量的姜汁拌炒的方法，称为姜炙法。生姜的用量一般为 100kg 药物，用生姜 10kg。若无生姜，可用干姜煮汁，用量为生姜的三分之一。

1. 姜炙的目的

(1) 制其寒性，增强和胃止呕作用　如黄连姜炙可制其过于苦寒之性，免伤脾阳，并增强止呕作用。姜炙竹茹则可增强其降逆止呕的功效。

(2) 缓和副作用，增强疗效　如厚朴对咽喉有一定的刺激性，姜炙可缓和其刺激性，并能增强温中化湿除胀的功效。

2. 姜炙的操作方法

将药物与一定量的姜汁拌匀，放置闷润，使姜汁逐渐渗入药物内部。然后置炒制容器内，用文火炒至一定程度，取出晾凉。或者将药物与姜汁拌匀，待姜汁被吸尽后，进行干燥。

某些药物如厚朴亦可采用姜汤煮法。其方法是：将生姜切片煎汤，加入药物煮两小时，待姜汁基本被吸尽，取出，进行切片，干燥。

3. 姜汁的制备

（1）榨汁 将生姜洗净切碎，置适宜容器内捣烂，加适量水，压榨取汁，残渣再加水共捣，压榨取汁，如此反复 2～3 次，合并姜汁，备用。

（2）煮汁 取净生姜片置锅内，加适量水煮，过滤，残液再加水煮，又过滤，合并两次滤液，适当浓缩，取出备用。

4. 注意事项

（1）制备姜汁时，水的用量不宜过多，一般以最后所得姜汁与生姜的比例为 1∶1 较适宜。

（2）药物与姜汁拌匀后，需充分闷润，待姜汁完全被吸尽后，再用文火炒干，否则，达不到姜炙的目的。

（五）盐炙法

将净选或切制后的药物，加入一定量食盐水溶液拌炒的方法称为盐炙法。用盐多选精制食盐，用量为药物量的 2%，加适量水溶化后备用。盐炙法多用于补肾固精、疗疝、利尿和泻相火的药物炮制。

1. 盐炙的目的

（1）引药下行，增强疗效 一般补肾药如杜仲、补骨脂、菟丝子、巴戟天、韭菜子等盐炙后能增强补肝肾的作用；小茴香、橘核、荔枝核等药，盐炙后可增强疗疝止痛的功效；车前子、泽泻等药，盐炙后可增强泄热利尿的作用；益智等药，盐炙后则可增强缩小便和固精作用。

（2）增强滋阴降火作用 如黄柏、知母等药，用盐多可起协同作用，增强滋阴降火、清热凉血的功效。

（3）缓和药物辛燥之性 如补骨脂、益智、砂仁等药辛温而燥，容易伤阴，盐炙后可缓和辛燥之性，并能增强补肾固精的功效。

2. 盐炙的操作方法

（1）先拌盐水后炒药 将食盐加适量清水溶化，与药物拌匀，放置闷润，待盐水被吸尽后，置炒制容器内，用文火炒至一定程度，取出晾凉。一般药物多采用此法。

（2）先炒药后加盐水 先将药物置炒制容器内，用文火炒至一定程度，如有爆裂声（车前子）或变色（知母）时，再喷淋盐水，炒干，取出晾凉。含黏液质较多的药物一般均用此法。

3. 注意事项

（1）加水溶化食盐时，一定要控制水量。一般以食盐的 4～5 倍为宜，亦应视药物的吸水情况而定，最多不超过 10 倍。若加水过多，则盐水不能被药物吸尽，或过湿不易炒干；水量过少，又不易与药物拌匀。

（2）含黏液质多的车前子、知母等药物，不宜先加盐水拌润。因这类药遇水容易发黏，盐水不易入，炒时又容易粘锅，所以需先将药物加热炒去部分水分，并使药物质地变疏松，再喷洒盐水，以利于盐水渗入。

（3）盐炙法火力宜小，采用第二种方法时更应控制火力。若火力过大，加入盐水后，水分迅速蒸发，食盐即黏附在锅上，达不到盐炙的目的。

（4）盐炙药物一般炒干即可，但也有些药需炒至规定程度。如杜仲应炒至胶丝易断为度；补骨脂应炒至微鼓起，有香气时取出。

（5）入肾经药物多盐炙，但对部分脾肾阳虚和肾阳虚衰的水肿患者，不宜用盐炙中药治疗，因为水肿与钠离子的代谢有关，对水肿患者应控制食盐的摄入量或忌盐。

（谢明）

第十章
中药的储藏与养护

◉ 学习目标

1. 掌握中药饮片装斗、清斗的操作规程。
2. 掌握中药房温、湿度的监测与调控技能。
3. 掌握中药常见的变质现象和养护措施。

◉ 技能要求

级别	技能要求
四级	能依据饮片批号进行装斗、清斗；能监测和调控药房的温、湿度
三级	能对易霉变、变色、泛油、虫蛀、风化、潮解的中药进行重点养护
二级	能对贵细饮片进行重点养护

第一节 中药调剂室的设施与环境

一、中药调剂室的设施

中药饮片调剂的基本设施有饮片斗架、调剂柜台、陈列柜、毒性中药柜、贵细药柜、冷藏柜等。应因地制宜，进行合理布局。

（一）饮片斗架

1. 饮片斗架的结构

又称"百药斗""中药柜""百眼橱""药斗柜"，主要用于盛装饮片，供调剂处方使用，其规格可视调剂室面积大小和业务量而定。一般斗架高约2.0m，宽约1.5m，厚约0.6m，装药斗（小抽屉）60~70个，可排列成"横七竖八"或"横八竖八"，有的在斗架最下层设3个大斗。每个药斗又分为2~4个小格，多数药斗内分3格，底部大斗一般不分格，用于盛放用量大且质地轻的药材，一个斗架装药150~170种。

2. 药斗上药名的书写

药斗外部饮片的名称多用油漆书写，字体多用楷书，且大小适中，分布匀称，字符间距小于药名间距，字体颜色与药斗颜色有较大反差，如白斗红字或黑斗白字。

（1）分4格药斗书写格式　药斗左右各写2个药名，若竖写应外右里左，若横写应外上里下。

（2）分3格药斗书写格式　"上一、右中、左内三"，即最外一格的药名写在上边，从左向右横写；中间一格的药名写在右边，从上向下竖写；最里一格的药名写在左边，从上向下竖写。

（3）分2格药斗书写格式　外格药名在右、里格药名在左；如左右分格则药名写在相应的格处，竖写横写均可。

（4）不分格的药斗书写格式　药名横写，拉手左右各一。

（二）调剂台

又称"柜台""栏柜"，是调剂处方的工作台。一般调剂台高90～100cm，宽60～80cm，长度依调剂室大小而定。传统调剂台多选用木质材料，现多采用高分子有机材料，调剂台要求平稳、光滑。调剂台内侧设置有抽屉，一般上部设置大抽屉，用来放置包装物品和调剂用具，下部设置小抽屉，用来放置中药饮片。

（三）贵细中药柜与毒性中药柜及冷藏柜

贵细中药柜，用于存放价格昂贵或者稀少的中药，如牛黄、麝香、鹿茸、羚羊角、冬虫夏草、西洋参等。本类药品实行专人、专柜、专账的"三专"管理，凭处方消耗，定期盘点。

毒性中药柜，用于存放治疗剂量与中毒剂量相近，使用不当可致人中毒或者死亡的毒性中药，如砒霜、生马钱子、生川乌、生天仙子、斑蝥等。应严格遵守《中华人民共和国药品管理法》和《医疗用毒性药品管理办法》的有关规定，做到专人、专库、专柜储藏，双人、双锁、双账、双领取、双复核管理。

冷藏柜主要用于存放贵重或者容易变质的中药饮片。

（四）常用调剂工具

调剂室内常用的工具有戥秤、盘秤、电子秤、冲筒、研钵、铁碾船、小型粉碎机、药筛、药刷、药匙。为了便于对贵重药物的保管，还应备置冰箱、干燥箱等。

二、中药调剂室的环境

中药饮片调剂室应当有与调剂量相适应的面积，配备通风、调温、调湿、防潮、防虫、防鼠、除尘设施，工作场地、操作台面应当保持清洁卫生。一般药房调剂操作照明度应设计在500～1000lx范围之内。调剂室的温度以22～26℃，相对湿度35%～75%为宜。为避免粉尘对调剂人员的健康及其他药物的污染，中药饮片调剂室应设除尘装置，粉尘控制在5～15mg/m³的范围内。

三、中药房温湿度的监测和调控

1. 温湿度测定仪器

（1）干湿球温度表　中药房温湿度的测定，通常使用干湿球温度表测定空气温湿度。

干湿球温度计由两支相同的普通温度计组成：一支用于测定气温，称干球温度计；另一支在球部用以蒸馏水浸湿的纱布包住，纱布下端浸入蒸馏水中，称湿球温度计。根据测出的干球温度和湿球温度，查"湿空气线图"，可以得知此状态下空气的温度、湿度、比热、比容、水蒸气分压、热量、显热、潜热等资料。干湿球温度计的准确度只有 $5\%\sim7\%$ RH。

干湿球温度表应安放在空气流通、不受阳光照射的地方，工作人员每日必须定时对药房内、外的温湿度进行观测、记录，一般在上午 8:00～10:00、下午 2:00～4:00 各观测一次。记录资料要妥善保存，定期分析，找出规律，以便有效地调控温湿度。

（2）其他温湿度计　常用的温湿度检测仪器除了干湿球温度表外，还有水银温度表或酒精温度表，最高、最低温度表，毛发湿度计，自记温湿度计等。

2. 温湿度的控制与调节

当药房内温湿度不适宜药品储藏时，就要采取有效措施调节温湿度。实践证明，采用密封、通风与吸潮相结合的方法可以有效调节室内温湿度。

（1）密封　就是把药品尽可能严密地封闭起来，减少外界不良气候条件的影响，以达到安全保管的目的。密封保管应注意以下几点。

① 密封前要检查药品质量、温度和含水量是否正常，如发现发霉、生虫、发热、结霜等现象就不能进行密封。发现含水量超过安全范围或包装材料过潮，也不宜密封。

② 密封的时间要根据药品的性能和气候情况来决定。怕潮、怕溶化、怕霉的物品，应选择在相对湿度较低的时节进行密封。

③ 密封材料，常用的有塑料薄膜、防潮纸、油毡纸、芦席等。密封材料必须干燥清洁，无异味。

（2）通风　空气从压力大的地方向压力小的地方流动，气压差越大，空气流动速度就越快。

通风就是利用室内外空气温度不同而形成的气压差，使室内外空气形成对流，来达到调节室内温湿度的目的。当室内外温度差距越大时，空气流动就越快；若室外有风，借风的压力更能加速室内外空气的对流。但风力不能过大（风力超过 5 级则灰尘较多）。正确通风不仅可以调节与改善室内的温湿度，还能及时散发物品及包装物的多余水分。通风方法可分为利用通风降温（或增湿）和利用通风散潮两种。

（3）吸潮　在梅雨季节或阴雨天，当室内湿度过高，不适宜物品保管，而室外湿度过大，也不宜进行通风散潮时，可以用吸潮的办法降低室内湿度。用吸湿剂或除湿机去湿是降低室内空气湿度的有效方法。

① 吸湿剂　通常使用的吸湿剂有生石灰、无水氯化钙、硅胶等。

生石灰吸湿性较强，速度较快。使用时捣成小块，放在小木箱中，不要装满，以免膨化后溢出，最好在吸湿后还没有变成粉末前换掉，生石灰不要直接接触保管物品。氯化钙是一种白色多孔的颗粒固体，吸湿效果显著，有无水（含水 3%）和有水（含水 23%）两种。氯化钙吸湿到饱和状态后融化成液体，吸湿后的液体溶液加热蒸发水分后仍可使用。硅胶是一种白色多孔的颗粒固体，性能与氯化钙相同，也可反复使用。

② 除湿机（吸湿机）。目前普遍使用的机械除湿方法。除湿机把室内的湿空气通过抽风机，吸入除湿机冷却器内，使它凝结为水而排出。

第二节 中药饮片的摆放

中药饮片的摆放主要包括三个方面：斗谱编排原则，查斗和装斗。我们要学会运用斗谱编排原则，合理编排常用中药饮片的斗谱，并且学会查斗、装斗操作。

一、斗谱编排原则

斗谱是指中药饮片在药柜中存放的顺序规律。虽然各个医院、中药房斗谱编排并不一致，但是中药行业多年来通过实践经验总结出来的斗谱编排规律，具有一定的指导意义。

（一）斗谱编排的基本原则

1. 高层斗架放置质量轻、用量少的中药饮片

如月季花、白梅花与佛手花；玫瑰花、代代花与厚朴花；地骨皮、千年健与五加皮；络石藤、青风藤与海风；密蒙花、谷精草与木贼草等。

2. 中上层斗架放置常用中药饮片

如黄芪、党参与甘草；当归、白芍与川芎；麦冬、天冬与北沙参；肉苁蓉、巴戟天与补骨脂；金银花、连翘与板蓝根；防风、荆芥与白芷；柴胡、葛根与升麻；砂仁、豆蔻与木香；黄芩、黄连与黄柏；厚朴、香附与延胡索；焦麦芽、焦山楂与焦神曲；酸枣仁、远志与柏子仁；苦杏仁、桔梗与桑白皮；天麻、钩藤与蒺藜；陈皮、枳壳与枳实；附子、干姜与肉桂；山药、泽泻与牡丹皮等。便于调剂人员少走路、少弯腰、少垫脚、减轻劳动强度，方便调剂。

3. 较下层斗架放置质地沉重的矿石、化石、贝壳类药物和易于造成污染的中药（如炭药）

如磁石、赭石与紫石英；龙骨、龙齿与牡蛎；石决明、珍珠母与瓦楞子；石膏、寒水石与海蛤壳；藕节炭、茅根炭与地榆炭；大黄炭、黄芩炭与黄柏炭；艾炭、棕榈炭与蒲黄炭等。

4. 最底层斗架放置质地松泡且用量大的饮片

如薄荷与桑叶；芦根与白茅根；荷叶与荷梗；茵陈与金钱草；灯心草与通草；白花蛇舌草与半枝莲；竹茹与丝瓜络等。

（二）斗谱编排的其他原则

1. "相须""相使"配伍和常用"药对"，可放于一个斗中

如射干、北豆根；党参、黄芪；泽泻、猪苓；山药、薏苡仁；板蓝根、大青叶；辛夷、苍耳子；麻黄、桂枝；酸枣仁、远志；桃仁、红花；杜仲、续断；陈皮、青皮；火麻仁、郁李仁；羌活、独活；蒲公英、紫花地丁；三棱、莪术；苍术、白术；知母、浙贝母；天麻、钩藤；当归、川芎；麦冬、天冬；乳香、没药等。

2. 配伍禁忌的药物不能放于一斗或上下药斗

如附子、川乌、制川乌、草乌、制草乌与半夏、清半夏、姜半夏、法半夏、瓜蒌、瓜蒌皮、瓜蒌子、天花粉、白蔹、白及；甘草与京大戟、甘遂、芫花；藜芦与人参、党参、太子参、北沙参、南沙参、丹参、玄参、苦参、细辛、白芍、赤芍；丁香、母丁香与郁金；芒硝、玄明粉与三棱；肉桂与赤石脂等。

3. 外观形状相似但功效不同不宜排列在一起

如玫瑰花与月季花；山药与天花粉；蛇床子与地肤子；当归与独活；知母与玉竹；炙甘

草与炙黄芪；熟地黄与酒黄精；益母草与泽兰；车前子与葶苈子；菟丝子与紫苏子；血余炭与干漆炭等。以避免混淆而不易区分挑拣，或防止调配时出差错。

4. 以下三种情况的中药饮片不宜放在一般药斗内

（1）易被灰尘污染的药味宜放在加盖瓷罐中　如熟地黄、龙眼肉、青黛、玄明粉、松花粉、生蒲黄、乳香面、没药面、儿茶面、血竭面等。

（2）贵细药材应设置专柜存放　如牛黄、麝香、西红花、人参、西洋参、羚羊角、鹿茸、冬虫夏草、海马等。

（3）毒性药材和麻醉药材应专柜、专锁、专账、专人管理　如砒石（红砒、白砒）、砒霜、水银、生马钱子、生川乌、生草乌、生附子、生白附子、生半夏、生天南星、生巴豆、斑蝥、红娘虫、青娘虫等。

二、查斗

查斗是指检查药斗中药物每日销量，每斗中储存量减少的程度，以便及时填补药材。因此调剂室应该委派专人，每日检查饮片供应品种以及数量情况，对于缺少的饮片品种应及时登记，补充消耗，以备调剂使用。查斗的主要内容包括以下三个方面。

① 药名是否相符及短缺品种。

② 日间消耗量（即应补量）。

③ 药品的清洁程度，有无生虫、霉变、走油等变质情况。

查斗时必须精力集中，切忌草率。发现饮片质量问题，及时抽出，及时处理。记录要清晰，估量要准确，防止出错药，并将查斗信息及时提供给中药饮片仓库管理员，作为采购进药的依据。

三、装斗

装斗是将需要添加的药物装入斗格内。装斗时应该做到质量复核，准确鉴别饮片品种，核对药名与标签，切不可粗心大意，以免引起药物混淆，引起调配差错和医疗事故。

（一）装斗的程序

1. 清理药斗

新药装斗前须清理药斗底部的余药，可使用"翻斗"的方法清理出余药，放于纸上，将格斗清理干净。

2. 饮片预处理

对装斗饮片，应事先进行整理。有的饮片需要过筛，如全草类或者种子类饮片要过筛或者过箩；新鲜的药材如生姜、芦根等需要洗净之后放置备用。

3. 饮片入斗

将净选后的中药饮片装入与名称一致的药斗中，备用。对于细粉或者细小种子药材，如青黛、滑石、马勃、车前子、葶苈子等，必须垫纸盛装；如饮片外形相似，如煅牡蛎、煅石决明等，一定要核准名称，以免装错斗。

（二）装斗的注意事项

1. 饮片复核

装斗前的中药饮片必须符合国家药品标准炮制的规定，未经炮制或炮制不合格的不能装斗。

2. 坚持"三查三对"的原则

药斗上药名与饮片包装合格证名称一致；药斗内残存的饮片与饮片包装内品种一致；药斗内饮片与饮片包装内炮制的剂型规格一致。

3. 坚持"先进先出，贮新用旧"的原则

即新添加的饮片放在下面，原先剩余的饮片装在上面，以免斗底饮片积累日久而变质。

4. 装斗量不宜过满

一般中药饮片装至药斗容积的 4/5 处，细小圆粒的种子类饮片，多装至药斗容积的 3/5 处，不可装斗过满，以防抽拉或推入药斗时药物溢出，造成相互掺混。装斗过程中不可按压，以防碎乱而影响饮片的外观。

5. 做好装斗记录

装斗后要进行复核，不得错斗、串斗，并做好记录。

四、清斗

清斗，即将药斗内清理干净。清斗是为了减少饮片碎渣，保持药品的质量。

中药饮片清斗操作规程如下。

（1）中药饮片柜斗要定期清斗。

（2）中药饮片换批号时要及时清斗。

（3）中药饮片储存时间较长时，要每 3 个月进行一次清斗。

（4）在夏季 6、7、8 月份要每月查看斗内中药饮片质量状况，并做清斗处理。

（5）清斗时要先倒出药斗内残存的饮片，清扫斗内的灰尘与死角，将斗内清理干净。

（6）清斗完毕后，由中药饮片调剂员填写《中药饮片清斗记录》。

第三节 中药饮片的保管与养护

中药饮片的保管与养护是中药质量管理的重要组成部分，是保证中药饮片质量不可缺少的环节。中药饮片质量的优劣，是直接关系到人民健康与生命安危的大事。因此，做好中药饮片的储藏养护工作，为患者提供符合要求的饮片，是中药调剂的一项重要任务。

一、常见变质现象

中药饮片在储藏过程中由于受到药材含水量、化学成分以及外部气候环境、虫害等因素的影响，易发生虫蛀、发霉、变色、泛油、气味散失等变异现象。

1. 虫蛀

指害虫侵入药材内部所引起的破坏作用。虫蛀使药材出现空洞、破碎、被害虫的排泄物污染，甚至完全蛀成粉状，严重影响药材疗效，以至不能药用。一般害虫生长繁殖条件为温度在 $16 \sim 35\,^\circ\mathrm{C}$，相对湿度在 70% 以上，药材中含水量在 13% 以上。一般含淀粉、脂肪油、糖类、蛋白质等成分多的药材较易虫蛀，如山药、白芷、薏苡仁、苦杏仁、桃仁、柏子仁、党参、当归、瓜蒌及蛇类等。含辛辣成分的药材，一般不易虫蛀，如丁香、吴茱萸、花椒等。

2. 发霉

发霉又称霉变,即霉菌在药材表面或内部滋生的现象。霉变的起因是大气中存在着许多霉菌孢子,当散落于药材表面,在适当的温度(20~35℃)、湿度(相对湿度在75%以上,或药材含水量超过15%)和足够的营养条件下,即萌发成菌丝,分泌酵素,溶蚀药材组织,以至有效成分发生分解变化而失效。

3. 变色

指药材的颜色发生变异的现象。每种药材都有相对固定的色泽,是药材品质的重要标志之一,如果储藏不当,则会引起药材色泽变异,以至变质。引起药材变色的原因:有些药材所含成分的结构中具有酚羟基,在酶的作用下,经过氧化、聚合作用,形成大分子的有色化合物,如含黄酮类、羟基蒽醌类、鞣质类的药材;有些药材含有糖及糖酸类分解产生糠醛或其他类似物,这些化合物有活泼的羟基能与一些含氮化合物缩合成棕色色素;有些药材所含蛋白质中的氨基酸可能与还原糖作用而生成大分子棕色物质。此外,生虫、发霉、温度、湿度、日光、氧气和杀虫剂等也与变色有关。因此防止药材变色,常须干燥、避光、冷藏。

4. 泛油

又称"走油",是指某些含油药材的油质泛于药材表面,也指药材变质后表面泛出油样物质。前者如柏子仁、桃仁、苦杏仁、郁李仁(含脂肪油多);后者如牛膝、党参、天冬、麦冬、枸杞子(含糖质、黏液质多)。药材的泛油,除表明油质成分的损失外,也常与药材的变质相联系,防止泛油的方法是干燥、密封、冷藏和避光保存。

5. 气味散失

是指饮片由于保管不当或储存日久,使固有气味变淡或消失的现象。含挥发油的药物,如当归、木香、藁本、肉桂、厚朴、沉香、檀香、薄荷等,因所含成分在常温下即能挥发,较其他类成分的饮片更容易出现气味散失现象。防止气味散失一般是将药材进行小包装、密闭储存。

6. 风化

是指某些含有结晶水的矿物类中药,经风吹日晒或接触干燥空气,失去部分或全部结晶水,在其表面形成粉状物或全部形成粉末状态的变异现象。如芒硝风化后失去结晶水成为风化硝,其质量和药性也会发生改变。防止风化的办法是密闭储存。

7. 潮解

是指某些含结晶水或者盐类成分的固体矿物类饮片容易吸收空气中的水分,使其表面慢慢湿润,甚至溶化成液体状态的现象。如胆矾、芒硝、咸秋石等,在潮湿的空气中,能逐渐吸收水分,使表面湿润而潮解。此类饮片宜密闭储存。

8. 粘连

是指某些熔点较低的固体树脂类药物或者动物胶类药物,因受潮/受热出现的黏结成块或者成团的现象。如乳香、没药、阿胶、芦荟、儿茶、鹿角胶、龟甲胶等中药,此类药材要控制温度,同时采用小包装密闭储存。

9. 腐烂

是指某些新鲜的中药饮片受温度和微生物的影响,微生物的繁殖而导致霉烂败坏的现象。如鲜生地黄、鲜芦根、鲜石斛、鲜菖蒲等中药,饮片一旦出现腐烂现象,就不能再入药。

二、常用养护措施

1. 清洁养护法

清洁养护法是对药房、储存容器保持清洁和定期消毒，是储存保管工作的基础。重视药房的清洁卫生工作，可以杜绝害虫感染，恶化害虫的生活条件，因此清洁卫生是防止仓虫入侵最基本、最有效的方法。

2. 密封法

利用严密的库房或包装，将药材密封，使药材与外界空气隔离，从而减少了湿气、害虫、霉菌等侵入的机会，能较好地保持药材的品质。但密封前，应将药材充分干燥，使含水量不超过安全水分。若有霉变、虫蛀等，应处理好再封存。依密封的设备可分为容器密封、罩帐密封和库房密封。

3. 对抗同贮法

对抗同贮法是利用不同品种的药材所散发的特殊气味、吸潮性能或特有驱虫去霉化学成分，来防止另一种药材生虫、发霉、变色、泛油等现象的储藏方法。如牡丹皮与泽泻同储，则泽泻不易生虫，牡丹皮不易变色；西红花与冬虫夏草同储于低温干燥的地方，则冬虫夏草可久储不坏；柏子仁与滑石块或明矾存放在一起，可防止柏子仁泛油和发霉；花椒、细辛等可防止动物类药材的虫蛀等。

4. 低温冷藏法

采用低温（0℃以上，10℃以下）储存药材，可以有效地防止药材的生虫、发霉、变色、泛油等变质现象的发生。由于此法需要一定的设备，成本较高，故主要用于贵重药材、特别容易霉蛀、变色又不宜烘、晒的药材，如人参、哈蟆油、菊花等。

5. 高温养护法

害虫对高温的抵抗能力都较差，因此采用高温（如曝晒或者烘干）养护中药饮片，可有效防止害虫的侵袭。当环境温度高于40℃时，害虫就会停止发育、繁殖，当温度高于50℃时，害虫就会在短时间内死亡。因此采用高温法，能够起到良好的杀虫效果。此方法包括曝晒法、烘干法、热蒸法、远红外高温法等，但是含有挥发油的饮片烘烤时温度不能超过60℃，以免影响饮片质量。

6. 气调养护法

气调养护法是在密闭条件下，人为调整空气的组成，造成一个低氧的环境，抑制害虫和微生物的生长繁殖及药材自身的氧化反应，以保持药材品质的一种方法。该方法可杀虫、防虫、防霉、防变色、防泛油、防气味散失，无残毒，无公害，是一项比较先进的药材养护技术。常用气调养护方法主要有自然降氧、充氮降氧和充二氧化碳等。气调养护的技术指标是：氧含量在8%以下或二氧化碳含量在20%以上能有效防虫；含氧量在2%以下或二氧化碳含量在35%以上（温度25～28℃，时间15天以上）能有效杀虫。

7. 化学药剂熏蒸杀虫法

目前常用的熏蒸杀虫剂是磷化铝。一般应用其片剂，由磷化铝、氨基甲酸铵及赋形剂制成。磷化铝片露置空气中会慢慢吸收空气中的水分而潮解，产生磷化氢，而氨基甲酸铵则分解产生氨和二氧化碳，以对抗磷化氢的易燃性。磷化氢气体有较强的扩散性和渗透性，杀虫效力极高，能杀死仓库害虫的卵、蛹、幼虫及微生物，一般不影响药材的颜色、气味，不影响种子类药材的发芽。为减少残毒和污染，可在密封降氧的条件下，用低剂量的磷化铝熏蒸，即"低氧低药量法"。

三、特殊中药的养护

1. 毒性中药的养护

毒性药品系指毒性剧烈、治疗剂量与中毒剂量相近，使用不当会致人中毒或死亡的药品。根据国务院 1988 年颁布的《医疗用毒性药品管理办法》规定的毒性中药品种有 28 种：砒石（红砒、白砒）、砒霜、水银、生马钱子、生川乌、生草乌、生附子、生白附子、生半夏、生天南星、生巴豆、斑蝥、红娘虫、青娘虫、生甘遂、生狼毒、生藤黄、生千金子、闹羊花、生天仙子、雪上一枝蒿、红升丹、白降丹、蟾酥、洋金花、红粉、轻粉、雄黄。对于毒性药材的保管，必须专人负责，划定仓间或仓位，专柜加锁保管，建立专用账册，记载收入、使用、消耗情况。

2. 贵细中药的养护

贵细中药如人参、西洋参、鹿茸、麝香、牛黄、羚羊角、海马、马宝、狗宝、猴枣、熊胆、哈蟆油、三七、西红花、珍珠、冬虫夏草等，应与一般饮片分开储存，专人管理，并注意防虫、防霉，密封后置于阴凉、通风、干燥处储存。贵细中药中的麝香，应用瓶装密闭，以防香气走失；牛黄宜瓶装，在梅雨季节时放入石灰缸中，以防霉变；人参极易受潮、发霉、虫蛀、泛油、变色，也应放入石灰缸内储存等。

3. 易燃中药的养护

遇火极易燃烧的品种，如硫黄、火硝、樟脑、干漆、海金沙等，必须按照消防管理员要求，储藏在阴凉安全的地方，远离火源，专人管理。

（谈利红）

第十一章
常见病辨证论治

○ 学习目标

掌握常见病的辨证论治知识。

○ 技能要求

中药调剂员三级（高级工）及以上级别，能针对常见病辨证。

第一节　中医内科病证的辨证论治

一、感冒

（一）概述

感冒是人体感受风寒或风热之邪，邪犯卫表所致的外感疾病。感冒的主要症状是恶寒、发热、鼻塞、流涕、喷嚏、苔薄、脉浮；有些患者兼有头痛、身痛、咳嗽、全身不适等症状。根据病邪性质不同，感冒分为风寒感冒、风热感冒、体虚感冒等类型。病邪在肌表，当以解表类方药施治。

（二）辨证论治

1. 风寒感冒

【症状】　恶寒重，发热轻，无汗，头痛，鼻塞，鼻流清涕，喷嚏，咳嗽，咽部不红，舌淡红，苔薄白，脉浮紧。

【治法】　辛温解表，宣肺散寒。

【中成药推荐】　感冒清热颗粒、四季感冒片。

2. 风热感冒

【症状】　发热重，微恶风，恶寒轻，有汗或少汗，头痛，鼻流浊涕，喷嚏，咳嗽，咽喉红肿疼痛，口干欲饮，或有咳嗽，咳痰稠黄，舌苔薄白或微黄，脉浮数。

【治法】　辛凉解表，宣肺清热。

【中成药推荐】　感冒退热颗粒、双黄连颗粒（片、口服液、胶囊）、银翘解毒片（胶囊、颗粒）。

3. 体虚感冒

【症状】 反复感冒，病程较长，发热，恶风寒，无汗或有汗，少气懒言，神疲乏力，舌淡苔白，脉浮无力。

【治法】 益气解表。

【中成药推荐】 玉屏风颗粒（胶囊、口服液）。

二、咳嗽

（一）概述

咳嗽是指由于外感或内伤等因素，导致肺失宣肃，上逆作声的一种常见疾病。咳嗽的主要症状是发出咳声并伴咳痰；有些患者兼有头痛、身热、胸闷、五心烦热等症状。根据病邪性质不同，咳嗽的基本证型包括：风寒犯肺、风热犯肺、燥邪伤肺、痰热壅肺、痰湿阻肺、肺肾阴虚。

（二）辨证论治

1. 风寒犯肺

【症状】 咳嗽声重，痰稀色白，口不渴，恶寒，或有发热，无汗，或兼头痛。舌苔薄白，脉浮紧。

【治法】 疏散风寒，宣肺解表。

【中成药推荐】 通宣理肺丸、桂龙咳喘宁胶囊（颗粒）。

2. 风热犯肺

【症状】 咳嗽气粗，痰黏，色白或黄，咽痛，声音嘶哑，或兼发热，微恶风，口微渴。舌边尖红，苔薄白或微黄，脉浮数。

【治法】 辛凉解表，宣肺清热。

【中成药推荐】 急支糖浆、川贝枇杷糖浆。

3. 燥邪伤肺

【症状】 干咳无痰，或痰少而黏，不易咳出，或痰中带有血丝，并见鼻燥咽干。舌红少津，脉细数。

【治法】 辛凉清润。

【中成药推荐】 二母宁嗽丸、牛黄蛇胆川贝液。

4. 痰热壅肺

【症状】 咳嗽气粗，痰多黄稠，烦热口干。舌红，苔滑腻，脉滑数。

【治法】 清热化痰肃肺。

【中成药推荐】 清气化痰丸、清肺抑火丸、橘红丸。

5. 痰湿阻肺

【症状】 咳嗽痰多色白，咳声重浊，痰滑易咳，晨起为甚，胸闷脘痞。苔白腻，脉弦滑。

【治法】 燥湿化痰。

【中成药推荐】 苏子降气丸。

6. 肺肾阴虚

【症状】 干咳少痰，或痰中带血，午后咳甚，或伴五心烦热，颧红。舌红少苔，脉细数。

【治法】　滋阴润肺，止咳化痰。

【中成药推荐】　百合固金丸、养阴清肺丸（口服液）。

三、喘证

（一）概述

喘证是由外感内伤等多种病因导致的痰邪壅肺，肺失宣降，或精气虚衰，肺肾出纳失常的一种病证，主要症状表现为呼吸困难，甚至张口抬肩，鼻翼翕动，不能平卧。根据病邪性质不同，喘证的基本证型包括：风寒闭肺、痰热郁肺、肾虚作喘。实喘（风寒闭肺、痰热郁肺）治肺，以祛邪利气为主，虚喘（肾虚作喘）以培补摄纳为主。

（二）辨证论治

1. 风寒闭肺

【症状】　喘咳气逆，呼吸急促，胸部胀闷，痰多稀薄而带泡沫，色白质黏，兼头痛鼻塞，无汗，恶寒，发热。舌苔薄白而滑，脉浮紧。

【治法】　宣肺散寒。

【中成药推荐】　通宣理肺丸。

2. 痰热郁肺

【症状】　喘咳气涌，胸部胀痛，痰稠黏色黄，或夹血痰，伴胸中烦闷，身热，有汗，口渴喜冷饮，咽干，面红，尿赤，便秘。苔薄黄腻，脉滑数。

【治法】　清热化痰，宣肺止咳。

【中成药推荐】　清气化痰丸、清肺抑火丸。

3. 肾虚作喘

【症状】　喘促日久，呼多吸少，气不得续，动则喘甚，小便常因咳甚而失禁，或尿后余沥，形瘦神疲，汗出肢冷，面唇青紫，或有跗肿，舌淡苔薄，脉沉弱；或见喘咳，面红烦躁，口燥咽干；足冷，汗出如油，舌红少津，脉细。

【治法】　补肾纳气。

【中成药推荐】　固本咳喘片。

四、胸痹

（一）概述

胸痹是指胸部闷痛，甚则痛彻胸背，气短喘息不得卧为主症的一种疾病。轻者仅感胸闷如窒，呼吸欠畅，重者则有胸痛，严重者心痛彻背，背痛彻心。胸痹多见于中年以上人群，常因操劳过度，抑郁恼怒或多饮多食，感受寒冷而诱发。根据病邪性质不同，胸痹的基本证型包括：心血瘀阻证、气滞心胸证、痰浊闭阻证、寒凝心脉证、气阴两虚证、心肾阴虚证、心肾阳虚证。

（二）辨证论治

1. 心血瘀阻

【症状】　心胸刺痛，痛有定处，入夜尤甚，胸闷。舌紫黯有瘀斑，脉弦涩。

【治法】　活血化瘀，通脉止痛。

【中成药推荐】 复方丹参片（滴丸、丸、颗粒、胶囊、喷雾剂）、速效救心丸、通心络胶囊、银杏叶片（胶囊、滴丸）。

2. **气滞心胸**

【症状】 心胸满闷，隐痛，善太息，情志不遂诱发。苔薄腻，脉细弦。

【治法】 疏肝理气，活血通络。

【中成药推荐】 麝香保心丸。

3. **痰浊闭阻**

【症状】 胸闷痰多气短，肢重肥胖，倦怠乏力，吐涎。舌胖有齿痕，苔腻或滑，脉滑。

【治法】 通阳泄浊，豁痰宣痹。

【中成药推荐】 瓜蒌半夏薤白片。

4. **寒凝心脉**

【症状】 卒然心痛如绞，心痛彻背，遇寒加重，面色苍白。舌质白滑，脉沉细。

【治法】 通阳泄浊，豁痰宣痹。

【中成药推荐】 冠心苏合丸。

5. **气阴两虚**

【症状】 心胸隐痛时作，心悸气短，动则益甚，倦怠易出汗。舌淡胖有齿痕，脉虚细缓或结代。

【治法】 益气养阴，活血通脉。

【中成药推荐】 稳心颗粒、生脉饮。

6. **心肾阴虚**

【症状】 心胸憋闷，心悸盗汗，虚烦不寐，腰膝酸软。舌红少津，脉细数或涩。

【治法】 滋阴清火，养心和络。

【中成药推荐】 六味地黄丸。

7. **心肾阳虚**

【症状】 胸闷气短，心悸，畏寒肢冷，面色苍白。舌质淡或紫暗，脉沉细。

【治法】 温补阳气，振奋心阳。

【中成药推荐】 参附强心丸。

五、不寐

（一）概述

不寐是指入睡困难或睡着易醒不能再睡，或睡而不甜，时睡时醒，重者彻夜不眠的一种常见疾病，以患者的症状来命名。如果因为一时的情志影响或生活环境改变，引起暂时性的睡不着觉，不属于病态，老年人少睡早醒也属于生理状态。根据病邪的性质不同，不寐的基本证型包括：心火炽盛证、肝郁化火证、阴虚火旺证、心脾两虚证。

（二）辨证论治

1. **心火炽盛**

【症状】 心烦不寐，烦躁难安，口干舌燥，小便短赤，口舌生疮。舌尖红，苔薄黄，脉细数或脉数有力。

【治法】 清心泻火，宁心安神。

【中成药推荐】 朱砂安神丸。

2. 肝郁化火

【症状】 不寐多梦，甚则彻夜不眠，急躁易怒，伴头晕头胀，目赤耳鸣，口干口苦，小便短赤，大便干燥。舌红苔黄，脉弦而数。

【治法】 疏肝泻火，镇心安神。

【中成药推荐】 解郁安神颗粒。

3. 阴虚火旺

【症状】 心烦不寐，入睡困难，心悸多梦，头晕耳鸣，健忘，腰膝酸软，潮热盗汗，五心烦热，口燥咽干。舌红少苔，脉细数。

【治法】 滋阴降火，交通心肾。

【中成药推荐】 天王补心丸、安神补脑液、乌灵胶囊。

4. 心脾两虚

【症状】 不易入睡，多梦易醒，心悸健忘，头晕目眩，食少腹胀，四肢倦怠，面色少华。舌质淡，苔薄，脉细无力。

【治法】 补益心脾，养血安神。

【中成药推荐】 归脾丸（颗粒、合剂）。

六、胃痛

（一）概述

胃痛又称胃脘痛，是以上腹部胃脘部近心窝处发生疼痛为主要表现的一种疾病。胃痛尤以胀痛、隐痛常见，有的患者兼有食欲不振、恶心呕吐、吞酸嘈杂等症状。本病严重者可致癌，应引起人们重视。根据病邪性质不同，胃痛的基本证型包括：寒邪客胃证、食滞胃痛证、肝气犯胃证、肝郁化火证、脾胃虚寒证。

（二）辨证论治

1. 寒邪客胃

【症状】 胃痛暴作，恶寒喜暖，得温痛减，遇寒痛增，口淡不渴。舌淡苔白，脉弦紧。

【治法】 温中散寒，和胃止痛。

【中成药推荐】 良附丸。

2. 食滞胃痛

【症状】 脘腹胀满拒按，嗳腐吞酸，或吐不消化食物，吐食或矢气后痛减，或大便不爽。苔厚腻，脉滑。

【治法】 导滞和胃。

【中成药推荐】 保和丸、健胃消食片。

3. 肝气犯胃

【症状】 上腹部胀痛，痛连两胁，嗳气后胃部胀痛可减轻，生气时胃痛加重，食欲不振，或见嘈杂吞酸。舌红，苔薄白或微黄，脉多弦或弦数。

【治法】 疏肝理气，和胃止痛。

【中成药推荐】 气滞胃痛颗粒（片）、越鞠丸。

4. 肝胃郁热

【症状】 胃脘灼痛，痛势急迫，烦躁易怒，反酸嘈杂，口干口苦。舌红苔黄，脉弦或数。

【治法】 疏肝泄热，和胃止痛。

【中成药推荐】 左金丸（胶囊）、三九胃泰颗粒（胶囊）。

5. **脾胃虚寒**

【症状】 胃痛隐隐，绵绵不休，喜温喜按，空腹痛甚，食后痛减，大便溏薄，呕吐清水，纳呆，神疲乏力，甚则手足不温。舌淡苔白，脉虚弱或迟缓。

【治法】 温中健脾。

【中成药推荐】 温胃舒胶囊、小建中颗粒（片、合剂）。

七、泄泻

（一）概述

泄泻是以大便次数增多，粪质稀溏或完谷不化，甚至泻出如水样为临床特征的脾胃肠疾病。有些患者伴有嗳腐吞酸、神疲倦怠、形寒肢冷等症状。泄泻一年四季均可发生，但以夏秋两季较为多见。根据病邪性质不同，泄泻的基本证型包括：湿热泄泻、脾胃虚弱证、肾阳虚衰证。

（二）辨证论治

1. **湿热泄泻**

【症状】 泻下稀便，有黏液，肛门灼热，腹胀腹痛，口渴喜冷饮，小便短赤。舌红苔黄腻，脉濡数。

【治法】 清热燥湿，行气止痛。

【中成药推荐】 复方黄连素片、肠炎宁片。

2. **脾胃虚弱**

【症状】 大便时溏时泻，迁延反复，稍进油腻食物或饮食稍多，大便次数即明显增多，伴有不消化食物，食少，食后胀闷不舒，面色萎黄，神疲倦怠。舌淡苔薄白，脉细弱。

【治法】 健脾益气，化湿止泻。

【中成药推荐】 人参健脾丸。

3. **肾阳虚衰**

【症状】 黎明之前脐腹作痛，肠鸣即泻，完谷不化，泻后即安，小腹冷痛，形寒肢冷，腰膝酸软。舌淡苔白，脉沉细。

【治法】 温肾健脾，固涩止泻。

【中成药推荐】 固本益肠片。

八、便秘

（一）概述

便秘是指以大便次数减少、间隔时间长、排便困难和大便形状改变等为主要临床表现的一种疾病。有些患者还伴有面红身热、腹胀腹痛、头晕头胀等症状。本病起病缓慢，多发于中老年和女性。根据病邪性质不同，便秘的基本证型包括：热结肠胃证、肝脾气郁证、津血亏虚证、阴虚寒凝证。

（二）辨证论治

1. **热结肠胃**

【症状】 大便干结，小便短赤，面红身热，或兼腹胀腹痛，口干，口臭，口苦。舌红苔黄腻或燥裂，脉滑数或弦。

【治法】 清热润肠通腑。

【中成药推荐】 通便灵胶囊。

2. 肝脾气郁

【症状】 大便秘结，嗳气频作，胸胁痞满，甚则腹中胀痛，纳食减少。舌苔薄腻，脉弦。

【治法】 顺气行滞。

【中成药推荐】 当归龙荟丸、胆宁片。

3. 津血亏虚

【症状】 大便秘结，面色无华，头晕目眩，心悸。舌淡，脉细涩。

【治法】 养血润燥。

【中成药推荐】 麻仁丸。

4. 阳虚寒凝

【症状】 大便艰涩，排出困难，小便清长，畏寒喜暖，面色㿠白，腹中冷痛。舌淡苔白，脉沉迟。

【治法】 温通开秘。

【中成药推荐】 桂附地黄丸。

九、头痛

（一）概述

头痛是指外感六淫或内伤杂病而引起的，以头部疼痛为主要临床特征的疾病，有些患者兼有恶风寒、胸闷纳呆、心烦不寐等症状。头痛是临床上常见的自觉症状，可单独出现，亦可发生于多种急慢性疾病过程中。根据病邪性质不同，头痛的基本证型包括：风寒头痛证、风热头痛证、风湿头痛证、肝阳头痛证、瘀血头痛证。

（二）辨证论治

1. 风寒头痛

【症状】 头痛起病较急，痛连项背，常有拘急收紧感，遇风加重，恶风畏寒，常喜裹头。舌苔薄白，脉浮紧。

【治法】 疏散风寒。

【中成药推荐】 川芎茶调散（颗粒、片、丸）。

2. 风热头痛

【症状】 头胀而痛，甚则头胀如裂，发热或恶风，面红目赤，大便不畅，小便黄赤。舌尖红，苔薄黄，脉浮数。

【治法】 疏散清热。

【中成药推荐】 牛黄上清丸（胶囊、片）、芎菊上清丸（片）。

3. 风湿头痛

【症状】 头痛如裹，肢体困重，胸闷纳呆，小便不利，大便稀溏。舌淡苔白腻，脉濡。

【治法】 祛风渗湿。

【中成药推荐】 九味羌活颗粒（丸、口服液）。

4. 肝阳头痛

【症状】 头晕胀痛，两侧为重，心烦易怒，夜寐不宁，口苦面红，或兼胁痛。舌红苔黄，脉弦数。

【治法】 平肝潜阳息风。

【中成药推荐】 正天丸（胶囊）。

5. 瘀血头痛

【症状】 头痛经久不愈，痛处固定不移，痛如锥刺，或有头部外伤史。舌紫暗，苔薄白，脉细或细涩。

【治法】 活血化瘀，通窍止痛。

【中成药推荐】 通天口服液。

十、淋证

（一）概述

淋证是以小便频数、淋沥涩痛、小腹拘急隐痛为主症的疾病。临床上具有反复发作的特点，久病或反复发作后，常伴有低热、腰痛、小腹坠胀、疲劳等症状。根据病邪性质不同，淋证的基本证型包括：热淋、石淋、劳淋。

（二）辨证论治

1. 热淋

【症状】 小便频数短涩，灼热刺痛，溺色黄赤，少腹拘急胀痛，或寒热，口苦，呕恶，或腰痛拒按，或大便秘结。苔滑腻，脉滑数。

【治法】 清热利湿通淋。

【中成药推荐】 三金片。

2. 石淋

【症状】 小便涩痛，尿中夹石带血，或排尿时突然中断，尿道刺痛，窘迫难忍，或腰腹绞痛，少腹拘急。舌红，苔正常或薄黄而腻，脉弦或数。

【治法】 清热利湿，排石通淋。

【中成药推荐】 排石颗粒、复方金钱草颗粒。

3. 劳淋

【症状】 小便不甚涩痛，溺痛不甚，但淋沥不已，时作时止，遇劳即发，腰膝酸软，神疲乏力，病程缠绵。舌质淡，脉细弱。

【治法】 补脾益肾。

【中成药推荐】 癃闭舒胶囊。

十一、中暑

（一）概述

中暑是夏季伤于暑邪所致，临床以高热汗出或浮躁无汗，口渴，或呕恶腹痛、头痛，甚至神昏抽搐为主要表现的时行热病。本病有明显的季节性，只发生于夏季酷暑之时。根据不同临床表现，可分为"阴暑"和"阳暑"。

（二）辨证论治

1. 阳暑

【症状】 壮热，心烦，头痛，头晕，口渴多饮，汗多，体倦，面赤气粗。舌红少津，脉洪大。

【治法】　清凉解暑，益气生津。

【中成药推荐】　清暑益气丸。

2. 阴暑

【症状】　身热无汗或汗出不畅，头昏身重，胸闷心烦，恶心呕吐，乏力，微恶寒。舌淡，苔黄薄腻，脉濡数。

【治法】　发表解暑，除湿和中。

【中成药推荐】　藿香正气水（口服液）、保济丸、十滴水、六合定中丸。

十二、痹证

（一）概述

痹证是指因正气不足，卫外不固，外感风、寒、暑、湿、热之邪，使经络痹阻，气血运行不畅，而引起的以肢体关节、肌肉疼痛、活动不便为主要症状的病证。痹证的发生与体质因素、气候条件、生活环境有着密切的关系，具有渐进性和反复发作的特点。

（二）辨证论治

1. 行痹

【症状】　肢体关节肌肉酸痛，游走不定，屈伸不利，起初可见有恶风发热。舌苔薄白，脉浮或浮缓。

【治法】　祛风通络，散寒除湿。

【中成药推荐】　木瓜丸。

2. 痛痹

【症状】　肢体关节疼痛剧烈，部位固定，得热痛减，遇寒痛增，关节不可屈伸，局部皮色不红，触之不热。苔薄白，脉弦紧。

【治法】　温经散寒，祛风除湿。

【中成药推荐】　小活络丸。

3. 着痹

【症状】　肢体关节疼痛较剧，或有肿胀，痛有定处，重着，活动不便，肌肤麻木不仁。苔白腻，脉濡缓。

【治法】　祛湿通络，祛风散寒。

【中成药推荐】　天麻丸（片）。

4. 尪痹

【症状】　肢体关节疼痛，屈伸不利，关节肿大、僵硬、变形，甚则肌肉萎缩，筋脉拘急，肘膝不得屈伸。舌质暗红，脉细涩。

【治法】　补肾驱寒。

【中成药推荐】　尪痹颗粒（片）、再造丸。

十三、虚劳

（一）概述

虚劳是指人体正气不足，脏腑功能衰退所表现的证候。虚劳的证型很多，各个脏腑虚证的临床表现各不相同。虚劳的形成可以由先天禀赋不足所导致，但主要是由于后天失调和疾病损耗所产生。根据气虚、血虚、阴虚、阳虚证型的不同和脏腑生理功能的特点，虚劳的基本证型包括：肺气虚证、心气虚证、脾气虚证、肾气虚证、心血虚证、肝血虚证、肺阴虚证、肾阴虚证、肾阳虚证。

（二）辨证论治

1. 肺气虚

【症状】　咳嗽无力，短气自汗，面色㿠白，声音低怯，平素易感冒。舌淡，脉弱。

【治法】　补益肺气。

【中成药推荐】　玉屏风颗粒（胶囊、口服液）。

2. 心气虚

【症状】　心悸怔忡，胸闷气短，神疲乏力，活动后加重，自汗。舌淡苔薄，脉微。

【治法】　益气养心。

【中成药推荐】　生脉饮。

3. 脾气虚

【症状】　食少纳呆，食后胃脘不舒，倦怠乏力，大便溏薄，面色萎黄。舌淡苔薄，脉弱。

【治法】　健脾益气。

【中成药推荐】　补中益气丸、人参健脾丸、归脾丸、八珍丸。

4. 肾气虚

【症状】　腰膝酸软，神疲乏力，小便频数而清，耳鸣耳聋。舌淡苔薄，脉沉弱。

【治法】　益气补肾。

【中成药推荐】　济生肾气丸。

5. 心血虚

【症状】　心悸头晕，失眠多梦，健忘，面色淡白或萎黄，口唇、爪甲色淡。舌淡白，脉细弱。

【治法】　养心补血。

【中成药推荐】　十全大补丸。

6. 肝血虚

【症状】　头目眩晕，面白无华，爪甲不荣，视物模糊或夜盲，或见肢体麻木，关节拘急不利，或见妇女月经量少或色淡。舌淡，脉细。

【治法】　滋补肝血。

【中成药推荐】　十全大补丸。

7. 肺阴虚

【症状】　干咳无痰或痰少而黏，不易咳出，口燥咽干，形体消瘦，五心烦热，潮热盗汗，面色潮红。舌红少津，脉细数。

【治法】　养阴润肺。

【中成药推荐】　百合固金丸、大补阴丸。

8. 肾阴虚

【症状】　腰膝酸软，两足痿弱，眩晕耳鸣，失眠健忘，口燥咽干，形体消瘦，潮热盗汗，午后颧红。舌红少津，脉沉细。

【治法】　滋补肾阴。

【中成药推荐】　六味地黄丸、知柏地黄丸、左归丸、二至丸、大补阴丸。

9. 肾阳虚

【症状】　面色白或黧黑，腰膝酸冷疼痛，形寒肢冷，以下肢为甚，或久泻不止、五更泄泻或小便频数而清长。舌质淡苔白，脉沉细无力。

【治法】　温补肾阳。

【中成药推荐】　桂附地黄丸、右归丸。

第二节　中医外科病证的辨证论治

一、疮疖

（一）概述

疮疖是指肌肤浅表部位外感热毒，或湿热内蕴，热毒不得外泄，阻于肌肤导致局部红肿、热痛为主要表现的急性化脓性疾病。相当于西医的疖、皮肤脓肿、头皮穿凿性脓肿、急性淋巴管炎等。其特征是色红、灼热、疼痛、突起根浅、肿势局限、易脓、易溃、易敛及脓出即愈。疮疖一般多发生于夏季，随处可生，而以头面、背及腋下为多见，是外科中最常见的疾病。

（二）辨证论治

1. 热毒蕴结

【症状】　常见于气实火盛的患者。肌肤局部红赤、肿胀、灼热、疼痛。轻者疖肿只有1～2个，也可散发全身，或簇集一处，或此愈彼起；可有发热，口渴，溲赤，便秘。舌红，苔黄，脉数。

【治法】　清热解毒。

【中成药推荐】　连翘败毒丸。外用：如意金黄散。

2. 湿毒瘀结

【症状】　随处可生，局部以红赤、肿胀、灼热、疼痛为主，随肿势渐渐增大，中央变软、有波动感，脓栓形成或破溃，疼痛加剧，伴有发热、口渴、便秘、尿黄。舌红，苔黄而腻，脉滑数。

【治法】　清热利湿，解毒透脓。

【中成药推荐】　当归苦参丸。外治可用如意金黄散。

二、乳癖

（一）概述

乳癖是一种乳腺组织的良性增生性疾病。相当于西医的乳腺增生病。其特点是单侧或双侧乳房疼痛并出现肿块，乳痛和肿块与月经周期及情志活动密切相关。乳房肿块大小不等，形态不一，边界不清，质地不硬，活动度好，伴有疼痛。本病好发于中青年妇女，是临床上最常见的乳房疾病。本病有一定的癌变危险。

（二）辨证论治

1. 肝郁痰凝

【症状】　多见于青壮年妇女，乳房胀痛或刺痛，乳房肿块随喜怒消长，伴胸闷胁胀、善郁易怒、失眠多梦、心烦口苦。舌质淡红，苔薄黄，脉弦滑。

【治法】 疏肝解郁，化痰散结。

【中成药推荐】 乳癖消片（胶囊、颗粒）合加味逍遥丸。

2. 冲任失调

【症状】 多见于中年妇女。乳房肿块月经前加重，经后缓减，伴有腰酸乏力，神疲倦怠，月经失调，量少色淡，或闭经。舌淡红，苔薄白，脉沉细。

【治法】 调摄冲任。

【中成药推荐】 乳癖消片（胶囊）合加味逍遥丸、更年安片（丸）。

三、痤疮

（一）概述

痤疮，中医学称之为"粉刺"，俗称"青春痘"，是皮肤科的常见病。临床表现以颜面、胸背部黑头、丘疹、脓疱、结节、囊肿等损害为主；常伴有皮脂溢出。青春期过后，大多自然痊愈或减轻。相当于西医学的慢性毛囊炎、皮脂腺炎等。

（二）辨证论治

1. 肺经风热

【症状】 患者常处于青春期，皮疹好发于颜面部，面部粟疹累累，色红，疼痛，或有脓疱，痒痛相兼，伴口干口渴、便干尿黄。舌红，苔薄黄，脉浮数。

【治法】 疏风清肺。

【中成药推荐】 黄连上清丸。

2. 胃肠湿热

【症状】 常因饮食不洁，偏嗜辛辣肥甘、油腻腥发之品所致。主要表现为颜面、胸背皮肤油腻，皮疹红肿疼痛，痒甚，伴口唇干裂、口臭、大便秘结、溲赤。舌质红，苔黄腻，脉滑数。

【治法】 清热除湿解毒。

【中成药推荐】 防风通圣丸。

3. 痰湿瘀滞

【症状】 痤疮日久，质地坚硬难消，皮疹颜色暗红，以结节、脓肿、囊肿、瘢痕为主，经久难愈；伴纳呆腹胀。舌质暗红或有瘀斑，苔黄腻，脉弦滑。

【治法】 除湿化痰，活血散结。

【中成药推荐】 当归苦参丸、连翘败毒丸。

四、瘾疹

（一）概述

瘾疹是一种皮肤出现红色或苍白风团，时隐时现的瘙痒性、过敏性皮肤病。中医古代文献又称风疹，西医称荨麻疹。其特点是皮肤上出现瘙痒性风团，发无定处，骤起骤退，消退后不留任何痕迹。

（二）辨证论治

1. 胃肠湿热

【症状】 风团色红，瘙痒剧烈；伴有恶心呕吐，腹痛腹泻，神疲纳呆，大便秘结或泄泻，小便短赤。舌红，苔黄腻，脉滑数。

【治法】 通腑泄热，疏风解表。

【中成药推荐】 防风通圣丸。

2. 风热犯表

【症状】 风团呈鲜红色，灼热剧痒，伴有发热恶寒，咽喉肿痛；遇热则皮疹加重，得冷则减。舌红，苔薄白或薄黄，脉浮数。

【治法】 疏风清热，解表止痒。

【中成药推荐】 消风止痒颗粒。

五、痔

（一）概述

痔是指直肠末端黏膜下和肛管皮肤下的直肠静脉丛发生扩大、曲张所形成的柔软静脉团。

根据发病部位的不同，又可分为内痔、外痔和混合痔。生于肛门齿线以上的为内痔，其特点是便血，痔核脱出，肛门不适感。生于肛门齿线以下的为外痔，其特点是自觉肛门坠胀，疼痛，有异物感。混合痔是指内、外痔静脉丛曲张，相互沟通吻合，是内痔部分和外痔部分形成一整体者。兼有内痔、外痔的双重症状。

（二）辨证论治

1. 内痔

（1）肠风下血

【症状】 大便带血，滴血或喷射而出，血色鲜红，或伴口干，大便秘结；或有肛门瘙痒。舌红，苔薄白或薄黄，脉浮数。

【治法】 清肠疏风，凉血止血。

【中成药推荐】 槐角丸。

（2）湿热下注

【症状】 便血色鲜，量较多，痔核脱出嵌顿，肿胀疼痛，可自行回缩，肛门灼热。小便黄，舌红，苔薄黄腻，脉弦数。

【治法】 清热利湿止血。

【中成药推荐】 地榆槐角丸。外用化痔栓。

（3）气滞血瘀

【症状】 肛内肿物脱出，甚至嵌顿，肛管紧缩，坠胀疼痛，甚至肛缘有血栓形成水肿，触痛明显。舌黯红，苔白或黄，脉弦细涩。

【治法】 理气祛风活血。

【中成药推荐】 马应龙麝香痔疮膏（外用）。

（4）脾虚气陷

【症状】 肛门下坠感，痔核脱出，需手法复位，大便带血，色鲜红或淡红，病程日久；面色少华，神疲乏力，少气懒言，纳少便溏。舌淡胖，边有齿痕，苔薄白，脉弱。

【治法】 补气升阳举陷。

【中成药推荐】 补中益气丸（合剂、颗粒）。

2. 外痔

（1）气滞血瘀

【症状】 肛缘肿物突起，肿痛剧烈难忍，排便时可增大，有异物感，肛门坠胀疼痛，局

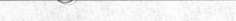

部可触及硬性结节，其色暗紫。舌质暗红，苔淡黄，脉弦涩。

【治法】　活血化瘀，行气通便。

【中成药推荐】　消痔软膏（外用）。

（2）湿热下注

【症状】　肛缘肿物隆起，灼热肿胀疼痛，甚则渗流滋水，咳嗽、行走、坐位均可使疼痛加剧，大便秘结或溏泄，小便短赤。舌红，苔黄腻，脉滑数。

【治法】　清热利湿，消肿止痛。

【中成药推荐】　马应龙麝香痔疮膏（外用）。

六、跌打损伤

（一）概述

跌打损伤主要指因跌扑、击打等造成的软组织损伤、外伤肿胀疼痛、皮肉破损出血，也包括摔伤、金刃伤等。其主要病机为瘀血壅滞，血闭气阻，故以疼痛、肿胀为主要表现。西医学的刀枪、跌扑、殴打、闪挫、刺伤、擦伤、运动损伤等有上述表现者均可参考此内容辨证治疗。

（二）辨证论治

1. 气滞血瘀

【症状】　患部剧烈疼痛，活动受限，腰部的俯、仰、转侧均感困难，不能挺直，严重者不能站立。若因挫伤引起，则伤处见青红紫斑，痛如针刺，瘀肿闷胀，不敢触摸。舌偏暗或有瘀斑，脉弦或紧。

【治法】　活血祛瘀，行气止痛。

【中成药推荐】　活血止痛散（胶囊）。外用：狗皮膏。

2. 风寒湿瘀

【症状】　多有不同程度的慢性外伤史。多发为隐痛，往往与劳累或天气变化有关，畏寒喜温，遇寒加重。急性发作时疼痛加剧，还可伴有筋脉拘急，关节屈伸不利或麻木不仁。舌淡暗，苔白腻，脉濡细或涩。

【治法】　祛风除湿，温经通络。

【中成药推荐】　独活寄生丸（合剂）。外用：狗皮膏。

3. 瘀血阻络

【症状】　伤处肿胀疼痛，青紫，活动受限，常因运动时间久后伤处附近关节疼痛，乏力，酸软，极度痛苦。舌质紫黯，苔白，脉弦涩。

【治法】　活血止痛，舒筋活络。

【中成药推荐】　活血止痛胶囊、七厘散，病情较轻者也可选用三七片、云南白药胶囊。

第三节　中医妇科病证的辨证论治

一、月经不调

（一）概述

凡月经的周期、经期和经量发生异常，以及伴随月经周期出现明显不适症状的疾病，称为月经不调，是妇科临床的多发病。

常见的月经不调有月经先期、月经后期以及月经先后无定期等。月经周期提前1～2周，连续两个周期以上者，称为月经先期，亦称"经期超前""经行先期"或"经早"。月经周期错后7天以上，甚至错后3～5个月一行，连续2个周期以上者，称为月经后期，又称"经行后期""经期错后""经迟"等。月经周期或前或后1～2周者，称为月经先后无定期，又称"经水先后无定期""月经愆期""经乱"。

（二）辨证论治

1. 月经先期

（1）脾气虚

【症状】 经期提前，或兼量多，色淡质稀，神疲肢倦，气短懒言，小腹空坠，纳少便溏，舌淡红，苔薄白，脉缓弱。

【治法】 补脾益气，固冲调经。

【中成药推荐】 补中益气丸。

（2）肾气虚

【症状】 经期提前，量少，色淡黯，质清稀，腰酸腿软，头晕耳鸣，小便频数，面色晦黯或有黯斑。舌淡暗，苔薄白，脉沉细弱。

【治法】 补肾益气，固冲调经。

【中成药推荐】 当归养血丸、固经丸、六味地黄丸。

（3）肝郁化热

【症状】 经期提前，量多或少，经色紫红，质稠有块，经前乳房、胸胁、少腹胀痛，烦躁易怒，口苦咽干，善叹息，小便短赤，大便干。舌红，苔黄，脉弦数。

【治法】 疏肝解郁，清热调经。

【中成药推荐】 加味逍遥丸（口服液）。

2. 月经后期

（1）肾虚血少

【症状】 经期错后，量少，色淡黯，质清稀，腰酸腿软，头晕耳鸣，带下清稀如水，面色晦黯，或面部黯斑。舌淡黯，苔薄白，脉沉细。

【治法】 补肾益气，养血调经。

【中成药推荐】 乌鸡白凤丸（片）。

（2）气滞血瘀

【症状】 经期错后，量少，经色黯红或有血块，乳房、小腹胀痛，精神抑郁，胸胁胀满。舌苔正常，脉弦而有力。

【治法】 活血行气，化瘀止痛。

【中成药推荐】 调经丸。

3. 月经先后无定期

（1）肾虚

【症状】 经行或先或后，量少，色淡，质稀，头晕耳鸣，小腹空坠，腰酸腿软，小便频数。舌淡，苔薄白，脉沉细。

【治法】 补肾益气，养血调经。

【中成药推荐】 乌鸡白凤丸。

（2）脾虚

【症状】 经行或先或后，量多，色淡质稀，神疲乏力，脘腹胀满，纳呆食少。舌淡，苔薄，脉缓。

【治法】 补脾益气，养血调经。

【中成药推荐】 归脾丸。

（3）肝郁

【症状】 经行或先或后，经量或多或少，色紫黯，有血块，或经行不畅，胸胁、乳房、少腹胀痛，精神郁闷，心烦易怒，嗳气食少，时欲叹息。舌质正常，苔薄，脉弦。

【治法】 疏肝解郁，和血调经。

【中成药推荐】 逍遥丸、调经丸。

二、痛经

（一）概述

凡在经期或经行前后，出现周期性小腹疼痛，或痛引腰骶，甚至剧痛晕厥者，称为"痛经"。又称"经行腹痛"。包括西医学的原发性痛经和继发性痛经。功能性痛经容易痊愈，器质性病变导致的痛经病程较长，缠绵难愈。

（二）辨证论治

1. 气滞血瘀

【症状】 经前或经期，小腹胀痛拒按，时痛时止，胸胁、乳房胀痛，经行不畅，量少，经色紫黯有块，块下痛减。舌紫黯，或有瘀点，脉弦涩。

【治法】 行气活血，祛瘀止痛。

【中成药推荐】 调经丸、元胡止痛片。

2. 阳虚内寒

【症状】 经前或经期，小腹冷痛，得热则痛减，经血量少，色黯有块，畏寒肢冷，腰膝酸痛，小便清长。舌黯，舌苔白润，脉沉。

【治法】 助阳暖宫，温经止痛。

【中成药推荐】 艾附暖宫丸。

三、崩漏

（一）概述

妇女不在行经期间，阴道突然大量出血，或淋漓下血不断者，称为"崩漏"。前者称为"崩中"，后者称为"漏下"。若经期延长达2周以上者，应属崩漏范畴，称为"经崩"或"经漏"。一般突然出血，来势急，血量多的叫崩；淋漓下血，来势缓，血量少的叫漏。临床上常常崩漏并称。本病属常见病，常因崩与漏交替，因果相干，致使病变缠绵难愈，称为妇科的疑难重症。本病相当于西医学的无排卵型功能失调性子宫出血，盆腔炎性疾病及其后遗症和某些生殖器肿瘤引起的不规则阴道出血。

（二）辨证论治

1. 气血两虚

【症状】 经血非时而下，量多如崩，或淋漓不断，色淡质地清稀，神疲体倦，气短懒言，头晕，乏力，面色无华，唇舌色淡。苔薄白，脉细弱。

【治法】 补血益气止血。

【中成药推荐】 乌鸡白凤丸。

2. 脾不统血

【症状】 经血非时而下，量多如崩，或淋漓不断，色淡质稀，神疲乏力，气短懒言，食欲不振，四肢不温，或面浮肢肿，面色淡黄。舌淡胖，苔薄白，脉缓弱。

【治法】 健脾益气，固冲止血。

【中成药推荐】 归脾丸。

3. 肾阴虚

【症状】 经血非时而下，出血量少或多，淋漓不断，血色鲜红，质稠，头晕耳鸣，腰膝酸软，手足心热，两颧潮红。舌红，苔少，脉细数。

【治法】 滋肾养阴，固冲止血。

【中成药推荐】 左归丸、六味地黄丸。

4. 肝肾不足

【症状】 经血非时而下，出血量多，淋漓不尽，色淡质地清稀，两目干涩，腰膝酸软，面色晦黯，舌淡黯，苔薄白，脉沉弱。

【治法】 补益肝肾，固冲止血。

【中成药推荐】 安坤赞育丸。

5. 瘀血阻络

【症状】 经血非时而下，量多或少，淋漓不净，血色紫黯有块，小腹疼痛拒按，舌紫黯或有瘀点，脉涩或弦涩有力。

【治法】 活血祛瘀，温经止血。

【中成药推荐】 少腹逐瘀丸。

四、带下过多

（一）概述

带下量明显增多，色、质、气味发生异常，或伴全身、局部症状者，称为"带下过多"，又称"下白物""流秽物"。相当于西医学的阴道炎、宫颈炎、盆腔炎、妇科肿瘤等疾病引起的带下增多。

（二）辨证论治

1. 肾虚带下

【症状】 带下量多，色白清冷，稀薄如水，淋漓不断，腰酸腿软，头晕耳鸣，小便频数，夜间尤甚，大便溏薄。舌淡润，苔薄白，脉沉迟。

【治法】 温肾益气，涩精止带。

【中成药推荐】 妇宝颗粒。

2. 湿热下注

【症状】 带下量多，色黄如脓，黏稠，臭秽，或伴阴部瘙痒，胸闷心烦，口苦咽干，纳食较差，小腹或少腹作痛，腰骶酸痛，小便短赤。舌红，苔黄腻，脉濡数。

【治法】 清热解毒，利湿止带。

【中成药推荐】 妇科千金片、妇炎康片。

3. 脾虚湿盛

【症状】　带下量多，色白或淡黄，质稀薄，无味或有腥味，绵绵不断，神疲倦怠，四肢不温，纳少腹胀便溏，两足跗肿，面色㿠白。舌质淡，苔白腻，脉缓弱。

【治法】　健脾益气，除湿止带。

【中成药推荐】　除湿白带丸。

五、绝经前后诸症

（一）概述

妇女在绝经前后，出现烘热面赤，进而汗出，精神倦怠，烦躁易怒，头晕目眩，耳鸣心悸，失眠健忘，腰酸背痛，手足心热，或伴有月经紊乱等与绝经有关的症状，称"绝经前后诸症"，又称"经断前后诸症"。这些证候常参差出现，发作次数和时间无规律性，病程长短不一，短者数月，长者可迁延数年以至十数年不等。本病相当于西医学更年期综合征，双侧卵巢切除或放射治疗后双侧卵巢功能衰竭者，也可出现更年期综合征的表现。

（二）辨证论治

1. 肾阴虚

【症状】　经断前后，眩晕耳鸣，腰膝酸软，潮热盗汗，手足心热，两颧潮红，少寐健忘，口燥咽干，或皮肤瘙痒，月经周期紊乱，量少或多，经色鲜红。舌红少津，脉细数。

【治法】　滋肾益阴，育阴潜阳。

【中成药推荐】　更年安片（丸、胶囊）。

2. 脾肾阳虚

【症状】　经断前后，头晕耳鸣，腰痛如折，腹冷阴坠，形寒肢冷，小便频数或失禁，带下量多，月经不调，量多或少，色淡质稀，情志抑郁，面色晦暗，食少便溏，倦怠乏力，舌淡胖、边有齿痕，苔白滑，脉沉细而迟。

【治法】　温肾壮阳，健脾益气。

【中成药推荐】　妇宁康片。

第四节　中医儿科病证的辨证论治

一、积滞

（一）概述

积滞是指小儿喂养不当，内伤乳食，停积脾胃，脾运失司所引起的一种小儿常见的脾胃病证。临床以不思乳食、腹胀嗳腐、大便溏薄或秘结为特征。积滞又称食积。多见于婴幼儿。与西医学小儿消化不良相近。

（二）辨证论治

1. 乳食内积

【症状】　乳食少思或不思，脘腹胀满，疼痛拒按，或有嗳腐吞酸，恶心呕吐，烦躁哭闹，低热，肚腹热甚，大便酸臭或便秘。舌淡，苔白腻。

【治法】　消乳化食，化积导滞。

【中成药推荐】 大山楂丸、保和丸。

2. **脾虚夹积**

【症状】 神倦乏力，面色萎黄，不思乳食，食则饱胀，腹满，夜寐不安，喜伏卧，形体消瘦，呕吐酸馊，大便溏薄，日2～3次，夹有乳片或食物残渣。舌淡红，苔白腻，脉细弱或细滑。

【治法】 健脾助运，消食化积。

【中成药推荐】 健胃消食片、启脾丸。

二、厌食

（一）概述

厌食是小儿常见的脾胃病证，以长期食欲不振，厌恶进食，食量减少为特点。由喂养不当，饮食失节而致脾失健运所引起。好发于1～6岁的小儿。

（二）辨证论治

1. **脾运失健**

【症状】 食欲不振，甚则厌恶进食，食少而无味，多食或强迫进食可见脘腹饱胀，形体略瘦，面色欠华，精神良好，苔薄白或薄白腻，脉尚有力。

【治法】 调和脾胃，运脾开胃。

【中成药推荐】 枳术丸。

2. **脾胃气虚**

【症状】 食欲不振，懒言，面色萎黄，精神萎靡，大便溏薄，夹有不消化食物残渣，舌质淡，苔薄白，脉无力。

【治法】 健脾益气，佐以助运。

【中成药推荐】 参苓白术丸、健胃消食片、启脾丸。

3. **胃阴不足**

【症状】 不欲进食，口舌干燥，食少饮多，面色欠华，皮肤失润，大便偏干，小便黄赤，甚或烦躁少寐，手足心热。舌红少津，苔少或花剥，脉细数。

【治法】 滋脾养胃，佐以助运。

【中成药推荐】 儿宝颗粒。

第五节 中医耳鼻咽喉科病证的辨证论治

一、鼻渊

（一）概述

鼻渊是以鼻流浊涕、量多不止、鼻塞、嗅觉减退、头痛为主要特征的病证，中医称本病为"脑漏""脑砂""脑崩""脑渊"，为鼻科一种常见多发病。西医学的鼻窦炎、感冒、鼻中隔偏曲、中鼻甲肥大、鼻息肉、肿瘤、扁桃体肥大、腺样体肥大等疾病有鼻渊表现者均可参考此内容辨证论治。

（二）辨证论治

1. **风热蕴肺**

【症状】 鼻塞不通，流黄稠涕，量多，嗅觉减退，鼻黏膜红肿，可伴头痛，发热，汗出，胸闷，咳嗽，痰多。舌红，苔微黄，脉浮数。

【治法】 祛风清热，宣通鼻窍。

【中成药推荐】 鼻窦炎口服液。

2. 胆经郁热

【症状】 鼻流浊涕，黄稠如脓样，有腥臭味，鼻塞重，嗅觉减退，鼻黏膜红赤。兼有头痛剧烈，口苦咽干，目眩，耳鸣，耳聋，寐少梦多，心烦易怒，小便短赤。舌红，苔黄，脉弦数。

【治法】 清胆泄热，利湿通窍。

【中成药推荐】 藿胆片。

二、口疮

（一）概述

凡外感湿热，或内伤热郁，积于胃脘，损于口舌，症见口腔、舌面、口颊生疮，溃疡疼痛，称为口疮。以唇、颊、舌、上腭等处黏膜发生黄白色溃烂点且灼热疼痛为主要临床表现。男女老少均有发病，以青少年为多见，部分呈反复发作之势。一般可自行恢复，甚者延月逾年。西医学的复发性阿弗他口炎、复发性口腔溃疡、复发性口疮等有上述表现者均可参考此内容辨证论治。

（二）辨证论治

1. 心脾积热

【症状】 多因饮食失节，嗜食辛辣醇酒、炙煿厚味所致，口、唇、舌及齿龈多处生疮，灼热而痛，甚则腮舌俱肿，影响进食，口渴喜冷饮，大便秘结，小便黄或有身热，检查见黏膜表面有黄白色假膜，周边红肿。舌质红，苔黄，脉数有力。

【治法】 清心泻脾，消肿止痛。

【中成药推荐】 牛黄解毒丸（片、胶囊）、三黄片。

2. 脾肾阳虚

【症状】 症见口舌生疮，溃疡面色白，周围不红，数量少，疼痛较轻，久治不愈。伴四肢不温，口干喜热饮，腰背酸痛，尿频清长，大便溏。舌淡苔白腻，脉沉迟。

【治法】 温补脾肾，引火归原。

【中成药推荐】 桂附地黄丸。

3. 脾胃虚弱

【症状】 症见口舌生疮反复发作，疮面色淡凹陷，伴神疲气短，不思饮食，四肢不温，大便稀溏。舌淡苔白，脉细弱。

【治法】 补中益气，健脾化湿。

【中成药推荐】 补中益气丸。

三、咽喉肿痛

（一）概述

咽喉肿痛是以咽痛或咽部不适感，咽部红肿为主要特征的咽喉部疾病。西医学的感冒、扁桃体炎、鼻窦炎、百日咳、咽喉炎等有咽喉肿痛者均可参考此内容辨证论治。

（二）辨证论治

1. 风热外袭

【症状】 初起时，咽部干燥灼热，微痛，吞咽感觉不利，其后疼痛逐渐加重，有异物感。检查见咽部微红、微肿，随症状加重，悬雍垂色红、肿胀，喉底红肿，或有颗粒状突起；伴见发热恶风，头痛，咳嗽痰黄。舌质红，苔黄，脉浮数。

【治法】 疏风清热，消肿利咽。

【中成药推荐】 黄氏响声丸。

2. 火毒上攻

【症状】 咽部疼痛逐渐加剧，吞咽困难，咽喉梗塞感。检查见咽部及喉核红肿，悬雍垂肿胀，喉底滤泡肿大，颌下有臖核，压痛。全身症状见高热，口干喜饮，头痛剧，小便短赤，大便秘结。舌红苔黄，脉数有力。

【治法】 泄热解毒，利咽消肿。

【中成药推荐】 板蓝根颗粒、清咽丸。

3. 虚火上炎

【症状】 咽部多有异物感，干燥微痛，干痒，灼热，干咳少痰，或痰中带血丝；或伴两颧潮红，潮热，耳鸣多梦。舌红少津，脉细数。

【治法】 滋阴降火，清肺利咽。

【中成药推荐】 金果饮。

（第一节，段华琴；第二～五节，张敏）

第十二章
药学服务

○ **学习目标**

　　1. 掌握职业形象、礼仪等知识；掌握接待顾客、处理顾客投诉的知识与技能。

　　2. 掌握安全用药和合理用药知识。

○ **技能要求**

级别	技能要求
五	能按要求接待顾客
二	能处理顾客的服务投诉
一	能对患者进行合理与安全使用中成药的指导

第一节　接待顾客

　　接待顾客是药品零售企业经营活动的首要环节，正确接待好每一位顾客是药品销售企业服务质量的重要体现，关系到药学服务人员的自身形象和企业的信誉。

一、接待顾客的基本要求

　　（一）礼貌待客

　　礼仪是人类文明进步的重要标志；是个人品质的外在表现；是企业形象的活体广告；是人际交往的艺术和相互沟通的技巧。一个注重礼仪的人，会给人以良好的第一印象，使人心情愉悦，让自己充满魅力，赢得信任。所以礼仪是企业形象、文化、员工修养素质的综合体现。

　　药学服务人员每天要面对许多顾客，在接待顾客过程中，整洁美观的容貌、大方得体的着装、稳重文雅的举止、彬彬有礼的谈吐、亲切友好的态度和娴熟的服务技巧，能给人以愉悦的好感，并迅速赢得顾客的信任，从而提高企业的经济效益和社会效益。所以，学习和运用服务礼仪，已不仅是自身形象的需要，更是提高企业竞争力的现实需要。销售人员的礼仪修养和商品质量一样重要。礼仪要求如下。

1. 仪容自然整洁

（1）清洁卫生 上岗前应做好自身的清洁卫生，包括头发、面部、颈部、手部的清洁，同时清除口腔及身体异味，禁止留长指甲。

（2）发型自然大方 上岗前须整理好自己的发型。发型应自然大方，避免怪异的发型和发色。为客人服务时，女性药学服务人员应将头发整齐束起，以免头发挡住眼睛，给人以披头散发之感；男性药学服务人员不留超过发际的长发，不留大鬓角及胡须。

（3）化妆清雅淡然 女性药学服务人员为了表示对顾客的尊重，可以适度化淡妆，但不可浓妆艳抹，不应留长指甲和涂彩色指甲油，香水不可过浓，气味不可太怪，不佩戴形状怪异和有色的眼镜。

2. 仪表端庄大方

（1）着装统一整洁 应着企业统一的制服，保持制服整洁、熨烫平整、纽扣统一齐全，不应将衣袖或裤脚卷起，在左胸前佩戴好胸卡。同时要注意鞋与服装的搭配，不宜穿式样过于休闲甚至拖鞋上岗。

（2）饰物文雅端庄 药学服务人员可佩戴一枚戒指或一条项链，但式样不应过于夸张，以体现文雅端庄。

3. 仪态自然得体

药学服务人员应举止大方，这包括站姿端正、走姿稳健、动作协调优美。

（1）站姿 站立时保持头正、颈直，两眼自然平视前方，嘴微闭，肩平，收腹挺胸，两臂自然下垂，手指并拢自然微屈，中指压裤缝，两脚尖张开夹角成 45°或 60°，身体重心落在两脚正中，给人以精神饱满的感觉。

（2）走姿 在营业场所内走动时须保持稳健的步伐，走路时应目光平视，头正且微抬，挺胸收腹，两臂自然摆动，身体平稳，两肩不左右晃动。

（3）其他举止 在为顾客服务过程中，取物、开具票据等都要表现出训练有素，不慌慌张张、手忙脚乱、动作幅度不宜过大并始终面带微笑，给顾客以大方、亲切、健康而朝气蓬勃之感。

4. 电话礼仪

在药学服务人员日常工作中，经常会接到顾客打来咨询的电话，也经常需要使用电话联系顾客，使用电话时应注意以下几点：

（1）通常在电话铃声响起 2 声后接起电话，但也不要超过 3 声，否则客户会认为公司员工精神状态不佳；

（2）接起电话后应主动向对方问好，并首先报出公司或部门名称；

（3）确定来电者的姓氏，身份，听清楚来电的目的；

（4）在接电话时注意声音和表情，养成礼貌用语随时挂在嘴边的习惯，可以让客户感到轻松和舒适；

（5）接打电话时要保持端坐的姿势，不要趴在桌子边缘，这样可以使声音自然、流畅、动听；

（6）如果是主动打电话联系顾客，应该注意时间，不能影响顾客正常休息；

（7）电话接听完毕前，不要忘记复诵一遍来电要点，防止记录错误或理解偏差带来的误会；

（8）最后要道谢，并让客户先挂断。

（二）服务用语

1. 文明用语

药学服务人员掌握柜台日常文明用语并做到语言亲切、语气诚恳、用语准确、简洁生动，直接影响顾客对销售服务的满意程度。商业界对营业员的日常服务用语归纳为简洁的"十四字用语"，即"您、请、欢迎、对不起、谢谢、没关系、再见"。药学服务人员在整个销售过程中应掌握并灵活应用这些短语，例如：

您好！

对不起，请您稍等，我马上就来。

请原谅，让您久等了。

您需要什么？

请您这边看看。

我来帮您挑选好吗？

收您××元，找您××元，请点一下。

请别客气，这是我们应该做的。

请走好，祝您早日康复。

2. 服务忌语

商业服务中最需注意的是不讲粗话、脏话，不讲讥讽挖苦的话，不讲催促埋怨的话，不讲与营业活动无关的话。药学服务人员在销售药品时应练好语言基本功，不断提高语言应用技巧，用语言为顾客营造一个和谐、文明、礼貌的购物环境。商业服务忌语举例如下。

你买得起就买，买不起就别买。

到底要不要，想好了没有。

没看见我正忙着吗？着什么急？

不知道。

谁卖你的你找谁去！

你问我，我问谁！

没上班呢，等会儿再说。

要买快点，不买站边儿上去。

3. 说好普通话

我国地域辽阔，方言甚多，语言不通影响了人们的正常交流。普通话是我国法定语言，人人都能听懂，说好普通话有利于交流。

二、接待顾客流程及技巧

从顾客走进门店开始，对顾客接待整个流程都要体现药学服务人员的专业化和规范化。接待流程分为：进店招呼—顾客接触—产品导购—用药指导—收银结账—送客。

1. 进店招呼

顾客上门之前，药学服务人员要保持良好的精神面貌，坚守工作岗位，随时做好迎接顾客的准备。顾客进店之后，药学服务人员要礼貌地和顾客打招呼，正确的招呼方式是："您好，里面请！""您好，欢迎光临！"。对于比较远的顾客点头示意或挥手招呼就可以了。

2. 顾客接触

在招呼顾客之后，药学服务人员要根据顾客需求提供相应的药学服务。接触交流的同时，也要为顾客提供随意自由的店堂购物氛围，在顾客需要的时候及时出现在顾客身边提供帮助；协助顾客快速找到意向商品；为顾客讲解不同商品的差别；替顾客提供最优的选择建议；解答顾客关于药品专业知识、中药煎煮方法等问题。

3. 产品导购

在顾客点名购买某种商品时，药学服务人员应该先引导顾客到产品陈列区域，通过对比陈列的运用，让顾客关注到相同功效的不同商品及其价格或规格的差异比较，选择更加合适品种。通过上述导购，既可以达到推荐产品的目的，又可提高顾客对药店的满意度。如果顾客是咨询购买，如顾客胃痛，询问吃什么药比较好时，药学服务人员应该先了解具体病因，再为顾客提供合理的用药方案。

4. 用药指导

顾客选购每一个产品或调配每一张处方之后，药学服务人员需要进行详细的用药指导，告诉顾客用法、用量及注意事项；指导顾客合理煎煮、服用中药饮片；让顾客了解药品的疗效；让顾客了解药品禁忌证；再为顾客提供一些简单的生活建议及健康指导，以提高顾客对药学服务人员和药店的信任度。

5. 收银结账

收银台是顾客与店员接触最多的功能区，设计时在保证美观的同时还要兼顾实用性，让顾客在尽可能短的排队时间内完成结账过程。中药处方的收银在处方审核无误，处方调配前完成。其他医药商品在顾客最后离开药店前完成收银。收银作业中要唱收唱付，核对商品和品名、规格、金额无误后将购物袋和小票双手交给顾客。

6. 送客

包装完毕后药学服务员应将药品双手递给客人，并向顾客礼貌道谢。另外要注意留心顾客是否落下了什么物品，如果有，要及时提醒。

第二节　处理顾客投诉

中药零售企业出现的顾客投诉，主要内容有两个，一是商品质量，二是服务质量。

一、顾客投诉类型

顾客投诉在一定意义上属于危机事件，其投诉的常见类型如下：

（1）不满意服务提供者的态度或服务质量；

（2）取药后认为药品数量不对；

（3）对药品质量存在疑问；

（4）因各种原因要求退药；

（5）用药后发生严重不良反应；

（6）对药品价格有异议。

二、投诉处理程序

应对顾客投诉时，应当妥善处理每一位顾客的不满意与投诉，并且情绪上使之觉得受到尊重。因此在处理顾客投诉时应遵循如下程序。

1. 接收和记录

首次接收到顾客投诉时，要一次性从顾客的描述中采集关键信息，便于后续投诉处理。主要内容包括：客户基本信息（性别、姓名、年龄、联系方式、药品使用情况、病史等）；投诉事件；客户诉求等。

2. 处理和归档

根据调查，对投诉事件细分为服务质量投诉和商品质量投诉。

（1）对服务质量投诉，经缜密调查分析，服务人员无过失、差错、服务态度等问题引发的投诉，确定为无效服务质量投诉。该投诉由处理人员与客户进行沟通，取得顾客理解，处理完毕后结案归档。

（2）因服务人员态度恶劣、指导错误、人为过失等引发的客户投诉，确定为有效服务质量投诉，该投诉由投诉处理人员对顾客情绪进行抚慰，并向顾客致歉，取得顾客谅解。依据管理制度对差错人员实行相关扣罚，相同岗位服务人员得到警示教育，处理完毕后结案归档。

（3）因顾客使用或操作不当造成商品效果缺损无法正常使用，商品本身无任何问题的投诉，确定为无效商品质量投诉。该投诉由投诉处理人与客户沟通，取得客户理解后结案归档。

（4）商品确实存在质量问题或药品调配错误，导致顾客使用后造成损失；或对数量、价格、质量存有异议引起的投诉，确认为有效商品质量投诉。该投诉由投诉处理人员对顾客情绪进行抚慰，并向顾客致歉，取得顾客谅解。同时了解顾客诉求，与客户协商处理方案。若无法达成一致处理方案的，采取"逐级上报"的原则，由上一级主管投诉处理人员尽快处理完毕，对同一批次商品进行质量检查处理，确认无相关质量问题后结案归档。

三、投诉处理基本原则

1. 树立正确的服务理念

药店是服务性行业，药学服务人员要经常学习现代服务理念和行业最新发展动态，不断提高自身的综合素质和业务能力，树立全心全意为顾客服务的思想和"顾客永远是正确的"的观念。投诉处理人员在面对愤怒的顾客时，一定要注意克制自己，避免感情用事，始终牢记自己代表的是公司或药店的整体形象。

2. 有章可循

药店要制订相对完善的制度，并确定专门人员管理顾客的投诉问题，使各种情况的处理都有章可循，同时也有利于保持药店服务的统一和规范。另外，还要注意做好各种可能出现情况的预防工作，防患于未然，尽量减少顾客投诉。

3. 及时处理

处理顾客投诉时切记不要拖延时间，更不能推卸责任。所有人都应通力合作，迅速做出反应，向顾客"稳重＋清楚"地说明有关情况和事件的原因，并力争在最短时间里全面解决问题，给顾客一个满意的答复。拖延或推卸责任，会进一步激怒投诉者，使事情进一步复杂化。

4. 分清责任

不仅要分清造成顾客投诉的责任部门和责任人，而且需要明确处理投诉的各部门、各类人员的具体责任与权限，以及顾客投诉得不到及时、圆满的解决时的相关责任。

5. 留档分析

对每一起顾客投诉及其处理结果，要由专人负责进行详细的记录，内容包括投诉内容、处理过程、处理结果、顾客满意程度等。通过对记录的回顾，吸取教训，总结经验，为以后更好地处理顾客投诉提供参考。

四、处理顾客投诉技巧

正确妥善地处理好顾客的投诉，可以提高服务质量，增进顾客的信任。反之，不但无益于改善自身的服务，同时对顾客的失信和伤害可能会产生链式反应，从而失去更大的顾客群。因此，在处理顾客投诉时，应注意做好以下几点。

1. 选择合适的地点

如投诉即刻发生（即刚接受服务后便发生投诉），应尽快将顾客带离现场，以缓和顾客情绪，避免事件对其他服务对象造成影响。接待顾客的地点宜选择办公室、会议室等场所，有益于谈话和沟通。

2. 选择合适的人员

无论是即刻或事后的投诉，均不宜由当事人来接待顾客，以排除情感干扰。一般的投诉，可由当事人的主管或同事接待。事件比较复杂或顾客反映的问题比较严重，则应由店长、经理亲自接待。

3. 态度要温和

首先保持对顾客的尊重，其次运用换位思考的方式，通过恰当的语言和诚恳的态度，使顾客能站在药学服务人员或药店的立场上，理解、体谅其工作，使双方达成谅解。

4. 保存证据

保存适当的有形证据，如处方、清单、病历、药历或电脑存储的相关信息，以应对顾客的投诉，同时需要保证证据和说辞具有一致性。

第三节　合理用药指导

合理用药的基本原则是安全、有效、简便、经济，四者缺一不可。

一、安全

所谓安全，即保证用药安全。安全性是合理使用中成药的首要条件，是对患者切身利益的保护。中成药品种和药名种类繁多，不能望文生义，应掌握每种中成药的主治和适应证，合理推荐使用。药不对证会使机体阴阳偏盛偏衰，致使病情趋重。如：疮疡、淋证、失血患者即使有表证也应慎用解表药。多种药物合用会因药物相互作用而增加不良反应的发生率，为了用药安全，避免毒副作用的产生，使用中成药时，必须根据其组成注意用药禁忌，其中包括配伍禁忌、证候禁忌、妊娠禁忌、饮食禁忌等方面。专业人员需将必要的知识和用药风险告知患者，避免发生不良反应事件。切不可因中成药副作用相对小，盲目加大用药剂量或随意长期服用，特别是含有毒性中药材的中成药，则应严格控制用量。如过久服用含有朱砂的中成药，可引起汞中毒，导致肾功能衰竭。"是药三分毒"千万要记住"中病即止"。若是中、西药联用特别要注意配伍禁忌引起的副作用。

1. 增加药物的毒副作用

含麻黄中成药与氨茶碱同服药效不仅减低，且能使毒性增加，引起恶心、呕吐、头痛、心律失常等症状；含乌头碱、黄连碱中成药（如小活络丹、香莲丸等）与西药阿托品、咖啡因、氨茶碱同服，很容易增加毒性，出现药物中毒；含莨菪烷类生物碱的中成药（如颠茄合剂等）与强心苷类药物配伍因其具有松弛平滑肌、减慢胃肠蠕动的作用，使机体对强心苷类药物的吸收和蓄积增加，易引起中毒反应。

2. 降低药物的疗效

含酸性药物的中成药（如六味地黄丸等）与西药氢氧化铝凝胶、碳酸氢钠等同时服用，则会发生酸碱中和，使中药、西药均失去治疗作用。含麻黄碱的中成药（如麻杏止咳露等）与降压药同时服用则可使血管收缩，就降低了降压药的作用。含有鞣质的中成药（如黄连上清丸、七厘散等）与红霉素、四环素类等同服，鞣质可与抗生素在胃肠道结合产生沉淀，降低生物利用度；含金属元素中成药（止咳定喘丸、龙牡壮骨冲剂等）与利福平、四环素类、异烟肼等配伍，金属离子能与药物分子内的酰胺基和酚羟基结合，生成难溶性化合物或络合物而影响吸收，降低药效。

3. 诱发并发症

银杏叶制剂与阿司匹林合用可增加血小板功能的抑制，造成出血现象；六神丸、麝香保心丸、益心丹等中成药与心律平、奎尼丁同服，可导致心跳骤停而出现危险。

二、有效

所谓有效，即确保用药有效。有效性是合理使用中成药最基本的要求，根据不同的患者选择适当的中成药品种和剂型，在适当的用法和用量下达到治疗目标。力争做到在药学服务中，所推选的中成药对患者既有较好的疗效，又不会造成伤害，这是治疗用药的最佳选择。

1. 辨证论治，依法选药

辨证论治是中医理论体系的核心，使用中成药的有效性首先在于准确辨证。辨证错误，结果会药不对症，轻则贻误病情，雪上加霜，重则发生医疗事故。因此，选用中成药必须与病证相吻合，这是有效用药的前提。现在还常见用现代西医理论来指导中成药的使用，如发热患者，经检查血象偏高，认为体内或局部有炎症存在，就用"清热泻火"及"清热解毒"药治之，这也是不妥的，因为从中医理论来讲，发热患者还有真寒假热的证象；有痰患者要分黄痰、白痰、寒痰、热痰。可以中西医结合辨别病证，不能仅根据西医诊断选用中成药。用药必须考虑用药对象的生理状况和疾病情况区别对待。例如：气管炎咳嗽临床上可分为寒痰咳嗽和热痰咳嗽，在治疗上，寒痰咳嗽者须选用温化寒痰类药，如：小青龙合剂；热痰咳嗽者则须选用清热化痰、止咳的中成药，如蛇胆川贝液。

2. 适当的剂型

中药剂型与疗效关系十分密切，古有"效与不效，全在剂型"之说，现在临床广泛使用的剂型品种繁多，适当的中成药剂型，必须根据疾病性质、特性、方便使用来选择，一般来说，急证、重证宜选取注射剂；同一药物剂型不同，其作用强度也不尽相同，而同一种疾病，在不同的发病阶段也有轻重缓急之别，故临床在治疗同一疾病的过程中，可以按病情的轻重缓急，使用同一药物的不同剂型来对症治疗。此外，选择剂型还要考虑患者服用方便，总的原则，在药品剂型的选用上，能外用的就不要口服，能口服的就不要肌内注射，能肌内注射的就不要静脉注射。

3. 适当的用法和用量

服用中成药必须按说明书或医嘱，不宜超剂量或减少剂量，其服用时间也有一定的讲究，一般的中成药宜在饭前服用，顺气消食的中成药宜在饭后 15 分钟服用，安神类中成药宜在睡前半小时服用，胃酸过多患者宜在清晨空腹时服用。

4. 中成药合理配伍

所谓配伍系指将 2 种或 2 种以上的药物配合使用，配伍用药可以协调药物的偏性，兼顾患者不同病症，适应复杂多变的个体特异性。配伍适当，可以增强药物疗效或减制毒性。反之，如果配伍不当，就会降低疗效，甚至产生不良反应。

如中药汤剂与中成药配伍、或中成药与中成药配伍，可以扩大治疗范围，提高疗效。这种配伍方法较常用，如外感风寒加脾胃虚寒之呕吐泄泻，常用生姜、大枣煎汤送服中成药，以增强散风寒、和脾胃之功。

两种功效相似的中成药同用，可起到增强疗效的协同作用。如附子理中丸与四神丸同用，可增强温肾运脾、涩肠止泻的功效，用于治疗脾肾阴虚之五更泄泻。

含有配伍禁忌的中成药不可同用。如天麻丸、人参再造丸等（含附子），不可与川贝枇杷露、通宣理肺丸等（含川贝、半夏）同用。

含有相同毒性成分的中成药不宜同用。如朱砂安神丸与天王补心丸均含朱砂，不可合用；复方丹参滴丸和速效救心丸均含冰片，不宜合用。

不同功效药物联用，应注意证候禁忌。如附子理中丸和牛黄解毒片合用，附子理中丸属温中散寒之剂，适用于脾胃虚寒所致的胃脘痛、呕吐、腹泻等。牛黄解毒片，性质寒凉，为清热解毒之剂，适用于火热内盛，咽喉肿痛，牙龈肿痛，口舌生疮，目赤肿痛。两药合用属证候不合理。

含麻黄的药物忌与降血压、扩张冠脉药并用。因麻黄中麻黄碱的化学结构与肾上腺素相似，能促使血管收缩、血压升高；能兴奋心脏，增强心肌收缩力，使心肌耗氧量增加。并用，可产生拮抗作用。

三、经济

所谓经济，即倡导用药要经济实用。新医改要求药学服务理念由"以药为中心"转变为"以患者为中心、以合理用药为核心"。经济性原则就是获得单位效果所投入的成本应尽可能低，即患者需要通过较低的药费得到最好的治疗效果，因此在中成药的诸多品种中，要结合患者的情况，本着人道主义酌情选药，中风初期选用再造丸或大活络丹可起到一定的扶正固本作用，但其祛风作用无益于病情的缓解。有些人误认为补药有益无害，故滥用者有之。如有湿热的性功能低下者，盲目使用壮阳药，可能会久治不愈。另外剂型、配伍、用法不当也会造成不必要的浪费而加重患者的负担。要求药学服务者积极参与药物经济学研究，运用日常数据进行最低费用分析、效果分析、生命质量分析等多种方法，分析药物治疗模式对社会成本和效益的影响，在相同疗效的情况下，选择最经济的给药方案，积极制定和推荐各种疾病药物治疗的最佳方案，促进合理经济用药。

四、简便

所谓简便，即提倡用药方法要简便。药学人员指导患者使用中药或中成药时，必须在用药安全、有效的前提下，力争做到所推选药物的使用方法简便易行，使患者易于掌握，应用方便。

总之，合理用药的基本原则就是安全、有效、简便、经济，四者缺一不可。其中，把保证患者用药安全放在首位。

（管金发）